国家卫生和计划生育委员会"十三五"规划教材

全国高等学校教材

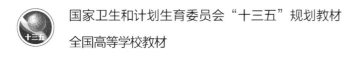

供**预防医学**类专业用

健康教育学

U0292535

Science of Health Education

第 **3** 版

主 编 傅 华

副主编 施 榕 张竞超 王丽敏

编 者（以姓氏笔画为序）

卫平民 东南大学   陆 慧 南京医科大学

马亚娜 苏州大学   段培芬 长治医学院

王丽敏 哈尔滨医科大学   施 榕 上海中医药大学

刘 琴 重庆医科大学   娄晓民 郑州大学

刘早玲 新疆医科大学   徐群英 南昌大学

杜 娟 大连医科大学   高俊岭 复旦大学

李春灵 广西医科大学   梁 渊 华中科技大学

肖 霞 昆明医科大学   宿 庄 内蒙古医科大学

吴 辉 中国医科大学   傅 华 复旦大学

张秀敏 吉林大学   谢红卫 南华大学

张竞超 天津医科大学   薛海峰 齐齐哈尔医学院

编写秘书

丁永明 复旦大学

人民卫生出版社

图书在版编目（CIP）数据

健康教育学/傅华主编.—3 版.—北京：人民
卫生出版社,2017
全国高等学校预防医学专业第八轮规划教材
ISBN 978-7-117-24438-1

Ⅰ.①健…　Ⅱ.①傅…　Ⅲ.①健康教育学-医学院校-
教材　Ⅳ.①R193

中国版本图书馆 CIP 数据核字(2017)第 096282 号

| 人卫智网 | www.ipmph.com | 医学教育、学术、考试、健康，购书智慧智能综合服务平台 |
| 人卫官网 | www.pmph.com | 人卫官方资讯发布平台 |

版权所有，侵权必究！

健康教育学

第 3 版

主　　编：傅　华
出版发行：人民卫生出版社（中继线 010-59780011）
地　　址：北京市朝阳区潘家园南里 19 号
邮　　编：100021
E - mail：pmph @ pmph. com
购书热线：010-59787592　010-59787584　010-65264830
印　　刷：北京盛通印刷股份有限公司
经　　销：新华书店
开　　本：850×1168　1/16　印张：25　插页：1
字　　数：588 千字
版　　次：2004 年 1 月第 1 版　2017 年 7 月第 3 版
　　　　　2024 年 11 月第 3 版第 15 次印刷（总第 36 次印刷）
标准书号：ISBN 978-7-117-24438-1/R · 24439
定　　价：59.00 元
打击盗版举报电话：010-59787491　E - mail：WQ @ pmph. com
（凡属印装质量问题请与本社市场营销中心联系退换）

全国高等学校预防医学专业第八轮规划教材修订说明

我国的公共卫生与预防医学教育是现代医学教育的一个组成部分，并在教学实践中逐步形成了中国公共卫生与预防医学教育的特点。现代公共卫生与预防医学教育强调"干中学"（learning by doing）这一主动学习、终身学习的教育理念，因此公共卫生和预防医学教材的建设与发展也必须始终坚持和围绕这一理念。

1978 年，在原卫生部的指导下，人民卫生出版社启动了我国本科预防医学专业第一轮规划教材，组织了全国高等院校的知名专家和教师共同编写，于 1981 年全部出版。首轮教材共有 7 个品种，包括《卫生统计学》《流行病学》《分析化学》《劳动卫生与职业病学》《环境卫生学》《营养与食品卫生学》《儿童少年卫生学》，奠定了我国本科预防医学专业教育的规范化模式。

此后，随着预防医学专业的发展和人才培养需求的变化，进行了多轮教材的修订与出版工作，并于 1990 年成立了全国高等学校预防医学专业第一届教材评审委员会，至今已经是第四届。为了满足各院校教学的实际需求，规划教材的品种也随之进一步丰富。第二轮规划教材增加《卫生毒理学基础》《卫生微生物学》，第四轮增加《社会医学》，第五轮增加《卫生事业管理学》《卫生经济学》《卫生法规与监督学》《健康教育学》《卫生信息管理学》和《社会医疗保险学》，第六轮、第七轮延续了 16 种理论教材的框架。由此，经过 30 余年的不断完善和补充，基本形成了一套完整、科学的教材体系。

为了深入贯彻教育部《国家中长期教育改革和发展规划纲要（2010-2020 年）》和国家卫生和计划生育委员会《国家医药卫生中长期人才发展规划（2011-2020 年）》，通过对全国高等院校第七轮规划教材近四年来教学实际情况的调研和反馈，经研究决定，于 2015 年启动预防医学专业第八轮规划教材的修订，并作为国家卫生和计划生育委员会"十三五"规划教材的重点规划品种。本套教材在第四届教材评审委员会的指导下，增加《公共卫生与预防医学导论》，有助于学生了解学科历史，熟悉学科课程设置，明确专业研究方向，为专业课程的学习奠定基础。

预防医学专业第八轮规划教材的修订和编写特点如下：

1. 坚持教材顶层设计　教材的修订工作是在教育部、国家卫生和计划生育委员会的领导和支持下，由全国高等学校预防医学专业教材评审委员会审定，专家、教授把关，全国各医学院校知名专家、教授编写，人民卫生出版社高质量出版的精品教材。

2. 坚持教材编写原则　教材编写修订工作始终坚持按照教育部培养目标、国家卫生和计划生育委员会行业要求和社会用人需求，在全国进行科学调研的基础上，借鉴国内外医学培养模式和教材建设经验，充分研究论证本专业人才素质要求、学科体系构成、课程体系设置和教材体系规划后，制定科学、统一的编写原则。

3. 坚持教材编写要求　教材编写遵循教育模式的改革、教学方式的优化和教材体系的建设，坚持科学整合课程、淡化学科意识、实现整体优化、注重系统科学。本轮教材修订之初，在全国高等院校进行了广泛而深入的调研，总结和汲取了前七轮教材的编写经验和成果，对院校反馈意见和建议比较集中的教材进行了较大程度的修改和完善。在教材编写过程中，始终强调本科教材"三基""五性""三特定"的编写要求，进一步调整结构、优化图表、精炼文字，以确保教材编写质量，打造精品教材。

4. 坚持教材创新发展　本轮教材从启动编写伊始，采用了"融合教材"的编写模式，即将纸质教材内容与数字教材内容及智育内容、富媒体资源、智慧平台、智能服务相结合的，以纸质为基本载体，与互联网平台有机融合的立体教材和新兴服务，形成针对本专业和学科的终身教育解决方案。教师和学生都可以通过使用移动设备扫描"二维码"的方式，在平台上获得为每本教材量身创作的富媒体资源，包括教学课件、章末思考题解答思路、丰富的教学案例以及多种类型的富媒体资源，实现学生自主学习、终身学习、移动学习的教育目标。

5. 坚持教材立体建设　从第五轮教材修订开始，尝试编写和出版了服务于教学与考核的配套教材，之后每轮教材修订时根据需要不断扩充和完善。本轮教材共有10种理论教材配有《学习指导与习题集》、《实习指导》或《实验指导》类配套教材，供教师授课、学生学习和复习参考。

第八轮预防医学专业规划教材系列共17种，将于2017年8月全部出版发行，融合教材的全部数字资源也将同步上线，供秋季教学使用；其他配套教材将于2018年秋季陆续出版完成。

希望全国广大院校在使用过程中能够多提宝贵意见，反馈使用信息，以逐步修改和完善教材内容，提高教材质量，为第九轮教材的修订工作建言献策。

全国高等学校预防医学专业第八轮规划教材目录

1. 公共卫生与预防医学导论
   主编：李立明　副主编：叶冬青　毛宗福

2. 卫生统计学　第8版
   主编：李晓松　副主编：陈峰　郝元涛　刘美娜

3. 流行病学　第8版
   主审：李立明　主编：詹思延　副主编：叶冬青　谭红专

4. 卫生化学　第8版
   主编：康维钧　副主编：和彦苓　毋福海　李娟　黄沛力

5. 职业卫生与职业医学　第8版
   主审：孙贵范　主编：邬堂春　副主编：牛侨　周志俊　朱启星　陈杰

6. 环境卫生学　第8版
   主编：杨克敌　副主编：郑玉建　郭新彪　张志勇

7. 营养与食品卫生学　第8版
   主编：孙长颢　副主编：凌文华　黄国伟　刘烈刚　李颖

8. 儿童少年卫生学　第8版
   主编：陶芳标　副主编：武丽杰　马军　张欣

9. 毒理学基础　第7版
   主审：王心如　主编：孙志伟　副主编：陈雯　周建伟　张文昌

10. 卫生微生物学　第6版

　　主编：曲章义　副主编：邱景富　王金桃　申元英

11. 社会医学　第5版

　　主编：李鲁　副主编：吴群红　郭清　邹宇华

12. 卫生事业管理学　第4版

　　主编：梁万年　副主编：胡志　王亚东

13. 卫生经济学　第4版

　　主编：陈文　副主编：刘国祥　江启成　李士雪

14. 卫生法律制度与监督学　第4版

　　主编：樊立华　副主编：刘金宝　张冬梅

15. 健康教育学　第3版

　　主编：傅华　副主编：施榕　张竞超　王丽敏

16. 卫生信息管理学　第4版

　　主编：罗爱静　副主编：王伟　胡西厚　马路

17. 医疗保险学　第4版

　　主编：卢祖洵　副主编：高广颖　郑建中

全国高等学校预防医学专业第四届教材评审委员会名单

名誉主任委员： 陈学敏　华中科技大学

主 任 委 员： 李立明　北京大学

副 主 任 委 员： 孙贵范　中国医科大学

　　　　　　　　 王心如　南京医科大学

委员：

姜庆五　复旦大学	胡永华　北京大学
凌文华　中山大学	孙振球　中南大学
梁万年　国家卫生和计划生育委员会	马　骁　四川大学
金泰廙　复旦大学	郑玉建　新疆医科大学
武丽杰　哈尔滨医科大学	郭爱民　首都医科大学
季成叶　北京大学	吕姿之　北京大学
牛　侨　山西医科大学	邬堂春　华中科技大学
陈　坤　浙江大学	颜　虹　西安交通大学
吴逸明　郑州大学	孙长颢　哈尔滨医科大学
浦跃朴　东南大学	孟庆跃　山东大学
谭红专　中南大学	陶芳标　安徽医科大学
曹　佳　第三军医大学	庄志雄　深圳市疾病预防控制中心
刘开泰　中国疾病预防控制中心	汪　华　江苏省卫生和计划生育委员会
潘先海　海南省疾病预防控制中心	

秘书： 詹思延　北京大学

主编介绍

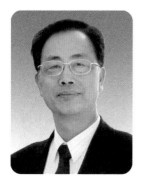

傅 华

教授，博士生导师。复旦大学健康传播研究所所长。为中国高校精品课程"非预防医学专业预防医学"负责人，上海市教学名师，以及获复旦大学本科生"我心目中的好老师"，复旦大学上海医学院优秀教师等称号。现为国际健康促进与教育联盟理事、全国爱卫会爱国卫生专家委员会健康促进分委会委员、上海健康教育协会副会长、中华预防医学会健康促进与教育专委会、慢性病防治专委会以及劳动卫生专委会副主任委员等。

主要从事的研究方向有场所健康促进与社区慢性病防治。1997年获上海市教委"育才奖"；2002年获复旦大学普康奖；2007年获复旦大学复华奖；2008年评为复旦大学优秀研究生导师。教学成果获奖有2005年获上海市教学成果三等奖；2005年主编《预防医学》第4版获全国高等学校医药优秀教材三等奖，第5版获上海市高等学校优秀教材二等奖。科研成果获奖有2007年中华预防医学科学进步二等奖及上海市科技进步二等奖、2006年和2014年分别获上海医学科技进步三等奖和二等奖等。除主编《健康教育学》外，还主编《预防医学》《临床预防医学》《现代健康促进理论与实践》《社区预防与保健》《社区卫生服务管理》等教材，以及《健康城市理论与实践》《慢性病自我管理》《健康自我管理活动指南》《健康自我管理手册》《高血压自我管理》《糖尿病自我管理》等著作。

副主编介绍

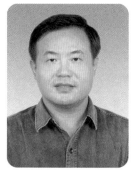

施 榕

教授，上海中医药大学公共健康学院执行院长，主要从事健康教育与健康促进、慢性病流行病学和社区防治等研究。现任中国医师协会全科医师分会副会长、教育部全科医学教学指导委员会副主任委员、上海预防医学会副会长、上海市预防医学会公共卫生教育专委会主任委员、上海预防医学会健康教育专委会副主任委员。

近年来，主持国家卫生计生委，教育部，上海市卫生计生委、市教委及国际合作课题 10 余项。曾先后承担第二、第三轮上海市公共卫生三年行动计划公共卫生重点学科建设项目，2016 年承担第四轮上海市公共卫生三年行动计划公共卫生重点学科建设(健康教育与促进学) 项目。以第一作者或通讯作者在核心期刊公开发表学术论文 50 余篇，发表 SCI 论文 20 余篇，其中，以第一作者或通讯作者发表 SCI 论文 11 篇。

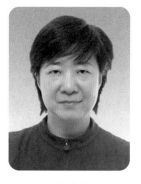

张竞超

教授，硕士生导师。现任天津医科大学公共卫生学院社会医学与卫生事业管理学教研室主任，天津市预防医学会理事会理事。从事教学工作已 30 年，主要讲授本科生、研究生的健康教育学、卫生事业管理、专业英语等课程。

研究方向为卫生事业管理、健康促进，发表学术论文数十篇，主编、副主编、参编多部教材与专著，如《卫生事业管理学》《健康教育学》以及国家临床执业医师和助理医师资格考试系列用书等。2001 年以第二作者身份参加的国家教委课题"非预防医学专业预防医学教学内容的改革和基地建设"，获得国家级教学成果二等奖、天津市教学成果一等奖。

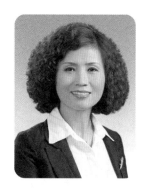

王丽敏

教授，硕士生导师。现任哈尔滨医科大学公共卫生学院健康教育学教研室主任、全民健康素养巡讲专家、《中国妇幼保健》杂志编委、《职业与环境医学》和《中华医学教育探索》杂志审稿专家、黑龙江省青少年研究学会健康意识教育委员会副主任。

从事健康教育学、医学心理学的教学与研究 31 年。主持国际、省部级课题 10 项，发表国家级研究论文 35 篇。副主编国家规划教材 5 部，主编中小学生教材 3 部。获黑龙江省社会科学优秀成果二等奖 1 项、三等奖 2 项；获"黑龙江省青少年研究事业突出贡献奖"和哈尔滨市基层卫生人员培训优秀教师称号。

前　言

　　健康教育学是一门以健康相关行为为研究对象，研究健康教育和健康促进理论和方法的科学和艺术。公共卫生很多干预项目乃至医疗服务最终都会涉及人的行为，对行为的干预成为了公共卫生的核心功能之一。由于当今很多的健康问题都与行为相关，所以，健康教育和健康促进已成为了公共卫生与预防医学重要的学科。在国际上，健康教育学（即行为与社会科学）是五大公共卫生能力培养目标之一。让预防医学专业的学生学好《健康教育学》，掌握行为改变的基本理论和健康教育与健康促进实践基本方法，是目前公共卫生教育的重要组成部分。为了加强和规范预防医学专业的健康教育学课程，2002年原卫生部教材办公室决定将《健康教育学》列入规划教材编写计划。第1版和第2版《健康教育学》分别于2004年和2012年出版，为我国健康教育与健康促进的学科发展和人才培养发挥了重要的作用。

　　第3版《健康教育学》是在前两版的基础上进行修订的。与前两版相比，本版最大的改动是增加了健康行为理论的介绍，由原来的1章增加到7章。另一个大的变化是增加了8个案例实习。这样改动的目的是要求预防医学专业的学生在本科阶段必须加强健康行为理论的学习，为将来实施公共卫生干预项目打下扎实的理论基础。恩格斯说："一个民族要站在科学的高峰，就一刻也不能没有理论思维"。我们也知道，人类的行为原本就很复杂，不论是建立新的行为还是改变旧的行为，都不是一件容易的事。如果想干预人的行为，但却不知道行为发生的内在因素及其机理，要想成功是很难的事情。我们在以前的教学中，由于过于强调实践，只想着教给学生如何去做，而忽视了行为改变基本理论和基本技能的教育，学生"只知其然，不知其所以然"；在工作思维上，除了流行病学的方法外，没能恰当地应用健康教育学本身的理论来深入地分析健康相关行为背后的原因（包括个体、人际以及社会和物质环境因素）以及探讨其解决的方法，并以此来指导公共卫生项目的设计、实施和评价，导致立意很好的公共卫生项目由于没有注意干预人群的行为问题，未能取得理想的效果。因此，根据人民卫生出版社一贯强调的"三基"原则，本版在修订过程中，在培养学生基本态度的同时，突出加强健康教育学的基本理论和基本技能的培养。希望学生在本科阶段，能把健康教育学本身的基本理论深深地融入到其逐渐养成的公共卫生思维方式之中。诚然，作为面向预防医学专业本科生教学的教材，第3版《健康教育学》编写的重点还是放在"基本"两字上，即给预防医学本科生介绍行为改变的基本理论和基本原理，健康教育与健康促进项目实施的基本方法，并通过实习案例来培养学生健康教育与健康促进的基本技能。因为本科教学应该"重基础和宽口径"，而不是培养某一专业的特定人才；以预防医学专业本科学生为对象的《健康教育学》，并不是用于培养将来从事健康教育的专门人才，而是通过在本科阶段《健康教育学》的学习，让学生理解影响健康行为各种因素的相互关系和评估方法，了解在公共卫生与预防医学的领域中如何应用健康教育和健康促进的方法来开展个体、家庭、社区乃至大众的健康干预。

基于上面的考虑，在内容安排上，第3版《健康教育学》共分为四大篇，14章和8个实习案例。第一篇为概述，在第一章"绪论"中重点介绍健康教育学和健康教育与健康促进的概念、范畴、意义以及历史发展。第二章"健康行为"概括性介绍行为的影响因素以及健康行为干预的基本方法。第二篇从第三章到第十章分别介绍个体、人际和社会行为相关的因素以及行为改变的理论，让学生比较深入地理解行为影响因素和干预的知识。第三篇为健康教育与健康促进实践篇，分别从健康教育与健康促进实践的视角介绍"健康传播方法和技术""健康教育活动的设计与评价""健康教育项目的设计、实施与评价"和"场所健康教育"。第3版《健康教育学》编写的另一个思考是强调理论与实践相结合，所以本教材第四篇安排了8个实习案例。要求在教学中要安排学生的实习操作，培养学生在个体、人际和社会不同层面对不同人群（受众）开展健康教育与健康促进的能力，包括如何进行受众的需求评估、计划的制订、传播材料的制作、干预的实施、项目的管理以及效果的评价等不同阶段的实践能力。

如上所述，作为一门应用型学科的健康教育学，本教材的编写一方面同时强调理论和技能的培养，既有理论和原理的介绍，也突出培养技能的实习内容安排；另一方面是立足国情和与时俱进，强调健康行为干预必须与中国的文化背景相适应，同时适当反映当今健康教育与健康促进发展的前沿知识。但是，需要再次指出的是，本教材主要为预防医学专业的本科生将来从事公共卫生与预防医学工作打下行为干预方面的基本理论基础，而对将来专门从事健康教育与健康促进的专业工作者来讲，希望在此基础上，通过进一步深入学习"健康促进理论与实践"相关的知识来提高专业的能力。

2016年，是健康教育与健康促进非常值得纪念的一年。8月19～20日中共中央国务院召开"全国卫生与健康大会"，8月26日中共中央政治局通过了《健康中国2030》，并把"普及健康生活"列为《健康中国2030发展纲要》的五大重点领域中的头一项；11月18日，国家10个委部局颁布了《关于加强健康促进与教育的指导意见》，确立了将来一段时间里健康教育与健康促进的工作重点；11月21～24日，世界卫生组织"第九届全球健康促进大会"在上海召开，指出了健康促进发展的新方向。一句话，健康教育与健康促进被提到了一个前所未有的高度，成为国家的重要战略之一。我们在这样的形势下编写《健康教育学》教材，所有编委都倍感荣幸和骄傲，大家齐心协力，克服时间紧任务重等困难，努力完成了本教材的编写。在教材的编写过程中，本教材秘书丁永明老师做了大量的协调和编排工作，各编委所在学校对编写工作给予了人力等资源的大力支持；本教材在编写内容上引用了前一版教材的部分内容，凝结了前一版编委的智慧及辛勤劳动的结晶；案例的编写得到了原案例项目组的支持和允许，同意给予改编，在此一并致以衷心的感谢。

限于水平，谬误难免，还望兄弟院校同仁及读者提出宝贵意见，以便完善。

傅　华

2017年1月

目 录

第二篇 健康行为相关理论

52 第三章 理性行动与计划行为理论

69 第四章 健康信念模式

264 第十四章 健康场所建设

第四篇 健康教育实习案例

301 实习案例1 个体层面行为理论的应用

第一篇

概述

　　本篇的内容包括两章。第一章为全书的绪论,主要阐述健康教育学的概念,行为干预在公共卫生的意义,健康教育与健康促进的概念及其发展的历史和展望。在这基础上,为了让读者对行为有一个概括性的了解,在第二章则是向读者介绍人类行为的一般知识,健康行为及其健康相关行为的概念,健康行为的影响因素,以及健康行为生态学模型与行为干预的策略,以便为后面学习有关行为改变理论奠定基础。

第一章

绪论

追求健康是人类的共同愿望。在基本生存条件得到根本性改善以后,人们崇尚健康、关注健康的热情空前高涨。怎样保持身心健康? 如何衣食住行才能健康? 诸如这些与健康生活方式有关的问题,已成为了老百姓的热议话题。而另一方面,我们也看到不健康的生活方式比比皆是。作为一名将来以保障和促进大众健康为己任的公共卫生与预防医学人员,我们必须直面和帮助大众解决这些健康的相关问题。健康教育学将有助于你学习这方面的基本理论和基本方法,了解健康相关行为背后的原因以及干预的策略。作为健康教育学开宗明义的绪论,本章将通过介绍健康教育学、健康教育与健康促进等相关的概念,让你对健康教育学有一个概括性的了解,为后面的学习打下基础。

第一节 健康教育学的定义及研究范围

一、健康教育学的定义

健康教育学是一门以健康相关行为为研究对象,研究健康教育和健康促进理论和方法的科学和艺术。如世界卫生组织(WHO)在第 14 届世界健康大会报告(1999 年)中所指出的,"健康教育及其相关的理论是一种崭新的科学文化,它的着眼点是如何促使人们建立和形成有益于健康的行为和生活方式,以消除危险因素,更好地促进和保护人民群众的健康。"作为一门科学,健康教育学应用医学、公共卫生、行为学、心理学、教育学、传播学、社会学、人类学以及政治学等相关学科的基础理论和方法,解释人类行为和健康之间的相互关系及其规律,探讨人类健康相关行为的影响因素及其干预策略和措施。健康教育和健康促进是健康教育学在公共卫生和医学领域的实际应用,目的是促进人群的健康和福祉。健康教育学在人群的具体实践过程中,不仅需要遵循科学的原则,更强调艺术性地感知和尊重干预对象的人文背景和心理特性,使人们心悦诚服地采纳健康的建议,愉快地实践健康行为,在改善健康的同时也提升自身的幸福感(即上面所说的健康与福祉)。所以,健康教育学也是一门艺术。

研究人类行为是一门大的学科,而健康教育学只是在公共卫生与预防医学一级学科下的一个分支,重点是研究人类健康相关行为问题,但与公共卫生与预防医学的其他学科密切相关,且应用其他学科的方法来研究人类健康相关行为问题。如流行病学的病因和干预研究中就涉及很多行为问题;妇幼卫生、儿少卫生、职业卫生、老年卫生也涉及不同人群行为问题;社会医学把行为与社会因素结合来研究,环境卫生、食品与营养卫生、卫生管理等也从不同的角度涉及行为问题,等等。健康教育学的实践基本涵盖了公共卫生所有领域,并在临床医学中也有很多的应用,医学心理学,行为医学更是从临床的视角研究行为问题。可见健康教育学的应用是非常广泛的。

二、健康教育学研究范围

健康教育学以人类健康相关行为问题为研究对象。行为是个体与周围物质与社会环境互动所产生的反应,并通过多种机制直接或间接影响个体本身以及其他人的健康。一个人的行为除了个体因素外,周围的物质与社会环境,如我们日常生活中的建成环境、一个人的社会经济地位、种族、民族及其他影响因素都起着决定性的作用,即在第二章所论述的行为生态学模型。为了干预行为问题,我们常常认为通过医疗的咨询或卫生宣传告知大众健康知识,并且期待他们了解了这些健康知识就可以改变态度,进而养成健康行为或纠正不健康行为。然而,许多研究都已证明,除非对行为本质有足够的了解,深入分析影响行为的因素及其机制,以及明确行为产生的健康后果,否则要想改变人类行为是非常困难的事情。为此,健康教育学将健康相关行为作为其主要的理论研究议题,具体包括有:

1. 了解健康行为对健康状况的影响　主要是了解哪些行为对健康是有利的,哪些行为对健康是有害的,从而明确行为对健康的影响。

2. 找出健康行为的影响因素和机制　主要是了解产生行为背后的原因,包括个人的因素、人际的因素、家庭因素、物质环境和社会因素,以及这些因素在形成行为之间的关系和机制。

3. 探讨健康行为的干预成效　在了解健康行为影响因素和形成机制的基础上,如果干预这些影响因素,是否会纠正不健康的行为或促成健康的行为,从而促进人们的健康和福祉。

健康教育学以这些有益或有害健康的相关行为为对象,了解并描述人类行为的本质,分析行为与健康的关系,找出影响行为的"阻碍因素"和"促成因素",解释养成或纠正这些行为的规律,评价行为改变策略的效果,从而形成指导健康教育和健康促进实践工作的健康行为理论或模型。健康行为理论可以分为行为解释理论和行为改变理论。

1. 行为解释理论(explanatory theories of behavior)　着重问题(可以是有益健康或有害健康的)产生的原因,帮助人们理解靶人群中为何存在这行为,预测目标行为在一定条件下发生的可能性有多大,寻找目标行为的影响因素如知识、态度、自我效能、社会网络和支持性环境因素等。

2. 行为改变理论(change theories of behavior)　又称"行动理论",主要用以指导制定干预策略。行为改变理论也是项目评价的基础,它可以帮助评价者确定项目运作机制的假设,并进行效果验证。

有了这些理论和模型,就像我们手里拿着一盏灯,帮助我们照亮人类健康相关行为背后这个黑箱里有哪些有利和不利因素,这些因素之间是什么关系。我们就可以此为基础,制订针对行为干预的健康教育和健康促进计划和评价方法。

但是,健康教育学并不是就理论研究而研究,它是公共卫生与预防医学中一门应用性的学科,其理论就是要应用来解决公共卫生问题的。在了解人类健康相关行为规律的基础上,健康教育学着重于针对人类健康相关行为以及物质和社会环境影响健康的因素,通过健康教育与健康促进的方法进行干预,从而改善人群健康和福祉。在具体的应用上,有针对某一场所或重点人群的健康教育与健康促进,如学校健康促进、工作场所健康促进、社区健康促进、医院健康促进等;有针对某一公共卫生议题的健康教育与健康促进,如吸烟、不合理膳食、身体活动不足、传染病、慢性病、心理健康、突发公共卫生事件等。在应用手段上,有个体的干预、群组的干预、社区干预以及宏观的全人群干预等。

本书根据健康教育学的研究范围,在第一篇概述的两章里,分别为绪论和健康行为。第二篇以行为生态学模型为框架,从个体、人际和社区及社会几个层面,重点阐述健康行为相关的基本理论。第三篇则是介绍实践健康教育与健康促进的基本方法。在上述理论和方法的基础上,第四篇结合健康教育与健康促进工作的典型案例,培养学生的实践技能。

第二节　行为与健康及学习健康教育学的意义

公共卫生与预防医学为什么要研究人类行为,行为对健康有什么影响? 作为一名公共卫生与预防医学专业的学生,为什么要学习健康教育学? 下面从行为与健康的关系,来阐述学习健康教育学的意义。

一、行为与健康

健康是由生物学、遗传学、行为、物质和社会环境相互影响下呈现的结果。在漫长的人类医学史发展过程中,天花、结核、麻疹、白喉、霍乱等传染性疾病肆无忌惮地影响着人类的生存和发展,疫苗和抗生素的出现无疑是医学历史和人类历史的一个伟大的奇迹,人们不必再为感染而担惊受怕,因为接种疫苗可以预防相关的传染病,抗生素能控制感染。很长一段时间以来,医学或医生的主要任务就是寻找治疗方案,解决每位病人的难题。

然而,随着社会和经济的飞速发展,人们的生活、行为、工作环境以及整个生态系统发生了重大的变化,人类的疾病谱和死亡谱也发生了根本性的变化。目前在世界上大部分地区,慢性非传染性疾病(简称慢性病,主要包括心脑血管疾病、肿瘤、呼吸系统疾病、糖尿病等)已经成为最主要的死因。据世界卫生组织(WHO)《2014 全球慢性病状况报告》,在 2012 年,全球有 5600 万人因为各种病因死亡,其中慢性病造成的死亡将达 3800 万,占全死因的 68%,其中 40% 是过早死亡(即在 70 岁之前死亡)。中国同样面临着慢性病带来的巨大挑战。根据《中国居民营养与慢性病状况报告(2015年)》,2012 年全国居民慢性病死亡率为 533/10 万,占总死亡人数的 86.6%。心脑血管病、癌症和慢性呼吸系统疾病为主要死因,占总死亡的 79.4%,其中心脑血管病死亡率为 271.8/10 万,癌症死亡率为 144.3/10 万(前五位分别是肺癌、肝癌、胃癌、食道癌、结直肠癌),慢性呼吸系统疾病死亡率为 68/10 万。2012 年全国 18 岁及以上成人高血压患病率为 25.2%,糖尿病患病率为 9.7%,与 2002 年相比,患病率呈上升趋势。40 岁及以上人群慢性阻塞性肺病患病率为 9.9%。根据 2013 年全国肿瘤登记结果分析,我国癌症发病率为 235/10 万,肺癌和乳腺癌分别位居男性、女性发病首位,十年来我国癌症发病率呈上升趋势。伤残调整寿命年(disability-adjusted life-years,DALY)是把死亡和失能结合一起考虑的综合性人群健康状况的指标。根据杨功焕等 2013 年发表在《柳叶刀》的文章,在 1990—2010 年的 20 年间,中国人群健康状况发生了很大的变化,原来儿童过早死亡已经下降了 80%。传染病、婴儿死亡、孕产妇死亡和营养不良死亡所致的 DALY 从 1990 年的 27% 下降到 10%。5 岁以下儿童的腹泻和下呼吸道感染所致的死亡在这 20 年间下降 90%。然而,HIV 所致的疾病负担在这 20 年间是上升的。而 2010 年对 DALY 贡献最大的疾病是心脑血管疾病(脑卒中和冠心病)、癌症(主要是肺癌和肝癌),另两个导致失能的原因是腰背痛和抑郁症。如图 1-1(文末彩图 1-1)所示,2010 年对中国居民 DALY 贡献最大的前 10 位危险因素由高到低分别为不合理膳食、高血压、吸烟、环境颗粒物污染、室内空气污染、高血糖、饮酒、职业有害因素、超重和肥胖及和身体活动不足。如归因于不合理膳食尤其是摄入蔬菜水果不足、多盐和全谷类食物就占了总 DALY 的 16.3%;其次是高血压占了 12.0%;吸烟占 9.5%。这前 10 位危险因素除了环境和职业有害因素外,全部都与行为或生活行为方式有关。

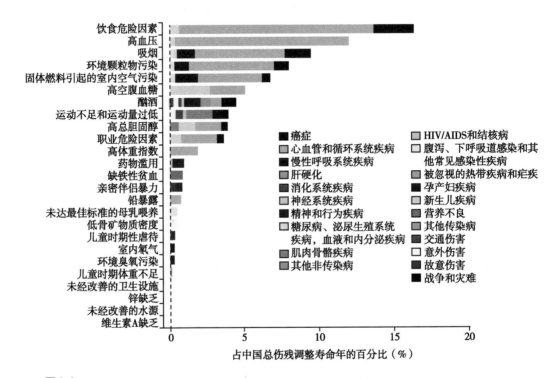

图 1-1

2010 中国居民归因于主要危险因素 DALY 百分比

摘自:Yang GH, et al:1990—2010 年中国人群健康模式快速转变:全球疾病负担研究 2010 之启示.(The Lancet Chinese Edition, in: Lancet, 381:1987—2015, 2013。杨功焕王霞 译.)世界临床医学,7(6):460-491,2013.

二、健康教育学在公共卫生与预防医学中的作用

生活行为方式就是由各种健康相关的行为组成的,范围很广,包括如何选择和搭配膳食,采取什么体育锻炼和娱乐方式,如何应对压力紧张,如何拒绝吸烟、酗酒、药物滥用,是否定期参加健康体检等。把这些行为因素称为生活行为方式,是因为这些行为发生在我们每天生活的场景之中,是我们长期养成的习惯所致。它是一种较为持久的行为模式,是社会和文化背景的一种复合表达。各种不同的行为将对人们的生理和心理健康产生正向或负向的影响。健康的生活方式是促进健康、获得更长寿命的生活方式。而那些不健康的生活行为方式,如不合理膳食、吸烟酗酒、身体活动不足已经成

为了直接导致中国人群疾病负担的主要原因。目前,我国现有吸烟人数超过 3 亿,15 岁以上人群吸烟率为 28.1%,其中男性吸烟率高达 52.9%,非吸烟者中暴露于二手烟的比例为 72.4%。2012 年全国 18 岁及以上成人的人均年酒精摄入量为 3L,饮酒者中有害饮酒率为 9.3%,其中男性为 11.1%。成人不经常锻炼率为 81.3%。吸烟、过量饮酒、身体活动不足和高盐、高脂等不合理膳食是慢性病发生、发展的主要行为危险因素。其实,不仅仅是慢性病,行为问题也与传染病、意外伤害乃至心理健康问题都息息相关。如不系安全带导致的交通事故死亡、不安全性行为导致的 HIV 或 AIDS 和其他性传播疾病、许多不卫生的生活习惯与传染病的感染、不合理就医和不遵医嘱导致原有疾病加重和卫生费用增加、滥用毒品等,都是一些行为问题。当今,不健康生活行为方式(如吸烟、酗酒、不合理膳食、驾车不系安全带、不安全性生活、毒品滥用等)正日渐成为导致威胁全人类健康的重要因素。根据我国疾病负担归因危险度分析,表明不良生活方式因素已经占到 58%。

近几十年来,很多的研究证据显示,通过合理设计和实施的健康干预项目来改变生活行为方式、开展癌症筛检等手段来预防失能和早死,取得了很好的成效。确凿的证据表明,如果消除了上述可以改变的慢性病行为危险因素,至少 80% 的心脏病、脑卒中和 2 型糖尿病、40% 的癌症都是可以避免的。根据美国 CDC 的研究,安全带的使用每年拯救了 12 000 名美国人;儿童安全座椅的使用减少 70% 婴儿和 55% 儿童(1~4 岁)因交通事故的死亡;戴安全帽骑自行车减少 85% 的头部外伤。WHO 研究也显示,疟疾流行的地区如果晚上睡觉时使用蚊帐避免蚊子叮咬,可以减少 1/4 因疟疾死亡的儿童。

一个国家公共卫生与预防医学的重要职责就是针对影响本国人民健康主要问题的原因,应用循证的干预策略和措施,保护、预防和促进本国人民的健康和福祉。鉴于当今重要的人群健康问题多数都与行为有关,研究行为与健康的关系及其干预措施,并应用健康教育与健康促进科学有效的手段,营造支持性的物质和社会环境,改善人们行为和生活方式,则是公共卫生非常重要的一个方面。国际上也把行为与社会科学(behaviral and social science)(我们国内称为"健康教育学")列为公共卫生 5 大领域之一。而其他任何的公共卫生乃至医疗措施和策略,如果没有广大老百姓的自身实践,是很难发挥其作用的;健康教育与健康促进则是把公共卫生乃至医疗措施转化为老百姓行动的主要手段。2016 年国家在推进"健康中国"建设的五个重点领域中,"普及健康生活"被置于首位,进一步突出了健康教育与健康促进在公共卫生领域的重要性。以研究健康相关行为为己任的健康教育学无疑也是公共卫生与预防医学的重要学科。

因此,作为一名将来从事公共卫生领域工作的学生,应通过学习《健康教育学》,掌握健康行为的基本理论以及健康教育与健康促进的基本策略,深入理解影响健康行为各种因素的相互关系和评估方法,懂得在公共卫生与预防医学的领域中如何应用健康教育与健康促进的方法来开展个体、家庭、社区乃至大众的健康干预,为将来有效地开展公共卫生实践打下扎实的理论基础。

第三节 健康教育与健康促进的概念

健康教育学研究行为的理论和方法,目的是应用于健康教育和健康促进的实际工作中。这将在本教材第三篇和第四篇进行具体介绍。下面简单介绍健康教育与健康促进的概念。

一、健康教育的概念

（一）健康教育的定义

健康教育（health education）是有计划地应用循证的教学原理与技术，为学习者提供获取科学的健康知识、树立健康观念、掌握健康技能的机会，帮助他们作出有益健康的决定和有效且成功地执行有益健康的生活行为方式的过程。健康教育既是引导人们自愿采取有益健康行为而设计的学习机会，也是帮助人们达成知行合一的实践活动，其核心是健康行为的养成。

（二）健康教育的五个主要环节

健康教育是由健康教育的教学者（健康教育工作者）把健康相关信息（health related information）借以教学活动（educational activities）传达给学习者（learner），从而把人类有关医学或健康科学的知识和技术转化为有益于人们健康的行为。这个过程包括如下五个主要环节。

1. 教学者　健康教育的教学者可以是学校里健康教育的教师、医学或卫生的专业人员、社会工作者，等。根据健康教育的属性，专业性健康教育工作主要由医疗卫生机构中的公共卫生医师、临床医生或健康教育老师承担，普及性健康教育工作主要由担负基本公共卫生服务任务的基层卫生工作者和社区社会工作者承担。

2. 健康相关的信息　由于健康是一个非常宽泛的概念，所以健康相关的信息涉及的范围也很广，包括在人的一生中从生长发育、养生保健、疾病和伤害预防、健康筛查、疾病治疗、管理和康复等一系列的健康主题。科学地选择健康相关信息的原则首先必须确保信息的正确性，对提升人们的健康是有益的；第二是证据充分，即选择有循证结论（evidence-based findings）的健康相关信息；第三是要适合学习者的需求。

3. 教学活动　健康教育的教学活动涉及一系列的教学方法和技巧（本书将在后面章节详细介绍），从狭义上看主要包括个体咨询、指导，人际和小组活动，课堂讲授、培训、训练，各种媒体的传播等；从广义上看，一切有目的、有计划的健康知识传播、健康技能传授或健康相关行为干预活动都属健康教育范畴。

4. 学习者　学习者可以是个人（不同年龄和性别，不同教育背景和教育程度，不同信仰，不同的生理、心理或病理状况等），也可以是一个团体（如学校的学生、企业员工、医院的病人），或没有确定边界的大众。把健康教育的目标人群称为学习者而非听众或受众，是强调健康教育不是单向的健康信息的传递，而是教学者和学习者之间的沟通和互动，且通过健康教育让目标人群养成为了自身健康而能终身学习的习惯。强调目标人群应主动学习而不是被动接受，积极地参与活动前的需求评估、教学活动的过程以及教学效果的评价，即以学习者为中心的教学。以学习者为中心，应让学习者针对自身来发现问题，在讨论和辩论中澄清观念和树立正确的价值观，运用各种方法寻找问题的解决方法，在多种解决方案中明智作出选择，在亲身参与中实地体验和学会实践的技能。

5. 效果　健康教育的目的是通过开展教育活动，提高健康素养，增强人们自身的健康决策能力，作出有益于健康的理智决定和明智选择（个人增权和社区增权），让人们养成有益于健康的生活行为方式，激发对社区健康议题的重视和参与改善健康的社区行动，从而维持、促进和改善个人和社区的健康。

（三）健康教育与增权

如上所述,健康教育的目的是让人们作出有益于健康的理智决定和明智选择。这与健康教育学的一个重要概念"增权"有关。增权(empowerment)是指人们增强对决定他们生命事件掌控力的过程,即有能力对决定自身健康的问题作出明智的选择,即"自主自律健康行为"中的"自主"。增权的核心是:它不能够被给予,必须是自己获得。在许多健康教育活动中,我们的专业人员尤其是医生往往利用我们拥有医学专业知识的优势,强制要求服务对象必须要做的事情,或者从教育者自身出发,灌输很多的专业知识给服务对象"洗脑",而服务对象只是处于被动接受甚至是一种知识奴隶的地位。服务对象表面上服从而心理有抗拒是不利于行为改变的,而且由于剥夺了服务对象自身做主的权利,也会严重损害他(她)的自尊和自信心,这同样不利于其行为的改变和生活的幸福感。

另外,人的行为在很多场合也受到相关法律的约束。我们在讲述健康促进时将提及应用立法来规范人们的健康行为。但与健康相关法律管束人的行为不同,健康教育是一个内化和增权的过程,通过教育,使人们由衷、自愿和乐意地采纳某一健康相关行为。而健康相关法律是借以法律的条文禁止或取缔违法行为。法律的管束可以在短时间内看到人们行为的改变,但外在的改变必须也要让人们内在信服。这就需要加强健康教育,使人们开始遭到强制而表现出来的行为改变逐渐通过内化变成持久的自觉行为。所以,面对一些公共卫生的问题,遇到威胁性大或急迫的状况,借助法律来约束特定的行为是必要的,但多数情况下,还是以采取健康教育帮助人们养成良好的健康行为为主要的途径,让人们做到对自身行为的"自律"。

（四）健康教育与卫生宣教和健康传播

在我国早期的健康教育活动中,针对当时传染病流行而很多老百姓的卫生知识非常匮乏的现状,广泛普及基本的卫生知识成为了当时公共卫生重要的工作。给老百姓进行卫生知识宣传教育简称为卫生宣教,目的是让老百姓了解一些基本的卫生常识,养成一些基本的卫生习惯,从而预防疾病的发生和传播。卫生宣教的特点是单向的健康信息传播,其健康信息的选择是由专家基于当时的主要卫生问题而定,宣传的渠道为大众的传媒。所以其传播的成本比较低,覆盖面很广。在知识匮乏的时代,其效果是非常明显的。

作为强调有针对性的健康教育,它与既往的"卫生宣教"既有联系又有区别。联系在于我国当前的健康教育是在过去卫生宣教的基础上发展起来的,现在健康教育的部分措施仍可称为卫生宣教。区别在于:①比之于过去的卫生宣教,健康教育明确了自己特定的工作目标-促使人们改善健康相关行为,从而防治疾病、增进健康,而不是仅仅作为一种辅助方法为卫生工作某一时间的中心任务服务;②健康教育不是简单的、单向的信息传播,而是既有调查研究又有干预的,有计划、有组织、有评价的,涉及多层次多方面对象和内容的系统活动。

在20世纪的中国,卫生宣教和健康教育两个名词曾在相当长的一段时期内共存。也可以说以上所定义的健康教育与20世纪70年代以前的卫生宣教是同一事物的不同发展阶段的名称,但两者已经有根本的区别。

卫生宣教也可以看作是健康传播的一部分。在第三篇将有专门一章介绍,这里不再赘述。但健康传播更强调信息的双向流动,强调需求评估、科学设计和效果评价。

（五）健康教育与健康素养

健康教育与健康信息及现代信息化技术密切相关。我们正处于一个信息化的社会,与几十年前许多国民愚昧落后、卫生知识匮乏不同,当今的社会是海量的信息铺天盖地而来,真伪难辨。但另一方面是人们对自身的健康越来越关注,主动寻求健康知识的能动性也越来越大。这样,正确寻求和辨识科学的健康相关信息成为了人们关心的问题。在就医看病方面,很多高精尖技术的发展使当今的医疗系统变得越来越复杂,怎样能正确地寻医问药,正确地理解医生的医嘱,也成了人们寻求卫生服务过程中的一个挑战。因此,如何正确地获取、理解和应用健康信息,即健康素养,成为了学术、政府和社会关注的议题。

1. 健康素养的定义　健康素养（health literacy）是在进行与医疗服务、疾病预防和健康促进有关的日常活动时,获取、理解、评价和应用健康信息来作出健康相关决定以维持或提高生活质量的知识、动机和能力。健康素养是一种可由后天培养训练和实践而获得的技巧或能力,它包含阅读书面材料,以及听、说、写和计算等一系列对人维持健康产生影响的能力。在人的一生中,随着时间和情境的变化,健康素养也在不断地发展,贯穿于整个生命全程。但健康素养不等同于文化程度。正如知识并不一定能转化为信念,信念也不一定能转化为行动一样,一个人的受教育程度并不一定能决定其是否具备能维持健康的能力。健康教育是提高健康素养的主要手段。健康教育不仅在于增加人们的健康知识,更在于让人们能学会相应的技能和树立自信心,通过获取、理解、评价和应用健康信息作出合理的健康决策,从而维持和提升健康。健康素养之所以重要,是因为它是可以作为衡量个体或者群体是否有能力保持健康的指标,同时它也是健康教育干预效果的评价指标。健康素养被认为是公众在医疗服务、疾病预防和健康促进环境中的一种健康的资产。它不仅关乎个人自身,同样关乎整个社会。

2. 健康素养的理论框架　根据健康素养的定义及其应用的层面,世界卫生组织欧洲区办事处（EU WHO）从健康信息处理过程中所涉及的获取、了解、评价及应用 4 个过程以及在医疗服务、疾病预防和健康促进 3 个层面所形成的 12 个维度,构建了健康素养整合模型的理论框架,如图 1-2。

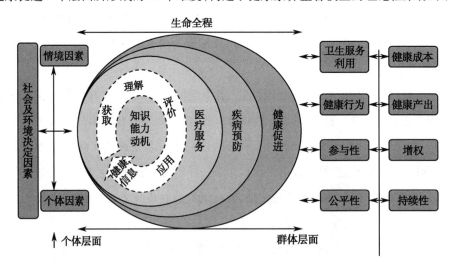

图1-2

健康素养整合模型的理论框架

（摘自：Kickbusch I, Pelikan JM, Apfel F, Tsouros AD：Health Literacy：the solid facts. Copenhagen：WHO Regional Office for Europe）

在这个整合模型的理论框架中,同心椭圆形的中心是健康素养的核心要素,即处理健康有关信息的四个过程(获取、理解、评价、应用)和所涉及健康相关的知识、能力和动机。获取、理解、评价、应用这四方面各代表一个维度,既需要信息接受者本人特定的认知能力和理解力,也取决于所提供信息的特性,即:健康信息的易理解度、切合度和可信度都会影响健康信息的获取和使用;对信息的处理和评价受术语、信息的复杂性等影响;有效地应用信息取决于对信息的综合理解力。

在同心椭圆中心以外有三个不断扩大的同心椭圆,是健康素养的核心要素,贯穿公众在健康领域的三大方面:①身为病人,则处在医疗服务系统中;②具有疾病风险的状态,则处在疾病预防系统中;③作为健康公民,则与社区、工作等场所中的健康促进工作有关。人们在这三层面上通过所具备的健康素养,能够运用基本的听说读写和计算技能以获得并理解必要的信息,也能够对信息进行批判性的分析和评价,克服个人、社会和经济上的障碍,自觉采取健康行为,为健康负责。处理健康信息过程中的四个维度具体体现在这三个层面上,由此形成了健康素养3×4的矩阵模型。

另外,健康素养整合模型图形左侧所展现的影响因素按逻辑由近及远进行排列,个体因素和情境因素为近端影响因素,社会和环境因素为远端影响因素。健康素养和健康相关产出之间的联系表现在图形右侧,包括:卫生服务的利用与健康成本、健康行为与健康产出、参与与增权,以及公平性与可持续性。

该整合模型图形的上侧表明健康素养与整个生命全程息息相关,下侧则展现出健康素养从个体扩展到群体。结合上面所说的三个层面,健康素养整合到了"临床"与"公共卫生"领域之中,强调了健康素养在三级预防以及减轻医疗负担的作用。

二、健康促进的概念

(一)健康促进的定义

随着人们对行为改变研究的深入,认识到一个人和群体的行为问题不仅有个人的因素,且包括物质和社会环境在内的行为背后的原因起着更大的作用,而仅靠健康教育所能取得的效果也是很有限的。于是把健康教育和支持性环境结合起来的健康促进越来越受到学者、政府和社会的重视。1986年,世界卫生组织在加拿大首都渥太华召开了第一届国际健康促进大会,发布了《渥太华宪章》(Ottawa Charter),提出了健康促进的定义、内涵、行动领域和基本策略。《渥太华宪章》指出,健康促进(health promotion)是"促使人们维护和提高他们自身健康的过程"。同时指出,健康促进是一个综合的社会政治过程,它不仅包含了加强个人素质和能力的行动,还包括改变物质、社会环境以及经济条件,从而削弱它们对大众及个人健康的不良影响。2005年,世界卫生组织《曼谷宪章》又重新把健康促进定义为"增加人们对健康及其决定因素的控制能力,从而促进健康的过程"。

如图1-3所示,健康促进通过健康教育,提高个人和公众的健康素养以及强化社会的健康倡导;同时通过健康共治(governance for health,下面将进一步解释),一方面在整个政府各部门间加强协作,"将健康融入所有政策"(制定和实施健康的公共政策),营造健康的支持性环境(包括物质和社会环境);另一方面动员全社会,尤其是企业、商业、民间组织和公众的参与,承担健康的社会责任,做到健康的"共建共享",结合重整卫生服务方向,促成健康的生活行为方式,促进人群健康和福祉。

健康促进的出现标志着对行为干预的重点开始从"健康的选择"到"使健康选择成为每个人既方便又实惠选择"的转变。所以,健康促进可以简单地总结成一个公式:健康促进=健康教育×健康共治。健康教育与健康共治不是简单的相加,而是相乘、协同的关系。

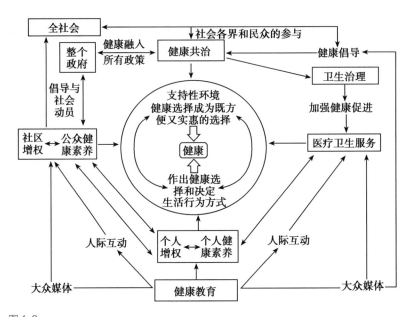

图1-3
健康促进模式图

作为一个综合社会政治过程的健康促进,它不仅只针对行为的改变,同时也强调了个人、社会、政治、公共资源等各种因素对健康的影响,并针对这些决定健康的多种因素切实地采取综合的行动。因此,健康促进是健康、教育、经济、政治、社会等有组织行动的组合,以整个政府和全社会的健康共治路径,对环境、立法、组织、社区和个人等各个方面进行干预,从而改善人们的态度、物质和社会的健康支持性环境,促进人们的健康水平和福祉。由此可见,在公共卫生领域,以改善物质和社会环境,改变个人行为来提高人们健康水平的实践属于健康促进的范畴;而健康促进的出现则赋予了公共卫生更深刻、丰富和广泛的含义。因此,也有些学者把健康促进称为新公共卫生。

（二）健康促进的行动策略

《渥太华宪章》指出了健康促进的 5 大行动领域:

1. 制定健康的公共政策（build healthy public policy）　公共政策是指由政府负责制定且影响公众利益的政策。健康促进强调了政府决策对健康问题的影响,重申政府在促进公众健康中的责任,要求不同层面和各个部门的决策者,以"大健康和大卫生"为指导,把健康列入自己部门的议事日程,将健康融入所有政策。在制定公共政策时要确保该政策应有益于公众的健康,至少不得对公众的健康有害,即健康公共政策。健康公共政策包括法令、规章和规范,它在不同层面上都可以制定。健康公共政策的实施将有助于保护社区、家庭和个人远离危险因素,寻求如何实现资源的平等分配,以实现健康的公平性,使人们便于作出最利于健康的选择。

2. 营造支持性环境（create supportive environments）　营造支持性环境是指在促进人群健康的过程中,必须使物质环境、社会经济和政治环境都有利于健康,保证环境与人类的协调和可持续发展。健康促进通过营造一种安全、舒适、满意、愉悦的生活和工作条件,人们在这样的环境下培养良好的生活行为方式,同时也保证环境对公众健康产生积极有利的影响。

3. 强化社区行动(strengthen community action)　　如果说制定健康的公共政策强调了自上而下的政府决策以保证最大多数的受益者,社区行动则体现了自下而上的群众参与。社会公正与平等是人民获得较好健康状况和幸福生活的先决条件,民主和对人权的尊重是社会公正、和平的内在品质。因此,如果没有个人和社区居民的参与,就不可能创建和谐健康的环境。健康促进的另一项策略就是通过具体和有效的社区行动(包括确立优先问题、作出决策、设计策略及其实施和评价),以达到更健康的目的。在这一过程中,核心问题是让社区拥有当家做主、积极参与和主宰自己命运的权力,即对个人和社区增权。它是一个政治、社会、文化或心理的过程,个人或团体通过这一过程表达他们的需求,以及在参与决策中阐明他们的想法,并参与实现他们需求的政治、社会和文化的行动。人们通过参与这一过程,体验他们生活的目标与采取行动实现这些目标之间的紧密联系,以及他们的努力和生活结局之间的关系,增强社区成员对社区的归属感,以及对健康的拥有权和控制权,从而提升社区、组织和个体的健康掌控力,即社区增权。

强化社区行动的核心是社区增权(community empowerment),它指通过许多人的集体决策和行动,更大地影响和控制他们所在社区决定健康与生活质量的因素,这是社区健康行动的重要目标。社区增权通过动员群众参与解决健康问题的决策过程,可以保证决策的有效性,消除社区成员的无助和失落感,从而促进社区乃至社会的进步。另外,社区增权的重要性还在于人的行为受社会力量的支配,所以,要改变个人的行为,必须要改变其社会条件,使个人通过参与集体行动和制订有效策略使行为得到强化,从而提高个人有关健康的权利和责任的意识,加强个人保健、发展个人能力和健康的生活方式,而不是简单地把个人不良的行为方式归咎于该行为本人,责怪受害者(victim blaming)。

4. 发展个人技能(develop personal skills)　　尽管影响一些健康的决定因素超出个人的控制范围,但个体的行为或生活方式会直接影响健康和生活质量,如吸烟、饮酒、饮食、身体活动和性行为等。健康促进通过健康教育,提升人们的健康素养、提高生活技能和参与创建支持性环境,来支持个人和社会的发展。发展个人技能,这不仅仅意味着学习一种健康的生活技能,更应使大众能更有效地维护自身的健康和所生存的环境,并自主地作出有利于健康的选择,即个体层面的增权。除了影响人们对生活方式的选择,健康素养的提高和增权更能促成人们终身学习,了解人生各个阶段的健康特点、掌握处理慢性疾病和伤害的方法,作出符合自身的健康选择,塑造自主自律的健康行为,最终促进健康。学校、家庭、工作场所和社区都有责任这样做。这种活动需要通过教育、职业、商业和志愿者团体,并在这些机构内部来完成。

5. 调整卫生服务方向(reorient health services)　　卫生部门是健康促进的关键倡导者,卫生服务是健康社会决定因素之一。调整卫生服务方向的目的就是更为合理地解决资源配置问题,改进服务质量和服务内容,提高人们的健康水平。卫生系统和卫生服务方向的重新调整,就是要使之满足健康促进和疾病预防的需求,从以供给为导向的片段化模式转变为以人群和社区为中心的卫生服务,加强社区卫生服务、疾病预防和健康促进的服务和体系建设;同时需要调整政府内部和政府之间的工作关系,以实现全民健康覆盖(universal health coverage,UHC)体系中的健康改善和公平性的最优化。

（三）健康促进的 3 项基本策略

在上述 5 大行动领域中,健康促进主要采取如下 3 项基本策略。

1. 倡导（advocate）　是指提出有益的观点或主张,并尽力争取其他人给予支持的一种社会活动。健康是社会、经济、个人发展的重要资源,也是生活质量的重要组成部分。政治、社会、文化、环境、行为和生物因素等都有可能对健康产生有益的或有害的影响。健康促进通过倡导,游说制定健康的公共政策,动员社会共同关心健康和参与有益健康的活动,促使人们作出共同努力,主动控制和改变这些影响因素,实现健康共治,使之朝着有利于健康的方向发展。

2. 增强能力（enable）　是指增强人们控制健康决定因素的能力,与上面介绍的增权同义,包括健康素养的提高以及在健康方面作出正确选择和决定的能力。人们通过增强控制健康决定因素的能力,并能够平等地得到健康的机会和资源,才能在保护和促进健康方面提升责任感、归属感、获得感和自主自律意识,才能采取有益于健康的决定和行动。

3. 协调（mediate）　控制健康的影响因素,实现健康的愿望,仅仅靠卫生部门是不能达到的,需要协调各利益相关方,建立伙伴关系,共同努力。政府机构、卫生部门和其他社会经济部门、非政府和志愿者组织、地方权威机构、企业和媒体等都是利益相关方,个人、家庭和社区成员都应该参与进来。为了促进人们的健康,专业人员、社会机构和卫生服务人员应承担社会协调责任。同时,在进行社会协调时,应保证健康促进的策略和项目切合本地区的实际需要,并应考虑到不同的社会、文化和经济系统对这些策略和项目的接受程度。

（四）健康共治

通过 30 年健康促进的实践以及面临新世纪健康公平性问题、环境恶化以及老龄化的挑战,人群健康需要思考更为全面的方法来解决。于是,健康共治作为整合上述 5 大行动领域的重要策略成为了健康促进的一个重要组成部分(见图 1-3)。健康共治属于治理的范畴。与统治、管制不同,治理(governance)是或公或私的个人和机构经营管理相同事务的诸多方式的总和;它是使相互冲突或不同的利益得以调和并且采取联合行动的持续的过程,是一种由共同的目标支持的活动,这些管理活动的主体未必是政府,也不一定非得依靠国家的强制力量来实现。"治理"是特定范围内各类权力部门、公共部门以及社会组织的多向度相互影响,是公共事务相关主体对于国家和社会事务的平等参与,是各类主体围绕国家和社会事务的协商互动。根据治理的原理,健康共治(governance for health)是指各级政府及其相关部门以整个政府和全社会的方式引导社会组织、企业和公众为了健康和福祉共同采取的行动。从政府和社会的内在动力来讲,健康是每一个人成长和实现幸福生活的重要基础,是促进人全面发展的必然要求,是经济社会发展的基础条件,是民族昌盛和国家富强的重要标志,也是广大人民群众的共同追求和社会的共同价值观,因此,也成了政府和非政府组织、公共和私营组织以及公民一起共同的利益。健康共治也是健康促进发展和经验所使,是健康公共政策和健康融入所有政策的进一步扩展。在健康促进的发展进程中,最早是强调"部门联合行动",然后到《渥太华宪章》提出的"健康的公共政策",再到第八届全球健康促进大会《赫尔辛基宣言》提出的

"健康融入所有政策";在第九届全球健康促进大会上,《上海宣言》提出了"健康共治",强调以"整个政府和全社会的路径"(whole-of-governments and whole-of-society approach)来应对当今社会所面临的健康问题和挑战,突出全球、国家、地方和社会事务的共治,并为此构建多元主体共同参与的平台、完善多元主体平等协商的机制,从而激发社会活力,而落脚点是全体人民的健康和福祉。健康共治正好表达了我国新的"卫生与健康工作方针"的思想,即:以基层为重点,以改革创新为动力,预防为主,中西医并重,将健康融入所有政策,人民共建共享。早在新中国成立初期,我国政府提出爱国卫生运动:"政府组织、地方负责、部门协调、群众动手、科学指导、社会监督",就是应对旧社会及战乱遗留的城乡环境卫生脏乱和遏制传染病严重流行的状况而提出的社会共治的创举,为提高我国国民的健康水平起到了举足轻重的作用,取得了举世瞩目的成就。以后的"卫生城市"创建以及近些年不少城市开展的"健康城市"建设,重大传染病流行的控制,以及推动公共场所禁止吸烟的立法和执法都是健康共治在不同层面的具体实践。我国"十三五"规划实施"健康中国建设",在习近平总书记"以人民为中心,以健康为根本"的大健康观的指引下,将会为促进全人类健康福祉提供中国版的健康共治典范。

（五）健康教育与健康促进的关系

健康教育与健康促进密不可分。如上所说,健康促进是健康教育发展到一定阶段后的产物。在概念上,健康促进包括了健康教育,而健康教育是健康促进策略中最活跃的一部分。健康促进通过倡导、增强能力和协调,促使人们承担对健康所应负有的责任,推进有益于健康的公共政策改革和支持性环境的创建,推动有益于健康的社会行动的实施。健康促进实质上是政治和社会运动,通过健康共治,制定和实施健康的公共政策和动员全社会的参与,来营造健康的支持性环境,使"健康选择成为每个人既方便又实惠的选择"。而健康教育是帮助个体和群体掌握健康知识和技能,提高健康素养等内化的作用,促进增权,作出"健康的选择",提高自我保健能力,养成有益于健康的行为和生活方式的过程。健康教育是健康促进的重要策略和方法之一,是重要的基础和先导,融合在健康促进的各个环节之中。无论是健康政策开发还是社会动员,无论是倡导还是增权,都要首先对人们进行健康教育,提高人们的健康素养,帮助人们树立正确的健康意识,掌握必要的健康知识和技能。但健康教育必须以健康促进战略思想为指导,健康教育欲改善人们的行为需要得到环境和政策的支持。一句话,健康教育不能脱离健康促进,健康促进也不能没有健康教育。

（六）历届国际（全球）健康促进大会简介

1986年11月,40多个发达国家在加拿大渥太华召开第一届国际健康促进大会,发表《渥太华宪章》,试图率先在发达国家实现"人人享有卫生保健"战略目标。

1988年4月,在澳大利亚的阿德莱德召开了第二届国际健康促进大会,主题为"健康的公共政策"。

1991年6月,在瑞典的松兹瓦尔召开第三届国际健康促进大会,通过以"创造有利于健康的环境"为主要内容的《松兹瓦尔宣言》,将健康与环境两大主题相连接。

1997年7月,在印度尼西亚首都雅加达召开第四届国际健康促进大会,主题为新世纪新角色:将健康促进引入21世纪,并发表《雅加达宣言》。

从 2000 年 6 月第五届开始,大会名称改为了全球健康促进大会。第五届全球健康促进大会在墨西哥城召开,主题为"架起公平的桥梁",重申为了实现人人健康和平等,各国应将健康促进作为卫生政策和规划的基本组成部分。

2005 年 8 月,在泰国曼谷召开第六届全球健康促进大会,主题为"采取行动的政策与伙伴关系:强调健康的决定因素",并在此次大会上发表了《健康促进曼谷宪章》。

2009 年 10 月,第七届全球健康促进大会在肯尼亚内罗毕召开,主题为"促进健康与发展:弥合实践的裂痕"。

2013 年 6 月,在芬兰赫尔辛基召开第八届全球健康促进大会,主题为"健康融入所有政策"。

2016 年 11 月,第九届全球健康促进大会在中国上海召开,主题为"可持续发展中的健康促进:人人享有健康,一切为了健康"。大会的总目标是"突出健康促进与 2030 可持续发展议程之间的关联"。具体目标有"①就如何将健康促进纳入国家响应可持续发展目标的政策中,以及如何加快实现可持续发展目标,向各会员国提供指导;②在以下方面交流国家经验:通过政府各部门间的跨部门行动加强良好的健康共治;扩大和加强社会动员;提高健康素养;③突出卫生部门作为健康促进主要倡导者的角色变化;④结合全球人口日益城市化的背景,突出城市领导,特别是市长在促进健康(建设健康城市)方面的关键作用"。大会发表了《2030 可持续发展中的健康促进上海宣言》,以及《健康城市上海共识》。

第四节　中国健康教育与健康促进的历史发展

尽管健康教育发展的历史追溯可以与人类本身的历史一样长,但科学地开展健康教育与健康促进活动,仅有 100 年左右。我国健康教育与健康促进的发展经历了新旧中国两个历史阶段 4 个时期。1935—1936 年先后成立了中国卫生教育社和中华健康教育学会,标志着中国健康教育的兴起,到 1949 年全国解放,为第一个时期。新中国成立后,健康教育事业的发展经历了 3 个时期:20 世纪 50—60 年代的卫生宣教与爱国卫生运动时期;80 年代的健康教育学科的建立与网络初步形成时期;90 年代以来的健康教育与健康促进时期。

一、卫生宣传与健康教育的兴起

20 世纪初,随着西方现代医学在我国逐渐传开,健康教育活动也开始在科学基础上活跃起来。1915 年"中华医学会"成立,首任会长颜福庆宣布学会的宗旨之一即是向民众普及现代医学科学知识。1916 年"卫生教育联合会"成立并有了专职从事健康教育的医师。1920 年我国出现第一部健康教育影片《驱灭蚊蝇》。1924 年我国最早的健康教育期刊《卫生》创刊。1927 年在北京协和医学院,以健康教育为根本任务的"丙寅医学社"成立,主要成员有陈志潜、朱章庚、贾魁、诸福棠、李振翩、杨济时等。1931 年中央大学教育学院设立卫生教育科提供学士学位,陈志潜、朱章庚、徐苏恩先后担任科主任。1933 年陈志潜在《中华医学杂志》发表"定县乡村健康教育实验"报告。1934 年陈志潜编译出版《健康教育原理》、徐苏恩主编出版《学校健康教育》。1936 年"中华健康教育学会"在南京成立,朱章庚任首届理事长。1937年后因日本帝国主义扩大侵华战争,全国陷入战火,在国民党统治区域的健康教育活动虽仍有发展,但非常困难。

在这个时期,中国共产党从建立红色根据地始,也十分重视保障人民和军队的健康,并在极端艰难的条件下积极开展疾病防制工作和相应的健康教育工作。1929年在赣东北的红军总医院开设卫生宣传栏;1931年《健康》(《健康报》的前身)在江西瑞金创刊;1932年中华苏维埃人民委员会号召"要努力向群众做卫生宣传工作"。1933年红军总卫生部出版大众健康教育刊物《卫生讲话》;中华苏维埃人民共和国中央政府机关报《红色中华》发表社论要求"必须在广大群众中进行防疫卫生运动的宣传""应该利用壁报与一切小报、海报、戏剧来进行这一宣传"。1934年在中华苏维埃人民共和国中央政府中建立常设卫生宣传管理机构,同年编辑出版《卫生常识》。1937年在延安,《新中华报》(原《红色中华》)开设《卫生突击》栏,这是中央政府机关报最早的卫生专栏。在艰苦卓绝的抗日战争和如火如荼的解放战争中,革命根据地的健康教育活动继续开展,并且为群众和子弟兵的健康、为民族的独立和人民的解放作出了积极的贡献。

二、卫生宣教与爱国卫生运动时期

新中国建立之初,百废待兴。早在1950年召开的第一届全国卫生会议上即号召开展卫生宣教,动员人民并使人民懂得向疾病和不卫生习惯作斗争。1951年中央卫生部设立卫生宣传处,领导全国健康教育和宣传工作。1952年美帝国主义悍然对我国和朝鲜发起细菌战争,党和政府组织全国人民展开具有伟大意义的"爱国卫生运动"。毛泽东主席发出"动员起来,讲究卫生,减少疾病,提高健康水平"和"除四害、讲卫生、增强体质,移风易俗,改造国家"的号召。自那时起,在很短时间内,天花、鼠疫、霍乱等严重威胁人民健康的烈性传染病和新生儿破伤风、血吸虫病等得到控制;几乎一夜之间清除了妓院、控制了性病,然后于1964年在全国范围内基本消灭性病,从而成为当时全世界唯一基本消灭性病的国家。各种传染病、寄生虫病和地方病的发病率、患病率和病死率大幅度下降,人口预期寿命大幅度提高,中华民族彻底摘掉了"东亚病夫"的帽子。这是值得永载我民族史册的伟大成就。其中,卫生宣教发挥了巨大作用。实际上,我国当时的实践就是一项规模宏大、成就辉煌的健康促进典型范例。

新中国建立以来,健康教育专业机构、人才培养机构、研究机构和学术团体不断发展。中央卫生部卫生宣传处在1951年成立后,相继建立了卫生部电化教育所、卫生宣教器材制造所,北京、上海、沈阳、南京等地的卫生教育所也相继建立。1956年卫生部发出《关于加强卫生宣传工作的指示》,明确了健康教育工作体制,要求在省一级和大中城市建立卫生教育所,并要求卫生防疫站、妇幼保健站把卫生宣传作为主要业务之一,其他医疗卫生单位和医务工作者也都要进行卫生宣传工作。"文化大革命"期间,健康教育工作受到干扰。1977年,卫生部重新设立卫生宣传办公室。

三、健康教育学科的建立与网络初步形成时期

1984年"中国健康教育协会"在北京成立;1985年专业学术期刊《中国健康教育》创刊;1986年中国健康教育研究所正式成立,标志着一个比较完整的健康教育组织体系的形成。至1986年,各省

（自治区、直辖市）和70多个大中城市建立了健康教育专业机构;各级卫生防疫站、妇幼保健院(所)也普遍设立卫生宣教科(室);健康教育专业队伍规模显著扩大。20世纪80年代后期,当时的上海医科大学、北京医科大学、华西医科大学、同济医科大学、河北职工医学院等一批重点大学和专科学校,开始培养健康教育领域的硕士、学士和专科人才。从那时起,一批又一批健康教育工作者到先进国家和地区学习进修,促进了我国健康教育学科建设、学术水平提高及国际学术交流。

20世纪80年代,我国颁布了一系列有关健康教育的法规和政策,如1986年12月4日颁布的《卫生部、中央爱国卫生运动委员会关于健康教育专业人员聘任专业职务有关问题的意见》,1989年4月7日颁布的《卫生部关于加强健康教育工作的几点意见》等。1990年4月在全国健康教育工作会议及中国健康教育协会第2届理事会扩大会议上,将"卫生宣传教育"改为"健康教育"。1990年起全国爱国卫生运动委员会将健康教育列为全国城市卫生检查评比活动的重要内容。1995年8月,原卫生部等7部委联合下发了《中国城市实现"2000年人人享有卫生保健"规划目标》和《中国城市实现"2000年人人享有卫生保健"评价指标体系》,以提高在一级、二级和三级城市中小学学生和居民健康教育的普及率。1997年《中共中央、国务院关于卫生改革与发展的决定》明确指出"要十分重视健康教育",从中央文件的高度提出了开展健康教育的重要性。

四、健康教育与健康促进时期

第一届国际健康促进大会于1986年在加拿大渥太华召开后,健康促进的理念开始引入中国。1996年中国政府决定利用世界银行贷款第七个卫生项目"疾病预防项目"(简称卫-Ⅶ)的机会,增设一个"疾病预防健康促进子项目",旨在引进并运用国际先进的健康促进方法,从广泛影响健康因素的角度,针对慢性非传染性疾病的行为危险因素开展预防与控制工作。卫-Ⅶ项目在中国的实施,标志着中国进入了健康教育与健康促进时期,健康促进开始从理念转化为具体的实践,我国健康教育与健康促进工作由此也得到了进一步加强。在此项目的基础上,经广泛调查和论证,2005年1月卫生部发布了《全国健康教育与健康促进工作规划纲要(2005—2010)》,提出了健康教育和健康促进的总目标:建立和完善适应社会发展需要的健康教育与健康促进工作体系,提高专业队伍素质;围绕重大卫生问题,针对重点场所、重点人群,倡导健康的公共策略和支持性环境,以社会为基础,开展多种形式的健康教育与健康促进活动,普及健康知识,增强人们的健康意识和自我保护能力,促进全民健康素质提高。2006年卫生部出台了《亿万农民健康促进行动规划2006—2010》的第2个5年规划,旨在推动建立健全各级政府领导、多部门合作、全社会参与工作的长效机制,提高农村居民的健康素质与生活质量。同期,我国还与世界卫生组织合作开展了健康促进学校和健康促进工作场所等项目。2008年6月经卫生部党组研究同意,并报中央编办后,于2008年9月正式批准"中国疾病预防控制中心健康教育所"更名为"中国健康教育中心/卫生部新闻宣传中心",直属卫生部管理,专门负责我国健康教育/健康促进研究和工作实施,并开展了全国性的健康促进项目,如,"中国健康知识传播激励计划""全国公民健康素养促进行动"[国家卫生部《中国公民健康素养促进行动工作方案(2008—2010年)》和国家卫生计生委《全民健康素养促进行动规划(2014—2020年)》]等,进一步促进了健康教育和健康促进事业的发展。2016年11月,国家卫生计生委、中宣部、教育部、财政部、环境保护部、工商总局、新闻出版广电总局、体育总局、国家中医药局和中国科协共 10 个国家部门联合下发了《关于加强健康促进与教育的指导意见》,其提出了加强健康促进与教育的指导思想和基本原则,明确了"十三五"期间健康促进与教育工作的主要目标:到 2020 年全国居民的健康素养水平要达到 20%,重大慢性病过早死亡率比 2015 年要降低 10%。强调要进一步完善健康促进与教育工作的体系,把健康融入所有政策策略得到有效的实施,健康促进县区、学校、机关、企业、医院和健康家庭等建设的活动要取得明显的成效,初步形成了有利于健康的生活环境。围绕着如何实现这些目标,从推进把健康融入所有政策、创造健康的支持环境、塑造自主自律的健康行为、营造健康社会氛围、加强健康促进与教育体系建设五个方面提出了工作的要求。

其实,我国早在 20 世纪 50 年代,就有了健康促进的实践。爱国卫生运动是由我国政府主导的以防病、防疫和促进健康为主要内容的全民参与的群众卫生运动。长期以来,在党和政府的坚强领导下,爱国卫生工作始终以解决人民群众生产生活中的突出卫生问题为主要内容,将我国的政治优势、组织优势、文化优势转化为不断增进人民群众健康福祉的具体行动,有力推动了全民族文明卫生素质的提高,不断满足了人民群众日益增长的身心健康需求,在促进全民健康方面发挥了重要的作用,赢得了广大群众和国际社会的高度评价。新中国成立初期实施的"除四害"运动,使我国的环境卫生和传染病防治情况得到极大改善。20 世纪 60—70 年代开展的全民卫生宣传活动和在农村实施的"两管五改"行动(管水、管粪,改水井、改厕所、改畜圈、改炉灶、改造环境),极大提高了人们的卫生防病意识,使农村卫生面貌发生了天翻地覆的变化。1989 年,经国务院批准,全国爱国卫生委员会开始在全国范围内组织开展创建国家卫生城市活动,内容包括爱国卫生组织管理、健康教育和健康促进、市容环境卫生、环境保护、公共场所、生活饮用水卫生、食品卫生、传染病防治、城区除四害、单位和居民区卫生等;同时发布《全国城市卫生检查评比标准》和《国家卫生城市检查考核标准实施细则》,实施"国家卫生城市"创建和评价考核工作。通过以国家卫生城市、卫生乡镇创建为抓手,推动属地管理和行业监管相结合,统筹推进城乡环境卫生综合治理,使我国城乡公共卫生服务和管理水平得到明显提升。我国在卫生城市实践的基础上,20 世纪 90 年代与世界卫生组织合作在北京市东城区、上海市嘉定区等城市开展了健康城市试点。其后,上海、杭州、苏州等城市自发开展健康城市建设工作,以及 2007 年国家卫生部正式启动健康城市试点工作。在这些试点经验的基础上,2014 年,国务院《关于进一步加强新时期爱国卫生工作的意见》,提出结合推进新型城镇化建设,鼓励和支持开展健康城市建设,努力打造卫生城镇升级版。2016 年,全国爱卫办颁发《关于开展健康城市健康村镇建设的指导意见》,标志着健康城市和健康村镇的建设正式在全国推开。

2016 年 8 月 19～20 日,党中央、国务院召开了全国卫生与健康大会,习近平总书记面向国家和民族长远发展的未来,审时度势,高瞻远瞩,发表了重要讲话,指出了卫生与健康是整个政府和全社会的共同责任,强调要把人民健康放在优先发展的战略地位,加快推进健康中国建设,为实现"两个一百年"奋斗目标、实现中华民族伟大复兴的中国梦打下坚实健康基础;并明确了"以基层为重点,以改革创新为动力,预防为主,中西医并重,将健康融入所有政策,人民共建共享"是我国新时期卫生与健康的工作方针。

2016 年 11 月 21～24 日,世界卫生组织与国家卫生计生委在上海召开了"第九届全球健康促进大会"，是第一次国际健康促进大会召开的30周年。这次大会紧扣2015年联合国峰会通过的2030可持续发展议程，以"可持续发展中的健康促进"为主题，推动把健康促进融入2015年后的全球可持续发展议程。全球有1124名代表参会，包括联合国有关机构的负责人，世界卫生组织各成员国代表，还有一些国家的卫生部或者是其他健康相关部门的部长，有全球100多个健康城市的市长，还有国际上健康促进与可持续发展的专家与学者。大会的中国国家日上午举办中国健康相关的五个分论坛，下午会议代表以及参会媒体实地参观考察上海16个区县的健康促进工作，向全世界展示中国卫生与健康卫生发展的成效和成就。这次大会不仅大大提升了健康促进在整个社会的认知度，也大大提升中国健康促进在国际上地位，将会使我国健康促进工作提升到了一个新的水平。

五、展望健康教育与健康促进在建设"健康中国"的作用

"健康中国2030规划纲要"作为今后一段时间里推进健康中国建设的行动纲领，它提出"要坚持以人民为中心的发展思想，坚持正确的卫生与健康工作方针，坚持健康优先、改革创新、科学发展、公平公正的原则，以提高人民健康水平为核心，从广泛的健康影响因素入手，以普及健康生活、优化健康服务、完善健康保障、建设健康环境、发展健康产业为重点，把健康融入所有政策，全方位、全周期保障人民健康，大幅提高健康水平，显著改善健康公平"。其原则、重点和目标都与健康教育与健康促进密切相关。首先，健康教育与健康促进是普及健康生活的主要策略；而优化健康服务、完善健康保障、建设健康环境和发展健康产业也都需要健康教育与健康促进的参与。在建设"健康中国"的进程中，健康教育与健康促进将以"大健康观"为指导，以整个政府和全社会的健康共治为路径，从大健康、大卫生的高度出发，通过健康中国、健康城市、健康乡村以及健康场所的建设，营造良好的支持性环境，广泛地提升人们的健康素养，加强自上而下和自下而上的良性互动，从而构建以健康为中心的经济社会发展模式，实现人人享有健康的生产生活环境和社会环境，人人形成健康的生活行为方式，人人得到有效方便的医疗卫生服务，地区间人群健康差异明显缩小，大幅度提高全民健康水平，构建全民健康型的社会，实现健康发展目标和社会的可持续发展。由此可以预见，健康教育与健康促进将会为建设"健康中国"发挥越来越大的作用！

（傅　华）

【思考题】

1. 将普及健康生活列为健康中国建设首位的理由是什么？
2. 健康促进与公共卫生的联系与区别是什么？
3. 为什么说"健康教育目的是让人们作出有益于健康的选择"，而"健康促进是使健康选择成为每个人既方便又实惠的选择"？
4. 为什么健康教育要避免"洗脑"和"责怪受害者"的做法？
5. 你如何理解"健康共治"是实践健康促进的重要路径？
6. 增权与塑造自主自律的健康行为是什么关系？

第二章

健康行为

健康教育的核心是行为的转变。健康教育工作者为了实现帮助人们使行为向有利于健康的方向转变,就必须了解人类行为的基本特点、规律、主要影响因素以及应该采取的行为干预的策略。

第一节　行为与人类行为概述

一、行为的基本概念

行为(behavior)是指在内外环境刺激下有机体为适应环境所产生的反应,也是有机体为维持个体生存和种族延续,在适应不断变化的环境中所作出的反应。

人类行为(human behavior)是人类在内外环境影响下所引起的内在生理和心理的变化以及外在的能动反应;是指具有认知、思维能力并有情感、意志等心理活动的人对内外环境因素刺激所作出的能动的反应。行为既是内外环境刺激的结果,又会反过来对内外环境产生影响。

人的行为可以分为外显行为与内隐行为。外显行为:可以被他人直接观察到的行为,如言谈举止。内隐行为:不能被他人直接观察到的行为,如意识、思想等心理活动。一般可通过观察外显行为了解其人的内隐行为。

德国学者 Kurt. Lewin 认为人类行为是人与环境相互作用的结果,行为的基本原理可用公式"B= f(P. E)"来表示。其中 B(behavior)代表的是行为,P(person)代表人;E(environment)代表环境。

行为要素:人的行为由五个基本要素构成,健康教育工作者应对人类行为的五个基本要素进行考察和研究,了解人类行为自身的规律,为健康教育实践活动服务。

行为主体——人。

行为客体——人的行为所指向的目标。

行为环境——行为主体与行为客体发生联系的客观环境。

行为手段——行为主体作用于行为客体时的方式方法和所应用的工具。

行为结果——行为对行为客体所致影响。

二、人类行为及特点

(一)人类行为的生物性和社会性

人类行为区别于其他动物行为的主要特点是既具有生物性,又具有社会性。人类的行为是由人的生物性和社会性共同决定的。

1. **人类行为的生物性**   人类的生物性决定了人类行为的生物性。人活着就必然会产生各种生理需求,这些生理需求是人启动行为的最初的和最基本的动力。人类最基本的生物性行为是人的本能行为。

(1)摄食行为:人类为了生存和繁衍后代所进行的寻食、进食、消化、吸收等各种有关活动称为摄食行为(feeding behavior)。摄食行为与健康有密切关系,它对人类的生长发育、智力发展、健康、衰老过程等起着重要作用。

(2)性行为:人类性行为是保存种族延续的本能行为活动。为了种族延续,人类需有性行为。人类社会性行为是一复杂现象,既有动物本能的一面,又受社会道德、社会意识、规范等的强烈影响,性行为必然要受到社会行为规范和法律的影响与调节。

(3)防御行为:人类对外来的威胁通过应对、防御机制取得身心安全的行动为防御行为(defense behavior)。防御行为是人类预防和保护性行为的基础。人在面对可能导致损伤的威胁时会本能地躲避,在遭遇威胁而情况不明时会本能地恐惧和焦虑等。

(4)好奇和追求刺激行为:人类天生具有好奇性并有追求刺激的本能。人类从未停止并永远不会停止对未知世界的探索。如不对其进行适当约束,也会出现危害健康行为,如高危体育活动、冒险等追求刺激的行为。

(5)睡眠:睡眠是人生命过程中一种规律的、可逆的大脑和身体处于休息状态的生理现象,也是人类与动物共有的基本行为。人类个体约有 1/3 的时间以睡眠方式度过。

2. **人类行为的社会性**   人不能脱离人类社会而存在,人类的社会性决定了人类行为的社会性。人类行为的社会性是人类个体与社会环境相适应的结果。

人类在进行物质生产的同时逐渐形成一定的文化、艺术、科学、哲学、宗教、道德、风俗、法律等意识形态,以及各种政治关系、经济关系、家庭关系和人际关系。这些因素构成的社会环境塑造、规范和约束社会成员的行为,使之符合社会的要求和满足社会的需要。人类行为的社会性是人与动物的本质区别。人类行为的社会性主要特点包括:

(1)获得性和可塑性:个体的社会性行为是在成长过程中受到所处环境影响,尤其是通过社会教育活动、社会思想、风俗、道德、法规等影响逐渐形成,即个体的社会化行为是后天获得的;后天获得的行为同样也会因为个体所处生活环境的变化而发生变化,即社会化行为可以通过再社会化重新塑造。人的一生都伴随着行为的不断变化和发展。一般而言,年纪较小者可塑性较大。

(2)行为多样性:人类社会及社会文化的多样性决定了人类行为的多样性。生活中,人们的行为千差万别,丰富多彩,表现出较大的差异性。人类个体不同的成长历程、个性特征与价值观,个体所处社会的不同风俗习惯、文化背景、意识形态等社会环境会塑造出不同特征的个体行为。

(3)主动选择性:个体行为的社会化不是一个完全被动过程,个体常常会选择性地模仿学习某些行为,这种选择与沟通的兴趣爱好、思想观念、价值观念和态度等相关联,社会只能影响行为不能发动行为。

(4)文化认可性:人的社会性行为应符合个体所处社会文化所赞许的行为规范,与多数人的行为相似或符合多数人的要求和愿望。当个体行为的发展在符合个人生理及心理发展的基础上,同时又与社会的发展和适应是良好及平衡状态时被称为正常行为,反之则称为偏差行为。

人类社会环境提供了社会成员活动的空间和条件,人类为了社会生活的协调和整体的利益,也会规范、约束和调节社会成员的行为,使之形成类似的具有群体一致性的社会性行为来满足社会的需要或符合社会的要求。同样,人的行为也会反作用于人类社会,对人类社会生活环境产生影响,使社会环境发生变化。每个人的行为总是或多或少地在影响着他周围的环境,为人类社会带来积极或消极影响。

(二)人类行为的目的性和适应性

1. 人类行为的目的性　人类与动物区别的重要标志是人类行为明显的目的性。人类大多数行为都带有目的性、计划性,因而人不但能适应环境而且能够按照自己的愿望去改造环境。从洞穴到高楼大厦是人类按照自己的目的、理想进行创造的结果。人类行为的目的性也是健康教育的前提。

2. 人类行为的适应性　行为的适应性是指机体为满足自身需要而与环境之间相互改变保持动态平衡的过程。而适应行为(adaptive behavior)就是指机体与环境之间相互作用的方式、方法既合乎环境生态规律的要求,与环境保持和谐,同时又能满足本身需要的行为。人类为了适应环境就需要认识环境,改变自己的行为方式以顺应或应对环境的变化,也需要与环境中的其他个体交流,从而发展了人类的感知觉、认知能力,发展了语言与智慧,这一发展是人类行为对环境适应性的结果,又提高了人类适应环境的能力。所以人类对环境的适应性需要也是人类行为产生与发展的基础。

三、人类行为发展与社会化

(一)个体行为的发展

个体行为发展是指个体在其一生中行为发生、发展的过程。即个体出生后,随着身心的发育,社会交往活动范围的不断扩大,个体行为不断变化和发展完善的过程。一般认为,在人类个体成长与客观环境相互作用过程中,客观环境和现实不断向个体提出的需求所引起的个体持续增加的新的需要与已有水平之间的矛盾,是行为发展的内因与动力。人与自身周围环境关系的变化是人类个体行为发展的重要条件,人类个体行为发展的结果同样也引起人与自身周围环境关系的变化。

个体行为的发展是个体在对周围环境认识和互动的基础上从不成熟到成熟的发展过程,最根本的实质是日趋完善。主要体现为:①个体认识活动的深刻化和复杂化,个体行为进一步发展并表现出多样性;②个体与周围环境的关系从被动适应环境到对周围事物特别是人与人之间关系的兴趣、情感、需要趋向成熟;③个体积极与周围环境交往,并积极主动地参与对环境的改造活动。

(二)行为发展的连续性和不平衡性

任何个体行为的发展过程都是连续的,在每个人的整个一生中其行为是不断发展变化的,原有行为反应被打破与新的行为反应的建立是一个连续性过程,即现在的行为反应是过去行为的延续,而将来的行为反应又必然是现在行为的延续。同时,在个体行为不间断的发展过程中也呈现出阶段特点,某一些阶段行为发展速度较快或较慢,某个阶段对某些行为的发展特别重要等,表现出行为的发展具有不平衡性。

行为发展的不平衡性提示要帮助人类个体形成有益健康的行为就必须注意利用与该行为有关的行为发展的关键阶段。个体行为发展的不平衡性主要体现在以下两个方面。

1. 同一个体生命全程的各阶段行为发展不平衡　个体早期的行为发展规律是从头到脚,如婴儿按抬头、翻身、直坐、爬行、站立、再到学会走、跑、跳的发育程序进行,即所谓的头尾发展律(principal of cephalocaudal development);从身体的中央到远端,即遵循近侧发展规律(principal of proximodistal development),近躯干的四肢肌肉先发育,对手臂控制的发育先于对手指控制的发育,手的精细动作后发育,从简单到复杂。

人在整个生命全程中的行为发展可分为4个阶段。

被动发展阶段(0~3岁):主要依靠遗传和本能的力量通过无意识的模仿来发展行为,如人一生下来就会吸吮、抓握、用啼哭来表达各种需要,这个阶段的行为发展主要是被训练的,行为社会化的最基本的准备期。

主动发展阶段(3~12岁):行为发展带有明显的主动性。主动模仿、爱探究、好攻击、喜欢自我表现。这一时期对本能冲动行为的克制能力迅速提高。

自主发展阶段(12岁~成年):开始对自己、对别人、对环境、对社会的综合认识、调整自己的行为。

完善巩固阶段(成年以后):行为定式已经形成,行为发展主要体现在人们根据不断变化的环境对自己的行为进行适时的调整、完善、巩固和提高等方面。通过对行为的不断调整实现与周围环境的最佳适应。

2. 不同个体之间同一阶段的发展也不平衡　人的行为发展呈现明显的个体差异性。有的个体行为发展较快,在较早的年龄阶段即已达到较高的水平,有的个体发展较缓慢,到较晚的年龄才达到较成熟的水平。一般认为主要原因是遗传因素、环境因素和学习机会等不尽相同,造成个体行为发展之间的不平衡。

（三）人生三阶段

健康是人们共同追求的目标,人类自身发展的过程也是实现健康的过程。世界卫生组织西太区于1995年提出将人的生命过程分为三个阶段,即人生准备阶段(preparation for life)、人生保护阶段(protection of life)和晚年生活质量阶段(quality of life in later years)并提出应根据各阶段的健康需求来确定健康目标、任务和策略,实施健康保护与健康促进,作为实现21世纪的卫生战略设想的重要措施。

1. 人生准备阶段　从胎儿到青年期(18~20岁)。这个阶段的特点是机体生长发育、心理发展和社会化过程都很迅速,生理和心理都较稚嫩而脆弱。此期可细分为围生期、婴幼儿期、儿童期、青少年期。

围生期健康教育的主要对象为新生儿父母。通过对父母的健康教育实现优生优育,减少妊娠和分娩风险,降低婴儿发病率和死亡率,正确母乳喂养等。

婴幼儿期健康教育的主要对象包括孩子父母、托幼机构领导和工作人员。帮助其掌握母乳喂养和正确添加辅食的知识和方法;促进婴儿感觉、语言和动作发育;传递最基本的生理卫生知识、培养孩子的个人卫生习惯等。

儿童期健康教育的对象包括儿童、其父母、学校领导和教师等。主要是增加卫生知识、培养和巩固一般卫生习惯，帮助养成有利健康的行为与生活方式；预防和矫治常见病，防止意外伤害；形成初步的道德判断，增加健康行为行动的主动性和目的性等。

青少年期是健康教育工作的重点，主要对象包括青少年、其父母、学校领导和教师、社区领导和成员等。核心任务为促进身心健康发展，重点包括帮助其较为系统地掌握基本卫生知识和预防疾病与意外伤害的知识、相关技能；防治不良行为倾向，远离烟草、酒精和毒品；促进理解和掌握社会道德原则，协助培养远大的理想、坚强的意志，促成完整人格的形成等。

2. 人生保护阶段　自成年开始至老年之前，尤以中年人(35～60岁)为重点对象。中年人是社会的栋梁和财富的主要创造者，承受着繁重的工作和家庭负担，较多地暴露于各种危险因素。老年时期的许多慢性疾病往往在中年期已开始发展，中年保健是保护生命的重要环节。

健康教育主要是针对中年人常见疾病和老年期慢性疾病的行为危险因素、与职业有关的行为危险因素等，多方面、多途径地开展工作，达到保护劳动生产力、提高健康水平和生活质量的目的。人生保护阶段应注重妇女健康教育。妇女除担负社会工作角色，还在人类生育和哺育下一代方面承担更多职责。

健康教育对象不仅是中年人，包括社会、工作单位、社会服务机构人员、家庭和社区的其他相关成员等。

3. 晚年生活质量阶段　65岁以上老年人。衰老进程使老人们在日常生活、医学保健和社会服务方面出现许多健康需要。各种慢性疾病相继出现，造成身心痛苦，社会角色和地位的变换也往往带来许多心理问题。

健康教育应针对老年人日常生活保健、心理调适、体育活动与休闲、临终关怀等开展工作。同样，健康教育的对象并不仅仅是老年人，而且应该包括家庭和社会各界的有关人员。

(四)社会化

社会化(socialization)是指人在特定的社会文化环境中所形成的适合于该社会文化的人格，掌握该社会文化公认的行为方式和生活技能的过程。人类个体生活在人类社会中，受到所处生活环境的影响，每个人都自觉或不自觉地模仿着周围人群的情感反应方式、行为方式，使自己的行为符合社会准则、道德规范和具有社会价值。社会化是人类个体由自然人转变成社会人的过程，是个体行为受制约和改造、被社会同化或归化而适应社会的过程。通过社会化个体使自己的行为得到社会的允许、承认，使自己成为该社会中合格的社会成员。

人的社会属性是通过社会化而获得的，基本内容包括：习得社会生活基本技能、社会生活行为规范，形成价值观、世界观和社会生活目标，获得社会角色与社会地位等。社会化并非是一个被动过程，个体在此过程中存在选择性学习；已经形成的思想观念、价值观念和态度等也会反过来影响社会化过程。

人的社会化行为的造就机构包括家庭、学校、大众传媒、单位与社会团体以及非正式群体等。人类社会在进化发展过程中逐渐形成的风俗、道德、宗教、艺术、科学、法律等文化形态等，深刻地影响着行为的社会化。尤其是通过社会的教育活动、社会中各种经济、人际关系等，这些因素不断调节影响着身处其中的人的行为,使之符合发展中社会的要求和愿望。

社会化过程一般需经过他律、中介和自律三个阶段,个体在此过程中选择性地接受社会规范,并成为自己的思想和价值观念,用以指导自己的行为,即社会规范的"内化"过程。对于个体社会化过程的结果,哈利格斯特(Harighurst)等将其分为五种类型:①顺从的人;②能够适应社会环境的人;③能够自我管理的人;④不能适应的人;⑤违抗的人。一般情况下,多数人的行为属于前三种类型,积极参与社会活动,遵守社会规范,接受社会公认的价值观与奋斗目标。

社会环境为社会成员提供了活动空间和条件,社会成员的行为也对社会环境产生影响。人类为了社会的协调和整体利益,必然要采取各种措施对生活于其中的每个人的行为进行鼓励、约束和调节。

社会学家将社会化看作教育化过程,一般把人的一生的社会化分为早期社会化(儿童、青少年期)、继续社会化(中年、老年期)和再社会化几个阶段。健康教育学注重社会化是从健康角度研究社会化有助于解释、预测、改善人们健康相关行为的理论和方法,希望每个社会成员通过社会化养成有益于自身、他人和社会健康的行为与生活方式。

第二节　健康行为及其健康相关行为

一、健康行为与健康相关行为的概念

1. 健康行为　健康行为(health behavior)广义上是指人体在身体、心理、社会各方面都处于良好健康状态下的行为模式。这一定义是带有明显理想色彩的健康相关行为,现实生活中十全十美的健康行为几乎不存在,主要被当作行为目标或"导航灯塔"存在,使人们能以渐进方式努力实现有利于健康的行为。

在健康教育实际工作中,健康行为长期被理解为有益于健康的行为或健康促进的行为。"健康行为"一词也常被赋予和"促进健康的行为"类似或同样的含义。著名健康行为学家哥曲曼(Gochman)认为健康行为包括诸如认知元素中的认知、信念、动机、经验、价值观等个人属性;个性特征中的外向、幽默、韧性等人格特征;饮食、运动、睡眠等行为方式中与健康相关的部分;也包括与健康维护、健康恢复和健康促进相关的外显行为模式、行动习惯以及影响个体健康行为表现的内隐性反应。所以,其本质上是指个体健康相关行为中有益于健康的行为部分。

从狭义上理解,卡索(Kasl)和科博(Cobb)认为健康行为是个体为了预防疾病或早期发现疾病而采取的行为,并将健康行为定义为三类。

(1)预防行为(preventive health behavior):自信健康者在无疾病症状情况下所采取的任何旨在维护健康、预防疾病的行为。如平衡膳食、合理运动等。

(2)疾病行为(illness behavior):不确定是否健康或自我感觉生病者所采取的任何旨在确定健康状况或寻求恰当治疗的行为。如求助行为等。

(3)病人行为(sick-role behavior):被确诊有病或自信生病者所采取的任何旨在恢复健康的行

为,包括主动获得治疗、照料、静养康复、主动休息等。

从研究的视角看,健康行为研究是基于预防医学的观点,应用行为科学的知识和技术,探讨人类基本行为、生活方式与其促进和维护人类健康有关的问题,其关注的核心问题是行为与健康的关联以及健康行为的形成与改变的相关问题研究。健康行为研究并非与行为医学(behavior medicine)研究相一致。行为医学虽然也是以行为科学的知识和技术为手段展开研究,但其研究重点是寻找导致某些特定疾病的行为因素,然后从病因、病理、治疗、康复等系列研究过程中发展出适当的行为处方作为解决该疾病问题的措施之一,因此行为医学常常研究探讨压力、焦虑、高血压、糖尿病等疾病或症状。

2. 健康相关行为 人类个体和(或)群体与周围环境互动后产生的行为反应,会直接或间接地与个体本身的健康、疾病有关联,或与他人的健康、疾病有关联,这些对健康有影响的行为即为健康相关行为(health related behavior)。

由于行为主体的性质不同,健康相关行为可以表现为个体健康相关行为和团体健康相关行为。

(1)个体健康相关行为:是指人类个体发生的与健康和疾病有关联的行为,以某个个体为行为主体的健康相关行为。主要包括与日常生活关联的健康行为和与健康维护、疾病预防相关的行为。在日常生活中,按行为对行为主体是否产生主观愉悦体验,可分为享受型和非享受型行为,非享受型行为按行为主体是否主动采纳,又可分为主动行为和被动行为。

1)享受型行为:是指行为主体在采纳该类行为时,其行为的发生虽然会对健康产生影响,但在短时间内能够为行为主体带来主观上的愉悦感,如高脂、高盐和高糖美食、吸烟嗜酒;随地吐痰和乱倒垃圾等。

2)主动非享受型行为:指行为主体在采纳该类行为时,因为"无知"而发生,行为的发生与行为主体的主观感受和客观条件无关。如饭前便后不洗手;卖鸡蛋换"炼乳"喂孩子;不恰当的锻炼地点方法等。

3)被动非享受型行为:指行为主体在采纳该类行为时,往往不是行为主体的无知或追求"愉悦"感,而是被迫采取的不健康行为。比如陪嘉宾吃饭,不喝酒者也硬撑着猛喝;不抽烟者随他人吸烟或在密闭的环境内吸入二手烟;被迫摄入被污染的空气、食物和水;居住环境严重缺水无法做到饭前便后洗手;工作压力大导致的生活不规律,经常不能按时吃饭,缺少体育锻炼等。

后面按行为对行为者自身和他人健康状况的影响进行分类的促进健康行为和危害健康行为的论述内容主要是基于个体健康相关行为的特点总结归纳的。

(2)团体健康相关行为:是指以社会团体为行为主体(与"法人"概念一致)的健康相关行为,政府制定各种可能影响人群健康和环境的政策、企业对"三废"的处理、群众团体所开展的文体活动等都可视为团体健康相关行为。如传染病控制、妇幼保健、社会保险、食品安全保障、医疗服务提供等行为都属于人类团体健康相关行为的范畴。

团体拥有一定的人力、物力、财力、技术等资源,拥有严密的组织结构和强大的组织功能。基于这些资源产生出行为能量极大,因此团体健康相关行为产生的健康效应后果影响较大,可以是极大的健康促进效益,或者是极大的健康危害作用。开展健康教育行为干预活动,必须注意以团体为主体的健康相关行为。

团体健康相关行为有着不同于个体健康相关行为的规律:

1)有明确的目的和目标。目的和目标往往由团体决策层所确立,并成为团体内全体成员的行为指向,是一种有组织、有计划、有评价和调节的行为。

2)团体有自己的文化特点,团体健康相关行为的改变一般较个体复杂,对社会压力的承受能力较个体大,一旦成功,效果显著。

3)团体健康相关行为表现具有一定的"惯性",其启动与停止都较个体行为缓慢。

二、健康相关行为的主要特点和内容

健康相关行为根据行为对行为者自身和他人健康状况的影响,可分为促进健康的行为和危害健康的行为两大类。

(一)促进健康的行为

促进健康的行为(health-promoted behavior)指个体或群体表现出的客观上有利于自身和他人健康的行为。包括日常生活中有益于健康的行为、不利于健康行为的减少或避免等。

促进健康的行为主要特点包括:①有利性:行为表现有益于自身、他人和整个社会的健康。如平衡膳食、合理运动、不抽烟;②规律性:行为表现是规律有恒的,不是偶然发生行为,如每天的定时定量进餐;③和谐性:个体行为表现出个性,又能根据周围环境调整自身行为使之与其所处的环境和谐;④一致性:个体外显行为与其内在的心理情绪一致,无矛盾;⑤适宜性:行为的强度能理性地控制,强度大小适宜。

促进健康的行为可分为5大类。

1. 日常健康行为　指日常生活中有益于健康的基本行为,如合理营养、充足的睡眠、适量运动、饭前便后洗手等。

2. 避免环境危害行为　指避免暴露于自然环境和社会环境中有害健康的危险因素,如离开污染的环境、不接触疫水、积极调适应对各种紧张生活事件等。

3. 戒除不良嗜好　戒除日常生活中对健康有害的个人偏好,如吸烟、酗酒、滥用药物等。

4. 预警行为　指对可能发生的危害健康事件的预防性行为,以预防事件的发生,并在事故发生后正确处置的行为,如驾车使用安全带,火灾、溺水、车祸等的预防以及意外事故发生后的自救与他救行为。

5. 合理利用卫生服务　指有效、合理地利用现有卫生保健服务,以实现三级预防,维护自身健康的行为,包括定期体检、预防接种、患病后及时就诊、遵从医嘱、积极配合医疗护理、保持乐观向上的情绪、积极康复等。

(二)危害健康的行为

危害健康的行为(health-risky behavior)是指不利于自身和他人健康的一组行为。

危害健康行为的主要特点有:①危害性:行为对人、对己、对社会健康有直接或间接的、明显或潜在的危害作用。如吸烟行为,不仅对吸烟者本人的健康产生危害作用,而且对他人(造成被动吸烟)

和社会(影响发病率、死亡率水平)健康带来不利影响;②明显性和稳定性:行为非偶然发生,有一定的作用强度和持续时间;③习得性:危害健康的行为都是个体在后天的生活经历中学会的,故又称"自我制造的危险因素"。

危害健康的行为可分为 4 大类。

1. 不良生活方式　不良生活方式是一组习以为常的、对健康有害的行为习惯,如吸烟、酗酒、不良饮食习惯(饮食过度、高脂高糖低纤维素饮食、偏食、挑食、嗜好烟熏火烤食品、进食过快、过热、过硬等)、缺乏体育锻炼等。习惯通常指持续的定势化的行为,日常生活和职业活动中的行为习惯及其特征称为生活方式。不良生活方式与肥胖、心脑血管疾病、早衰、癌症等的发生有密切关联。不良生活方式对健康的影响具有潜伏期长、特异性差、协同作用强、个体差异大、广泛存在等特点。

2. 致病性行为模式　导致特异性疾病发生的行为模式,国内外研究较多的是 A 型行为模式和 C 型行为模式。

(1)A 型行为模式(type A behavioral pattern,TABP):是一种与冠心病的发生密切相关的行为模式。A 型行为又叫"冠心病易发性行为",其核心行为表现为不耐烦和敌意。行为表现为做事动作快,想在尽可能短的时间内完成尽可能多的工作(具有时间紧迫感),常常大声和爆发性的讲话,喜欢竞争,对人怀有潜在的敌意和戒心。A 型行为者的冠心病发病率、复发率和病死率均比非 A 型行为者高出 2 ~ 4 倍。

(2)C 型行为模式(type C behavioral pattern,TCBP):是一种与肿瘤发生有关的行为模式。研究表明 C 型行为可促进癌前病变恶化、易发肿瘤,故 C 型行为又称"肿瘤易发性行为",其核心行为表现是情绪压抑,性格自我克制,表面处处依顺、谦和善忍,回避矛盾,内心却是强压怒火,生闷气。C 型行为者宫颈癌、胃癌、食管癌、结肠癌和恶性黑色素瘤的发生率比非 C 型行为者高 3 倍左右,并易发生癌的转移。

3. 不良疾病行为　指在个体从感知到自身患病到疾病康复过程中所表现出来的不利健康的行为。不良疾病行为的常见表现:疑病、瞒病、恐病、讳疾忌医、不及时就诊、不遵从医嘱、求神拜佛、自暴自弃等。

4. 违规行为　指违反法律法规、道德规范并危害健康的行为,违规行为既直接危害行为者个人健康,又严重影响社会健康。如药物滥用、性乱等。

第三节　健康行为的影响因素

深入了解健康行为的各种影响因素,可以更加有效地促进有利于健康行为的形成和巩固。人类健康行为的影响因素有很多,在 PRECEDE 模式中,格林先生将其归为倾向因素、强化因素和促成因素三大类(详见以后章节)。人类行为生态学认为,人类行为的决策及实现受其生态系统众多因素的影响,这些行为反过来又会影响人类社会生态系统产生社会文化差异。人类社会的生态系统是由所处物质和社会环境构成的自然生态和社会生态的复合体。自然生态包括无机环境和有机环境两部分;社会生态包括人类社会各个方面如思想意识、观念、文学艺术、文化教育、伦理道德、法律、政治、宗教、社会风俗等的互相渗透和相互影响。

本文对健康行为影响因素的分析拟从个体行为形成和发展的自身和所处社会生态系统的主要因素几方面展开。

一、个体因素

个体自身有多方面的因素可以影响其行为的形成。包括遗传、生理和心理因素等。特别是自身心理因素是影响行为形成和发展的一个重要因素。人类行为存在遗传基础已被许多研究证实,遗传因素影响行为的形成和发展,还决定个体的行为特征和行为趋向,基因的多态性决定了人类行为的复杂性和多样性。行为者自身因素如需要和动机、认知水平;对特定人、物、事的态度及情感;意志力等,都可以从不同方面、以不同的机制、在不同程度上影响人的行为。

（一）需求和需要

需求和需要是人的能动性源泉,是人类行为的根本动因。需要(need)是客观存在的,不以人的意志为转移的。需要既包括生理需要,也包括社会需要。需求(demand)是客观需要刺激在大脑中的主观反映,是被大脑意识到的需要。如胃肠的空虚和血糖浓度的降低产生进食的需要,这种客观情况通过感受器反映到大脑皮层,人意识到这一需要即出现需求。需求并非被动、消极地反映客观需要,需求是在人与环境相互作用的积极过程中发生的。健康是人的客观需要,但许多情况下由于种种原因人并未意识到健康需要。健康教育活动应激发对象的健康需求,这是健康教育活动的重要内容。

如图 2-1 所示,人在需要和需求的基础上产生动机(motivation)。动机是人采取行动的驱动力,是一种心理上的紧张状态。在实施行为的客观条件具备时,动机推动人去实现行为,进而满足需要和需求;动机也可为满足需要和需求推动人去创造行为条件,最终实现行为。旧的需求满足了,新的需求又会产生,推动人去从事新的行为。任何改善健康相关行为的工作如忽视对象的需求和需要,必定失败。

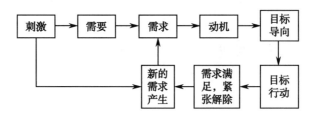

图 2-1
需要、动机与行为的关系

人在同一时间常常会有多种需要和需求并存,由此产生的不同动机可能相互矛盾竞争,形成动机冲突。冲突的结果是产生出优势动机,决定着发生相应的行为。动机冲突中何种动机成为优势动机,受各种主客观因素的影响。其中,认知因素起着举足轻重的作用。

（二）认知

认知(recognition)是指人们获得和利用信息的全部过程和活动。认知过程中,大脑将某些经处理的信息编码储存起来,并逐渐形成个体的知识、信念、价值观等,在此基础上形成态度,并进而影响行为。认知过程的第一步是注意到传来的刺激、信号；第二步把传来的信号、刺激转化为某种信息，并进行解释；第三步采取适当的行为，对信息作出反应。认知过程可简单概括为（图 2-2）：

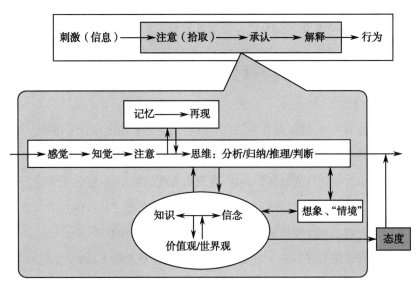

图 2-2
认知过程示意图

　　环境中影响机体的内外部刺激信号很多，大脑往往会把无关的刺激都过滤掉，从无数的信号中仅选择自己感兴趣的或有特殊意义的信号。大脑这种对信号的选择与人们的兴趣和关注有关。例如当一个人一边看书一边在候车室里等车，广播员的播音声他并不很关注，突然当听到他要乘的火车的车次时，他会立即警觉起来。所以认知过程对具体信号的刺激是选择性的注意，然后将信号转化为信息（赋予意义）并作出适当反应，产生行为，或修改行为。人们在获得有关健康信息时，也是一个选择性"拾取信息"（pack up information）的过程。如人们关心自己的某种健康问题，往往会力图获得这方面的知识。人的认知过程并非消极被动，而是积极主动的。

　　健康教育所提供的健康信息应该清晰、鲜明、适合对象，尽快引起对象注意。商业活动中许多成功广告的经验值得健康教育传播活动的学习和借鉴。

　　直接决定一个人的某具体行为的并不一定是客观的现实环境，而常常是其主观感知到的"意想环境"（imagining environment）。而客观的现实环境与其主观感知到的"意想环境"，两者不一定总是一致或相符合的。个体对客观现实环境的主观感知结果与本人的成长经历、知识背景、价值观以及当时的心理情绪等都存在着一定的关系。健康教育不能只是简单地传播来自客观实际的正确信息，而且要有意识地帮助人们建立和发展有关健康的正确态度、信念和价值观。但是当人们掌握了健康知识时，并不一定有与之一致的行为，这种情况被称为"认知不协调现象"（the phenomenon of cognitive dissonance）。例如医务人员中的吸烟行为，而他们多数都认为吸烟是有害的。

　　认知不协调现象发生的原因有多种：如：多个需要导致的动机冲突，人们选择了一方而使另一方表现为认知不协调；行为条件不具备，使人们尽管有知识也无法做到；从众行为等。认知不协调是一种不愉快的心理感觉，虽然人们都力求认知的一致性，但由于人们的知识、信念、态度、价值观、能力等因素之间常常发生矛盾,导致认知不协调现象常常发生。认知理论在健康教育实践中有广泛的应用。

（三）态度

态度(attitude)是个体对人、物、事的反应倾向,是一种内部准备状态。其主要特征是评价性,态度必定具有特定的对象,即评价指向的东西。态度是较稳定的倾向,是跨越时间和情境的。一般认为态度的结构包括 3 部分:认知成分、情感成分和意向成分。认知成分反映出个人对对象的赞同或不赞同、相信或不相信;情感成分反映出个人对对象的喜欢或不喜欢;意向成分反映着个人对对象的行动意图、行动准备状态。

态度的功能可以分为 4 种,即认知功能、适应功能、表达评价功能和自卫功能。其认知功能表现为对解释世界和加工新信息提供一个现成的基础,它赋予信息以意义并引导经验和行为;适应功能表现为促使行为指向于为达到目的服务的客体,表现出态度的奖励性,如人们采取社会接受的态度,才能从他人那里获得良好反应;表达评价功能表现为自我调节,使主体摆脱内部紧张并表现出个性;自卫功能表现为促使内部心理冲突得到解决,往往是有利于自己的解决。

态度与价值观既有联系又有不同。态度一般建立于价值观基础上,都涉及评价。但态度比较具体、众多,与行为有更直接的联系;价值观则超越具体事物而具一般性。态度和价值观都有助于明确个人经验和指导行动,都可以维持或改变,但一般认为态度比价值观更易于改变。

态度的改变可经历三个阶段:服从、同化、内化。①服从阶段,这是从表面上转变自己看法和态度的时期,也是态度转变的第一阶段。处在此阶段的人们只是被迫表现出一些顺从行为,内心并非心甘情愿,比如一个职工慑于群体的压力,才去参加每天的工间操,做操时也是应付了事;②同化阶段,人们不是被迫而是自愿接受他人的观点、知识、信念、行为等,使自己的态度自觉自愿地顺从他人。比如那个职员每天很愉快地参加做工间操;③内化阶段,真正从内心深处相信和接受他人的观点、知识、信念,彻底地转变态度,成为内在的行为倾向。如那个职员越来越感到做工间操使精力充沛,舒筋活血,能促进健康。

态度与行为的关系并不只是单向的,两者可以相互影响。例如禁止在公共场所吸烟,大家都接受此规定而不在公共场所吸烟,这样的行为也会使相应态度发生变化。虽然通常态度与行为有密切联系,但态度与行为也可能不一致,就如同认知不协调现象一样,这种情况可能有种种原因。

（四）情感和意志

1. 情感(feeling)   指稳定而持久、具有深沉体验的感情反应,如自尊心、责任感、热情、亲人之间的爱等。通常所说的感情包括了情感和情绪两方面。情绪(emotion)常指短暂而强烈的具有情景性的感情反应,如愤怒、恐惧、狂喜等。

情感和情绪是综合性的心理过程,具有特殊的主观体验、显著的生理变化和外部表情,包括生理、认知和行为 3 种成分。它们在每种特定的情感和情绪中起着不同的作用,而又相互作用、互为因果。在情感和情绪—认知—行为的相互作用中,情感和情绪可以是认知发展的契机,它激发人去认识、去行动;也可以强烈影响认知过程发展和行为表现,例如痛苦、愤怒或紧张情绪使认知活动变得刻板和狭窄,限制知觉和思维,干扰信息解释利用和作出反应。

情感和情绪在一定环境中发生发展,交互影响。如社会文化通过几种途径影响情感和情绪:

①对刺激的知觉和评价;②直接地影响情绪表情,如行为的常规仪式;③由情绪影响所形成的社会关系和评判等。

2. 意志(volition)　是人有意识、有目的、有计划地调节和支配自己行为的心理过程。人的行为由动机决定,动机在需要的基础上产生。当一个人在动机驱动下有意识地拟定计划、采取行动,这种行动是自觉的、指向目标并与努力克服障碍相联系的,它所涉及的心理过程就是意志。意志行为属于受意识发动和调节的高级活动,不同于生来具有的本能活动和不随意行为。人的生活、学习和劳动都体现了人类所特有的意志行为。

意志过程包括决定阶段和执行阶段。①决定阶段,是意志行为的准备阶段。此阶段首先需解决动机冲突,然后是确定行动目标和选择方法。任何意志行为都与一定的动机相联系。对动机冲突作何种选择及进一步选定方法和途径等,往往反映出其认知成分(知识、价值观等)的作用,也与意志活动有关;②执行阶段。在将行动计划付诸实施中,意志品质表现为坚定地朝目标前进,努力克服各种主客观困难,执行所定的行动计划并实现目标。如在执行计划时遇到障碍就退缩,是意志薄弱的表现。

主要的意志品质包括:①自觉性,表现为自觉地、有意识地确定行为目标和选择达到目标的方法,并积极主动地执行计划,它的反面是行为的盲目性;②果断性,表现为遇到问题时能经过周密考虑而采取果断决定,其对立面是优柔寡断、动摇不定;③坚持性,表现在为达到目标而长时间坚持不懈,不因困难而退缩,不因挫折而灰心。坚持性不同于固执,固执是对事物缺乏科学认识,无视客观情况的变化,其行为不能达到预定目标还一味坚持;④自制力,即克制个人情感、控制自己行为、使行为服从于目标的实现的能力。

人的心理是认知、情感、意志的统一体,三者相互促进、相互影响、相互渗透。意志以认识为基础并随认识的发展而发展。人只有认识客观事物的变化规律,才能有意识地确定行为目标和实施行为,所以意志只由以正确认识客观现实为前提。此外,许多情况下意志过程与人的情感密切联系,高尚的情感可以成为意志的动力,而消极的情感往往成为意志的阻力。改善健康相关行为也涉及意志活动。例如戒除吸烟行为,在确定目标、制订行动计划和实施戒烟的过程中可能会遇到动机冲突和实际困难,能否最终成功实现戒烟即需要一定的意志力量。

二、家庭因素

家庭是以婚姻和血缘关系为基础的人类社会生活的基本单位,是人类社会的细胞。家庭有多方面的功能,这些功能与社会生活的各个方面、与每个家庭成员的成长、爱好、生老病死息息相关。在人类生活的每一个方面,家庭成员之间存在着最强的情感联系和相互影响。家庭成员有大量时间共同生活,在家庭中,亲属间不论在质和量上都是最主要的健康行为的直接影响因素。

家庭是个体最早接受社会化的场所,父母是对儿童进行社会化的最先执行者,是最早、最直接、最受信赖的老师,他们的言行为孩子提供了最直观的行为典范。人们所有行为的社会影响几乎都可以在家庭环境内观察到,因此家庭与个体的健康行为的形成和发展有极密切的联系,家庭是健康行为影响因素的汇聚之所,也是实施健康教育的重要场所,几乎任何健康教育活动都应考虑家庭影响。

子女会从家庭中获得有关的健康知识,形成一定的健康意识,养成早期的健康行为习惯,但家庭发展的各个阶段对子女健康行为的影响有所不同。

在家庭发展的早期阶段。孩子年龄尚小,在健康行为的形成上处在一个不稳定时期。亲代原有的多种生活方式发生变化以适应新加入家庭成员的需要,这一阶段家庭的健康行为高度依赖于各种变量。父母几乎完全控制着小孩的饮食习惯和偏好的形成。在家庭发展的中期阶段。孩子已到上学年龄,生活习惯已较为稳定。这一阶段中,父母亲与其他人,与学校等社会化机构一道影响孩子的行为习惯。在家庭的后期发展阶段,孩子已有独立性或已离开父母生活,家庭影响逐渐减弱。在许多家庭中,孩子在吸烟、饮食和体育锻炼上的态度与行为会同父母发生分歧,孩子对父母亲的健康行为的影响有可能增加,故在学校健康教育中有"小手拉大手"之说。

了解家庭因素对人们形成和建立促进健康行为的作用,有助于更好地设计以家庭为基础的健康教育规划。个体形成有益或者有害习惯的关键时期也正是其受家庭影响最大的时期。因此,以家庭为基础的健康教育规划的最重要的价值在于对个体的长期影响。在家庭环境中饮食习惯、体育锻炼习惯和吸烟等行为上家庭成员间的影响可以持续数十年。以家庭为基础的健康教育规划特别实用于针对这些与慢性疾病有密切关系的行为问题上,如心血管疾病等慢性疾病,因为这些疾病在获得临床诊断以前有长达数十年的发展期。

在家庭环境中对健康行为影响最为深刻的是家庭成员之间的相互影响,包括祖父母、父母与子女间的相互影响、夫妻间的相互影响、子女之间的相互影响等。常会导致家庭成员之间健康行为的相似程度大于非家庭成员的现象,其原因类似于健康状况的"家庭聚集现象",除遗传因素外,家庭环境通过交互影响为涉及家庭成员健康行为的重要因素。如与健康问题密切联系的饮食习惯、体育运动习惯和吸烟等存在着明显的家庭聚集现象。饮食爱好和习惯有很强的家庭聚集性。幼年孩子的食谱由家庭决定,其饮食模式受家庭影响极大。母亲通常为家庭的"食物把关人",她对所有家庭成员饮食行为的影响特别重要。在进行以家庭为主要场所的健康教育时,作为家长的家庭成员自然为干预的重点对象,因为对他们的干预,同时也是对其他家庭成员类似行为的干预。

三、教育与学习因素

教育指一切增进人们掌握社会科学知识、技能、机体健康以及形成和改变人们思想意识的活动,即人们社会化的过程和手段。教育的基本职能一是传授知识和技能,二是传播思想意识和社会行为规范。其目的都是为了把个人转变成为社会中有用、合格的成员,即社会化。受教育程度较高者,由于获取信息的渠道更多,相比较而言获取健康知识的能力越强,更容易采取促进健康的行为。

在经济水平比较一致的情况下,受教育水平不同的人可能会采用不同的行为与生活方式,由此对健康产生的影响也是不一样的。通常受教育程度越高,其行为的理性化程度也会越高,能采用比较健康合理的方式安排其生活;也可能会更偏重于生活、工作条件的改善及个人精神生活的丰富;也可能把闲暇时间作为增长知识或增进健康水平的机会。

学校教育是由社会提供的正式社会化活动。学校教育在塑造青少年社会行为中发挥着关键性作用,主要通过两方面影响学生的行为:一是教师示范作用:教师是知识传授者,是理想行为模式的"活样板"。教师的言谈、举止、人格、品德等无一不感染和影响学生的行为,学生往往以老师的评价作为自己行为正确与否的准则。二是学校特殊地位:学校根据社会的要求及办学经验,创立自己的校风校训和教学风格。学生在学校接受系统知识教育及各种行为规范教育,形成按社会要求具有真才实学、优良品质,并具有文明健康行为习惯的人才。

由于儿童青少年时期是个体社会化的重要阶段,在这一阶段培养形成健康行为可以事半功倍,对未来发生长远影响,所以各级各类学校历来都是健康教育的重点场所,学校教育的一整套理论和方法对健康教育富有借鉴意义。学校教育至少从三个方面影响健康行为:通过传授科学知识和技能,提高教育对象接受、理解和应用健康信息及保健设施的能力;通过传授科学知识直接为教育对象提供健康信息;通过传播社会行为规范,使其了解掌握与健康行为有关的法规制度、道德规范等,系统地按社会需要培养出符合社会行为规范的健康行为习惯。

学习(learning)因素对学习者个体促进健康行为的形成和发展,以及不利于健康行为的改变起着非常重要的作用。

行为学习(behavior learning)方式有三个层次,一是以模仿为主,包括无意模仿、有意模仿和强迫模仿等。无意模仿的大多是日常生活行为,如孩子通过观察父亲的动作而学会打开香烟盒。有意模仿带有主动性,被模仿的大多是自己崇拜或欣羡的行为,父母通常是孩子们最早、最可信的榜样。适当的榜样能自然地引起人们注意,并且其行为可为人们的自我行为指导提供可信的标准。由于孩子与父母、兄弟姐妹接触的频度和持续性,将家庭其他成员作为榜样而效仿其行为是孩子生活行为受影响的重要渠道;强迫模仿是指按照规定的行为模式进行学习的过程,如个人卫生习惯的饭前便后洗手,读写姿势的"一尺、一拳、一寸"等。

在行为发展的早期阶段,模仿是学习的重要方式,但在行为发展进入自主发展阶段后,尤其当学习一些复杂、专门的高级行为时,仅模仿就远远不够了,必须通过系统教育和强化教育,即第二、第三层次的学习方式来实现,先在教育者的启发下,全面理解和认识目标行为,从理性上感受到自身对它的需要,再去实现和学习该行为,并在各种促成和强化因素的作用下得以强化和巩固。通过健康教育改变不良行为和培养新的健康行为的过程大多依这种模式。

四、文化因素

文化是人类所创造并获得人们共识的思想意识、道德规范、宗教信仰、文学艺术、风俗习惯等能够传承的意识形态、人类价值规范、精神伦理的总和。文化以语言和文字为表象,对人类行为的形成和发展具有广泛的约束和规范作用。虽然其约束行为的强度、深度、广度及侧重等各不相同,但均对健康行为有很强的作用,属于人类社会环境因素中影响行为发生发展因素中的一大类。

1. 思想意识　　思想意识是人们对客观世界认识的理性化产物,表现为观点、信念等。思想意识的核心是世界观。个体的观点、信念经常不断地影响着其需要和动机,从而影响其行为。个体思想意识的形成,一方面基于其生活经历和实践,另一方面受社会观念的影响,因此思想意识具有个别性和社会普遍性,某种思想意识引起的健康行为也表现出个别性和社会倾向性。

健康、积极的思想意识带来促进健康的行为。一个有着理想和明确生活目标、积极进取、充满乐观精神、敢于承担责任与义务、不怕困难与挫折、富于理性的人,必定倾向选择促进健康的行为并身体力行。

社会思想意识与社会成员的健康行为有着密切的关系,其作用机制在于通过认知过程作用于个体的意识倾向,进而影响需要、动机和行为。健康教育不但要传播健康信息,而且应提倡进步、乐观的思想意识,促进良好的社会风尚的形成。这说明健康教育也是社会精神文明建设的重要组成部分。

2. 社会道德　道德(morality)是以善恶和荣辱观念来评价和调节人们社会行为的一种社会规范,系由风俗习惯演化而来。作为一种行为规范,道德的社会作用主要通过对人的行为提出善与恶、正义与非正义、诚实与虚伪的社会评价舆论而对社会成员的行为发生导向和制约功能。

道德舆论将一定的社会行为准则推荐给社会成员,经过个体的认知过程在其内心树立起某种初步的道德信念,并逐步使其道德认识深化。通过舆论的褒扬、贬抑、谴责而产生作用力,控制和影响个人的需要、动机和行为。道德对行为的调节范围比法规、制度为广泛,其作用程度比风俗习惯为强。关于健康行为的社会道德对人们的健康有极大的影响。如乱倒垃圾或工业三废从而危害人群健康的行为将会因违背了有关社会道德标准而受到舆论的强烈谴责;在公共场合吸烟或随地吐痰,都会受到旁人的批评和厌恶;所以,在健康知识基础上的强有力的道德舆论是促使人们采取健康行为的巨大力量。

人们的行为受本能和满足自身需要的驱动奔向自我利益,道德却推动人们奔向他人和社会利益,因此道德的社会本质是利他,但并不一定排斥利己,在利他的同时利己,或在不损人的情况下利己,这两种利己是道德肯定的内容,而损人利己是道德否定的对象。健康教育提倡健康行为方面利人又利己的道德标准,提倡人们的行为既有利于自身健康,又有利于他人和社会的健康文明、发达昌盛。健康行为的形成和发展必须重视社会道德的力量,积极运用道德舆论来影响人们的健康认知,促使人们形成有利于健康的行为。

关于健康行为的道德规范,历来为各国所看重。道德规范是通过道德评价来实现的。道德评价有自我评价和公共评价两种形式。公共评价表现为道德的社会舆论,包括人们遵循过去经验与传统的道德规范而自发形成的道德舆论,和自上而下有意识地发动的道德舆论。健康教育运用电视、广播、报纸、杂志等大众传播媒体,有意地发动关于健康行为的道德舆论,比自发形成的社会舆论更集中、更系统、信息量更大、权威性更强,更能迅速影响人们的行为。

3. 宗教信仰　宗教是人类在自然和社会压迫的条件下产生的信仰体系和实践体系,以对超自然力的崇拜为根本特征,以宗教意识、宗教组织和宗教规范为三大要素。其信仰的超自然力实际上是支配人们的社会力量或自然力量在教徒头脑中的反映。

其宗教意识可分为两个层次,一是理性形态,指系统的教义教理;二是感情形式,包括宗教情绪、情感、态度、行为意向等。宗教规范也是社会行为规范的一种,是以神的崇拜和神的"意旨"为核心的信仰与行为准则的总和。宗教强烈地影响着人们的行为,在一定社会环境和历史时期中是维持社会秩序的巨大精神力量。

在人类文明高度发展的今天,仍然有很多人希望通过宗教信仰和祈祷来获得健康。宗教对健康行为的影响也仍然存在。

（1）教规教义对行为的规范：宗教在长期历史发展中，形成了系统的教规教义与礼拜仪式。教规教义常常与当地社会的民情、风俗、社会道德，如积德行善、诚实守信、济贫扶弱、与人为善等相结合，形成强有力的社会支持系统。这些特点，在一定条件下有利于教徒群体健康行为的形成。

（2）给人以内心安宁：宗教作为一种有很大亲和力的特殊组织为人们提供了群体归属和认同感。这种认同和归属的感觉有助于教徒实现心理的平衡和安宁，也有助于协调人们的行为。现代社会物质文明的发展并不必然带来人类心灵的充实，生活节奏日益加快等使现代人彼此疏远、孤独和焦虑，某些宗教的修持方法可以使人放松身心、处于宁静状态，一些疾病的预防、康复和身体健康的维护。如佛教的坐禅、印度的瑜伽等。

（3）对价值观的影响：宗教信仰对人们的价值观有强烈影响，体现了强烈的普善、利他与尊重生命的特征。如基督教认为世人皆有罪，人生来世是为了赎罪，自杀是对肃清罪过的叛逆，为"主"所不容，在客观上有助于避免自杀行为的发生。佛教要求"普度众生"，教导"救人一命，胜造七级浮屠"，在道教中有一些思想倡导现世，因此一些教徒积极修炼，追求清净与健康。

（4）消极影响：宗教多信奉超自然力，与唯物主义认识和探索自然的活动相悖，因而本质上宗教理义与自然科学是相冲突的。这些特点在某些情况下对某些宗教信徒接受现代科学的健康信息有一定的消极影响。在研究文化与健康行为的关系时，必须注意宗教影响的存在，一方面应鼓励人们继承发扬教义教规中有益于健康的成分，以科学观点对其加以解释；另一方面通过宗教组织的巨大影响来开展促进健康的活动，传播科学的健康信息，逐步取代宗教理义中与健康科学不一致的成分。

4. 风俗习惯　风俗（custom）是特定地域的特定人群在长期日常生产生活中自然形成的、世代沿袭与传承的习惯性行为模式，是一种最普遍、最广泛的行为规范。风俗习惯的形成是潜移默化的，但对行为的约束作用是很强大的。风俗体现于人之行为，影响人之思维，而与环境相关。

风俗习惯与其他个体行为习惯具有明显的不同。如：风俗具有广泛性。与人们的生活广泛联系，包括衣、食、住、行各个方面，表现在一举一动之中，是与健康行为联系最为密切的行为规范；风俗具有明显的地域性，属于地区性亚文化范畴。不同的地区和民族具有明显不同的习俗。健康教育工作者需要"入乡随俗"；风俗习惯具有较强的约束性。风俗为每个准备成为社会成员的人提供了最基本的行为模式。"入俗"可以得到周围人的接纳，获得一定程度的社会认同。否则将会受到该地人群的排斥。风俗对人们的日常行为有强大约束力；风俗具有明显的稳定性。风俗依靠世代传承，这种传承必定与人们的某种社会生产活动或某种心理需要相适应，即使社会发生了变化，这一风俗也会长期存在。风俗有顽强的生命力，一旦形成，便成为人们行为的"老规矩"和牢固的思想。

风俗是人们在千百年的生活实践中逐渐形成的，其中包括大量有利于健康的成分，如："黎明即起，洒扫庭除，内外整洁"，端午赛龙舟、重阳登高、春节前清扫房屋等。但由于时代的局限，风俗中也有不利于身心健康的部分，如烟酒不分家，宴请宾客的强制性敬酒，不醉不归等，严重危害自己和他人的身体健康。风俗对健康行为有正反两方面的影响。

五、大众传媒与新媒体

1. 大众传媒　大众传播是指专业机构通过报纸、杂志，广播、电视等媒体向为数众多，范围广泛的不特定人群传播信息的过程。大众传媒对民众的社会化过程有着巨大作用,对健康行为的形成具有不可估量的影响。

现代社会大众传媒高度发达,信息量大,传播速度快、覆盖面广,在社会成员周围形成强有力的信息环境,对其健康行为的形成具有较大作用。包括直接提供大量健康信息;传播与健康行为有关的社会行为规范;对人群的健康行为造成社会舆论压力,对行为后果提供舆论监督。同样,大众传媒一旦传播错误信息,也可对健康行为的形成产生不利的影响。大众传媒在迅速提供各种健康信息的同时也为人们提供了行为的模仿对象,通过赞扬有利于健康的行为和批评不利于健康的行为,提供正确的健康观念、价值标准和健康行为规范,对人们的健康行为具有直接干预和引导作用。

由于大众传媒的特点和商业性,各种危害健康的行为模式和生活方式也可借其迅速扩散,对健康行为形成产生不利影响,由于大众传媒的传播特点,这些危害可以造成较严重的后果。现代社会中的一些疾病,如心脑血管疾病和癌症等被认为与现代大众传媒下的生活方式密切相关。因此也被称为"生活方式病"或"可由媒体传播的疾病"。

大众传播是健康教育最有力的工具之一,健康教育工作者应有效的利用大众传媒来普及健康知识,增进健康意识,促进人们采取有利于健康的行为。

2. 新媒体   新媒体(new media)是指相对于报纸、杂志、广播、电视等传统媒体的各种采用新技术创建的新兴传播媒体。它是伴随卫星通信、数字化、迅速崛起的网络媒体,特别是智能手机媒体等技术发展出现的新型传媒。

网络媒体的信息传播不同于其他媒体,在信息内容、表现形式和传播方式等诸多方面具有鲜明的特征。

(1)信息海量、形式多样:网络媒体的信息量具有无限丰富性,网络媒体贮存和发布的信息量几乎可以达到无限;网络的链接和多媒体功能集文字、图像、音频、视频、动画等多种信息表现形式于一体,为受众提供绚丽多彩、全面逼真的信息服务。

(2)及时便捷、便于检索:网络媒体的信息发布可以做到实时,在突发事件信息传播中,网络媒体常为公众及时获取信息的首选渠道;网络媒体的链接方式,使用户可以很方便地通过输入关键词方式进行资料检索,为信息的再利用带来了极大便利。

(3)去中心化与互动:网络传播突破了大众传播"一对多""点对面"的传播形式,使传播主体多元化,形成"一对一""一对多""多对多"等多种形式兼容的传播特点。最突出的特点是互动性,人们可以利用网络来寻求、利用、交换和存储信息,也可以利用网络来建立联系和关系。

新媒体的出现和普及对人们健康行为和健康状况的影响受到众多学者的关注。青少年是利用网络最活跃的群体,也是健康行为形成的关键群体。网络为青少年提供了求知和学习的广阔空间,为青少年获得健康信息提供了新的渠道。有助于青少年开阔视野,建立新的健康观念,不断提高健康保健技能水平。同时也应注意,网络的内容并非都是正确的,网络中的不良健康信息和网络犯罪对青少年的身心健康和安全也构成了危害和威胁;网络的过度使用也可导致心理障碍,形成网络成瘾。

当今社会,大众传播是最强有力的健康传播,人际传播和群体传播是人们最常用和最灵活的传播方式。新媒体的出现又为健康传播提供了新的信息平台。在以促进群体健康行为建立为目标的健康干预活动中,多种干预手段并用是最有效的策略,以网络为基础的互动性健康传播(inter-active health communication,IHC)干预已成为健康教育富有生命力的新领域。

六、社会因素

社会是人类生活的共同体,是处于特定区域和时期、以物质生产活动为基础的人类生活共同体,其本质是生产关系的总和。社会因素包括范围很广,对个体行为的影响无所不在,如前述文化因素就是社会因素的一部分。本部分主要讨论社会经济发展、人口、法律法规、社会制度等因素对行为的影响。

1. 社会经济发展 经济发展是人类生存和保持健康的决定力量。经济发展水平与社会居民健康水平间呈正相关关系,经济发展创造出越来越丰富的物质财富,为人们采取维护和增进健康的行为提供了最重要的基础。新中国成立前,我国经济落后,人民生活资料贫乏,健康状况不良;新中国成立后,随着经济的发展,人民物质生活水平不断提高,健康水平也不断提高,到20世纪末,人均期望寿命由50年代以前的不足39岁提高到70岁。

从根本上讲,经济建设的目的是为了让社会成员生活得更好,有更高的生活质量。经济发达的国家和地区,能为其居民提供更丰富的食品、安全的饮水、清洁的居室和劳动场所、良好的教育和卫生服务等。经济发展能通过给居民提供更多的受教育机会和预防保健设施等,为人们提高健康认知水平、采取健康行为创造条件;但经济发展带来的丰富物质生活也会导致一些不利于健康行为的发生;同时,经济发展所导致的具体经济活动和生活方式变化也会引发一些新的健康行为问题。今天,劳动条件和生活条件的改善,使人们体力劳动时间减少、强度减轻;电视、电脑和智能手机的普及使越来越多的人久坐不动,带来了生理机能的退化和心脑血管疾病的增多。

健康教育工作者在工作实践中应清醒地分析经济的迅速发展对人们健康行为形成和发展的积极和消极影响,对居民医疗保健制度的积极和消极影响,以及对健康教育工作本身的影响,对健康教育提出的新的挑战。如生活水平提高往往伴随着人们进食过多精制食品,高热、高脂、高胆固醇,使营养素失去平衡,人群中肥胖者比重增加,心脑血管疾病和某些肿瘤发病率上升;经济发展、社会生活节奏加快,生活紧张会使不良适应行为等非健康行为增多。健康教育工作者应仔细研究社会经济活动中这些因素的变化并积极采取相应对策,使社会经济发展促进社会环境的改善必须以为人们采取健康行为提供方便、必要的资源和条件为前提。

2. 社会人口 人口是指一定区域内的全体居民,这些居民整体所呈现的状态与特征,如人口分布、人口构成和人口变动等为人口现象。人口构成不同,如年龄、性别;文化、职业等不同,人们的健康行为情况也会有所不同。当社区人口的平均文化水平较高时,则人们的健康认知和健康行为水平有可能也较高。

多数情况下,单位土地面积上的人口数量越大,则居住、交通、消费品供应、文化教育和医疗保健等活动的压力相应地越大。对人们健康行为的产生和发展都可能会具有一定的影响。

人口密度过大会使人均教育投资相对不足,造成人群教育水平、文化素质低下,不利于健康行为的形成和发展;人口密度过大会导致人们生活资源的相对缺乏,平均消费水平下降,以致健康行为不能或不便被采取。如医疗服务供应相对不足,适当就医行为选择或实施时可能会出现困难,医务人员会因工作负荷过大、时间紧张而使医疗服务质量下降;人口密度过大,因住房拥挤而适当的居住面积不能得到保证,人们难以选择有利于健康的居所或采取改善居住条件的健康行为。同时,因人口过剩带来的失业等,会造成地域内人们的心理紧张、焦虑、生活信心下降,不满情绪上升,使人群中不利于健康的行为大量出现,如酗酒、吸毒、犯罪等行为发生发展。

但人口密度较大的地域人们的主动与竞争精神较强,常具有社会组织程度较高、传播媒体效率较高等条件,因而方便健康教育工作的开展。如人口构成中青年人比重较大,则较易接受新的健康知识和行为,更加有利于新的健康观念的普及和新的健康行为的建立。

3. 法律法规　法律法规是国家制定认可,并由国家强制力保证其实施的社会行为规范。法律法规包含行为模式和行为后果。前者是规定在一定条件下人们可以做什么事情、不可以做什么事;后者是规定人们的行为在符合行为模式时的肯定性行为后果(保护等),以及违反行为模式时的否定性行为后果(处罚等)。

世界各国与居民健康有关的法律法规涉及众多问题,我国相继制定了《食品安全法》《传染病防治管理法》《母婴保健法》《职业病防治法》《国境卫生检疫法》,以及《公共场所卫生管理条例》《学校卫生工作条例》等。这些卫生法规对于我国人民采取健康行为、维护和提高健康水平已经发挥了积极而重要的作用。

法律法规有三方面的基本作用:一是教育作用,依靠教育提高居民的认识水平,自觉遵守行为规范;二是威慑作用,有犯罪动机的人,实施犯罪行为前也不能不考虑以身试法将给自身带来的严重后果,通过威慑使其将行为约束在法律容许范围内;三是惩罚作用,违法行为发生后,法律法规要追究其法律责任,惩罚其违法行为,强迫服从行为规范。法律法规的这些作用是调节和控制人们行为的最强有力的手段。

虽然健康教育强调促使人们自愿采取有利于健康的行为,但对于严重危害人群健康的行为,也必须适时利用法律法规手段,通过教育、威慑和惩罚作用来明确禁止严重危害人群健康的行为,对于违犯法律法规的行为者,必须依法给予制裁,以防止该危害人群健康行为的再次发生。健康教育工作者应积极推动卫生立法工作,以法律的强制约束力来避免危害人群健康行为的发生,使广大居民知法、懂法、守法,自觉维护和促进自身和他人的健康。尤其是针对团体健康行为问题,更要注重法律武器的运用。

4. 社会制度　社会制度是一定历史条件下,一定组织在某活动领域中各种基本行为规范的综合系统。是为保证群体的共同利益调节、制约人们社会行为的重要手段。

社会制度可分为三个层次:一是包括覆盖整个社会形态的国家社会制度。如封建制度、资本主义制度、社会主义制度等,这一社会制度制约着社会行为的一切方面,是决定不同社会经济形态性质的各种具体的社会制度的总和,对人们健康观念和健康行为的形成有着根本的方向性影响;二是指某一社会活动领域制度。如社会的经济制度、教育制度、人事制度等,对人们健康行为的形成和发展也有深刻的影响。如教育制度决定了社会成员受教育的权利和机会,也决定了社会成员系统地接受健康信息的可能性,对社会成员健康观念和健康行为的发生发展有着深刻的持续影响;三是某一特定社会活动制度,如作息制度、学习制度、卫生制度、安全制度和交通规则等,对人们健康行为的形成有具体的直接影响。如作息制度、卫生制度等直接约束着人们的健康行为,工厂企业安全制度直接约束着劳动者的操作行为等。

在各种社会制度中医疗保健制度与人们的健康行为最密切。医疗保健制度主要是指医疗保健费用的负担方式。不同社会条件、不同历史时期,医疗保健制度的方式和内容也不相同。主要有三种类型:自费医疗、集资医疗和免费医疗。

自费医疗即谁看病谁出钱。人们是否求医受经济收入水平影响较大,但能保持较高的遵医率;服务提供者常重医疗轻预防,有可能给予求医者不必要的服务以增加收入;服务对象有可能注意个人预防保健以节省医疗支出,但因预防保健服务提供的缺乏而难以有效的实现,导致人群健康水平下降、社会医疗经济负担增加。集资医疗即共同筹集资金支付医疗保健费用。如健康保险制度,医患双方健康行为、医疗保健服务资源利用情况表现复杂,结局相差较大。免费医疗即医疗服务不以盈利为目的。有助于提高求医率,提供较高质量的预防保健服务,提高人群健康水平;但易导致医疗服务质量下降、效率降低、资源浪费。

健康教育工作要善于利用组织、团体的力量,采取制度的方式来促进人们改善健康行为,这是一条有效的、带有制度保障性的促使人们健康行为提高的重要途径。健康教育工作要善于制定完善制度,把一些被社会公认的有利于保障健康的行为,以制度的形式固定下来,从根本上保障人们获取健康信息、采取促进健康行为的权利,同时限制人群中危害健康行为的发生,促使人们必须更积极、主动地采取有利于健康的行为。

七、物质环境

物质环境是指与人类生活行为相关联的自然环境和建成环境的总和,包括人类生活周围的自然条件、人工设施、建筑物等物质系统。

1. 自然环境(natural environment)　是指与人类生活行为相互关联、相互影响的自然条件总和,包括地理、生物以及地下资源等环境。生活于不同自然环境的人们,在适应自然环境过程中形成了不同的生活方式和健康行为。

自然环境不同,居民的饮食生活习惯、性格特点、经济活动内容都有不同。自然环境对生活在其中的居民健康行为的影响首先会体现在相应的风俗习惯上。如我国的南北方、东西部、山区与平原、沿海和内地,由于自然环境、生物种类等不同使人们的行为、生活习惯等形成了诸如以面食、大米为主的不同饮食特点等。

同一自然环境对居民健康行为的形成常常既存在有利因素,也存在不利因素。健康教育工作者在对某一地区服务对象的健康行为进行分析时也应注意自然环境因素的影响。

2. 建成环境(built environment)　是指人类为了更好的生活和适应社会发展而建立的人工设施,如住房、学校、社区、企业单位、休闲旅游建设等物质系统。

建成环境对居民健康行为的形成也存在有利因素和在不利因素。方便的卫生设施、清洁舒适的社区条件等有利于社区居民健康行为的形成。如学校养成教育中的"饭前便后洗手"等卫生习惯的培养,若学校以及社会生活环境中没有设立相应方便的洗手设施则"饭前便后洗手"行为无法实现。

健康教育工作者在进行健康行为影响因素分析时,也应注意其生活环境中建成环境条件因素的影响,它在很大程度上制约着健康行为的实现,同时也能通过相应人工设施的建设促进居民健康行为的形成。如近十年来我国城市社区体育运动设施的建设,很大程度上促进了城市居民参与体育锻炼的积极性,丰富了居民的日常生活,促进了社会积极健康生活方式的形成和普及。

把上述的健康行为影响因素按个体自身(生物学的、心理的)、人际(人际关系)、社会(组织、社区、文化、物质环境以及政策)等水平分层(个体-人际-社会)所形成框架模型,则称为行为的社会生态学模型或观点(见第四节)。在 PRECEDE 模式中的倾向因素大致相当于生态学观点的个体因素;强化因素大致相当于生态学观点的如家庭因素等微观环境因素;而促成因素则大致相当于生态学观点的社会文化环境因素等宏观因素。

第四节　健康行为生态学模型与行为干预的策略

一、健康行为生态学观点与其理论发展

生态学(ecology)是研究生物体及其周围环境相互关系的科学。在长期进化过程中,生物的生存、活动、繁殖等活动逐渐形成了对周围环境的空间、物质与能量的需要,各种生物所需要的物质、能量以及所适应的理化条件是不同的。

行为生态学(behavior ecology)主要研究动物行为对环境的适应和环境变化对动物行为的影响。行为生态学的研究将使人们能更深刻地理解行为的本质,包括行为的发生、发展与生态条件的关系等,以更好地探究行为的本质和发生发展机制。

人类行为生态学则是研究人类生态环境对行为决策、行为发生、发展的影响,以及这些行为反过来对人类生态环境产生的影响等。人们由于所处的社会环境不同,所作出的行为反应和所采取的生存方式也不相同,由此就逐渐形成了不同的行为方式和行为习惯,而这些行为反过来又影响所处的社会环境,包括物理环境和社会文化环境的形成与构建,结果形成各具特色的社会物理环境与社会文化环境。

世界的生态系统大都受人类活动的影响,社会经济生产系统与自然生态系统相互交织,实际形成了庞大的生态复合系统。行为生态学理论把行为学、生态学联系在一起,了解生物行为与其生存环境(生物和非生物环境)之间的相互关系。不仅与生理学、遗传学、进化论密切相关,还涉及心理学、社会学等学科的内容。

对于人类行为的发生、发展及行为影响因素,各学派有不同认识。健康行为生态学理论在影响人类行为的各因素中分析了不同层面的生态环境因素,为人类复杂的行为发生发展提供了较为完整的解释构架。

美国学者布隆芬布仁尼(Bronfenbrenner)提出的行为生态学理论认为,影响人类行为与发展的

环境因素包括个体内、个体间、个体外多层次的因素的影响。该理论将影响人类行为的环境因素分为：微系统、中系统、外系统和宏系统。

1. 微系统（microsystem）　是指个体生长过程中，个体活动和人际交往的直接接触的环境，包括自然环境和社会环境，伴随着个体的成长微系统会不断发生变化和发展，如家庭、学校、父母、老师、同学、朋友等，不断影响着个体行为的形成和发展。

2. 中系统（mesosystem）　是指各个微系统之间的联系和交互作用，若各个微系统之间有较为一致的积极联系，对个体及行为的发展会产生正面的作用，反之，当各个微系统之间处于非积极联系或联系相互冲突，如价值观、教育方式等冲突，则会造成个体的诸多行为与发展的环境适应问题。

3. 外系统（exosystem）　是指个体成长过程中未直接接触或与其生长环境无直接相关的多个环境之间的联系。外系统会对微系统、中系统产生影响，间接的影响个体的环境适应性。如父母职业、社区服务等。

4. 宏系统（macrosystem）　泛指存在于以上三个系统中的社会大环境，包括社会意识形态、价值观、社会规范等。宏系统为环境中的个体设定了行为标准和法规制度。直接或间接影响着个体的行为发展目标。

同时该理论还引入了时间维度，强调个体的发展是一个将时间和环境结合起来的动态发展过程。一个个体的出生，首先通过本能行为影响环境来获取食物等生存条件，随着时间的推移，个体生活微观环境的不断变化，影响着个体行为的社会化过程，如升学、工作、结婚等，每次变化都会导致个体生态环境系统的变化，这些变化都会成为个体行为发展的动力之源。在研究个体行为发展时，应将行为放置在一系列相互影响的生态系统中，观察个体行为与系统的相互作用和相互影响。

在20世纪的后期，有多个学者相继提出了健康相关行为的生态学模式。认为个体行为受多个水平因素的影响，包括个体自身(生物学的、心理的)、个体间（社会的、文化的)、组织、社区环境，以及物质环境和政策环境等水平。健康相关行为的生态学模式的核心内容包括：

1. 健康相关行为的发生发展受到多个水平的因素的影响：个体内部因素、社会文化因素、公共政策因素、物理环境因素。

2. 在这些因素和水平间存在相互联系，而人的行为与环境是相互作用的。

3. 健康教育干预活动在多个水平实施干预取得的效果最佳。

4. 多个水平的行为干预活动需在多个方面的人群中方易实施。

人的行为受生态环境多个层次的交互作用的影响，健康行为生态学模式一般把个体所处的生态学环境分为个体自身、人际、社会环境三个水平；也有除个体自身生理心理因素以外，把行为的环境影响因素分为微观生态环境和宏观生态环境等。宏观生态环境多指社会环境，包括社会文化环境、风俗习惯、法律，社会健康服务等因素；微观生态环境一般指个体所处的人际社会关系和生活环境，包括家庭成员、朋友、同学、同事，企事业单位、学校、家庭等。微观生态因素对个体健康行为形成的作用更为直接、具体，宏观生态因素较微观因素影响面更大、更持久、影响更深刻，宏观生态环境因素可通过微观生态因素起作用。

二、健康行为生态学模式与健康教育

健康行为生态学模式强调人类个体存在于一定的社会生态环境之中并受其影响。个体发展基于个体与周围环境的互动,而环境可分为多个层次,个体所处的社会生态环境既影响个体的生存和健康成长,也影响个体行为的形成和发展。且影响健康行为的各生态学因素之间也存在着交互作用和相互关联。

健康行为生态学模式为健康教育工作者提供了健康行为形成与发展的多水平影响因素以及各水平因素间交互关系的理论框架。健康行为的生态学模式也能够指导健康教育工作者,以生态学的理论观点开发综合性的健康行为干预模式,使每个水平的影响健康行为的因素以及各水平因素间交互关系都得以改善,从而使个体行为朝着有利于健康的方向发展。

如有学者把生态学理论观点应用在学生心理健康促进工作中,认为学生心理健康状况由其与环境之间的互动所决定,学生的心理发展变化是生态环境系统适应性调解后的必然结果。学生的心理健康干预应该突破仅关注有限个体的心理健康问题咨询或干预上,应从心理问题的个体干预拓展到以增强学生群体社会心理适应能力为主的方面。学校的心理健康干预要综合考虑影响学生心理健康发展的多重因素,不仅需考虑学生个体的个性特征,还要综合考虑学生家庭、家长;学校、师生;社区、社会等因素的影响以及各因素间的交互作用。

在健康教育干预活动中,改善健康行为的干预策略应尽可能采取包括以家庭、社区等为基础的有多个人群参与的微观生态环境因素改变的综合措施,通过社会环境中个体人际水平,包括家庭成员、同事、朋友、健康教育工作者及周围其他人的意见、劝告和支持来影响个体健康行为的形成和改善;同时也需要通过社区、组织机构,相关公共政策等社会因素来规范或约束个体的健康行为。

随着社会经济和现代工业化的高速度发展,自然资源、人口、粮食和环境等一系列影响社会生产和生活的问题日益增多和复杂,基于生态学观点的健康行为形成要思考的不同层面的影响因素更加错综复杂。

三、基于生态学模型的健康行为干预策略

生态学理论模型帮助人们利用生活环境的改变来形成多层次、有效的方法用以改善人们健康行为的形成或改善。基于生态学理论模型的健康行为干预策略其本质就是让目标人群的生活环境发生多层次、多水平的有益变化,从而有利于实现健康行为和生活方式的养成或改善,最终实现提高人们健康水平目标的干预策略。

将生态学理论模型置于我国国情之下,探索针对影响我国国民健康行为的多个层次的环境变量,建立多级别的干预策略。通过制定公共策略、构建支持的社会环境,社会各界共同努力从大环境改变的角度来改善国民健康行为、促进我国全民族体质健康水平的提高,将会成为具有深远意义的事件。

(一)构建多级别、多层次的健康行为干预生态学模型

国家健康政策是国家级别上促进国民健康水平的行动纲领,是健康促进的国家行为,对于健康

行为干预策略的生态学模型的建立具有很强的指导作用。各级政府会在国家健康行为干预策略的指导下，针对本地区的情况制定相关政策要求和落实措施。有了多级别、针对性很强的各项政策，生态学理论模型能够将所有的利益相关者统一协调和部署，形成支持健康行为形成和完善的可持续性环境干预生态。

通过政策性的安排来满足社会各方面对健康和形成健康行为氛围的需求，使社会处于健康的平衡稳定的生态社会状态。使该生态社会内生活的所有社会成员在内心的认知、人际、组织、社区等层面都给予有益的支持，才可能提高他们对健康行为的认识，自愿的修正和改变他们原有的生活行为和习惯使之朝向有益于健康的方向发展。促进健康行为的养成，达到增进全民健康的目的。

（二）形成多层次交互协作的健康行为干预的社会网络

社会中每个个体的生命过程都是与其家庭、学校、社区、卫生保健系统、工作环境、社会文化、政治经济以及政策、法律等许多不同环境互动的过程。生态学模型理论指导健康行为干预者，若要人类个体形成或改善为良好的健康行为，就需要将家庭、学校、社区、工作环境等微系统层面，各微系统之间，如家庭和学校积极地联系和交互作用，以及外系统层面的卫生保健系统、大众媒体和宏系统层面的社会文化环境、政治经济以及政策、法律环境等各环境系统之间开展有效的交互协作，形成健康行为干预的社会生态网络，来影响人们对健康行为的选择。

在健康行为干预社会网络的各层次环境空间系统中，家庭和社区作为生态学模型中最小的微系统，也是影响个体健康行为的最活跃因子。众多活跃的家庭会结合形成活跃的社区，活跃的社区生活环境可以通过组织各种有益于健康行为形成和发展的活动，教育系统和卫生系统可以为大众普及有关的健康知识和健康技能，在积极的政治经济环境、社会文化、政策和法律环境以及大众媒体等的支持下形成积极活跃的，有着多层次交互协作的健康促进的社会网络环境。

借助生态学模型系统可以为包括学校、社区、企事业单位、卫生保健系统、政府机构、社会工作者、大众媒体以及各类商家等开发一系列多样化的特定的全民健康促进行动框架；可以为加大教育系统和卫生行政系统在公共健康教育和健康行为发展与完善领域的投入力度，使更多专业人员为有需要的个体提供健康行为建立指导和技术服务开发出有效的网络通道；可以倡导健康积极的社会文化氛围和完善健康行为鼓励的社会政策，形成有利于健康行为形成的生态学环境，来共同发挥多层次的健康行为干预的社会网络作用。

（三）实现多级别、多层次社会网络间的交互影响

生态学模型理论认为，个体健康行为的养成要综合考虑影响个体健康行为的多重因素，即不仅需考虑个体的个性特征，还要综合考虑家庭、社区、学校或工作单位环境、社会文化等因素的影响以及各因素之间所存在的交互作用。生态学模型理论帮助我们探索通过家庭、社区、学校、工作和社会环境的变化，以及社会舆论、大众媒体等来影响个体健康行为选择的途径和策略。

个体是家庭中的一员，家庭环境、家长和家庭成员健康行为和生活方式在个体健康行为的形成和发展过程中发挥着重要作用；家庭是社会的基本单元，家庭的健康行为和生活方式的形成会受到社会文化、风俗习惯、社会规范等的广泛影响。如家庭要求每个成员都要拥有良好个人卫生习惯，家

庭成员共同参与健身活动等,都可以使每个成员逐渐养成良好个人卫生习惯,使每个成员逐渐养成积极参与健身运动的健康行为;如果社区内有多个家庭拥有良好的健康行为习惯,这一习惯通过社区内家庭之间的交互影响,则会进一步扩展到其他家庭,也会更有利于每个个体成员健康行为的养成。同样,学校和(或)工作单位环境内是否有坚持良好个人卫生习惯要求、有积极从事体育锻炼的氛围、条件和有类似爱好的同伴,会影响到相关个体健康行为习惯和体育锻炼习惯的坚持或改善。

社会环境是个体健康行为促进体系中至关重要的一环,包括文化艺术、风俗习惯、社会行为规范与法律、社会舆论和大众媒体等。社会教育对个体行为的影响是潜移默化的,与家庭和学校相比,社会教育更加注重于"身教"和行为环境氛围,当个体所处的社会环境中绝大多数人的行为习惯都是健康行为,并且社会环境氛围对非健康行为显示出不认可时,无疑对个体健康行为形成的影响比单纯"言教"的效果更为明显。我国居民健康行为的选择与我国的家庭教育、学校教育、社会教育等均有直接的关联性。应大力构建影响居民健康行为养成的多级别、多层次的生态学体系,使社会中的每一个家庭和成员都处在这一生态学体系交互影响之中,促使健康行为生态学体系之中的每一位有利于形成终身健康的意识,终身拥有不断适合自身特点的良好健康行为和生活习惯。

(四)生态学环境内健康行为干预对象具有广泛性

生态学理论认为个体健康行为的影响因素包含生态环境中的诸多因素,那么健康行为的干预对象就应该包括这些诸多因素。在社区健康教育中,要求社会各界包括社区各级政府、有关单位、社区居民等广泛参与,形成一个庞大的社会共同参与网络。

在生态学理论模式下,个体健康行为的形成和改善干预策略,除关注对象个体外,还应关注对象的家庭成员、朋友、同学同事、领导,以及家庭环境、社区环境等。例如在控烟项目中,戒烟干预策略除关注个体健康观念和知识、戒烟行为,还应关注该个体的家庭成员、朋友、同学同事和领导等状态(是否吸烟或戒烟)和态度,以及生活环境中的控烟氛围和社会支持等。健康行为干预策略不仅要干预改变已经形成的个体健康行为问题,还要干预改变其生态环境中影响健康行为的其他成员健康观念和健康行为等,促使问题行为的戒除、改善,以及新形成的健康行为的完善和持续巩固。

在生态学理论模式下,个体健康行为形成和改善干预策略,除关注对象个体健康行为问题的改变外,还应关注对象个体健康行为问题的形成过程,以及问题行为形成过程中的生态学环境因素。例如在控烟项目中,其干预策略除关注个体吸烟行为问题现状外,还应关注在个体成长的生态环境中,促使其吸烟行为形成的支持因素是什么、影响因素是什么。健康行为干预策略不仅要干预改变已经形成的问题,还要干预改变其生态环境中影响健康行为的因素,以避免问题行为的发生和形成。故健康行为生态学理论模式要求健康教育工作者要深入探索在人类成长过程中,如何帮助个体形成健康行为的策略和方法,促使他们的健康行为不断形成并得到巩固,使人类不断地与其自身生存的自然和社会生态环境达到动态发展过程中的平衡与和谐状态。

（娄晓民）

【思考题】

1. 人类行为发展规律以及社会化给予健康教育者什么启示?

2. 健康行为的基本概念?　促进健康的行为和危害健康的行为各有何特点?

3. 在健康教育实践中,研究针对个体健康相关行为和团体健康相关行为的意义是什么?

4. 人类行为主要受哪些因素的影响?　对健康教育行为干预有哪些指导意义?

5. 健康行为生态学观点对健康行为干预策略的实践意义是什么?

第二篇

健康行为相关理论

理论与方法是一门课程和学科的精髓,在学习健康教育学的过程中,对理论学习的重要性是不言而喻的。本篇将选择重点的健康行为相关理论进行讲述。

1. 理论与模型的定义和一般特性

(1)理论(theory):是指人们对自然、社会现象,按照已知的知识或者认知,经由一般化与演绎推理等方法,进行合乎逻辑的推论性总结,并由此提供了解现象的框架,作为进一步研究和实践应用的基础。

在健康教育学里,理论是一套相互关联的观点来阐述健康相关行为或指导健康教育和健康促进的系统方法,并以此来解释健康相关行为,了解人们不健康行为的原因,从而帮助制定健康教育和健康促进的干预策略和措施,使人们改变一些不健康的行为,形成良好的健康生活方式,促进健康。

一般性(generality)和可检验性(testability)是理论的两大特性。所谓一般性,指的是理论应该具有较为广泛的适用性,而不仅仅应用在某个特殊场合或针对某个特殊现象。可检验性意味着理论应该经得住检验,可以在符合应用前提的不同时间、不同场合和不同人群中进行验证。当然,理论本身应该具有抽象性(abstract),也就是说,理论本身并不具有某种内容和主题,就像一栋空的大厦,这一大厦本身只是限定了某种形状和边界,而大厦里面究竟入住什么人、作什么用途,有赖于租用大厦的业主的具体考量。不同理论框架的用途依赖于行为的主题和行为的类型,健康教育学的理论只有在健康教育和健康促进研究或实践中被赋予了具体的健康实践主题、干预目标和需要解决的问题等以后,才具有实际意义和生命力。

(2)模式或模型(models):在讲述行为的理论和方法时,除了理论外,也常常提及模型或模式。所谓模型,是指在特定场景或背景下基于多种理论而形成的问题处理或应对方式,其中蕴含了一种以上的基本理论,常常还有一些以往的经验发现。因为影响健康行为的因素相当复杂,很多时候难以用单一的理论进行解释,因而使用模型来解释、预测和理解行为。

(3)框架(framework):是应用理论和模型来指导分析实际问题时,把相关的要素组织起来的一个架构,它是考量一个特定问题的方法,但不能描述和探讨其相关要素的相互联系,如社会生态学框架(social ecological framework)。

由此可见,无论是理论还是模型,都是用来解释、预测和理解行为的。它们是设计健康教育和健康促进干预计划来促进人群健康的基础。尽管理论和模型提供了解释行为和指导行为改变的框架,但是,我们在学习理论和模型时,要深入了解理论和模型的出处,所形成的理论和模型是基于什么事实和现象,原来是解释哪些行为的影响因素的。

2. 构成理论和模型的概念、构件和变量 在阐述理论或模型时,需要一系列的概念、构件和变量。

(1)概念(concepts):是指各类现象和行为的抽象表达,被称为"构筑理论大厦的砖石",是理论的基本组成。如我们观察到信念会影响一个人的健康行为,由此,信念就作为了健康信念模型中的一个概念。而在合理行动和计划行为理论中,态度就是其中的概念。一个概念在不同的理论模型中可以有多种不同程度的理解,也可以脱离理论描述事件或情境的意义。

(2)构件(constructs):当一个概念被出于某一目的而有意地用在特定理论中时,这一具有明确用意的概念就成了理论的概念构件。由于不同的理论对事件或现象会有不同的解释,因而会使用不同的概念构件,因此概念构件往往难以脱离理论而单独存在。举个例子来说,在健康信念模型中,"易感性"是一个概念,而"自己感觉到的疾病易感性"则是一个概念构件。

（3）变量（variables）：要把握抽象的概念,必须设计一些具体的、可测量的概念表达方式。变量是抽象的概念构件的具体表达形式,可用于在特定情境下完成对理论概念构件的实际测量操作。一个概念可能要有若干个变量来描述,通过观察与概念对应的可测变量,我们就可以在基于理论的研究项目中评估概念的变化水平、检验概念之间的关系。

由上所述,理论这座大厦是由概念这样的砖头砌成的;这些砖如何砌,是用来砌成墙还是台阶,这由概念构件来决定;而描述砌墙砖头或砌台阶砖头的尺寸大小、重量和数目,则是变量。

3. 学习健康教育学理论的意义　没有理论指导的实践是盲目的实践,在健康教育与健康促进行动计划或项目上不仅会导致人力、物力、财力等方面的损失,还可能给国家和人群健康方面造成不可挽回的损失。因此,理论的学习不仅是学好本学科必须掌握的内容,更是指导未来健康教育与健康促进实践工作的必要条件。

近二三十年行为科学在我国发展迅速,涉及健康相关行为的发生、发展动力、转变过程及内外影响因素作用机制的理论很多,用以指导和完善目前国家和地区的健康教育与健康促进项目的设计、实施和评价,从不同层次和角度解释、预测并引导人群健康相关行为的走向。根据第二章所论述的行为生态学模型,我们把健康行为改变理论分为三个层次或水平,即个体水平、人际水平及群体和社区水平。其中应用于个体水平的理论模式有理性行动与计划行为理论、健康信念模式、阶段变化理论等;应用于人际水平的理论模式有社会认知理论、社会网络和社会支持等;应用于群体和社区水平的理论模式有组织机构改变理论、社区与社区建设理论、创新扩散理论、社会营销等。本书以此为基础对各个层次水平的理论模式进行讲述。即第三章到第五章为个体水平、第六章到第七章为人际水平、第八章到第十章为群体和社区水平的理论模式。诚然,不论怎样分类分层,都是为了适应实践发展的需要。每种理论框架都有研究者自己独特的理论思维视角、适用特点、应用范围、优点与局限,没有一种理论能适合所有的行为和社会情境,对行为改变和健康行为形成做出全面的解释和预测。因此,在应用过程中要具体健康问题具体分析,针对当前健康教育与健康促进过程中最迫切、最主要的问题,前瞻性、发展性、灵活性、针对性地提出经济、有效的综合干预策略,推进"健康中国"建设,从根本上提高人民健康水平,普及健康生活,发挥健康教育与健康促进在三级的预防作用,为早日实现《"健康中国2030"规划纲要》中提出的"两个一百年"奋斗目标和中华民族伟大复兴的中国梦提供科学的理论依据和最佳循证健康促进实践的基础。

第三章

理性行动与计划行为理论

对健康行为的认识,是积极采取行为改变的第一步。因为认识影响态度,而"态度"被视为是影响个人行为的关键因素之一。一般说来,理性的人所表现的行为与其所持态度一致,但在现实生活中,许多人的态度和行为却不尽相同。本章基于个人"认识-态度-行为"之间的关系介绍个体如何作出健康行为决定的理论,所阐述的系列理论主要围绕个体健康行为信念的产生与行为改变后健康结果的价值。

第一节 理性行动与计划行为理论发展的背景

一、价值期望理论与个体认识中"价值期望"观念

你最近是否想采取一项健康行为,比如开始步行锻炼身体,或者晚上 11 点前上床睡觉,不熬夜工作? 在你认真考虑是否进行改变以往不良习惯而实施健康行为时,你会想一个问题"我改变行为后会获得什么?"或者"我改变行为后会有什么结果?"决定采纳健康保护行为的个人有这样的思考是很常见的。这种思维方式就是"价值期望(value-expectancy)"理论的基本特点,价值期望理论认为人们的行为改变取决于他们认为采纳这项行为后所获得的"效益"(benefits)可能超过实施这项行为所付出的"成本"(costs),也就是说人们更可能选择低成本获得最大收益的行为。这是人们直觉的逻辑想法,是心理计算所获得收益减去总成本的差值为正值时,则可能作出采纳健康行为的决定。个体"价值期望"观念中的"效益"和"成本"看起来是简单的概念,但在考虑和分析时则复杂得多,有很多内容和方面需要考虑。我们从以下两个生活中的例子,来思考我们的价值与期望。

案例 3-1 一名妇女担心她新认识的男朋友可能是 HIV 感染者。他们已发生过几次性行为,但是未使用过安全套。为了减少男朋友传染 HIV 病毒给自己的顾虑,她打算发生性行为时使用安全套。那么使用安全套的行为的效益(益处)是什么? 所付出的成本有多少呢?

益处:	成本:
预防 HIV 感染	她猜想,若要求男朋友使用安全套,感觉像是指责男友是 HIV 阳性或者感染有其他性传播疾病
减少焦虑和害怕	男友可能提出分手
	她喜欢男朋友,分手心里很难受

益处−成本＝0／负值　　放弃行为改变,不使用安全套

益处−成本＝正值　　　进行行为改变,使用安全套

案例3-2　一名高中男生,喜欢宅在家中看书,玩游戏,很少出去活动,体重不断增加,根据体质指数(BMI>28)已经属于肥胖。父母建议他减肥。那么减肥,控制体重的好处是什么?所付出的成本有多少呢?

益处:	成本:
a 变得漂亮帅气,有吸引力	f 美食的诱惑
b 看起来瘦	g 锻炼辛苦
c 获得赞美	h 减肥药品
d 减少心脏疾病的风险	
e 预防成人 II 期糖尿病	

益处(a+b+c)−成本(f+g+h)＝?

益处(a+b+c+d+e)−成本(f+g+h)＝?

案例3-1 的分析,行为改变的益处很明显,但是成本的考虑不会即刻清晰,成本不仅有经济上的花费,可能还有身体、情感、精神和社会交往等方面的付出。个人的看法和信念是作出行为改变决定的基础。对收益的考量同样也可能包括身体、情感、精神和社会交往等方面的益处。许多健康促进项目经常关注健康行为对身体方面的益处,从而降低了某些疾病的发病率和死亡率。但是,除了有益于身体健康,还需要认识到社会因素对采纳一个健康保护行为的影响。例如,"口腔卫生不仅有益于消化系统的健康,还可以明眸皓齿,提升漂亮微笑的形象。"则因为后者有益于社会交往这个原因,可以促进多数人采纳口腔卫生保健行为。通过案例3-2可知,价值期望理论中的收益包含即刻的和延时的益处,所以健康行为要考虑到未来所获得的益处。

根据价值期望理论,从 20 世纪至今已发展了一些关于健康行为的个体水平理论。本章主要讲解理性行动理论、计划行为理论和与其他理论整合模式。

二、理性行动与计划行为理论的提出与发展

理性行动理论(theory of reasoned action,TRA)是由美国学者菲斯比恩(Fishbein)于 1967 年首先提出来的。该理论有着强烈的社会心理学基础,能更好地理解信念(belief)、态度(attitude)、意向(intension)和行为(behavior)之间的关系。鉴于许多以往的研究发现态度和行为之间的联系较少,故一些理论研究的学者提出态度不作为影响行为的因素。但是,菲斯比恩在该理论的发展中,将态度分为了两类:对事物或目标(object)的态度和对行为(behavior)的态度进行了区分,并证明对行为的态度是一个产生行为的最佳预测指标,以预防乳腺癌而进行乳腺摄影筛查为例,乳腺癌这个病是"事物",乳腺摄影筛查是"行为",而对乳腺筛查的态度比起对癌症的态度可以更好地预测个体采纳

乳腺筛查的行为。

　　计划行为理论(theory of planned behavior, TPB)是理性行动理论(TRA)的扩展,它从信息加工的角度、以期望价值理论为出发点解释个体行为一般决策过程。理性行动理论认为行为意向是决定行为的直接因素,它受行为态度和主观规范的影响。由于该理论假定个体行为受意志控制,严重地制约了理论的广泛应用。为了扩大理论的适用范围,艾仁(Ajzen)于1985年在理性行动理论的基础上,增加了感知行为控制(perceived behavioral control)这个概念,提出计划行为理论。

　　理性行动理论和计划行为理论都认为行为意向(behavioral intention)是影响行为最直接的因素和行为发生的最佳预测值。而行为意向则由行为态度和主观规范来决定。行为研究领域除了理性行动和计划行为理论,其他的个体的和人际间的行为理论或模式也被广泛应用,其包括健康信念模式(见第四章)、社会认知理论(见第六章)等。尽管这些理论框架中的构成要素多数是相似或者是互相补充的,但研究中更多关注它们的差异。源于此,美国心理健康协会组织个体水平和人际间水平的行为理论的开发者和研究者们为整合这些构成要素而考虑发展一个综合的理论框架。卡斯伯约克(Kasprzyk)和菲斯比恩等借鉴其他行为理论的内容进一步扩展了TRA和TPB,通过开展艾滋病预防项目,把理性行动理论和计划行为理论整合并进一步扩展,形成了一个整合行为模式(integrated behavioral model, IBM)。此外,Fisher等基于价值期望的经典理论,在行为科学领域提出了信息-动机-行为技能模式(information-motivation-behavioral skills model, IMB),该模式成功地被应用于促进乳腺自检、摩托车安全装备和药物治疗依从性。与其他的价值期望理论相比较,IMB模式的理论构建不是独特的,而是以上价值期望理论的延伸与结合,也可视为整合的行为模式。

第二节　理性行动与计划行为理论相关概念及框架

一、基本概念

　　理性行动和计划行为理论假设的前提是人的行为是在其主体意识支配下发生的,各种行为发生前要进行信息加工、分析和思考,一系列的理由决定了人们实施行为的动机,人们所认为的"合理性"是行为发生和维持的主要原因。理性行动理论和计划行为理论的运作框架如图3-1和图3-2所示。至于框架中构成要素(变量),菲斯比恩等给出了明确的定义和测量方法。

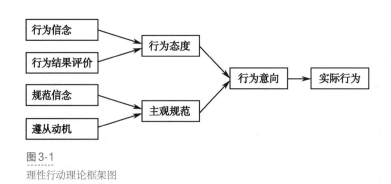

图3-1
理性行动理论框架图

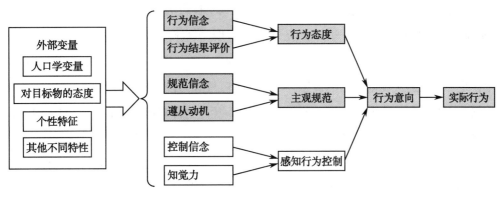

图3-2

计划行为理论框架图

注：上面阴影部分为理性行动理论，整个图显示的为计划行为理论

（一）行为态度

1. 行为信念（behavioral beliefs） 是指行为主体对行为的结果或特性所持的信念，即个体在主观上，认为采取某项行为可能造成某种结果的可能性。以乳腺癌筛查行为中乳腺检查为例，可询问受访人，"您认为乳房检查可以发现乳腺癌的征兆吗？""去医院进行乳房检查，您认为害羞吗？"等问题，用"非常可能"至"非常不可能"，采用likert等级评分法，即"1~5"或"1~7"打分。

2. 行为结果评价（evaluation of behavioral outcomes） 是指行为主体对行为所产生结果或特性的评价；是个体赋予行为结果一个主观上的价值判断。如在执行某项行为后，可能造成的某项结果，给予"好"与"坏"，"不严重"或"很严重"，"满意"或"不满意"等评价。以前面行为信念中的乳腺检查为例，可询问受访人，"乳房检查后，如果发现乳腺癌的征兆，您认为严重吗？""在医院进行乳房检查让您害羞，你认为不好吗？"等问题，可用"不好"至"很好"，或"一点都不严重"至"非常严重"，或采用上述的打分法来评价。

3. 行为态度（attitude toward behavior） 是指行为主体对某种行为的一般而稳定的倾向或立场；即对于某个特定的行为，从自己的观点衡量时，给予正面（赞成或支持）或负面（反对或不支持）的评价。一个人的"行为态度"可以用直接方法和间接方法测量获得。直接方法是用问卷或量表的问题询问获得。如"三十岁以上的妇女每年接受一次乳房检查，你同意吗？""你同意乳房检查对身体有害吗？""你同意做乳房检查是一件耗时的事吗？"等问题，用"1~7"打分，最后将量表中所有题目合计分数，即可代表行为态度的强弱，但合计汇总前必须注意所有题目的方向性是一致的。间接方法是由每个行为信念乘以相应的结果评价之积总和。也就是说，行为信念和行为结果评价共同决定行为态度。当一个人对于某项行为持有强烈信念，且对于该行为结果有正面的评价时，则可预测该人对这项行为的态度愈正向。用函数数式表示为：

$$AB \propto \sum b_i e_i$$

（AB：行为态度；b：行为信念；e：行为结果评价）

（二）主观规范

1. 规范信念（normative beliefs） 是指对行为主体有重要影响的人或团体对行为主体的行

为期望,即个体感受到重要影响的人、团体赞同或不赞同个体行为所持的信念。这里对个体具有影响力的重要他人一般多为配偶、父母长辈、兄弟姐妹、好朋友、老师、同事、领导和医生等。

2. 遵从动机(motivation to comply)　是指行为主体服从重要他人或团体对其所报期望的动机,即个体是否愿意遵从规范信念的意愿。以接受乳腺检查为例,测量"规范信念"和"遵从动机"时,可询问受访人的重要影响人是谁以及他(她)对乳房检查这件事情的影响。如"对于你去乳房检查这件事情,你的丈夫(或父母,好朋友……)赞成吗?"

3. 主观规范(subjective norm)　是指他人的期望使行为主体作出特定行为的倾向程度,它反映的是重要的他人或团体对个体行为决策的影响。简单地说,主观规范是指一个人在所处的社会中,对于能不能从事某项行为,感受到社会对其的约束和规范。主观规范可视为社会因素对个体"价值-期望"观念的影响,例如公共场所禁止吸烟的规定可以使一个吸烟者考虑他在公交车上的吸烟行为的结果,戒烟行为的成本和益处。与前面介绍过的"行为态度"相似,可以用直接和间接方法测量。直接方法是用问卷或量表的问题询问获得。间接方法由每个规范信念乘以相应遵从动机之积总和。用函数数式表示为:

$$SN \propto \sum n_i m_i$$

(SN:主观规范;n:规范信念;m:遵从动机)

(三)感知行为控制

1. 控制信念(control beliefs)　是指对行为主体对控制行为可能性的感知,即个体感知到可能促进和阻碍实施行为的因素。如执行乳腺检测时,可能遇到的情况,包括有利因素(正好休假有时间可以做乳房检查……)和阻碍因素(害怕乳房检查时受到伤害……)。一个人根据自己的经验判断发生各种情况的可能性。

2. 感知力(perceived power)　又称知觉力或自觉能力,是指行为主体对行为控制难易程度的感知,即每个促进或阻碍行为发生因素的影响程度。是一个人针对前面可能遇到的各种情况,自觉可以顺势或克服困难而顺利执行行为的能力。

3. 感知行为控制(perceived behavioral control)　其概念相似于自我效能(self-efficacy),是指个体对自己能否执行某种特定行为或应付某种困难情境的能力的判断和评价(见第四章)。它反映的是个体对促进或阻碍执行行为因素的感知,包括控制信念和感知力。与行为意向一起共同影响行为,也可以调整行为意向对行为的效果。当意志控制高,则感知行为控制降低,这时行为意向是充足的行为预测指标。而当意志控制不高,感知控制可精确评价时,感知控制和行为意向共同影响行为。与前面介绍过的"行为态度"相似,可以用直接和间接方法测量。直接方法是用问卷或量表的问题询问获得。间接方法由每个控制信念,以感知力加权后,予以加总后之总分即为感知行为控制的得分。用函数数式表示为:

$$PBC \propto \sum c_i p_i$$

(PBC:感知行为控制;c:控制信念;p:感知力)

(四)行为意向与行为

1. 行为意向(behavior intention)　是指行为主体发生行为趋势的意愿,为发出行动之前的思想倾向和行为动机,是一个人准备执行某项行为的可能性。因此是"行为"是否发生最直接也最重要的决定因素。测量时可直接请受访人用"绝不可能""很不可能""不可能""一般""有可能""很有可能""绝对可能"等尺度做自评。其由个体本身的"行为态度""主观规范"和"感知力"决定。

2. 行为(behavior) 指个体在特定时间与环境内对特定目标作出的外显的可观测的反应。其包括对象(target)、行动(action)、情境(context)和时间(time)四个元素,这四个元素简称为行为的TACT元素。也有学者们把人的行为细分为行为主体、行为客体、行为环境、行为手段和行为结果五个基本要素。在计划行为理论中,强调行为是"行为意向"和"感知行为控制"决定的。

二、理性行动理论的基本内容

这一理论假设的前提是,人的行为是其主体意识支配下发生的,各种行为发生前要进行信息加工、分析和思考,一系列的理由决定了人们实施行为的动机,人们认为的"合理性"是行为发生和维持的主要原因。值得注意的是行为的"合理性(reasoned)"和"理性(rational)"有区别。前者系指人的认知系统对行为的决定过程和作用;而后者是指人们依据一定的原则从事的行为选择。理性行动理论是 Coleman 在经济学"理性选择理论(rational choice theory)"的基础上发展起来的,从社会学的角度来研究行为的另外一种理论,即价值期望理论。该理论以理性概念为基础来解释人的行动,它假设不同的行动具有不同的"效益",行动者的行为原则就是获取最大的"效益"。

理性行动理论包括信念、态度、意向和行为。其中,信念可分为行为信念和规范信念,理性行动理论认为行为意向是直接决定行为的重要要素(图 3-1),而个体行为意向受到个体实施行为的态度和与行为有关的主观规范的影响。该理论针对人的认知系统,阐明了行为信念、行为态度和主观规范之间的因果关系。行为态度是以信念为中心,实际上是多个信念综合形成的态度。个体的"行为信念"和"行为结果评价",共同决定个体本身对该行为的态度,它是权衡利弊后追求获益的期望。而一个人作出"健康"的决定不仅基于"健康"价值观,而且还有他(她)的社会关系、家庭关系和文化实践的健康观念。对于重要他人或团体,个体感受到的"规范信念"和本身的"遵从动机"共同影响主观规范。鉴于理性行动理论是本章后面要介绍的计划行为理论等系列理论的基础,为了更好地理解这个理论,我们用下面的例子来解释该理论框架(见图 3-1)。

案例 3-3 北京的小李想降低他的胆固醇。他有三个选择——改变饮食、锻炼和服用降低胆固醇的药。保健专家倡导最好的办法就是改变日常的饮食。而小李周围的人有不同的建议,医生认为服药降低胆固醇是便利的好事,而妻子不赞成服药降低胆固醇。那么小李会采取什么行为来降低他的胆固醇呢?

小李若想改变日常饮食,就会形成食用低胆固醇食物(行为)的态度,但是要预测这个食用低胆固醇食物的行为态度是困难的。据理性行动理论,就需要测量更具体的行为的态度,首先是"从现在起,不吃有肉的食物"的行为,接着考虑"成为素食者"的相关信念,如果他这样做肯定降低胆固醇,但也有可能出现素食者的其他结果。最后,他需要权衡这个行为的"好处"与"坏处"。好与坏的程度用 7 分来测量,其范围从 -3 至 3 分,用 0 分表示没有区别。

小李周围的人是否支持他服用降低胆固醇药物(规范)形成了规范信念—"小李应该或不应该

服药降低胆固醇"。而小李会优先考虑他身边最重要的人的规范信念,首先考虑的是他妻子和家人的意见,接着是他最好的朋友的想法,最后产生的遵从这个行为的动机。据理性行动理论,主观规范考虑的是从社会所"获得的事物",所以用 1~7 分来测量(图 3-3)。

小李的素食饮食行为态度	小李的素食饮食主观规范
吃蔬菜可以降低我的胆固醇(+3)	我妻子认为我应该采纳素食(+3)
买新鲜蔬菜可能是一个挑战(-2)	我的孩子想让我吃得更健康(+2)
在北京买新鲜蔬菜是贵的(-3)	我妈妈总说"是药三分毒",饮食改善健康(+1)
素食者的饮食在与同事会餐时不方便(-1)	我的医生想让我服用抑制胆固醇的药物(+2)
素食者饮食可以降低患结肠癌的风险(+2)	我最好的朋友建议我服用药物(+3)

图 3-3
素食饮食行为的态度和主观规范分析

由图 3-3,可看到小李素食饮食行为的态度和主观规范,由此进一步促成采纳素食饮食行为的意愿。然后根据行为的对象、行动、环境和时间四个要素考虑如何实施该项行为。小李会做以下考虑,从而确定实施素食饮食行为。

行动	对　象	环境	时间
寻求	立普妥(降血脂药物)处方	医生诊室	接下来的 2 个月
食用	新鲜蔬菜	家里烹饪	始终一直
服用	立普妥	无特别规定	每日一次
点菜	蔬菜色拉	外出就餐	始终一直

理性行动理论是针对自愿性行为(voluntary behavior)所提出的理论框架,该理论解释行为的实际发生取决于行为受意志控制的程度。当个人能完全用意志控制自己的行为时,可用理性行动理论框架分析行为改变的影响因素和预测某项行为的发生。而当某项行为改变与个人的"价值-期望"需要考虑身体、情感、精神和社会交往等方面,涉及近期和远期结果时,则需要考虑用下面介绍的理论来分析和预测。

三、计划行为理论的基本内容

计划行为理论是在理性行动理论运作框架中,考虑到个体不可能完全用意志控制行为的情形,而引入感知行为控制要素(见图 3-2)。感知行为控制不仅可以与行为意向一起共同影响行为,也可以调整行为意向对行为的效果。当意志控制高,则感知行为控制降低,行为意向成为充分的行为预测指标。而当意志控制不高,则感知控制可精确评价时,感知控制和行为意向一起影响行为。此外,感知行为控制、行为态度和主观规范,是决定行为意向的三个主要因素,态度越积极、重要他人支持越大、感知行为控制越强,行为意向就越大,反之越小。当行为态度和主观规范无变化时,个体执行行为难易的感知将影响行为意向。在不同人群与不同行为中,决定行为意向的这三个要素的权重是不同的。

　　图 3-2 的整个理论框架显示,个体因素和所处社会环境两个方面的因素对于个体行为的影响。理性行动和计划行为理论假设了一个因果关系链,通过行为态度、主观规范和感知行为控制,联系了作用于行为意向和实际行为的行为信念、规范信念和控制信念,这些信念也是行为态度、主观规范和感知行为控制的认知与情绪基础。而外部变量作为其他影响因素,如人口学和社会文化因素(如人格、智力、经验、年龄、性别、文化背景等),不是独立地作用于行为,而是通过作用于理论框架中的行为信念等各要素,间接影响行为态度、主观规范和感知行为控制,并最终影响行为意向和行为。

四、理性行动理论、计划行为理论与其他理论整合模式

(一)整合行为模式的基本内容

　　整合行为模式(integrated behavioral model,IBM)是理性行动理论、计划行为理论和其他影响因素的整合和进一步扩展(图 3-4)。该理论框架中所有构成要素及其间的相互联系可以指导健康行为的干预设计。在这个理论框架中,影响行为的最重要的决定因素依然是行为意向,影响行为意向的构建要素与计划行为理论相似,关注的重点是能产生动机的具体的信念和态度。与计划行为理论框架不同的是,执行行为的知识和技能、行为特点、环境因素和习惯这四个要素也直接影响行为。并且前三个因素也可以影响行为意向执行行为。就是说,即使个体产生很强的行为意向,当所执行的行为需要知识和技能,个体具有重要和显著的行为特点,环境的限制,以往相关行为的经历形成的习惯,都会增加行为的难度,而使行为意向对这个行为的作用减弱。所以根据该理论,一个特定行为的发生,除了有强烈的行为意向之外,若能有足够的知识和技能,同时环境中没有严重影响行为发生的阻碍因素,个体过去有过类似的经验,行为结果的“效益”是重要和显著的,则行为出现的可能性会大幅提高。

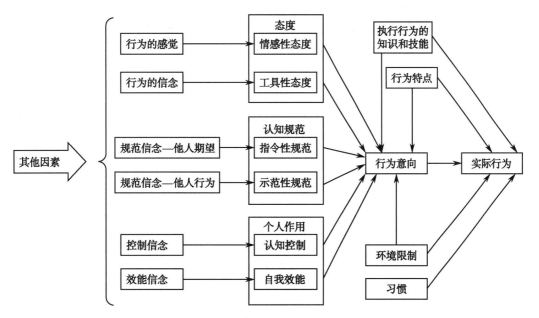

图3-4
整合行为模式框架图

（二）信息-动机-行为技能模式的基本内容

信息-动机-行为技能模式（IMB）包括信息、动机、行为技能和行为（图3-5）。其中信息（information）是与健康行为高度相关的知识。这对于行为改变信息是必要的，且可以直接影响行为，但对于一些行为仅有信息是不够的。动机（motivation）是包含TRA和TPB理论中态度、主观规范与行为意向，也是与行为相关的所有认知。它和信息的作用相似，可直接控制行为，但对于一些行为只有动机不能发生行为改变。IMB与TRA和TRB理论框架不同的是行为技能对行为的直接作用和中介作用。行为技能（behavioral skills）是基于自我效能（见第四章自我效能部分）的实际技能，即实际技能和自我效能的整合。该模式考虑到完成特定任务的实际能力与个人能力中对特定任务的感知（自我效能）有着很强的联系而提出了行为技能。行为技能可以直接影响行为，也可以调解信息和动机对行为的影响。因此根据该理论，对一项特定健康行为增加相关信息，促进个人产生动机而有了正确的态度，不仅引起行为技能改善，还可促进实际行为的执行。

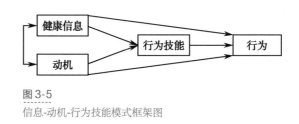

图3-5
信息-动机-行为技能模式框架图

五、计划行为理论框架构成要素的测量与分析

应用个体行为理论解释和预测健康行为发生，分析影响因素和干预可能性时，需要对理论框架构成要素进行测量和分析。理性行动理论（TRA）和计划行为理论（TPB）的应用已扩展至整合行为模式（IBM）和信息-动机-行为技能模式（IMB）的结合，但是针对理论框架构成要素的测量与分析，近年来的研究大多集中在计划行为理论，国内外有研究者还开发了一套的问卷模式供其他研究者们参考。故本章以计划行为理论，在理解理论相关概念及基本理论基础上，介绍测量和分析。

（一）测量

研究者应用计划行为理论开展研究，多采用艾仁建议的测量方法。在测量时遵循一致性原则，探寻行为的重要信念，编制正式问卷开展研究。

一致性原则（the principle of compatibility）指所有研究变量的测量必须包含相同的行为元素，即所测量的态度、主观规范、感知行为控制和意向应是对特定行为的态度、主观规范、感知控制和意向，且所测量的行为应与真实条件下发生的行为一致。艾仁认为不遵守一致性原则会导致不一致的评估，且混淆或低估变量之间的关系。基于一致性原则的重要性，研究者需要在测量前对所研究的行为进行严格定义，即以行为的TACT元素进行界定，并且，不论是具体的还是宽泛的定义，必须保证行为的态度、主观规范、感知行为控制和意向都具有与所研究行为相同的行为元素。

在严格定义了研究的目标行为后，为获得准确可信的研究结果，编制正式问卷必须探寻行为的重要信念（salient beliefs）。计划行为理论中重要信念是行为态度、主观规范和感知行为控制的认知与情感基础。不仅可以解释个体为什么拥有不同的行为态度、主观规范和感知行为控制,还可以为行为干预提供有价值的信息。探寻重要信念的方法是选取有代表性的研究样本,并提问三类开放性问题:①目标行为有哪些益处和害处? ②哪些个人或团体会影响目标行为的发生? ③哪些因素会促进或阻碍目标行为的发生? 通过访谈分别获得与行为有关的结果、规范及控制的信念,然后对收集到的信念进行编码和内容分析,用出现频率较高的信念组成重要信念模式。重要信念模式成为正式研究问卷条目的信息来源。为帮助研究者更好地应用计划行为理论,艾仁设计出了一套计划行为理论研究的一般问卷模式供研究者们参考。一般问卷所有测量项目均采用 likert 等级评分法,即"1~5"或"1~7"打分。

（二）分析

应用计划行为理论开展的研究一般为前瞻性研究和横断面研究设计。前瞻性研究设计是通过在一个时间点测量态度、主观规范、感知行为控制和行为意向,和一段时间后随访测量行为,探索理论框架中各构成要素之间的关系。而横断面研究设计,可以发现当前行为的显著特点。但由于不能区分动机和行为的时间顺序,在 TRA 或 TPB 的测量时,可能对过去的行为不能做出好的解释和预测。

探索 TRA 或 TPB 理论框架构成要素之间的关系通常使用回归和结构方程分析（因子分析加路径分析）方法。对于特定的行为和目标人群,理论框架中的各构成要素对行为影响的形成相对的权重。这些权重信息将提示哪一个构成要素对于行为改变是最重要的影响因素。如有些行为完全是态度控制,而有些行为则更受到规范影响。美国一项研究发现规范几乎完全影响结肠镜筛查意愿,而身体活动意愿则受到态度和感知控制的影响。此外,行为在不同人群中受影响的程度是不一致的。在这个人群中是态度影响的,而在另一个人群则是受到规范影响。

第三节　理性行动与计划行为理论实践及应用

一、应用实例

大量研究表明理性行动和计划行为理论解释了很多行为意向的差异,并预测了包括健康行为在内的个体行为。虽然有些研究者们曾质疑该理论的研究结果是否能解释行为,但是一些干预研究显示,依据这些理论对其构成要素进行改变,可以导致行为的改变。因此,在个体水平的行为健康教育理论中,理性行动和计划行为理论目前已成功地解释和预测大量的健康行为,特别是针对具体的行为和特定目标群体,并且可协助确定干预的对象和识别有说服力的劝导信息,是许多研究和行为干预项目的良好理论基础。为了更好理解理性行动和计划行为理论的基本概念和理论框架,本节主要介绍我国应用合理行动和计划行为理论的实例。

案例3-4　中国男性吸烟者的戒烟意愿及其影响因素研究

本实例来自于复旦大学郑频频教授的国家自然科学基金委员会与全球卫生政策制定和治理核心机构资助的科研项目。基于郑频频等学者提供的研究论文,摘选、归纳和总结研究要点和发现,展示合理行动和计划行为理论在戒烟意愿与戒烟行为中的应用和实践。

1. 研究背景　中国拥有全球近三分之一的吸烟者,同时也是全球最大的烟草生产和消费国。中国政府为履行《烟草控制框架公约》,于 2012 年制定了《烟草控制规划(2012—2015)》,要求"到 2015 年,成人吸烟率从 2010 年的 28.1% 下降至 25% 以下。其中成年男性人群吸烟率要有较大幅度下降"。但根据 2015 年最新的烟草调查报告,中国人群的吸烟率为 27.7% ,其中男性吸烟率 52.1% ,女性为 2.7% 。与 2010 年的调查数据经标化比较显示五年间吸烟率均无明显变化。而中国现在吸烟者总数从 2010 年的 3.01 亿人增长到 2015 年的 3.16 亿人,总体增加了 1500 万。每年因烟草使用导致的死亡人数将从 2010 年的 100 万上升到 2030 年的 200 万,而 2050 年将达到 300 万。中国烟草控制形势严峻。

戒烟意愿是影响戒烟的重要因素。许多理论和实证研究结果已经表明,戒烟意愿是吸烟者成功戒烟的重要预测因子,即人群戒烟比例的增加,首先源于吸烟者戒烟意愿的提高。相比西方国家,中国社会对于吸烟行为展现出更为积极的态度和广泛的接受性。传统婚宴场合发放赠送礼烟,社交场合的敬烟、递烟现象至今仍普遍存在,加上烟草业的有意利用和营销,很大程度上阻碍了吸烟者的戒烟意愿的产生乃至付诸戒烟行动。

国外研究显示,戒烟意愿可受诸多因素的影响,包括吸烟者的社会经济状况、对戒烟的态度、感知的吸烟行为控制力、感知的吸烟危害和戒烟益处、戒烟的自我效能、尼古丁依赖程度和戒烟尝试等。国内研究也表明,既往戒烟史、尼古丁依赖程度、每日吸烟量、对健康的担忧以及所处环境的禁烟规定等因素可影响吸烟者的戒烟意愿。但这些研究多数是个体因素的现况描述,而较少涉及在中国社会文化背景下对影响中国吸烟者戒烟意愿的个体水平和人群水平的特定因素的深入探索。吸烟者对吸烟以及戒烟的信念与态度,社会规范和戒烟的自我效能是影响其戒烟意愿和吸烟行为的重要因素。因此,要想进行戒烟干预,帮助吸烟者成功戒烟,需要认识和了解吸烟者的吸烟相关信念、态度和社会规范,制订具有针对性的干预方案。

2. 研究概述　该研究采用横断面研究,通过对成年男性吸烟者的个人和小组访谈收集吸烟者吸烟合理化信念的主要内容,开发和编制"中国男性吸烟者合理化信念量表"。随后在不同职业和职业场所选取男性吸烟者进行问卷调查。共调查 3727 名男性吸烟者,平均年龄为 40.5 岁,年龄范围 18~93 岁,汉族为主(92.1%),少数民族占 7.9%。在婚为主(73.1%)。家庭人均月收入主要为 2000~3999 元(占 46.8%)。

数据分析以吸烟者的个体因素以及吸烟合理化信念、社会规范和戒烟的自我效能作为自变量,以戒烟意愿作为因变量,构建 Logistic 回归模型,寻找其戒烟意愿的影响因素。并对其中的吸烟合理化信念、社会规范和戒烟的自我效能进行路径分析,探索四者之间的内在联系。该研究对计划行为理论因素的界定与测量如下。

(1)吸烟合理化信念:计划行为理论中的行为态度。吸烟者对于吸烟和戒烟的态度与评价是影响其戒烟意愿的关键因素之一。

吸烟合理化是吸烟者中普遍存在的一种现象。吸烟合理化信念的研究主要集中在欧美发达国家,澳大利亚学者切普曼(Chapman)等最早提出吸烟合理化的四类信念:"防弹衣"信念(吸烟者认为自身对吸烟风险存在某种免疫作用),"怀疑论"信念(吸烟者质疑、拒绝相信吸烟危害健康的研究证据），"丛林化信念"（将吸烟生活风险日常化），"值得心理"（尽管存在健康风险，吸烟可以带来的享受与乐趣）。学者 Hua-Hie Yong 和伯兰德(Borland)继而提出了吸烟有用信念，包括了享受、压力管理、提神、提高生活质量、控制体重和有助于社交六个方面，并揭示不同类型的吸烟有用信念对戒烟具有不同的影响。而在中国，吸烟者和非吸烟者中亦存在许多关于吸烟的误解和迷信，比如"吸烟是个人自由的象征""烟草是社交和文化的重要组成部分"，以及"可以通过合理的方法控制吸烟的危害"。由于国内没有进行过吸烟者吸烟行为合理化的研究，所以，郑频频、付文捷等学者在上海市、南宁市、牡丹江市三个地区，重点关注教师、科技人员中吸烟者、农民（外来务工者）中吸烟者、学生吸烟者、社区退休人员中的吸烟者和医务人员进行焦点访谈和深入访谈，收集中国吸烟者中普遍存在的吸烟合理化信念。开发了中国吸烟者合理化信念量表，并归纳总结出中国吸烟合理化信念主要有6种类型，分别为：①吸烟有用信念：即认为吸烟可以带来的益处，如方便社交，激发灵感等；②生活风险信念：将吸烟风险同生活中其他可能的风险或健康危害等同起来；③社会接受信念：认为吸烟在中国极为普遍，个人难以免俗；④安全吸烟信念：吸烟者认为可通过其他方法减少或抵消吸烟带来的健康危害，比如体育锻炼，使用低焦油烟，吸烟不吸入肺里等；⑤自我赦免信念：是一组对吸烟相关健康危害的怀疑和否定，以及认为自己对吸烟的危害有某种赦免机制，如基因保护等；⑥戒烟有害信念：认为身体对长时间的吸烟已经适应，戒烟反而会打破体内平衡，从而产生健康危害。

随后的研究进行吸烟合理化信念的测量是采用已开发编制的《中国男性吸烟者合理化信念量表》。该量表包含上面提到的6个类型信念共26个条目（26个问题），量表每个条目采用 Likter 5 分表进行评价，1~5 分分别代表非常反对、反对、中立、赞同和非常赞同。

（2）社会规范：吸烟是一个复杂的社会行为，不仅受到个体认知、态度的影响，社会因素、个体所处的历史文化背景都有可能对吸烟态度、行为的塑造起着重要作用。许多学者将社会影响因素归纳为社会规范（social norms），它是指一个社会或群体中，影响某种行为是否能被接受的内在或者外在的规则。社会学家埃尔斯特认为规范（norms）是"一种在考虑按照某种特定的、禁止的方式行动时，会感觉羞愧或渴望他人认可的倾向"，因而社会规范必须是与他人共享的，被持续赞成或反对的。在计划行为理论中，社会规范通过个体身边的重要他人或团体产生影响，称之为主观规范。在中国，向他人递烟被看作是一种社交礼节，而拒绝他人传递的烟则被认为是一种不礼貌和不友好的行为。因此，在中国各地文化中接受吸烟行为，尤其是男性吸烟接受度较高的社会文化背景下，充分了解吸烟有关的社会规范对吸烟的预防和干预极为关键。

社会规范可以分为指令性社会规范（injunctive norms）和描述性社会规范（descriptive norms）。指令性社会规范指的是个体感知的他人对某一行为的赞成或不赞成程度，比如"大多数人认为女人不应该吸烟"。描述性社会规范则其关注的是个体对某一特定情境中他人的某种行为的认知，不论他人是否认同这一行为，如"周围有80%的人都在抽烟""周围有15%的人戒烟了"。即指令性社会规范是一个特定社会文化中绝大多数人认同的规范，而描述性规范则是个体感知到的人们的真实行为。不同类型的社会规范在影响人们的行为具有不同的作用效果。研究表明，在激发有益社会的行为过程中，指令性规范比描述性规范发挥更大的作用。为了促进某种有益社会的行为，可在场景中设置一些引人注意的标志，向人们传达命令性规范的信息，促使人们的行为向期望的方向转变。比如高速路设立警示标志提醒司机安全驾驶,公共场所设置禁止吸烟的标志和标语,可以对人们的吸烟行为起到一定的规范作用。同时有研究表明,与指令性规范相比,描述性规范对个体的行为意向具有更高的预测作用,提示对他人行为的感知在塑造某种行为的意愿上的影响大于对他人期望的感知。所以该研究社会规范的测量是按照描述性社会规范、指令性社会规范和遵从动机来设置系列问题。其中描述性社会规范设置 2 个问题,分别是:

1)根据您的估计,在您周围男性中吸烟者的比例大约为多少？①<20%;②20% ~ 39%;③40% ~ 59%;④60% ~ 79%;⑤≥80%。

2)根据您的估计,在您周围曾经吸过烟的人们中,现在已经戒烟的比例大约有多少？①几乎没有;②<19%;③20% ~ 39%;④40% ~ 59%;⑤≥60%。

指令性社会规范设置 3 个问题,分别从一般人,家人,亲戚、同事和朋友三个不同方面进行测量,具体为:

1)在最近一年,您曾因为吸烟被别人指责或批评过吗？

2)在最近一年,您的家人是否督促您戒烟？

3)在最近一年,您周围的人(亲戚、同事和朋友等)是否建议您戒烟？后三个问题的答案均按照频率从低到高进行设置,包括:①从来没有;②几乎没有;③有时;④经常;⑤几乎每天。

遵从动机设置 1 个问题,为"总体来说,您是否很在意周围人对您的评价？",按 Likert 5 分量表设置 1 ~ 5 分,表示"非常在意"到"一点不在意"。

(3)戒烟的自我效能(self-efficacy):计划行为理论中的感知行为控制,被认为是一种自我控制,同时是自我效能概念的另一种说法。由于自我效能这一概念的运用更为广泛,故在该研究中采用自我效能这一说法,指代知觉行为控制。指的是个体对自己能否执行某种特定行为(戒烟行为)或应付某种困难情境(戒断症状,同伴压力)的能力的判断和评价。

该研究戒烟自我效能的测量是询问吸烟者对于戒烟成功的自信心,问题为"假设您决定在未来半年内戒烟,您认为自己能否戒掉"为题,以 Likert 量表设置 1 ~ 5 分,分别代表"肯定戒不掉""可能戒不掉""不确定""可能戒掉"和"肯定能戒掉"。

(4)戒烟意愿:计划行为理论中所指的行为意。对于戒烟行为,戒烟过程可分为无戒烟意愿阶段、有戒烟意愿阶段、准备戒烟、维持戒烟状态等过程。其中戒烟意愿是促使吸烟者进行戒烟尝试,进而持久戒烟的起始。

吸烟者的戒烟意愿的测量是询问戒烟过程的四个阶段,问题是:以下哪个选项最能体现您目前的戒烟意愿？①从来没有想过戒烟;②可能今后会戒烟,但最近 6 个月不会开始;③计划在 6 个月内戒烟;④计划在 1 个月内开始戒烟。判断吸烟者是否具备戒烟意愿是"计划在 6 个月内开始戒烟"。

3. 研究发现

(1)吸烟合理化信念、社会规范和戒烟自我效能:吸烟合理化信念、社会规范和戒烟自我效能的测量采用问卷中测量项目的等级评分法,其计分情况如表 3-1,为了便于理解,将均数得分换成了百分制的标准平均分。吸烟合理化信念 66 分,社会规范和戒烟自我效能都为 57 分,可见吸烟者的吸烟合理化信念较社会规范和戒烟自我效能普遍。

表 3-1　计划行为理论构成要素测量计分情况

测量项目	得分均数	得分标准差	标准平均分
吸烟合理化信念	3.30	0.56	66
社会规范	2.85	0.82	57
戒烟自我效能	2.88	1.19	57

注：各测量项目分数范围 1~5 分；
　　吸烟合理化信念和社会规范为量表总分均分；
　　标准平均分为量表平均分换算成百分制

进一步分析不同人口学特征和个体吸烟相关情况对吸烟合理化信念、社会规范和戒烟自我效能的影响，有以下发现：

对于吸烟合理化信念，吸烟有用信念和生活风险信念的得分最高。吸烟者中的老年人、低教育程度和低收入者更倾向持有较高的吸烟合理化信念。烟草认知水平越低、烟草依赖性越高者，吸烟合理化信念水平越高。

对于社会规范，吸烟者更倾向于感知到周围人群更高的吸烟率，同时所得的指令性社会规范水平普遍偏低。受教育水平和居住地是指令性社会规范的主要影响因素，受教育水平越高的指令性社会规范相对较高。

对于戒烟自我效能，调查人群的戒烟的自我效能普遍偏低，以"肯定不能成功戒烟"的比例为主（占 38.2%），而明确表示能够戒烟的吸烟者比例仅为 28.0%。

（2）吸烟者的戒烟意愿：20.0% 吸烟者报告有戒烟意愿，79.7% 的吸烟者在半年内没有戒烟计划。戒烟意愿影响因素分析分为两部分，一部分是吸烟合理化信念、社会规范和戒烟自我效能，一部分是个体因素，包括人口学变量（年龄、民族、文化程度、收入水平）和个体吸烟相关变量（戒烟尝试、烟草依赖性和烟草危害认知）。本实例重点介绍计划行为理论用于戒烟意愿。

图 3-6 显示计划行为理论各构成要素预测和解释戒烟意愿的应用。如图所示，这个模型有 5 条路径（图中各要素之间有 5 条连接线），其中，吸烟合理化信念、社会规范和自我效能三条路径直接连接戒烟意愿，可反映计划行为理论中三类构成要素行为态度（吸烟合理化信念）、主观规范（社会规范）和自我效能能直接影响行为意向（戒烟意愿）。而余下的两条路径则是从社会规范开始，分别通过吸烟合理化信念和自我效能，到达戒烟意愿，显示吸烟合理化信念和自我效能可调节社会规范对戒烟意愿的影响，反映社会规范对戒烟意愿还有间接影响。尽管间接影响未在本章介绍的计划行

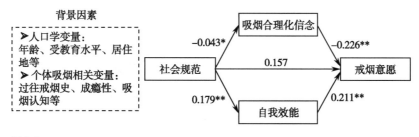

图 3-6
计划行为理论应用—吸烟合理化信念、社会规范、自我效能与戒烟意愿的关系图分析
注：$^*P<0.01$；$^{**}P<0.001$
摘自：黄馨缘.基于计划行为理论的中国男性吸烟者的戒烟意愿影响因素研究.复旦大学，2016.

为理论框架图(见图3-2)展示,但是该研究发现了行为态度和自我效能的中介作用。

要了解图3-6中各要素的关系,重要的是理解每个路径上的系数(其数值范围为 -1.0 至 1.0)。系数为正值($P<0.05$,有统计学意义,以下同)代表正相关,即当一个构建要素的程度增加时,其他构建要素的程度也会增加。在这项研究中,社会规范、戒烟自我效能对戒烟意愿具有直接的正相关,有统计学差异的系数分别为 0.157 和 0.211 。显示当社会规范中更多的人批评吸烟和督促戒烟时,一个吸烟者的戒烟意愿加强;当一个吸烟者的戒烟自我效能增加时则更可能有戒烟意愿。系数为负值(有统计学差异)代表负相关,即当一个构建要素的值增加时,其他构建要素的程度则会减小。吸烟合理化信念对戒烟意愿具有直接负相关,有统计学差异的系数为 -0.226 。即显示当一个吸烟者的吸烟合理化信念增加时,其戒烟意愿会降低。对于社会规范→吸烟合理化信念→戒烟意愿路径,其系数为 0.010[$(-0.043)×(-0.226)$];对于社会规范→戒烟自我效能→戒烟意愿路径,其系数为 0.038($0.179×0.211$)。

此外,人口学变量中受教育水平影响戒烟意愿,本科及以上的吸烟者戒烟意愿更低,此与国外研究不一致,提示人口学特征与中国吸烟者戒烟意愿的关系可能更为复杂。而吸烟成瘾性与戒烟意愿呈负相关,以往戒烟尝试和烟草危害认知与戒烟意愿呈正相关,提示增加吸烟者对烟草危害的认知水平可提高戒烟意愿,同时对于成瘾性高的吸烟者可能需要提供更多的戒烟支持。

基于以上(1)和(2)的发现,全面了解戒烟意愿与戒烟行为,综合和归纳戒烟意愿的促进因素和阻碍因素(表3-2),提示今后的干预设计。

表3-2　戒烟意愿的促进因素和阻碍因素分析

促进因素	阻碍因素	促进因素	阻碍因素
社会规范	吸烟合理化信念	戒烟尝试经历	受教育水平低
自我效能	吸烟成瘾性	受教育水平高	低收入
烟草危害认知	老年人		

4. 结论　吸烟合理化信念、社会规范和戒烟自我效能是戒烟意愿的预测因素。促进男性吸烟者的戒烟意愿和戒烟行为可以采取以下干预。

(1)有针对性地消除和减少吸烟者的合理化信念,特别是吸烟有用信念和生活风险信念。

(2)提高烟草危害的认知水平,特别是受教育水平低的吸烟者。

(3)增强戒烟自我效能,了解成功戒烟者的经验。

(4)对于成瘾性高的吸烟者可能需要提供更多的戒烟支持,戒烟热线和戒烟门诊,家人的支持。

(5)改变吸烟相关社会规范,全国范围内执行公共场所禁烟,让更多的人知道我们国家的吸烟率和被动吸烟率,以及因为吸烟和被动吸烟所造成的经济负担,促使越来越多的人不接受吸烟与二手烟。

二、理论应用与面临的挑战

在个体水平的行为健康教育理论中,理性行动理论和计划行为理论主要集中在个体决策和认知过程,针对一个特定的行为提供了多方面的潜在改变的因素,如执行健康行为的行为信念、规范信念、社会规范、自我效能和潜在的障碍和益处、个人经历所获得的健康行为相关知识和技能。理性行动理论主要是用于解释具有高度意志控制个体的行为意向和行为。计划行为理论是理性行动理论的扩展理论,增加了感知行为控制变量,主要是解释具有较低意志控制个体的行为意向和行为。这些理论的主要构建要素为信念、态度和规范。同时,知识和技能、行为特点、环境因素与习惯的影响也很重要,所以在计划行为理论的基础上,形成了整合行为模式和信息-动机-行为技能模式。理性行动和计划行为理论适用行为领域包括饮食行为,成瘾行为,临床医疗与筛检行为,身体活动或锻炼行为,艾滋病或性传播疾病的预防行为,卫生服务利用,安全行为等(表3-3)。

表 3-3 理性行动理论与计划行为理论的应用

行为	个体健康问题
饮食行为	摄取纤维素、避免咖啡因
成瘾行为	戒除烟酒、毒品
临床医疗与筛检行为	健康检查、癌症筛检、乳腺筛检
体力活动	慢跑、爬山、骑自行车
性传播疾病的预防行为	避孕药具的使用
卫生服务利用	医师处方行为;就医选择行为
安全行为	驾驶行为;安全带的使用;安全头盔的使用;旷工违章行为
消费行为	绿色消费行为;消费者网络购物意向;休闲旅游游客行为意向

目前应用广泛的是计划行为理论。其理论优势是通过主观规范考虑了社会因素的影响,通过访谈和概念模式组合探寻行为重要信念,在理论框架构成要素因果关系假设被确定后,就可准确描述其测量和计算。计划行为理论从某一角度阐明了行为改变的规律,但不可能解决行为干预的所有问题,需要针对问题具体对待和灵活地使用这一理论。在应用于干预时注重交互使用模型中的各构成要素,不同行为的干预策略应有所侧重。同时,该理论还存在以下问题并面临挑战:

首先,理论概念的诠释与发展。理论框架中主要要素的概念内容一直是研究者们争论的焦点,至今仍未有较好的统一,这给研究中的变量操作造成一定的困难,研究结果的准确性也因此受到怀疑。并且,有时候人们的行为会出现既无动机又无机会去做推理决策的情形,则该理论对行为的解释就受到挑战。研究者们目前致力于寻找其他能提高行为和行为意向解释力的变量,所以该项理论工作还任重道远。

其次,理论研究方向的拓展。计划行为理论如上所述的优势为既可以解释和预测行为,还能用来指导干预。该理论能够提供形成行为态度、主观规范和感知行为控制的信念,而这些信念是行为认知和情绪的基础,通过影响和干预这些信念,可以达到改善和改变行为的目的。然而运用计划行为理论干预行为的研究目前不多,大多数研究还是关注行为的解释和预测,很大程度地降低了计划行为理论的实用价值和实践意义。其原因可能是许多研究在测量方法上存在问题,它们不能提供有价值的信念基础,自然不能实现干预行为的目的,还有可能是研究者对干预行为的意义认识不够,所以提高测量方法,促进对干预行为意义的认识,都将能提高计划行为理论的实际应用价值。

(肖 霞)

【思考题】

1. 请结合自己的实际生活，以一个特定的行为为切入点，描述与此行为相关的信念、态度、主观规范、自我效能、行为意向是什么？

2. 阐述理性行动理论、计划行为理论、整合行为模式和信息-动机-行为技能模式的区别和联系。

3. 我国卫生计生委提供的数据显示，全国各省份均有青年学生感染艾滋病的报告，截至2014年，报告数超过100例的省份达到11个。为预防和控制青年中艾滋病的流行，请用行为信念、行为后果评价、规范信念和遵从动机等分析大学生的性保护行为及其影响因素。

4. 请以网络成瘾预防行为为例，分析如何应用计划行为理论开展健康促进活动。

第四章

健康信念模式

健康信念模式（health belief model，HBM）作为第一个最有名的、使用最为广泛的个体行为改变理论，是 20 世纪 50 年代由社会心理学家罗森斯托克（Irwin M. Rosenstock）等为探讨美国公共卫生服务中实施免费结核病筛查项目普遍失败的原因而开始进行一系列的研究而发展起来的，是以人们健康和疾病有关的信念为研究核心，试图解释和预测健康行为的心理模型。其强调感知（主观判断）在健康行为形成和维护中的决定作用，认为信念是人们接受劝导、改变不良行为、采纳健康行为的基础和动机。该模式被不同学者的多项研究实践不断丰富与完善，适用范围越来越广，解释、预测能力越来越强。因此，对帮助健康教育与健康促进研究项目设计、指导临床健康教育实施、公共卫生服务及社区健康干预等具有很高的应用价值。

第一节　健康信念模式发展的背景

健康信念模式是在探索美国民众为什么对免费提供的能降低疾病风险的健康筛查项目反应不积极导致项目行动失败的原因而发展起来，并在实际应用过程中不断发展与扩展完善而成为的一种健康教育与健康促进行为改变理论模式，也是目前国内外应用最为广泛的模式之一。该模式的产生可追溯到二十世纪五十年代，当时美国公共卫生部门面临资源紧张，无法合理满足多项公共卫生服务需求等问题，使得有些计划无法达到预期的目标。例如，提供免费 X 线巡回车用于筛查肺结核，尽管进行了宣传和动员，但仍有很多民众不愿意参加。为了探索其失败的原因，1952 年社会心理学家侯慈本（Godfrey M. Hochbaum）选择了三个实施免费 X 线巡回肺结核筛查车的城市，对 1200 名成人进行了调查研究。该研究对参加 X 线透视筛查的意愿进行了调查，主要评估了个人对肺结核易感性以及对早期接受肺结核筛查益处感知的信念。他从两个方面对"个人对感染肺结核的信念"进行评估：一是受访者觉得自己感染肺结核的可能性；二是受访者是否接受"许多肺结核病人并无明显症状"的事实。针对"早期接受肺结核筛查可获利益"，也从两方面评估：一是受访者是否相信"X 线可以在肺结核症状未出现前就能检测出来"；二是受访者是否相信"早期接受肺结核筛查及治疗会使预后较好"。结果发现，对自觉感染肺结核的易感性较高，且认为早期接受肺结核筛查可获利益（或自觉行动利益）较高的人群中，有 82% 的人至少接受一次 X 线巡回车检查；两者都不相信的人群中，仅 21% 的人接受 X 线巡回车检查，提示"对疾病或危险因素易感性的感知"和"对采纳行为益处的感知"是影响民众参加 X 线巡回车检查的重要因素。此研究得出结论：要想说服民众接受透视并采取透视检查行为,不仅要让其知道肺结核威胁的存在,还要树立早期透视益处的信念。进一步研究指出,两个变量之间的比较,易感性信念是最有力的变量。例如,有易感性信念而没有早期检查有益性信念的成年人,有 64% 愿意去做 X 线透视检查肺结核。相反仅有有益性信念而没有易感性信念的仅有 29% 愿意去 X 线透视检查。另外,当时美国脊髓灰质炎疫情控制方面也遇到了挑战。很多父母由于担心疫苗安全问题,拒绝给孩子接种疫苗,导致疫情死灰复燃。政府意识到不能完全依赖技术手段预防疾病,需要研究健康行为的规律,才能达到干预的目标。在此研究背景下,罗森斯托克在 1966 年详细描述了健康信念模式的雏形,以解释民众健康行为。他认为有两方面因素决定民众对预防接种的参与:一是个人准备因素,包括感知易感、感知严重、安全和效果;二是社会和情境因素,包括社会压力、方便程度。这为 HBM 的发展奠定了理论框架和核心概念。

该模式的研究者们最初的目标是理解人们为什么不采用能促进健康、降低疾病风险的行为。经过学者们在实践中的应用与探索,HBM 已发展成为了一个内容丰富、应用广泛且比较成熟地用于识别、解释和预测预防保健行为的系统行为改变理论。后来,美国卡内基基金会提供一笔经费支持一项从社会学角度探讨健康与健康服务的计划,通过对众多个人健康行为的深入回顾与分析,希望能找出预测健康行为的最佳模式。在罗森斯托克提出健康信念模式的雏形后,贝克(Becker)和梅曼(Maiman)于 1975 年加以修订,使健康信念模式大体成形。1984 年 Janz 和 Becker 在健康信念模式发展十年之后进行了系统回顾和分析,提出健康信念扩展模式(expanded health belief model,EHBM)、预防性健康服务行为模式(preventive health care behavior model,PHBM)及保护动机理论(protection motivation theory,PMT)等。2012 年欧兹(Rita Orji)等在 HBM(感知易感性、严重性、益处与障碍、自我效能与行为线索)基础上,增设了健康饮食行为的四个决定因素(自我认同、感知重要性、未来结果的考量、关注表象),即扩展 HBM,运用结构方程模型验证了其预测能力,获得了令人满意的结果。

随着健康信念模式在医疗卫生保健的健康行为干预领域应用范围不断扩大,已经成为公认的健康行为理论工具。尽管有些研究者对 HBM 某些方面仍有不满意的地方,但是在应用过程中健康信念模式不仅获得了更多的研究实证,也奠定了它在健康行为研究与实践中的稳固地位。

第二节　健康信念模式的相关概念及框架发展

健康信念模式形成主要受两个理论的影响,一是刺激反应理论,即行为结果对行为的影响;二是感知理论,感知理论首先强调个体的主观心理过程,即期望、思维、推理、信念等对行为的主导作用;然后阐述行为改变的过程,指出个体的行为是受个人信念强度的影响。也就是说,个体是否接受或实践健康行为或在何种情况下个体会执行被建议的健康行为是受个体信念强度影响的。因此,健康信念是人们接受劝导,改变不良行为,采纳健康行为的关键。众多研究显示,健康信念能较好地预测健康状况。具体来讲,具有良好健康信念的人会将自己的健康看得比较重要,就会以实际行动追求和保持自己的健康状况,避免和改变不利于健康的行为和生活方式。

一、健康信念

HBM 的核心概念是感知(perception)，指对相关疾病的威胁和行为后果的感知，即健康信念。前者依赖于疾病易感性和疾病严重性的感知，后者包括对行为改变的有效性及实施行动遇到的障碍的感知。它认为人们要接受医生的建议而采取有益于健康的行为或放弃某种危害健康的行为，需要有以下几方面的感知与判断：即健康信念是由对疾病或危险因素的易感性、严重性、采纳某种健康行为的益处和障碍的感知几方面内容组成。需要说明的是，模式中的"健康信念"(health belief)本质上是一种行为认知的信念，而不是一般心理学意义上的健康信念。一般意义上的健康信念是人们对健康所持的理念。健康信念决定着人们各种健康行为，是人们改变行为的关键。具体涉及以下概念。

（一）感知到威胁

感知到威胁(perceived threat)，即对疾病威胁的感知，包括感知到易感性和感知到严重性。

1. 感知到易感性(perceived susceptibility)　指行为者在对疾病的发病率、流行情况有一定的了解之后，对自己罹患某种疾病或陷入某种疾病状态可能性的判断，其尺度取决于个人对健康和疾病的主观知觉。如：某些疾病发病率高，流行范围广，易感性的感知就强。人们往往对遥远的、可能性不大的危害不予关注。如吸烟与肺癌、冠心病、脑卒中、慢阻肺等多种慢性疾病有关，而年轻人认为肺癌要到六七十岁才发生，对易感性的感知度低而不予重视。

所以如何使病人结合实际对疾病或危险因素的易感性作出正确判断，形成易感性的信念是健康教育成败的关键之一。

2. 感知到严重性(perceived severity)　指行为者对自己罹患某种疾病、暴露于某种健康危险因素或对已患疾病不进行控制与治疗可导致后果的感知。首先是对疾病生物学后果的判断，如死亡、伤残、疼痛等；其次是对疾病引起社会后果的判断，如形象、经济负担(欠债)、工作烦恼(失业)、人际关系(夫妻不和谐)、社会舆论与歧视等严重性的感知，由此产生害怕情绪。如果个体认识到某种疾病后果严重，就会采取积极的行动，改变不健康的行为和生活方式，建立健康行为的模式，预防和控制疾病的发生、发展及其转归。

人们对容易发生的、症状严重的、病死率高的疾病后果往往会更加重视，如艾滋病、SARS。而对高血压、高血脂、高尿酸的威胁感知度很低。

虽然行为者知道该疾病的严重性，但是如果对疾病的易感性缺乏感知，就会在行为发生时不采取任何的保护性措施，这在艾滋病预防中表现最为突出。行为者认为自己绝对没有罹患的可能性，就不会采取相应的预防保健措施。在某些高危人群中，经常会发生这样的情况：已经知道艾滋病是一种严重疾病，但存有侥幸心理，忽视使用安全套这种保护性措施，致使艾滋病在高危人群中传播感染。

（二）行为评价

行为评价(behavioral evaluation)是指对采纳某种健康行为益处和障碍的感知，也就是对采纳或放弃某种行为能带来的益处和障碍的主观判断，即对采纳健康行为利弊的比较与权衡。前者指个体相信采纳健康行为确实有好处，后者是指个体认识到采纳健康行为中还面临着一些障碍。对健康行为益处的信念越强,采纳健康行为的障碍越小,采纳健康行为的可能性越大。

1. 感知到益处(perceived benefits)　也称有效性,是指行为者对采纳某种健康行为或放弃某种危害行为后,能否有效降低罹患某种疾病的危险性或减轻疾病后果的判断,包括能否有效预防该疾病或减轻病痛及减少疾病产生的社会影响等。只有当人们认识到自己所决定采纳的行为有利于健康时,人们才会自觉采纳,并有坚持行动的努力和目标。

2. 感知到障碍(perceived barriers)　指行为者在采纳医生或公共卫生人员建议的行为过程中对困难和阻力的感知,包括克服这些困难与阻力的有形成本与心理成本。这是一种价值的判断,如花费大、痛苦多、个人爱好难以割舍、与日常生活习惯有冲突等,对这些障碍都应有清醒的认识,心理准备与应对方式的思考对行为改变有益处。研究表明,对行为改变过程中存在的困难有足够的认识,才能在思想上和应对策略上做好准备,这样成功才有把握。

例如,预防性病的安全性行为措施——安全套使用,一些人不愿坚持使用是因为使用后快感降低;又如在减肥漫长的进程中,会遭遇意志力、控制力、美食诱惑及社交性应酬等问题。在健康教育过程中对这些问题都应明确指出,以帮助克服。

总之,上述四个主要变量(易感性、严重程度、益处和障碍)组成了健康信念模式的原始模式。该模式认为仅认识到危害和严重性还不够,只有意识到自己在放弃危险行为上所付出的代价(如时间、负担、毅力等)确实能取得预防效果(如降低发病、减轻疾病后果),人们才会有意愿,并有明确的行为方式和路线。正如美国心理学家罗森托斯克所说的,"感知到易感性和严重性,确实为行为提供了能量和力量,但只有当让公众感知到效益,并能先了解困难再决心克服之,才算是真正找到了行为的道路"。这就是健康信念模式之核心概念与内容,是个人对健康所持有的信念,即基于个人对某种疾病或健康问题的评估结果,也就是由对疾病易感性的感知、严重性的感知、行动益处的感知与障碍的感知组合而成,称之为健康信念,其核心内容如图4-1。

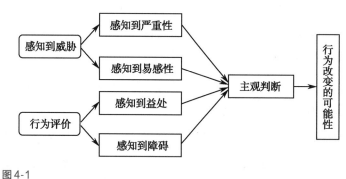

图4-1
健康信念的核心内容

二、行动线索

上述四个主要因素的提出只能说明人们"准备采取行动"的状态,不能说明实际行动,因此,在此基础上,1966年罗森斯托克指出将感知到威胁与行为评价变量进行组合达到对一件事情具有相当强度以至于引发个人的行动,即有"扳机"作用的行动线索决定因素被加入到模式中来,标志在建立适当的健康信念下触发健康行为。

行动线索(cues to action)也称为行动诱因或提示因素,是指激发或唤起行为者采取行动的"导火线"或"扳机",是健康行为发生的决定因素。在罗森斯托克的原始模式中,它既可以是内在线索,也可以是外在线索。内在线索,如身体疼痛、生理的不适症状等;外在线索,如利用大众传媒的健康宣传教育、医生建议采纳健康行为、家庭成员和团体的帮助和鼓励等。一般来讲,行动线索可以是事件、人或事,刺激人们改变他们的行为。如对于乳腺癌筛查行为来讲,健康日的相关宣传单、亲友和同事的筛查经验、医院悬挂的宣传条幅、街头发放的宣传册、电子屏幕等,都可能成为女性接受乳腺癌筛查行为的重要线索。要善于寻找这些可利用的线索或暗示力量,以间接帮助实现效果期望和效能期望,完成行为的改变。即行动线索越多,权威性越大,个体采纳健康行为的可能性越大。

三、自我效能

自我效能(self-efficacy)是一个用来描述个人相信自己在某种行为问题上执行能力的术语(详见第六章)。1988年罗森斯托克等人将这个添加到HBM框架中来。在这里是指行为者对自己成功实施或放弃某种行为能力的自信,即对自己行为能力有正确的评价和判断,相信自己一定能通过努力成功地采取一个能达到预期结果的行动。

自我效能是行为者对自己控制内外因素而成功采纳健康行为能力的正确评价和判断,即是否相信自己有能力控制自身与外在因素而成功采纳健康行为,并取得期望结果。自我效能高的人,更有可能采纳并坚持所建议的有益于健康的行为。反之,自我效能低的人则不易采纳,即使采纳也难以持久,容易出现倒退、反复。

一般来说人们不想去做那些他们认为没有自信或信心、能力不足以执行、完成的事情。例如虽然某人从思想上认为执行某种健康行为对自己健康有好处,但他又认为自己没有足够的信心和能力坚持完成这种健康行为,那他很可能就不会采取行动(高感知低行为)。很清楚,对自我效能的感知对执行健康行为起着决定性作用。即决定自我效能的因素不仅来自于行为者本人的内在自信心和意志能力的判断,还受其他诸多客观因素的影响,如经济地位和社会支持等。因此,这个概念的添加使HBM能更好地适应习惯性不健康行为转变的挑战,如久坐、吸烟或饮食过量等。从而为解释健康行为、干预不健康行为及预测干预效果和健康教育项目干预方案设计等提供理论思路和指导。

四、健康信念模式的框架发展

(一)健康信念模式的基本框架

在原始HBM框架基础上,经过学者们不断实践检验与修订,使其结构不断丰富与完善,已被广泛应用于多方面的健康领域,形成了国内外公认的基本概念和框架。

HBM中的"健康信念"从本质上看是一种行为感知信念,是在主观感知的基础上实现行为改变可能性的过程。健康信念是人们采取与执行某种目标行为的心理基础,如人们形成了具有与某种疾病和健康相关的健康信念,就会采纳健康行为,改变不健康行为。

根据HBM的理论假设,一个人是否采纳或放弃某种健康行为取决于这个人是否具有以下条件。

1. 认识到自己面临某个负性健康结果风险较高,这一负面结果对自己的健康和利益(经济、家庭、社会地位、形象等)威胁严重,而且这种威胁是实实在在的。

2. 产生一个正面的积极期望,即希望能够避免负性健康结果发生的信念。

3. 相信如果采纳专业机构或人士推荐的某种行为,将能避免发生负性健康后果。

4. 具有较高自我效能,相信自己能够克服困难,坚持采纳所推荐的健康行为就能获得成功。

上述的4个要素构成了健康信念模式的基本框架(图4-2)。

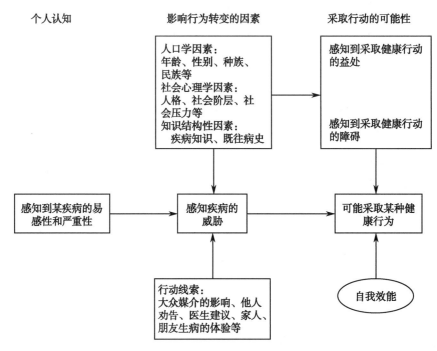

图4-2

健康信念模式的基本框架

改自:Becker MH,Draxhman RH and Kirscht JP,A new approach to explaining sick-role behavior in low income population.Am J Public Health,1974,64:205-206.

（二）健康信念模式框架的发展

1. 健康信念模式各变量关系的发展　虽然 HBM 的主要概念一直没有太大的变化,但在使用的过程中大量吸收了行为科学和社会心理学的研究成果,其本身内涵也日益丰富、理论更加完善,理论框架,尤其是各个概念之间的关系与联系也发生了一些变化(图4-2)。健康信念模式原始框架强调的是"行为改变的可能性"受到两大因素的影响:一是"对疾病威胁的感知";二是"对行为改变的益处和障碍的感知",即行为评价。其中"对疾病威胁的感知"主要是由"易感性及严重性感知"所组成,但却受行动线索及人口学因素的影响;"采纳行为益处与障碍的感知"则受调节因素的影响。根据研究者的使用经验,该模式存在以下需要改进的问题:一是模型强调"对疾病威胁的感知"是由"易感性及严重性感知"所组成,但容易误以为"对疾病威胁的感知",故需要另外设计量表来加以测量其概念。二是由于调节因素仅包括人口学因素和社会心理因素,会误以为"行动线索"属于"调节因素"。三是"行动线索"对于"采纳行为益处与障碍的感知"以及采取行动可能性都具有影响,但却没有见到相互间的关系。

后来善皮恩(Champion)和斯基纳(Skinner)提出了新的框架,调整了各个概念之间的关系,并加入了自我效能的概念(图4-3)。新的框架先将人口学、社会心理与知识结构变量等调节因素移到最左侧,再将感知易感性、感知严重性、感知益处和障碍、自我效能感等所谓"个人信念"整合在同一个方框内,并且置于图的中央。由于个人行为是个人信念所导致的结果,且也是该模式的原因变量,故置于最右侧。除此,个人行为也直接受到行为线索(个人行为的下侧)的影响。

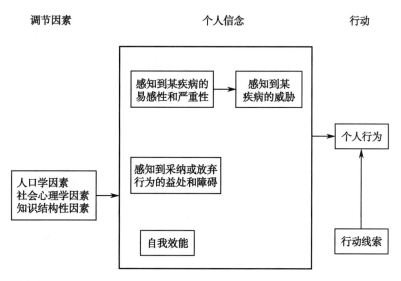

图4-3
健康信念模式各变量的关系

个人的信念和认知又受调节因素(修正因素)的影响,这里的调节因素是指人口学、社会心理以及知识结构变量。其中人口统计变量包括年龄、性别、种族、民族和教育等;社会心理变量包括人格特质、社会地位、社会压力、同伴影响等;知识结构变量包括关于某种疾病的知识,以前接触过的疾病等因素,如具有健康保健知识的人更容易采纳健康行为。对于不同类型的健康行为而言,不同年龄、性别、个性特征的个体采纳行为的可能性相异。因此,这个因素可根据研究者的具体研究需要而增减。

2. 保护动机理论　在健康信念模式理论基础上,美国学者罗泽斯(Rogers)等建立了保护动机理论。保护动机理论(protection motivation theory,PMT)是指通过认知调节过程的威胁评估和应对评估,解释行为改变的过程,从影响动机的因素角度探讨健康行为。其基本假设是保护个体远离疾病威胁而采纳健康行为的动机主要基于不健康行为的威胁性很大、个体对此威胁性的认知与感受、个体对借助行为可否远离威胁的认知、个体对所作反应可否会有效果的认知。这些因素必须同时发生,其动机才能促成有效的行为。

(1)威胁评估(threat appraisal):是人们对危险性的认识,是在平衡了下列两类因素后形成的,一是对危险因素严重性和易感性的认知,即感知到疾病的威胁。二是该理论认为导致人们患某种疾病的危害健康行为往往与行为者某种不健康行为有关,并能使行为者感受到某种"收益(rewards)"(如吸烟带来快感或社会交往便利)。由此可见,该理论是在健康信念模式的基础上增加了两个抵御健康相关行为改善的因素,以便更好地解释健康相关行为:①内部回报(intrinsic rewards)因素:实施危害健康行为所带来的主观的愉快感受,如上述吸烟所带来的快感;②外部回报(extrinsic rewards)因素:实施危害健康行为所带来的某种客观"好处",如吸烟所带来的交往便利。

威胁评估的严重性和易感性是减少不良反应的因素,外部和内部回报却是促进不良行为反应的因素。

(2)应对评估(coping appraisal):是人们对威胁健康处理能力的认识,是在平衡了下列两类因素后作出的评估。一是反应效能和自我效能,二是反应代价,即实施预防行为后的代价,即采取预防措施的障碍或不方便。

1)反应效能(response efficacy)(健康行为有益的信念):是指个体对所采取的某种保护性行为是否起作用的感知。一般而言,人们采取一种行动是因为相信他们将会从这一行动中获益,而且这种益处对个人有意义。

2)反应代价(response costs)(采取健康行为需要克服的困难):是指个体采取某种保护性行为所付出的社会或者经济方面的代价,即采取预防措施的障碍和不方便,是一种阻止人们采取某种行为的障碍或影响保护行为的反作用力。其中反应效能是人们采取预防措施带来的好处的认识。自我效能是人们对自己能够成功的采取预防行为的可能性,并获得期望结果的信心。反应效能和自我效能促进个体出现健康行为,而反应代价则降低出现的可能性。

保护性动机是由威胁评估和应对评估两个过程共同决定的,当人们感知到的严重性和易感性超过内外回报时,或者当感知到反应效能和自我效能感超过反应代价时,才能激发或产生保护性动机。Rogers 等学者从威胁评估和应对评估中提出一个单独变量—恐惧(fear)。在健康教育实践过程中,通过有针对性的工作,帮助对象人群了解相关信息,即作出正确的威胁评估(建立在掌握充分信息基础上的理性思考),又消除恐惧(感知到威胁严重而又不明情况,不知如何应对而产生出的带有逃避愿望的情绪反应),也作出了应对评估,使干预过程更有利于疾病防治,保护人的健康和权益(图4-4)。

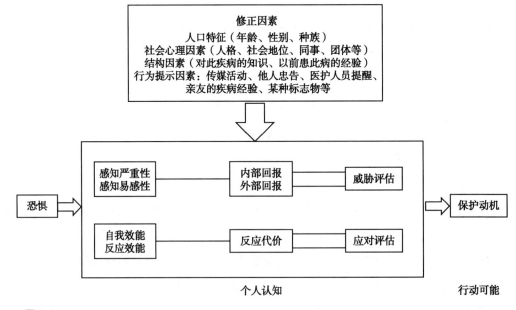

图4-4
保护动机理论示意图

在社区成年女性压力性尿失禁病人盆底肌锻炼依从性健康教育研究中成功地应用了保护动机理论,获得了较为理想的结果。研究者根据保护动机理论的7个要素设计了健康教育方案,即在强化病人对于疾病严重性、易感性的感知,增强其反应效能和自我效能,降低其对内部回报、外部回报和反应代价的感知,经过6个月的临床综合干预,干预组病人盆底肌锻炼依从性、尿失禁自我效能等保护行为指标得分明显比对照组高,使其保护动机达到了最大化。自我效能是指病人对处理尿失禁有肯定的主观信念。当病人对处理漏尿问题自我效能水平越高时,尿失禁越不容易对病人造成困扰。

因此,保护动机理论主要通过威胁评估和应对评估两个过程,应用多个研究领域,包括吸烟、慢性病预防健康教育、未成年人艾滋病预防、安全行为、健康饮食行为及营养等,能合理地解释、预测行为改变的机制,获得了越来越多的证据支持。

3. 模型的扩展及变量的测量　欧兹等在 HBM 的 6 个决定因素(感知到易感性、感知到严重性、感知到益处和障碍、行为线索及自我效能)的基础上,增加了未来结果的考量、关注表象、自我认同和感知到重要性 4 个因素,从而使模式预测的能力进一步提高。这 4 个因素的具体概念如下。

(1)未来结果的考量(consideration of future consequences):即思考和掂量某行为在将来会产生哪些结果。测量时可用"我经常考虑未来可能发生的事情并试图通过日常行为改变""我认为现在的牺牲通常是不必要的,因为未来的结果可以在以后的时间处理"。很多研究证明它是一种重要的行为决定因素,且对目前的健康行为和态度有重要的影响。

(2)关注表象(concern for appearance):即对自己外在形象的关注程度。比起健康后果,一个人的外观、吸引力、在公众中的知晓度和受欢迎程度往往更会是健康行为的动机。测量时可用"有吸引力和有好的姿势的重要性"。

(3)自我认同(self-identity):即描述一个人对自己的看法。个体认为自己有健康意识与采纳健康行为呈正相关。如在测量健康饮食行为时可用"我认为我自己是一个关注健康饮食的人"。

(4)感知重要性(perceived importance):即描述一个人对某一特定行为的结果的重视程度。如在测量健康饮食行为时可用"吃一种高营养的食物对你有多重要?"

上述的 4 个因素的测量均采用 Likert 5 级计分法,从"1 = 一点也不"到"5 = 相当重要"来测量。

欧兹等以健康饮食行为构建了 HBM 扩展结构方程模型,结果显示,模型的预测能力由 4 个因素的 21% 到 6 个因素,模型的预测能力增加到了 40%,由 6 个因素扩展到 10 个因素,模型的预测能力增加到了 78%。最重要的是,模型确立了各变量因素间某些中介关系的存在,阐明了可能存在的直接或间接关系的结合规律,这不仅具有理论上的价值,也为干预实践设计与指导提供了有价值的参考。

总之,健康信念模式几乎在个体"未采取健康行为—采取健康行为(或放弃健康行为)"过程中的每一环节都体现了个体持有的信念的不可替代性。虽然许多研究者在此模式基础上不断的扩展完善,但是该模式涉及的对是否患病的认知、对执行健康行为的有利与不利因素的认知以及对是否利大于弊的价值认知是不能忽视的关键因素。

第三节　健康信念模式的实践与应用

一、健康信念模式实践应用中的有关问题

信念和行为改变密切相关,是 HBM 存在与不断发展的重要原因。在 HBM 的指导下,以某种促进健康行为或预防疾病、降低慢性病并发症为目标及以工作场所、社区为基础的健康干预实践做出了很有价值的尝试,获得了很多值得借鉴的成果。在国际上,HBM 被广泛应用于预测各种与健康有关的行为,如进行疾病的筛查和接受预防免疫接种。最近该模式也应用于了解病人对疾病症状的反应、遵医嘱、生活方式(例如,危险性行为)和慢性病行为干预,多用于探索各种长期和短期健康行为问题。在国内,HBM 也广泛应用于临床、护理的干预,如在心脑血管疾病、慢阻肺、骨质疏松症、代谢综合征、髋关节置换等多学科上的应用,取得了一定的临床效果。在帮助设计健康教育调查研究、问题分析及指导行为干预方面也具有很好的应用价值。

（一）优点

1. 在过去几十年里,HBM 因其结构简单化而使模型容易实施、应用和检验,为调查健康行为提供了一个有用的理论框架。

2. 模式结构更清晰,充分考虑了社会心理因素对行为的影响。

3. 一般来说,模型的所有构成要素都可以被看为健康行为的独立预测指标,即通过态度和信念能较好地解释和预测健康相关行为。

4. 随着模式不断发展与完善,模型涉及的影响因素在不断细化,越来越适用于健康教育发展的实践需要。

5. 实践中可根据行为者的健康信念高低来选择教育内容和教育计划,避免了对所有行为者采取千篇一律的健康教育方式。

6. 通过对促进因素和制约因素的评估,选择有效的教育方式,提高健康教育质量,从而取得行为者的配合,自觉地参与。

（二）局限与争论

由于人本身就是社会人,其行为活动不仅受自身各种心理因素(感知、需要、动机等)的影响,还受社会物质环境和精神环境的影响,同时还要受到复杂的周围人群及当时情境压力的影响等,因此,HBM 作为个体水平的行为改变理论模式本身就具有其局限性。

1. 模式的变量设置

（1）模型没有明确地指出各变量之间的关系,变量的组合没有明确的规则。然而,该局限也可以被看作是优势,因为缺乏严格的规则为变量的组合提供了灵活性,使得 HBM 的适应性强,适用于多种健康行为和人群。

（2）尽管 HBM 已被健康行为促进研究人员广泛使用,但国内外研究和应用过程中发现该理论模式的各变量预测能力平均低于 21%（$R^2 < 0.21$）,即预测能力较低。

2. 模式的效度和可信度检验 HBM 对于解释和预测健康相关行为、帮助设计健康教育调查研究和问题分析、指导健康教育干预都有很高价值,但因涉及因素较多,造成模式的效度和可信度检验较困难。

3. 模式的隐私性 HBM 特别强调的是病人的感知,如病人对疾病易感性的认知、对疾病严重程度的认知等,这就有可能违反一些必要的保护性保密原则,造成或加重病人不必要的心理紧张。因此,在实际应用时,还应根据病人的具体情况而定。

4. 干扰因素的控制 HBM 是运用社会心理学方法解释健康相关行为的理论模式,但是没有考虑其他可能影响行为的因素,如社会道德准则因素。

近年来研究者对 HBM 理论争论很多,第一,是对疾病严重性的感知与 HBM 理论假设相矛盾,如艾滋病的筛查,个体对其严重性感知程度越高越不愿意接受艾滋病毒抗体检测;第二,HBM 理论假设所有个体都具有自主选择特定行为的机会,但在某种情况下不适用,如安全性行为(安全套的使用),由于男女关系没有完全平等,并非所有女性都能自主选择安全性行为。

二、实践应用实例及评价

(一)实际应用中的相关问题

HBM 及其扩展是一个结构模型,首先应该考虑的是对模型的理解,其次是模型的解释能力,最后是模型的实际应用。

一般来讲,HBM 中的严重性与易感性的感知并不能单独作用于行为改变。如严重性的感知往往是易感性感知的前提条件,在高严重性感知的条件下对易感性的感知是行为改变的意向,而不是实际行为的强预测指标。其他情况也如此,不同研究者有不同看法。

一个模型的解释能力因应用于具体问题和情境而有所不同。因为行为的改变不仅受健康信念的影响,还受其他诸多因素影响,如人格特征、社会经济条件、社会支持、政策环境及理解和设计技术等都会影响模型在应用中的解释能力。

HBM 及其扩展模式在实践中多用于健康行为干预。在应用于某个具体实例时,如艾滋病性危险行为的干预,首先要建立"性危险行为健康后果威胁"的信念,其次,要让干预对象确信安全性行为可以有效地预防艾滋病,这种行为可以带来诸多的益处,同时也让他们了解实施安全性行为并非易事,如性观念、情境因素、性伴侣的态度都是需要应对的障碍,所以,让干预对象参与健康行为干预方案制订的讨论及同伴教育可能会收到良好的效果。

(二)应用实例

案例4-1 应用 HBM 进行设计原发性骨质疏松症社区综合管理

1. 案例描述 该研究是基于健康信念模式来设计的原发性骨质疏松症社区综合管理模式。选取部分确诊的原发性骨质疏松病人为研究对象,对其感知、行为、健康信念和自我效能方面进行调查。

研究初期邀请了某社区 10 名骨质疏松症病人进行访谈,了解了病人在知识、信念、行为上存在的误区,在此基础上设计了原发性骨质疏松症病人社区综合管理模式,并进行实证研究,具体内容如下：

　　抽取部分确诊的原发性骨质疏松病人，从感知水平、健康信念、自我效能以及健康行为（锻炼、食钙）的执行情况入手进行了问卷设计，内容包括身体活动问卷、饮食及行为问卷、原发性骨质疏松症相关知识问卷、《骨质疏松症健康信念量表》（OHBS）和《骨质疏松症自我效能量表》（OSES）六部分。

　　结果显示，原发性骨质疏松症病人总的健康信念不高，平均得分50.1分（满分100分）（图4-5）。许多病人没有意识到原发性骨质疏松症危害的严重性。进一步对健康信念各项目分析发现，病人在食钙益处和锻炼益处两方面的得分指标却较高，提示多数病人意识到这两种行为对于防治原发性骨质疏松症的好处，而在食钙行为和体育锻炼行为方面存在障碍比较突出，表现为"改变饮食习惯困难""含钙量高的食物太贵"以及"没办法总是吃含钙量高的食物"；感知体育锻炼行为方面的障碍主要表现为"有规律的运动麻烦痛苦""有规律的运动占用时间"以及"改变生活习惯进行有规律的锻炼很困难"。病人对原发性骨质疏松症总的自我效能平均得分为59.8分（满分100分），大多数病人的自我效能处于不及格水平。病人在食钙行为方面的自我效能比体育锻炼行为容易实施一些，急需提高病人对于执行规律性的体育锻炼和增加钙摄入量对防治原发性骨质疏松症的自信心，即自我效能。

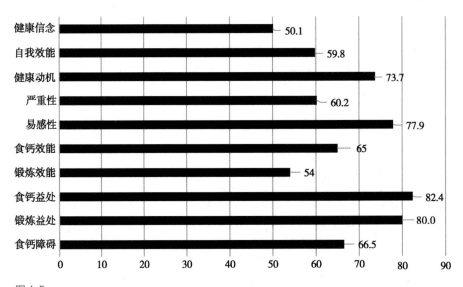

图4-5

原发性骨质疏松症患者健康信念和自我效能量表得分

　　原发性骨质疏松症病人的健康信念、自我效能、相关知识均存在较为薄弱的环节，健康信念模式下的慢性病社区综合管理需进行有针对性的完善，细化具体实施方案，以提高社区综合管理的效率。

　　2. 社区综合干预模式　HBM在实践过程中需遵循以下步骤（图4-6）来设计相关问题。对疾病或危险因素的严重性和易感性的感知使个体感知到威胁（本研究对象为原发性骨质疏松症病人，故不考虑对疾病或危险因素的易感性的感知），对实施或放弃行为的有效性（益处）和障碍的感知使个体产生期望,为采取健康行为提供了可能,通过行动线索,在自我效能的基础上产生健康行为。

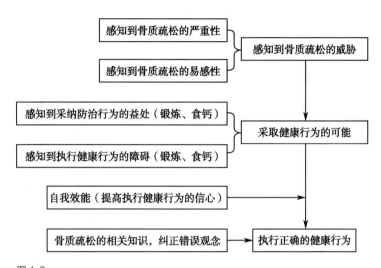

图4-6
原发性骨质疏松症社区综合管理模式

(1)提高对疾病或危险因素的严重性的感知:健康信念各项目内容分析结果显示,许多病人没有意识到原发性骨质疏松症会极大地影响到日常活动和人际关系。提示在开展健康教育和卫生宣传时需在危害意识的普及方面加以重视,努力提高病人对于疾病严重性和危害性的认识,积极纠正其错误的传统观念。

(2)提高对实施或放弃行为的益处与障碍的感知:使人们坚信一旦戒除这种危害健康行为、采取相应的促进健康行为会得到有价值的结果,同时清醒地认识到行为改变过程中可能出现的困难。国外已有学者采用自我效能理论对钙摄入的教育模式进行研究,我国营养学会制订的居民膳食指南中也推荐居民应当"每日食用乳类和豆类食物"。提示社区医师可以通过讲座或发放宣传资料,帮助社区居民意识到食用乳制品、豆制品有利于防治原发性骨质疏松症。此外帮助病人从思想上认识到锻炼对于健康的促进作用,动员更多的病人自觉地参与到体育锻炼中,有效地防止疾病的发生发展,提高身体素质。提供个性化的指导,帮助个体克服健康行为的障碍。

(3)行动线索:在设计时,考虑使用引导性、警觉性或应用性的讯息内容会发挥作用,所以在社区的入口、花园、体育锻炼场所等悬挂倡导健康行为的横幅;由社区卫生服务中心的全科医师对病人进行家访,对病人提出有针对性的个体化建议;在社区内开展专家义诊咨询活动,鼓励社区居民积极参加体育锻炼;发放自我管理资料,促使个体实现自我监督。

3. 启示　本研究以 HBM 模式为主要框架和内容设计的原发性骨质疏松症病人社区综合管理模式,其设计思路紧扣病人的"知识误区、信念误区、行为误区",目的是提高感知水平,树立健康信念,提高自我效能。因此健康教育的重点应该放在自我效能得分低的病人,通过综合干预提高其进行健康行为的自觉性。

健康教育不仅仅使群众了解健康知识,还需要使群众建立起健康信念,树立正确的态度,这是健康促进的动力,而行为、行动是健康促进的目标。只有健康促进的行为结果变成群众对于健康趋利避害的行动,才能使健康促进工作走向成功。知、信、行之间有一定因果关系,但不是绝对的。因为增进健康知识的知晓,才会形成健康信念;有了健康的信念,才会有促进健康的行动发生。但是这其间并没有必然性。如虽有健康信念但缺少坚定的转变不良生活行为的决心和信心,则行为的转变仍可能归于失败。

在设计社区慢性病综合管理模式时应该考虑影响人们行为改变的关键因素,即严重性、益处和障碍,无论预防还是治疗,其都会根据自己对每一个因素的感知来决定其未来的行为。本研究对象均为病人,其益处和严重性的预防作用较健康人更明显,而对疾病易感性的感知对健康人的预防作用更大。Janz 等提出,在健康信念模式各维度中,感知障碍不论是对健康人的预防研究还是针对病人的治疗研究,对行为的影响都是最大的。因此,应科学地选择 HBM 的各个维度作为健康教育的一个部分。

案例4-2　贝宁农村安全套使用障碍的一个横断面调查

1. 研究概述　贝宁是一个有 620 万人口的西非国家,男/女比例为 0.96,年龄在 15 岁以下的人口占 48.5%,识字率近 30%,职业以农业为主。选择该案例的原因是西非这个地区艾滋病感染率较高,罕见艾滋病病毒蔓延流行,所以研究人员根据当时西非贝宁县成年男女安全套使用存在障碍导致当地艾滋病防控受到阻碍的情况,应用健康信念模式(HBM)设计了这项研究。研究在有着 8 万人口的登方县进行。调查样本是基于登方县上一年人口和健康调查数据,采用分层随机抽样的方法,选择登方县的 10 个村庄,每个村庄 25 个人参与研究。采取自愿参与并可以随时退出的原则,调查员为 3 名社会工作者,其中两名男性和一名女性。调查内容包括社会人口学特征,对艾滋病的严重性和易感性的感知、对使用安全套有效性的感知、使用安全套的障碍和最近一次安全套的使用情况。

2. 研究结果

(1)一般性结果:艾滋病知晓率很高(99.9%),99% 的女性和 87% 的男性认为艾滋病毒或艾滋病为严重的和致命的疾病。94% 认为自己易受艾滋病毒或艾滋病的感染,这一比例女性比男性更高。但参与调查的人员中仅 36.8% 的男性和 47.5% 的女性说在最近一次性交时使用安全套。

(2)与 HBM 有关的结果:表 4-1 描述了一个应用 Logistic 回归拟合评估对艾滋病毒的易感性、严重程度的感知、对使用安全套有效性和障碍的感知与安全套使用之间关联的结果,揭示居民缺乏对安全套使用有效性感知和存在安全套使用的障碍是不能使用安全套的主要原因。比如,当地居民对使用安全套有效性有相对较低的感知,仅 37% 的受访者认为安全套是一种有效保护免受艾滋病毒感染的手段。与女性相比,男性对艾滋病病毒感染的传播模式知晓率较低,不太愿意使用安全套作为预防措施。

3. 案例分析与评价　这项研究运用 HBM 框架,假设一个人的行动是基于信念,它强调决策(使用安全套)的主要因素是对疾病或危险因素的严重性的感知、对疾病或危险因素的易感性的感知、对采纳行为有效性(益处)的感知、对实施或放弃行为障碍的感知和行动线索。结果显示对采纳行为有效性的感知、对实施行为障碍的感知是安全套使用的主要影响因素。该案例也表明,该模型可以在整体框架上使用,也可以针对某部分重点进行深入探讨。

表4-1　健康信念模式比值比与95%置信区间

变　　量	粗OR（95% CI）	校正OR（95%CI）
没有感知到艾滋病毒感染的风险（易感性）	6.9（0.9～52.5）	NA
不认为艾滋病是一种致命的疾病（严重程度）	2.5（0.3～19.7）	NA
没有感知到安全套的有效性（益处）	11.5（3.8～34.7）	9.8（3.2～30.0）
不愿意使用安全套（障碍）	5.4（2.1～13.7）	3.6（1.3～9.9）

NA：这些变量没有对安全套的使用产生重要影响

案例4-3　美国西班牙裔女性乳腺癌和宫颈癌筛查的meta分析

已有充足的科学证据证明,通过对年龄在50～74岁的女性中进行乳房X线早期筛查检查,可使女性乳腺癌的死亡率显著降低;对性活跃的女性进行宫颈癌可有效地降低其发病率和死亡率。但很多的美国西班牙裔女性从来没有进行过乳房X线、巴氏涂片检查或定期体检。该研究是应用健康信念模式理论框架来确定西班牙裔女性乳腺癌和宫颈癌筛查行为的影响因素,目的是为消除已知的筛查障碍和找出适当的干预措施提供科学依据。结果发现:社会经济地位低、贫困、教育水平低、缺乏知识、文化因素是导致西班牙裔妇女筛查率较低的原因。具体表现为:

1. 筛查障碍的感知

（1）对癌症的恐惧:大多数人认为癌症是无法治愈的,确诊即认为被判死刑,这种恐惧导致了回避讨论癌症的问题。其中拉丁裔还持有听天由命的宿命态度,这种态度源于信念,常认为癌症是上帝对不当或不道德的行为的惩罚。

（2）文化的尴尬:体检时身体私密部位暴露,特别是被男医生检查时的尴尬。西班牙裔妇女对向另一个人披露与她们性行为有关的个人信息感到难为情。

（3）语言障碍:英语口语能力与癌症筛查指南利用率呈正相关,英语口语不流利会干扰西班牙裔妇女对重要健康信息的获得和与健康专业人员顺利沟通,因此无法传达巴氏涂片或乳房X线检查的重要性和必要性。

2. 对癌症易感性的感知　西班牙裔妇女认为乳腺癌和宫颈癌的筛查是没有必要的,大部分女性认为这是一种诊断程序,而不是预防保健措施。尽管许多西班牙裔妇女明白乳腺X线摄像能够发现早期的乳腺癌,但假如没有感受到症状不适或没有家族史的情况下,她们认为自己不会有患乳腺癌的风险。

3. 癌症的严重性和自我效能　大多数健康信念模式研究没有对感知癌症严重性进行测试,因为几乎所有的女性都认为乳腺癌和宫颈癌是严重的。自我效能感是最近添加到健康信念模式中的,因此,许多研究人员在乳腺癌和宫颈癌筛查研究中还没有包括这个变量。

4. 行动线索　医生的建议是癌症筛查最重要的行动线索之一,拉丁美洲人认为医生是权威人物。由卫生保健工作者、研究员和健康促进人员组成的社区推广措施是最常见和最有效的健康促进策略,使用适当的语言材料,如印发小册子或其他媒体中介（如电视,广播和报纸）。

（王丽敏）

【思考题】

1. 简述健康信念模式的核心概念及基本框架。
2. 试用健康信念模式分析吸烟者戒烟的诸多益处与难处？
3. 基于健康信念模式，分析为什么 WHO 建议我国烟盒上增加警示图形？
4. 以健康信念模式的核心概念和框架设计一个关于高脂饮食引发肥胖的健康干预方案。
5. 以本章中的某个案例，简要说明 HBM 在健康教育实践应用中存在的局限性。

第五章

阶段变化理论

阶段变化理论属于个体层面的行为理论之一。它作为综合性和一体化的心理学研究方法,近年来在健康行为领域应用极为成功。该理论已用于众多的健康行为改变研究。它把行为变化的认知、行为和时间有效地结合起来,并成功地应用到行为变化的干预中,为健康教育的实际工作提供了理论指导,为转变那些不健康的行为提供了很好的理论依据,被引证为过去 10 年里最重要的健康促进发展模式之一。

第一节　阶段变化理论的背景与发展

早在 20 世纪 50 年代就有了阶段变化理论的雏形,美国罗德岛大学心理学教授普罗查斯卡(Prochaska)在准备成为精神治疗师的时候,父亲因无法相信心理治疗最终死于酒精中毒和抑郁症,普罗查斯卡教授没能用心理治疗帮助父亲,也无法理解为什么心理治疗得不到信任,在认真思考的同时,普罗查斯卡教授以此为契机在心理治疗方面做了更多研究。后来他在与别人合写的《向好方向转变》一书中指出:对大多数人来说,从不健康的行为改变到具有健康行为通常是有挑战性的,改变也是一个长期的过程,不会马上发生,并且是包括了几个阶段的过程,在每一个阶段、每个个体的认知和行为不同,任何简化行为改变的方式都是不恰当的。这为阶段变化理论的产生奠定了基础。

阶段变化理论(transtheoretical model and stage of change,TTM)是针对行为变化的不同阶段而提出的,因为整个变化过程跨越且连结了许多理论,所以又命名为跨理论模型。阶段变化理论起源于精神病理学和行为改变的领先理论的比较分析,是在 20 世纪 80 年代由普罗查斯卡及迪可乐曼特(DiClemente)发展起来的。他们针对"吸烟行为"进行研究,先将戒烟者分为"自己变化"及"接受专业治疗"两组,然后观察他们在戒烟过程中的各种反应。结果发现,这些人与烟奋战的过程中,随着时间点的变化而有不同的行为反应,显示了"行为变化是一个连续或者系列的过程",因此提出了"阶段变化"的概念。阶段变化理论是从一个动态的过程来描述人们的行为变化,而健康信念模式则是从行为诱发因素的角度来探讨人们行为变化的原因。阶段变化理论最突出的特点是强调了根据个人和群体的需求来确定健康促进的策略的必要性。该模式除可用在戒烟行为外,还广泛地应用在其他健康领域和心理行为方面。该理论除了重视变化过程外,还重视对不同人群的具体需求,对不同人群的具体需求进行充分地了解,特别强调应选择适宜的项目以满足人们真正的需求和适合各类人的具体情况,而不要企图把同一个策略应用于所有的人。目前,该理论构架中的各个概念,不断地被扩充、验证和应用,却也受到了不少的挑战。

普罗查斯卡等人提到阶段变化理论的前提假设包括以下几点。

1. 没有任何一个单独的理论可以解释整个行为变化的复杂性。

2. 行为变化是一个过程,此过程是指在一段时间内所呈现出来的不同阶段。

3. 就变化而言,各个阶段都同时具有稳定和可变两种特质,正如某些行为危险因素是相对稳定不易被改变的,而另一些危险因素则是容易被改变的。

4. 面临危险的人群大部分没有为行为改变做好准备,也将不会通过传统的行为导向的行为改变项目产生有效的行动。

5. 在特定阶段应该采用适当的改变策略,使行为改变的效能最大化。

第二节　阶段变化理论核心构件

一、阶段变化理论的相关概念

阶段变化理论的核心概念包括:变化阶段(stages of change)、变化过程(processes of change)、决策平衡(decisional balance)、自我效能(self-efficacy),下面分别进行介绍。表 5-1 简略描述了阶段变化理论的核心构件。

表 5-1　阶段变化理论的结构

构件		解　释
变化阶段	无意向期	在接下来的 6 个月里没有采取行动的打算
	意向期	在接下来的 6 个月里有采取行动的打算
	准备期	打算在接下来的 30 天里改变行为并在以往已经有所行动
	行动期	在少于 6 个月的时间里作出了外在的行为改变
	维持期	在多于 6 个月的时间里作出了外在的行为改变
变化过程	提高认识	发现和了解支持健康行为变化的新的事实、观念及提示
	情感唤起	经历危害健康行为可能引发的负面情绪(恐惧、焦虑、担忧)并学习和释放
	自我再评价	意识到行为改变是一个个体身份认同的重要组成部分
	环境再评价	意识到不健康行为对周围环境的负面影响
	自我解放	坚定地作出改变行为的承诺
	求助关系	为健康行为改变寻求和使用社会支持
	反思习惯	增强对不健康行为的认知,选择更健康的行为来替代
	强化管理	增加对健康行为的奖赏,对不健康行为的惩处
	刺激控制	消除诱发危害健康行为的提示或增强有利健康行为的提醒
	社会解放	意识到有一个支持健康行为的社会环境的到来
决策平衡	正面益处	行为改变获得的益处
	负面弊端	行为改变的负面影响
自我效能	自信	对自己能够在不同的情境中采取健康行为的信心
	诱因	在不同的情境中采取不健康行为的诱惑

（一）变化阶段

按照时间顺序，行为变化可分为五个阶段：无意向期、意向期、准备期、行动期、维持期。过去将行为变化视为一个"事件的发生与否"，而阶段变化理论将行为变化看作为一段跨越时间的过程，但不一定以线性方式进行。每个阶段各有其特点，分述如下。

1. 无意向期（precontemplation）　指人们在近期内并没有打算改变行为的时期。所谓的"近期"通常是以"未来6个月"为标准，但该时间段会因行为特点或研究需要而异。人们处于此阶段的原因在于无法预知自己行为的结果或对结果麻木不仁，并且有着各种各样的理由，其一可能是因为从未被告知该行为会有不良的后果；其二，曾经多次尝试变化却一再失败而泄气，甚至对自己的能力感到失望，以至于避免去思考、谈论或关注与该行为相关的任何讯息。在传统的行为治疗或健康教育计划中，他们属于动机缺乏群体，会对行为干预产生抵触，或不愿意接受治疗及参加健康促进项目。或者是传统的健康促进项目忽略了这些人的特殊情况，没有满足他们的需要和动机。

2. 意向期（contemplation）　指未来6个月内有改变行为的意向阶段。处于意向期的人，已经稍微意识到改变行为的好处，但对于行为改变可能遭遇的困难仍有强烈的感受。在权衡"好处"与"代价"时常会陷入深思，如果经常处于选择的矛盾心态，被视为"长的深思期"或"行为的延迟"。在传统的健康教育计划、尤其是期望人们能立即采取改变行为的计划中，这群人通常也会被忽略，因为他们还没下定决心要行动。有些计划虽将这些人视为目标对象，却因所设计的策略无法符合其需求而遭挫败。

3. 准备期（preparation）　指未来30天内打算或已经采取某些行为变化。在过去的1年中已经有所行动，并对所采取的行动已有打算，所以在时间测量上，通常是用"最近这1个月"作为标准。为了改变行为，这些人可能采取的行动包括参加健康教育课程、请教专业人员或医生、购买书籍进行阅读、或已经采取自我改变的策略。准备期的人通常被视为目标对象，会受邀参加健康教育计划，如戒烟门诊或体重控制班等。

4. 行动期（action）　指已采取行动且在行为上呈现变化但持续时间尚未超过6个月。处在行动期的人在过去6个月内已经采取行动，其行为不仅可被观察且有明显的变化。行动期在阶段变化理论中是5个阶段中比较重要的一环，但有学者认为并非所有的行为变化都有具体的行动表现。某些行为只要达到某种程度的变化，就足以降低罹患疾病的风险，以戒烟为例，降低吸烟量，虽然不是完全戒烟，却可视为采取戒烟的"行动"了。但目前多数研究对于"戒烟行动"的共识是：完全的戒除吸烟行为，也就是完全不吸烟。

5. 维持期（maintenance）　指改变原来行为采取新行为状态超过6个月。"避免复发"是维持期最重要的工作。处在维持期的人，除了采取特定而明显的行为变化之外，更需要努力地避免旧行为的再现，但无须像行动期的人一样应用多项行为改变策略。对于维持阶段的人而言，相对不容易有复原到旧行为的想法或企图，对于维持新行为比较有把握，基本达到预期目的。

处于行为转变不同阶段的对象无疑有不同的需要，因此要根据他们的需要和特点，采取不同的措施，这也是阶段变化理论的基本原则和精华所在。图5-1以吸烟为例展示了阶段变化理论的5个过程。

（二）变化过程

变化过程是指人们从行为的某个阶段转变到另一个阶段的种种表现，这些表现可以是内隐的，

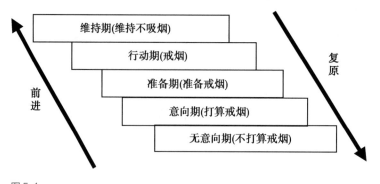

图 5-1
阶段变化理论示意图（以吸烟为例）

也可以是外显的。有以下 10 个变化过程：提高认识、情感唤起、自我再评价、环境再评价、自我解放、求助关系、反思习惯、强化管理、刺激控制、社会解放。以"危害健康行为"为例分别说明。

1. 提高认识（consciousness rising）　指发现有利于行为变化的新事实、新想法。人们接收到一些与疾病有关的信息，例如致病原因、患病结果、治疗方法等，因而醒悟到健康的重要性，甚至察觉到自己的行为需要调整。为了唤起人们的健康意识，可使用的干预策略包括：信息反馈（如因为量血压而得知自己血压偏高）、与人交谈（如与医师交流了解自己的健康状况）、阅读有关健康的书籍（如从医学书籍上获取相关知识）、媒体宣传（如看到电视上宣传健康知识的短片）等。

2. 情感唤起（dramatic relief）　指知觉到如果采取合适的行为，可减少不良行为带来的负面社会影响。通过角色扮演、影片观赏、悲痛的回忆、个人剖析、风险沟通、媒体宣传等各种方式，让人首先感受到不健康行为或危险行为可能造成的不良结果，以诱发负向情绪（如恐惧、害怕、焦虑、担心等）的产生。然后再通过适当的活动来降低或解除先前被诱发的负向情绪。

3. 自我再评价（self-reevaluation）　指在认知和情感两方面对自己的健康风险和不良行为进行自我评价，意识到行为改变的重要性。通常情况下，个人对于有或没有某项危害健康行为，都会做自我形象的评价，包含认知（知道危害健康行为容易引发疾病）与情感（认为不应该有危害健康行为）两方面的评价。例如，喜欢运动者给人充满活力的印象，而不运动者给人的形象是肥胖及迟钝的。依据价值判断（比较运动和不运动的价值体现）、健康行为典范（请喜爱运动者前来现身说法）、预期的结果（想象喜爱运动者的健康与活力）等方法，可以有效地引发人们对自己的形象进行再评价，从而确定要改变的行为。

4. 环境再评价（environmental reevaluation）　指意识到自己的危害健康行为带给社会环境的负面影响。与上述"自我再评价"相似，也包含认知与情感两方面的评价。这里的环境包括个人生活或工作的物质环境，以及因人际关系而形成的社会环境。通过移情训练、观看纪录片、提供证据、家庭参与等方式进行环境再评价，可让人察觉到社会环境对个人行为的影响，而自己或他人的行为也会彼此产生影响。

5. 自我解放（self-liberation）　指在建立行动信念的基础上作出要改变行为的坚定承诺。个人对于行为变化持有正向的信念，而且愿意将此信念付诸行动，因而作出承诺及再承诺。通常人们会利用新年、生日或某个纪念日时许下愿望，或在众人面前公开承诺，这样可以坚定改变行为的意志和决心,帮助个体脱离危害健康行为所带来的压力和束缚。

6. 求助关系(helping relationships)　指寻求社会支持网络以协助个人改变危害健康的行为。对于想要去除危害健康行为的人,提供支持、关爱、信任、坦诚和接纳等,就是提供社会支持,这些支持可以来自亲密关系、朋友关系、医患关系、咨询关系、伙伴关系等。

7. 反思习惯(counterconditioning)　指认知现有行为是不健康的而改以健康行为取代。针对自己存在的不健康行为,必须了解不健康行为的危害,学习一种健康的行为取代它。所谓健康行为是指对健康有益的行为,例如保持身心松弛、坚持改变不良行为的信念、降低诱发现有行为的刺激强度、接受专业的替代性治疗、强化正向思考的习惯等。

8. 强化管理(reinforcement management)　指增加对健康行为的奖励,对危害健康行为的处罚。强化是指个人因行为表现而呈现的结果(consequences),为正向的或朝向预期方向改变的,便给予鼓励或使人愉快的各种奖赏。早期的"情境处理",与此处的"强化管理"有所不同,因前者将惩罚包括在内,即对于负向的或未能朝预期方向变化者,给予不愉快的惩治或处罚。过去研究发现,行为改变成功者多半是依赖奖赏而非惩罚,另外,阶段变化理论是以和谐的方式促使人们自愿且乐意地改变其旧行为,所以强调"强化"的概念。强化可以提高新行为重复出现的概率,该方法包括签订行为改变契约、提供物质性奖品或奖金、给予精神性赞许或拥抱、加强小团体中成员间的支持等。

9. 刺激控制(stimulus control)　指消除诱发危害健康行为的提示,增强有利健康行为的提醒。所谓刺激,是指对于特定行为发生具有提示作用,或是引发个体采取行动的因素。刺激控制有两种处理方式:一种是将对旧行为具有提示作用的事件或某种行动线索移除;另一种是增多对新行为具有提示作用的事件或提供行动线索。可以采用躲避或远离刺激的做法,或改造环境使刺激不再出现,也可以通过团体成员的支持而对刺激不予反应,目的在降低旧行为复发的概率。

10. 社会解放(social liberation)　指意识到社会规范已朝支持健康行为的方向发展。对于某些行为受到社会规范所束缚的群体而言,一方面可提供多种机会或替代方案,促使个人行为改变而不再受社会规范的束缚;另一方面也可以变革不合理的社会规范使个人行为不再受不当的约束。例如,通过议题倡导、大众增权、公共政策的制定等,可以解放社会规范造成的约束。同样,强化社会福利制度可以缩小贫富差距,增加贫穷者的社会接纳机会;实施《公共场所控烟条例》可保护不吸烟者免受二手烟的危害;学校提供午餐可提倡健康饮食;通过推广安全套的社会措施可以预防艾滋病等。

对于上述这10个心理活动的认识有助于在工作中帮助对象从一个阶段过渡到另一个阶段,最终能够成功地改善健康相关行为。

（三）决策平衡

决策的平衡反映出一个人对于行为改变后的利弊考量。一个人针对行为改变做抉择时,需要对行为改变的好处及坏处同时考虑并比较分析。简单地说,好处是指行为改变能够带来的利益(benefits);坏处是指行为改变需要付出的代价(costs)。

决策平衡是反映一个人对于行为改变的好处及坏处分别给予的权重(weight)。早期研究将此概念分成四类:①对自己和他人可得到的工具性利益的衡量(如赚钱);②对自己和他人可得到的情感性利益的评价(如被称赞);③对自己和他人需付出的工具性成本进行评估(如需购置装备);④对自己和他人需付出的情感进行估计(如被批评或刁难)。

（四）自我效能

自我效能(self-efficacy)是反映一个人对自己执行新行为的信心,或者不会恢复旧行为的自信。自我效能的测量可从信心(confidence)与诱惑(temptation)两个层面考虑,前者表示处在各种不同的挑战情境中,仍能坚持实践健康行为或新行为的信心;后者则表示处在各种不同的挑战情境,仍能拒绝危害健康行为或旧行为的诱惑。自我效能可以借着经验累积、观摩学习、他人劝说等途径而得以增强。

二、阶段变化理论的内涵

（一）变化的螺旋模式

行为变化并不是一步到位的,我们经常看到尝试多次才成功的例子,而复原(relapse or recycling)却是许多行为变化过程中常会发生的状况。普罗查斯卡等人于1992年提出行为改变的螺旋模式(spiral pattern of change),将阶段变化理论原来认为的线性模式修改为螺旋模式。

由行为改变的螺旋模式(图5-2)可见,大多数人是由无意向期转变为意向期;再由意向期进入准备期;准备期之后再转为行动期和维持期。相对而言,有一部分人会出现复原的现象,即复原的行为便成为另一个循环的起点。例如,观察人们的戒烟行为发现,约有15%的吸烟者会由意向期、准备期或行动期,退回到无意向期(不考虑戒烟),但值得庆幸的是,大部分吸烟者会从失败中学习,而于下次戒烟时改用其他策略。

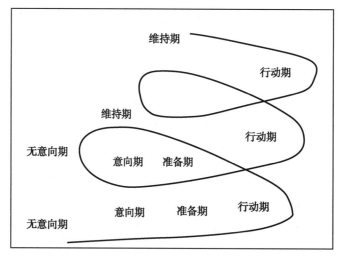

图5-2
行为改变的螺旋模式

（二）变化阶段与变化过程的关系

在早期研究中发现,变化过程与变化阶段之间有着系统性的关系,并据此提出阶段变化理论。例如,处于无意向期者不论是"相关信息的获得""对自己进行反思"或"与问题行为有关的负面体验"等,都比处其他阶段者来得少。因此,这些人抗拒任何的干预或治疗,也是最不容易被改变的一群人。处于意向期者,对于唤起危机意识的策略反应敏感,也最容易受到任何形式的提醒而反省自己的行为。所以,如果希望人们由无意向期进入意向期的话,比较有效的方法是运用与认知、情感及评价有关的改变技巧。换言之,处于早期变化阶段的人,多会因为认知、情感及评价的过程而进入准备期;处于后期变化阶段的人,则多因为承诺、受到制约、偶发事件、环境控制、社会支持等因素,而朝向行动期或维持期前进。

通过横断面研究了解行为的变化过程,在本质上有时序的限制(如无法分清行为变化的先后顺序),需要通过追踪性研究来了解变化阶段与变化过程的关系。Prochaska 等人以两年的 5 个时点,追踪研究吸烟者行为的变化,最后归纳出四种类型:稳定型(stable pattern)、进步型(progressive pattern)、退步型(regressive pattern)、复原型(recycling pattern)。进一步将这四种类型与 10 种变化过程联系起来后,发现:①处于无意向期的稳定型者,不论采取任何干预策略他们都不为所动;②处于所有阶段的进步型者,会从一个阶段进步到另一个阶段,也说明在变化过程中采用的策略是有效的。

就变化过程而言,采用提高认识、情感唤起和环境再评价策略,可以帮助无意向期者进入意向期;采用自我再评价的策略,可帮助意向期者进入准备期;采用自我解放的策略,可以有效地帮助准备期者直接采取行动;采用反思习惯、求助关系、强化管理和刺激控制策略,则可帮助新建立的行为维持下去。普罗查斯卡等人将每一个行为变化阶段中发生的心理变化归纳如下,如表 5-2。

表 5-2 阶段转变理论中不同阶段涉及的心理活动

	变化阶段				
	无意向期	意向期	准备期	行动期	维持期
变化过程	提高认识 情感唤起 环境再评价	自我再评价	自我解放、社会解放	反思习惯 强化管理 刺激控制 求助关系	

需要注意的是,变化过程和变化阶段的联系强度会因行为表现不同而差异明显。换句话说,并非所有行为在特定阶段,使用同一策略都会得到相同的效果。例如,想对同样处于无意向期的吸烟者、药物滥用者、不运动者、有偏食习惯者等进行改变时,如果都采用提高认识、情感唤起、环境再评价之策略,所获得的结果可能就会不同。即使具有同样行为的人(如吸烟),也可能因为不同地区(如城市或农村)、不同民族(如汉族或其他少数民族)、不同对象(如青少年、孕妇、老人)的缘故,虽然采用相同的策略(如通过提高认识来促使无意向期的吸烟者戒烟)却未必得到相同的结果。

第三节 阶段变化理论的应用

该理论被广泛应用于多个领域,成效显著,是最重要的健康促进发展模式之一。目前阶段变化理论应用涉及的领域可如表5-3所示。

表5-3　不同类别下阶段变化理论应用的领域

类别（论文数）	具 体 领 域
生活方式（315）	体育锻炼、减肥、体重控制、饮食、久坐、戒烟、性行为、防晒、其他
成瘾行为（89）	吸烟、酗酒、吸毒、药物滥用
疾病预防（98）	口腔健康、艾滋病筛查、乳腺癌筛查、结、直肠癌筛查、听力筛查、健康教育、健康咨询
疾病治疗（35）	糖尿病、各类癌症、心血管疾病
健康管理（33）	慢病管理、心理健康管理、压力管理、情绪管理
安全行为（6）	交通安全、饮用水安全、食品安全
其他领域（52）	行医行为、医生能力素质、临终护理、暴力、公益性行为、立法文件、态度、冥想训练

下面介绍该理论在戒烟行为和糖尿病、高血压项目中的应用实例。

一、在戒烟行为中的应用

吸烟对于个体和社会的健康负担都很大,在美国大约4700万名美国人持续吸烟。每年超过50万可预防的死亡都归因于吸烟。在美国的群体戒烟项目中,每个项目大约5000名吸烟者加入以家庭为基地的戒烟干预,主要通过电话、信件招募吸烟者,并通过医师和护士的当面劝导让每个吸烟者报名参加以行动为导向的戒烟门诊。借助计算机,每个参与者回答40个问题,用来了解他们处于戒烟改变的具体阶段,在5个阶段的每个阶段中,干预措施包括:①自助手册;②关于提高认识、戒烟过程、自我效能和诱惑的电脑反馈报告;③健康教育专业人员基于电脑评估参与者的需要和改进情况,提出改进的方案。总之,干预策略和措施与参与者的改变阶段比较匹配,如表5-4。在健康教育专业人员的帮助下,大多数参加者的情绪和信心有显著的改善,项目获得较好的效果。

表5-4　戒烟干预项目中针对不同阶段采取的干预策略

行为变化阶段	干 预 策 略
无意向期	普及吸烟对健康危害的知识 提高参与者对吸烟危害的严重性的认识 帮助参与者意识到在所处环境中,吸烟已是不受欢迎的行为
意向期	帮助参与者尽快行动但对情绪沮丧的和有自卫心理的吸烟者不一定最开始就让他们戒烟。对处于意向期阶段的吸烟者可以慢慢来,例如建议他将吸早上第一支烟的时间延迟30分钟。慢慢来通常可以增加参与者的信心,帮助他们更好地准备开始戒烟 要求处于此期的参与者作出开始改变行为的承诺
准备期	营造有利于参与者戒烟的环境 了解参与者的困难和阻碍,建议其如何克服
行动期	给予肯定和鼓励 帮助参与者建立支持其不吸烟的社会网络
维持期	对参与者进行鼓励

在国内也有很多学者应用该理论促进吸烟者戒烟,如陈小芳等人使用阶段变化理论促进高血压病人戒烟,她在苏州某医院通过方便取样收集了89例高血压病人(吸烟或曾吸烟)为研究对象,根

据随机数字表将研究对象分为干预组和对照组。干预组接受阶段变化理论建构的戒烟干预措施,对照组接受常规戒烟教育。随访1~6个月,比较两组行为改变阶段的不同结果,两组病人不同随访时间的行为改变阶段差异有显著意义($F=8.90,P<0.01$),干预组优于对照组。处理因素与随访时间的交互效应有统计学意义($F=13.69,P<0.01$)。干预组病人每日吸烟支数较对照组少($F=6.03,P<0.05$),各组每日吸烟支数随着随访时间的改变而改变($F=4.54,P<0.05$)。干预组血压较对照组低,差异有显著的统计学意义($P<0.01$)。说明阶段变化理论指导下的健康教育对促进高血压病人戒烟是有效的。

这些应用提示健康教育干预应该注意:①从笼统考虑对象的行为过渡到考虑其所处行为变化的阶段;②从一般性的健康信息传播过渡到根据参与者的实际情况使项目符合参与者的需要,运用个性化的、相互作用的有力干预措施;③参与者知道自己处于哪个行为转变阶段并在有进步时得到强化、鼓励是重要的。

二、在老年人糖尿病和高血压项目中的应用

1. 糖尿病项目中的应用　吴丽萍等应用阶段变化理论探讨了2型糖尿病病人足部自护行为的效果,课题组选择广州某社区120例2型糖尿病病人作为研究对象,随机分为干预组和对照组。干预组接受与阶段变化理论相匹配的护理干预,对照组接受单纯的糖尿病足部知识教育。探讨阶段变化理论在帮助2型糖尿病病人建立足部自护行为中的作用。通过干预后两组病人足部自护行为的结果有统计学意义($P<0.05$)。处理因素与随访时间存在交互效应,说明随着随访时间的推进,两组干预效果差异显著。两组足部皮肤干燥皲裂、甲沟炎、皮肤损伤干预组发生率低于对照组,两组比较有统计学意义($P<0.05$)。此结果充分说明阶段变化理论对帮助2型糖尿病病人建立足部自护行为有促进作用,良好的足部自护行为能有效改善2型糖尿病病人足部皮肤情况。

2. 在高血压项目中的应用　王花玲应用阶段变化理论研究了社区高血压病人干预后的效果,通过系统抽样方法,从4个社区中抽取240人。其中两个社区的120人为干预组,另两个社区的120人为对照组,对照组接受社区护士的常规干预,社区护士通过电话、入户、门诊的方式对高血压病人进行随访。干预组由护士在阶段变化理论的引导下,对高血压病人进行为期6个月的干预,包括高血压相关知识宣传、饮食、锻炼。社区护士根据问卷调查的结果分析病人所处的阶段,并以此来确定干预内容和形式。

无意向期和意向期主要以讲座的形式让病人认识到高血压及现存不良生活方式的危害,协助病人分析不良生活方式的优点和缺点,让其权衡行为改变利弊,确立改变的动机,将行为改变的好处与自己的生活目标相联系,提供支持和信息,并鼓励研究对象许诺从某天开始改变行为。同时,使病人意识到改变生活方式的简易性、可操作性和治疗高血压的有效性,以及治疗高血压的同时还可以调节多种心血管危险因素如血脂、肥胖、血糖,从而降低心血管疾病的发病风险。准备期:社区护士和病人面对面的交流,根据病人目前的情况提供改变不良生活方式的各种措施,以供病人选择,与其一起制订计划,并确定明确的短期目标。行动期和维持期:此阶段主要是通过随访解决改变不良生活方式过程中遇到的问题,适时给予病人鼓励和肯定,强化他们的行为。所有病人每月随访1次。

经过 6 个月的干预后两组之间在摄盐量、食用肉量、食用油量及锻炼方面均存在差异（$P<0.05$），在收缩压［干预组（139.83±4.96）mmHg，对照组（146.93±5.41）mmHg］、舒张压［干预组（84.72±4.69）mmHg，对照组（90.40±4.57）mmHg］、腰围［干预组（79.65±6.77）cm，对照组（81.61±6.95）cm］、体质指数（BMI，干预组 23.72±2.59，对照组 24.42±2.44）方面也存在差异（$P<0.05$）。可以看出，以阶段变化理论为指导对社区高血压病人进行干预是可行并有效的。

第四节　阶段变化理论的局限与发展

一、阶段变化理论的局限性

阶段变化理论奠基于心理治疗的诸多理论，是一个强调个人行为的理论。对此理论的批判主要有两方面，一是对于阶段变化理论的概念基础的质疑；另一方面认为该理论现有方法学的证据不足，缺乏分析上的评价。

1. 变化阶段划分不清　基于阶段变化理论的测量工具被不断开发，但对于阶段划分各研究并没有统一的金标准，在概念上尚存在含糊、不明确的内容，因此对被试所处变化阶段的策略不尽如人意，也直接影响到预测和干预效果。建议研究者在今后的研究中明确具体行为定义，并提供持续时间、频率和强度上的明确判定标准，强化不同研究之间的横向比较，以减少因测量工具的局限而对研究结果产生的不良影响。

班杜拉等学者对阶段变化理论的概念基础提出了质疑，他们认为人类行为是多变的，具有多面性，其改变过程难以明确地分成数个不同的阶段。在改变的前两个阶段，比如无意向期和意向期，其实只是行为意向（behavioral intention）在程度上的差异而已，并无法断然地分成两个阶段。再如行动期和维持期，是采用行动持续的时间，也就是以特定的期间（如 3 个月、6 个月等）作为分隔的依据，其适当性也值得讨论。

2. 整体行为改变过程探究过少　在目前的研究中很少探讨个体行为改变的整个过程，对个体所处行为阶段的反复转变分析不足，建议研究者今后加强对行为阶段转变过程的探究，尤其是变化过程中心理变量的差异以及整个模型的内在关系。

阿丹斯（Adams）等学者认为，将变化阶段的概念应用在比较复杂的行为时，有其本质上的限制。以体能活动为例，其涵盖范围很广，包括交通往返的体能、工作和劳动的体能、做家务的体能、休闲活动的体能、运动竞技的体能等。当研究者欲探讨体能活动的好处和坏处，或者分析自我效能的影响时，受试者针对前述各类体能的感受不一样，要针对整体体能活动回答目前所处的改变阶段时，就会很难准确回答。

区分变化阶段所采用的规则，还需要考虑效度与信度。由于变化阶段的区分并没有金标准，因此难以验证其在测量上的效度。事实上，行为在不同阶段之间的变化是很常见的，但究竟是以螺旋模式在改变，还是测量本身不稳定导致的现象，仍有许多争议。

有关各个阶段采用的干预策略是否有效的讨论，阿丹斯和维特（White）针对体能促进干预研究所做的文献综述中指出,短期效果虽被验证,但长期效果却缺乏实证。事实上,长期效果需要许多因素的支持与配合,在探讨体能促进计划的长期效果研究中,若未考量从事体能活动所需的环境、设备、规范等,确实不易得到有力的证据。

阶段变化不等于行为改变。如果只是在内隐行为上有阶段性变化,如从来不想运动(无意向期)变为打算开始运动(意向期或准备期),但从外观或实质来看还是没有运动,也就是行为改变并未完成。以健康教育者的立场来看,即使只是产生动机(行为意向)或动机增强,也可以说是干预计划产生了效果。假如大部分的干预计划都只能作用于早期的改变阶段,而难以达到晚期的改变阶段,也就是实际采取行动(行动期)而且持之以恒(维持期)的话,干预计划的价值是否存在? 区分改变阶段的实质意义又如何? 这些仍是值得讨论的议题。

3. 缺乏大样本的前瞻性研究 目前的研究所涉及的样本量均较少,这不可避免会影响研究的有效性和代表性。雷斯曼(Riesma)等对阶段变化理论应用于个体行为变化的干预研究,进行了有效性分析,在所选择的 37 项研究中,有 17 项显示干预无显著性差异,但该结论很大程度上取决于样本量的多少。行为改变有一定的时间,如果干预时间不足,干预效果便不能显著地体现,因此,后续研究者应着手于大样本的前瞻性研究,长期纵向比较行为的变化,以体现该理论的科学性和实用性。

也有学者发现,以阶段变化理论进行干预研究确实有困难。研究者不仅要将行为的改变阶段区分得很清楚,还需针对不同阶段的对象设计适合的干预策略。如果研究经费不够充裕、研究对象不够多、执行时间不够长等诸多限制的情况下,是无法依照阶段变化理论来执行完整且有效的干预活动的。

二、阶段变化理论的未来发展

应用个体层面的行为理论的研究,多数是以问卷作为资料收集的工具,阶段变化理论也是如此。就研究设计而言,阶段变化理论可以应用在横断面的调查中,以描述行为发生与否并找出相关影响因素,也可以应用在实验性的干预研究中,以了解目标行为是否因干预方式而有所改变。因为受到研究时间的限制,就干预后的效果而言,有时可以看到目标行为向预期方向改变,甚至看到改变后的具体行为,但不可否认的是,有些研究只能以中介变量当作效果指标,也就是在干预之后只能评估到行为改变的信念或动机有所增长而已。

有些研究者基于个人的兴趣或需要,会将几个不同理论中的某些概念予以结合。例如,帕克(Park)等人为了探讨运动行为,把阶段变化理论中的改变阶段与计划行为理论结合。研究结果证实,计划行为理论的重要概念包括个人态度、主观规范、行动控制和行为意向,可以有效地区别运动行为所在的变化阶段;也有研究将阶段变化理论与健康信念模式结合,计划以健康信念来预测改变阶段。该研究以非裔美国女大学生为研究对象,发现健康信念模式中的自觉严重性、行动线索和自我效能,在不运动组(即处于无意向期或意向期的人)而言,显著地低于有准备要运动(准备期)、开始运动(行动期)及已养成运动习惯(维持期)的人。

另外,梅诺(Menon)等人利用实验研究设计,找出可促使行为在改变阶段上朝预定方向移动的健康信念。他们以乳腺 X 线片为主题,针对不同改变阶段,设计能影响自觉障碍、自觉好处、自我效能等健康信念的干预活动,并邀请50岁以上妇女参加其实验计划。结果证实,这些妇女参加干预活动之后,其接受乳腺X线片的行为在变化阶段上有明显的移动,也就是从无意向期及意向期进入行动期。马丁(Martin)等人另以非裔美国女性高血压病人为研究样本,评估社会认知理论的部分概念(如自我效能、社会支持等)与运动行为之改变阶段的关系。他们发现,88.5%研究样本的运动行为是处于意向期(有打算开始运动,却尚未采取具体的行动),而且与运动有关的自我效能及社会支持也都偏低。

三、小结

简言之,最有效的行为改变策略,就是在对的时间(变化阶段)做对的事情(采用符合该阶段的改变过程)。阶段变化理论针对行为的变化阶段,详细地分类并联系适当的改变过程,在众多应用在个体层面的行为理论中占有举足轻重的地位。对阶段变化理论而言,行为不再只是一种外显可见的状态(健康信念模式所表现的行为多属此类),也不仅是单纯的行为意向(如理性行为理论所示)而已。在阶段变化理论中,行为是连续且可能不断反复变化的阶段所组成,对于健康教育或健康促进的干预计划设计,可以有更多的发挥和解释空间。总而言之,如同其他应用在个体层面的行为理论一样,阶段变化理论也因其以个人角度为出发点,使得概念、定义和测量仍难免有一些争议。尽管如此,阶段变化理论仍然是一个非常实用的理论架构。

(马亚娜)

【思考题】
1. 请阐述阶段变化理论中变化阶段和变化过程之间的关系。
2. 阶段变化理论目前有哪些应用领域? 请举例说明其应用的效果。
3. 请以例子说明阶段变化理论的局限性,并探讨如何进一步发展和完善。

第六章

社会认知理论

社会认知理论(social cognitive theory,SCT)是健康教育与健康促进实践的常用理论之一。从分类上,社会认知理论属于应用于人际水平的健康相关行为理论。它不局限于个体的心理活动和行为改变,也不仅仅解释大众、团体、社区等群体行为改变及其环境因素,而是更关注人和环境的关系。它强调人类行为是个体、行为和环境影响等相互作用的产物。

本章节首先介绍社会认知理论的背景与发展、基础原理以及该理论的特点,然后重点讲解社会认知理论的核心概念、理论构建和行为干预模式。最后,在综述社会认知理论对健康教育与健康促进实践的特点与作用、应用方式和应用原则的基础上,以案例方式来说明如何应用社会认知理论进行健康教育与健康促进的设计与实施。

第一节　社会认知理论的背景与发展

社会认知理论是一个复杂的人类行为理论,可以先从三个方面了解它的发展概况:从社会认知理论背景与发展了解其理论形成的过程;从社会学习理论的概念了解社会认知理论的基础原理;从社会认知理论的特点以明晰它对人类行为理论的贡献。

一、背景与发展

社会认知理论是美国加拿大裔著名心理学家班杜拉(Albert Bandura)于1986年出版的《思考与行为的社会基础:社会认知理论》一书中正式发表的理论。班杜拉(1925年12月4日—)于1952年取得美国爱荷华大学临床心理学博士。自1953年以来,他一直在美国斯坦福大学从事心理学研究工作。班杜拉最初主要以儿童群体为观察对象,研究儿童学习行为及儿童的成长与发展过程。经过长期不懈的科学研究,班杜拉从研究儿童的学习行为拓展到更广泛的人类认知行为范畴,其研究重心也从社会学习理论发展到社会认知理论。

一般认为,社会认知理论是以社会学习理论为基础发展而来,而社会学习理论的起源与发展又有着深厚的基础实验研究背景,甚至可追溯到巴甫洛夫实验和桑代克、斯金纳等学习理论。例如,桑代克(Throndike)提出了三条学习定律:准备律,练习律和效果律。准备律(law of readiness)强调学习者不仅需要外部学习环境,更需要有内部心理状态的准备,即学习者必须要有某种需要、兴趣或欲望,也必须准备相应的能力和素质。练习律(law of exercise)提出强化刺激与行为反应的联结关系。

效果律(law of effect)主要指出个体对反应结果的感受将决定个体学习的效果。这些定律解释了学习过程的基本规律。而斯金纳(Skinner)更专注研究学习行为的强化过程,其操作制约理论(operant theory)明确指出学习者最初在特定环境中的反应是随机的,但经过操作反应后才会选择性加强。斯金纳进一步把强化分为正向强化和负向强化,比如教学中教师的表扬是正向强化,教师的皱眉头是负向强化。斯金纳认为教学成功的关键就在于精确分析强化效果并设计特定的强化关联。上述与学习有关的理论阐明了学习过程的生理、心理机制,为社会学习理论的发展指出了重要研究方向,也为后来社会认知理论中的自我效能、结果期望、自我控制等概念奠定了重要的理论基础。

20世纪中期,经过米勒(Miller)、杜拉德(Dollard)和罗特(Rotter)等多人的努力,社会学习理论逐渐完善概念和理论体系。社会学习理论的主要特征是研究人类社会背景下的操作性学习原理为基础。随着研究的深入,以班杜拉为主要代表的社会学习理论更强调人类认知因素在学习中的作用,更重视人类通过经验、观察和模仿的学习过程。简单地说,班杜拉的社会学习理论在人类社会学习规律的基础上,加入了认知心理的概念,因而可以进一步解释人类的信息处理能力和所形成的成见,以及它们如何影响人们之间的观察学习和交流。

班杜拉和麦克(Michel)以社会学习理论为基础最终在1986年完成了社会认知理论的主体框架并发表了该理论的主要内容:个体的行为既不是单由内部因素驱动,也不是单由外部刺激控制,而是由个人的认知及其他内部因素、行为、环境三者之间交互作用所决定。这就是社会认知理论的核心思想"三元交互决定论"。在班杜拉等人的努力下,社会认知理论的理论体系得到不断完善。后来,它从社会学和政治学里吸收了很多有利于解释人类社会行为、集体行为的概念,以此解释人们群体的互相影响以及人们对环境的作用。社会认知理论也结合人本主义心理学的概念,对人类的自我决策、利他主义、道德行为等概念进行了分析。可以看出,社会认知理论在演进与发展中不断与其他理论建立关联,逐渐发展为综合性的人类行为理论。

二、社会学习理论

以前的斯金纳操作制约理论只关注了学习者自身在学习某项新行为时,必须在其执行这个新行为之后立即给予奖励,以强化他们愿意持续该行为的动机,比如教师在学生取得好成绩需要马上给予表扬以此巩固其学习行为。但是,班杜拉在研究儿童学习过程中发现了一个有趣的现象:儿童的学习并非完全由其自身体验组成。儿童会观察和模仿周围的其他儿童。当他发现其他儿童的某种行为会得到好处或者奖励时,他也会效仿该行为。例如,周围的儿童因为学会自己穿衣服而得到他人的赞许,他也会积极去学会自己穿衣服。所以,社会学习理论把学习行为从个体直接或亲身体验扩展到观察学习他人的间接体验。这就发现人类学习的一个重要环节:人与人或者人际之间的互相学习即"社会学习"。社会学习理论(social learning theory)对个体了解和体验周围的社会环境、通过观察来学习、进而形成行为的过程做了系统说明。其中,观察学习和替代性强化作为社会学习理论的核心概念,解释了人类学习和模仿行为的机制,这也是后来的社会认知理论的基础原理。

(一)观察学习

观察学习(observational learning)是指个体经由观察而注意到他人的行为模式,并且看到执行该行为之后的结果,进而决定模仿或学习该行为的过程,简单地说,就是通过模仿他人可形成自己的行为。大量的心理学研究结果表明,人类的大多数行为都是通过观察学会的。模仿学习甚至可以在既没有示范也没有奖励的情况下发生,个体仅仅通过观察其他人的行为反应,就可以达到模仿学习的目的。

班杜拉认为凡是能够成为学习者观察学习的对象均可称之为榜样或示范者(role model)。榜样可以是生活中的人物,也可以是影视图像中的人物,也可以是语言文字及其他抽象符号承载的人物。所以,周围遇到的人、公众人物以及小说故事中的人物等都有可能成为人们学习的榜样。例如,模仿电视明星的吸烟行为。但是,观察学习需要几个条件:①必须引起学习者的注意,才能使其接受有关的外界刺激加以学习;②学习者要将观察的行为保持在记忆中,以便在一定的情境中加以模仿;③学习者需要具有语言和动作能力,才能模仿该行为;④学习者要有适当的动机,才能促进学习的效率;⑤应在实施正确行为之后加以强化来维持该行为。

一般来说,透过他人成功的经验进行学习的方式可以节省自己错误尝试的学习时间,也可以避免犯错误的后果。这似乎比通过自己亲历尝试的学习方式显得更有效,观察学习对于人类经验累积的意义可见一斑。班杜拉认为儿童期是人类模仿及学习能力较强的阶段。儿童周围的父母、教师、长辈等都会成为他们学习的榜样,需要格外注意"言传身教"。另外,除了受榜样特点影响之外,观察学习是否成功更与学习者本身的观察力、智力、模仿力、结果期望等特点密不可分。

（二）替代性强化

在社会学习过程的机制中,个体可以不需要总是亲身经历"因为执行该行为而得到愉快结果"的过程,而是通过观察他人执行该行为的结果,了解到只要自己从事该行为就可能得到相同的结果,作为自己也要执行该行为的决策依据。例如,某儿童看到他的同学参加羽毛球社团,不仅锻炼了身体,而且结交了很多朋友,逐渐养成了一种爱好及生活方式,他希望自己也有这样的积极又有趣的生活方式,所以他也参加了羽毛球社团。所以,替代性强化(vicarious reinforcement)是他人的行动结果是正向的且令人喜悦的,个体感同身受并希望获得相同的结果,便会产生了替代性强化的效果即该个体进而决定也采用相同行为的过程(图6-1)。

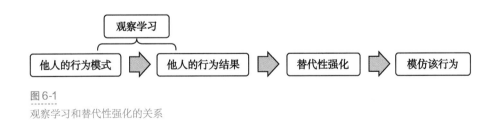

图6-1
观察学习和替代性强化的关系

三、社会认知理论的特点

社会认知理论是一个体系庞大、内容丰富的理论,因此定义或者描述什么是社会认知理论并不是容易的事情。我们需要深入了解它的概念与内容构件,这将是本章第二节的学习任务。这里主要通过总结该理论的特点来识别它是什么样的理论。

（一）以社会学习理论为基础

从社会学习理论开始，班杜拉认为个体的行为可以在观察他人的行为及行为后果的基础上获得，这也是社会认知理论的基础原理。所以，上面在社会学习理论中提到的观察学习和替代性强化同时也是社会认知理论的基本概念。还有一些社会认知理论的重要概念是在其正式命名之前已初步形成，后来成为社会认知理论的核心概念。

其中，最突出的概念就是自我效能（self-efficacy）。它是班杜拉在 1977 年出版的《社会学习理论》一书中提出的新概念。班杜拉发现个体通过观察学习虽然可以产生替代性强化的效果，但不一定能让他决定去从事所观察到的行为。因为个体决定是否要采取某项特定行为之前，他还需要评估自己有多少把握可以完成它，这就是自我效能的影响。自我效能概念是影响行为的"认知因素"，为后来社会认知理论的奠定起到了非常关键的作用。可以说，社会学习理论是社会认知理论的起点，它为后者提供了重要的理论基础。

（二）强调个人认知因素

社会认知理论另一个突出的特点是在个体行为与环境关系的基础上，强调个人认知因素及认知过程。在解释个体行为过程时，社会认知理论认为个体在特定的社会情景中，并不是简单地接受外界刺激，而是把刺激进行认知层面的加工处理，组织成简要的、有意义的感知，且把已有的经验也运用于需要加以解释的对象，在此基础上才决定行为方式。例如，个体在遇到他人时，首先需要确定这是什么场合、对方的职业、地位、性格等，对方在做什么，其意图、动机以及对自己的期待是什么，然后再决定作出相应的行为反应。

对个人认知因素的发现是社会认知理论和早期心理-行为研究的分歧点。后者比较侧重如何通过环境去改变行为，即通过在环境中设定一定的奖励或者惩罚因素来刺激个体行为的改变，这在健康促进实践中依然很常见。例如，在环境中设定禁烟规定，进行戒烟行为的实践。如果周围环境没有禁止吸烟的规定，人们很容易吸烟；如果有禁止吸烟的规定，人们吸烟就会变得困难，人们就会减少吸烟次数。但是，社会认知理论并不完全接受这种行为与环境之间的关系。在很多情况下，哪怕没有限制吸烟的规定，当周围人群对吸烟行为有反感而很少吸烟，若个体自身也持有相同的态度其吸烟行为就会下降。这时个体吸烟行为并不受周围环境的直接影响，而是通过个体对吸烟行为的态度（即个人认知）这个环节来影响个体行为。从研究方法上，个人认知因素是一个中介变量，是行为与环境之间很重要的中间因素，它更深入地解释了"为什么"环境因素可以影响行为因素，从而更透彻揭示了行为与环境之间的机制。正因为关注了个体的认知问题，社会认知理论更好地解释了人类自身的信心、能力和自主性等一系列因素对行为的作用，也揭示了人类行为的复杂性和精巧性，以此走出早期心理-行为的简单模型。

（三）以交互决定论为核心思想

社会认知理论的核心思想主要体现在它的交互决定论（reciprocal determinism）。班杜拉对儿童暴力行为研究中发现，儿童观察外在环境中他人所示范的某项暴力行为，可能通过直接强化及替代性强化效果影响儿童也执行此项暴力行为。因此，班杜拉强调一个人的行为表现并非仅由个人特质

或外在环境之单一因素来决定,这个过程包括了"行为表
现""个人因素""环境因素"三者之间的交互影响作用,
故又称之为三元交互决定论(triadic reciprocal determin-
ism)。也有学者将三元交互决定论等同于社会认知理
论,可见其重要核心作用。班杜拉的交互决定论提供了
新的视角和新的工具去了解人类行为与环境(主要是社
会环境)关系(图6-2)。

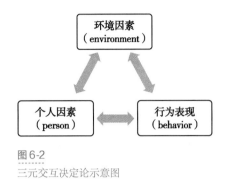

图6-2
三元交互决定论示意图

　　在健康教育与健康促进实践的应用中,三元交互决
定论的优势将更为突出。例如,依据社会学习理论,孩子
的主要学习环境是家庭,所以家庭及家庭成员对孩子的很多行为都会有深远影响。但是,如果将社
会学习理论应用在研究人们的健康相关行为时就会遇到局限。因为健康相关行为不仅受家庭的影
响,更有社会环境的影响。我们进行健康教育与健康促进实践会深刻体会到,只从个人特征(如认
知、动机、能力等)将无法很好地解释健康相关行为,也不能有效地干预行为改变,我们需要强调个
人、行为、环境等三者之间的相互作用。本章第二节会详细介绍该理论的三元交互作用及其在健康
促进中的实践。

　　(四)理论内容丰富并应用广泛

　　班杜拉的理论其内容丰富,很多概念非常受欢迎。有些概念可以单独被研究与应用(如自我效
能理论),甚至被借用去构建其他的理论。这使得社会认知理论显得结构分散、概念之间联系不紧
密。所以,有学者认为该理论内容散乱,比较缺乏统一的理论框架。社会认知理论本身有从社会学
习理论到社会认知理论不断扩展和完善的过程,因而该理论体系庞大,的确给后来的学习者带来了
很大的挑战。事实上,在实际应用中的确存在只列举几个概念构件的现象,比较缺乏系统地综合应
用。很多作者介绍社会认知理论内容的知识组织方式上也的确存在巨大差异,或者选取不同的概
念,或者解释的侧重点不同。这里需要强调的是社会认知理论是基础理论,需要考虑应用场景和应
用范围。若应用在健康教育与健康促进领域,就需要从该领域去考虑社会认知理论的内容构建。在
应用范围方面,班杜拉的社会学习理论更适合应用在儿童学习和儿童发展的问题,而社会认知理论
更适合研究人类社会行为包括健康相关行为等研究。

　　总之,社会认知理论的主要贡献是在行为主义和认知理论之间建立了联系。相比以前偏向生
理-心理模式下的行为改变理论,社会认知理论更有认知心理学的视角,更强调人本主义,对后来的
学习、教育、行为理论的发展有很大的贡献,也对健康教育与健康促进实践提供了很好的理论框架和
干预工具。所以,班杜拉的社会认知理论被广泛应用在教育、个人发展与社会化、行为矫正、健康教
育与健康促进等领域。班杜拉的理论也有其局限性。它对更复杂的学习过程、人类理性思维及复杂
心理特征等方面的研究是比较薄弱的。

第二节　社会认知理论的核心内容与构件

　　社会认知理论本身具有一定系统性与完整性,包含了很多大家熟知的概念,如观察学习、自我效

能、自我调控和道德脱离等,有利于我们去了解人类行为的形成过程与机制。本章节从健康教育与健康促进的角度,选取并重点介绍社会认知理论的重要概念——知识、自我效能、结果期望、目标形成与自我调控、社会结构性因素以及三元交互决定论。最后,介绍基于社会认知理论的行为干预工具——三层级实施模式。

一、社会认知理论的重要概念

班杜拉从 20 世纪 80 年代开始关注如何将社会认知理论应用到健康教育与健康促进的领域中,并重点提到了五个概念:知识、自我效能、结果期望、目标形成与自我调控、社会结构性因素。

（一）知识

1. 知识与行为改变的关系　班杜拉首先认为知识(knowledge)是行为改变的前提条件。例如,一旦知道了某些食物及食物添加剂(如人造甜味剂、亚硝胺、饱和脂肪酸高的食物等)会导致癌症病变,那么人们就会产生远离这类有害食物的想法,即有了改变自己行为的意识。但是,人们是否最终会采取行动停止摄入这些有致癌可能的食物却是另一回事。这个观点与知信行(knowledge-attitude-practice,KAP)和信息-动机-行为技能模式(information-motivation-behavioral skills,IMB)等对知识与行为的阐述基本一致,即知识或信息只是行为改变的“起点”,人们还需要信念、动机与技能才能完成行为改变的过程。上述理论都在提示两个重要的事实:

（1）获得知识是行为改变的重要基础:有了相应的知识,更复杂的个人因素、社会因素才能够影响行为改变。

（2）但知识对行为改变是不够的:知识让人们有了一定的常识、意识或警醒,但行为改变还需要信念、动机、技能等内容和过程。

正因为知识是健康相关行为改变的起点,社会认知理论指导下的健康教育与健康促进实践把传播健康知识作为其最基本的干预措施,这也是所有健康教育与健康促进项目的首要任务。因此,很多促进健康的努力将放在如何提供和给予人们正确的健康知识:为了提高公众对慢性疾病及传染性疾病危险因素的知识以及如何保护自身安全的知识等;媒体宣传、板报、小册子、宣传画报等都是知识传播的常用方式。

2. 知识的类型　社会认知理论对知识做了进一步分类:内容型知识和程序型知识。对于健康促进实践而言,知识分类有利于我们明确人们到底需要什么样的健康知识,从而使干预措施更准确、更有效。

（1）内容型知识(content knowledge):包括关于某项健康有关行为有哪些好处或者不利之处等知识。这主要是提高对该健康相关行为的意识,有警示的作用,这属于较低层面的知识改变。

（2）程序型知识(procedural knowledge):包括如何去建立并形成某种健康相关行为的知识。对行为改变而言,这是更高层面的知识类型。例如,指导人们如何识别健康食物与非健康食物,或者教会人们如何做美味又低脂的健康食品,这些都是程序型知识。

在健康教育与健康促进实践中,内容型知识和程序型知识都很常用,而且两者常是连续的干预措施。例如,介绍某项行为的常识(即内容型知识)来改变人们对该行为的观念与意识。然后,会逐步地指导并教会其健康行为并形成行为习惯(即程序型知识)。尽管两种类型的知识关联性很强,但知识的分类更明确了两点:一是健康相关行为的常识和付之行动的知识是不同的;二是程序型知识对行为改变更关键,需要在健康教育与健康促进干预中得到足够重视。

（二）自我效能

给予知识之后,健康教育与健康促进干预就需要考虑如何帮助人们建立和形成对某项健康相关行为的信心,这就是常说的自我效能。

1. 自我效能的定义　　自我效能是健康相关行为研究领域最常用的概念之一。它由班杜拉最早提出并做了系统地研究,并被广泛应用在其他研究领域。自我效能(self-efficacy)是指个体对自己执行某项行为的评估,也可以说它是个体对自己执行某项行为能力的感知。若从心理行为学角度,更强调自我效能是个体对自己执行某项行为而带来预期结果的信心程度或把握程度。需要注意的是,不能把自我效能简单地认为是一种信念,也不能将其等同于自信心,这种误解在自我效能的定义中并不少见。

自我效能会影响个体的感觉、动机及思考,进而会影响其行为的选择、付出多少努力、面临阻碍与失败时是否坚持下去等方面。因此,自我效能常被用来预测人们是否执行某项行为的最重要因素之一。个体对某项行为的自我效能愈高,其尝试或执行该行为的意愿就愈高。相反,较低的自我效能常意味着个体对执行该行为可能缺乏信心或感到恐惧不安,其执行该行为的意愿不高,该个体会犹豫不决,从而进一步阻碍其学习或实施该行为的机会。自我效能代表个体对自身行为能力的认知水平,但自我效能可以通过一些干预措施得以提高。事实上,通过提高自我效能来改变行为是基于社会认知理论的健康教育与健康促进重要内容。

2. 自我效能的特征　　自我效能概念通常作为行为的认知心理因素,在行动的心理准备期、开始期和行为维持期等阶段都会起作用。同时,它也会随环境或各种情境发生变化。自我效能的概念内涵比较丰富,因此会有定义上的内延与外展等属性,这需要进一步详细介绍它的特征。

（1）自我效能具有特异性:自我效能是与某项具体行为相对应的,所以准确的表达是:个体对某项行为的自我效能。这意味着个体对某一项行为的自我效能水平并不代表他对另一项行为的自我效能水平。例如,某人对体育运动行为的自我效能比较高,但他可能对健康饮食行为的自我效能比较低,反之亦然。一位患肥胖症的女性进行减肥,而她平时喜欢厨艺。所以,可选择"通过健康饮食来减肥"的方式。首先给予她相应的内容型知识——"多吃蔬菜能有效帮助减肥",然后给予其程序型知识——"如何为自己准备减肥饮食"。因为这位女性已经有了厨艺技能,她会很快地学会以蔬菜为主的饮食行为。因此,这位女性"通过健康饮食来减肥"的自我效能不会低。只要给予其少量的知识指导尤其是程序型知识,她对执行该行为的自我效能水平会明显提高。但是,如果选择"通过有氧运动来减肥",对于平日不喜好运动的女性,情况就会不同。首先也可以给予她内容型知识——"有氧运动对减肥的好处",但是她本身对运动行为的自我效能比较低的话,就需要给予详尽的程序型知识——"如何进行有氧运动"来提高她对运动行为的自我效能。所以,需要注意自我效能对某项行为存在特异性的问题,这会影响行为干预措施的选择。

（2）自我效能是关于感知的概念:自我效能是个体对自身行为能力的评估,所以更精确的表达是个体感知自我效能(perceived self-efficacy)。正因为自我效能是一种感知,个体所感知到的自我效能未必能够真实地反映实际情况。例如,某人对"去医院注射流感疫苗"行为的自我效能比较低。原因可能包括:此人的文化程度比较低;不熟悉医院就诊的程序,对自己去医院就诊并注射流感疫苗的过程感到困难等。而实际上,去医院注射流感疫苗的过程并不会复杂到让人感到恐惧不安的程度。但是,如果个体对自己去医院注射流感疫苗缺乏足够的信心即自我效能比较低,他也不会去医院就诊,也就无法完成注射流感疫苗的行为过程。所以,从健康教育与健康促进的角度,自我效能是非常重要的个体因素,有必要努力帮助个体提高或改善其对自身行为能力的感知。

(3)自我效能有个体与群体的差异:某项行为的自我效能可分为个体与群体等两种不同情况。个体的自我效能固然重要,但也未必能完全主导其行为。在日常生活中,个体在很多情况下都需要受社会群体的影响。例如,某人戒酒行为的自我效能在家里和出外会餐会表现出两种不同情况。在家中,戒酒行为的自我效能比较高,而在会餐时很可能会非常低。因此,班杜拉提出了群体效能(collective efficacy)的概念,即个体需要对自己在群体中执行该项行为进行评估。虽然群体效能也有提高的可能,但健康教育与健康促进更需要关注自我效能在群体中降低的问题。很多健康行为在群体环境或社会环境中执行起来是不容易的。常见的例子就是进行健康饮食行为。多数情况下,健康饮食的行为可能不难执行,但遇到假期、出差、会餐等情况,保持健康饮食就会变得困难。那么,如何提高个体在群体中的自我效能就是一个关键问题。这里涉及复原力自我效能(resilient self-efficacy)的问题,即在不理想的条件下个体依然有可以坚持该项行为的强烈信心。所以,如何帮助个体在群体中或社会环境中保持较高水平的自我效能也是行为干预措施的重要任务。

(4)一项行为可包含多个不同的自我效能:当一项健康行为可以细化为几项行为时,也会相应地出现几个不同的自我效能。例如,采用生理周期避孕法时,个体需要学会观察月经周期,也需要学会计算排卵期,也需要学会观察阴道分泌物性状,还需要正确地测基础体温,以及需要合理安排性生活等一系列的知识和技能。也就是说,采用生理周期避孕法进行计划生育并不是一项行为而是由一系列行为组成,也将涉及不同知识和技能。所以,针对生理周期避孕行为的自我效能也需要更具体细化为:计算排卵期、测基础体温、与伴侣协调性生活等各项自我效能。这些自我效能很可能不尽相同——很多女性对计算排卵期、测基础体温等行为的自我效能较高,而与伴侣协调性生活时间的自我效能相对偏低。

(5)自我效能不等同于行为能力:自我效能和行为能力是两个完全不同的概念,却常被混淆使用。行为能力(behavioral capacity)是指一个人要完成某项行为,他必须知道要做什么和怎么做。与学习不同,行为能力需要执行某项行为的实际能力。所以,行为能力是指个体执行某项行为的实际能力,而自我效能是个体评估自身执行该行为的信心程度。一般情况下,个体的自我效能常高于他的行为能力。而且,执行某项行为的能力是由该个体的行为能力决定的而不是自我效能。这就意味着行为干预需要注意两者的差别,而且必须要同时提高个体的自我效能和行为能力。所以,提高人们执行该行为所需要的能力也是健康促进实践非常重要的部分。

3. 提高自我效能的方法　根据社会认知理论,可以通过提高自我效能从而有效地进行健康相关行为的干预。一般来说,可以通过以下四个方面来提高自我效能:调整身心状态、说服、替代性经验和获得行为规则,如图6-3。

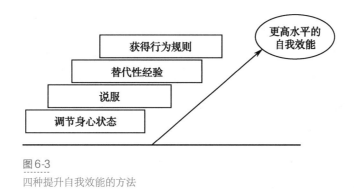

图6-3
四种提升自我效能的方法

（1）调整身心状态（physiological state）:班杜拉发现当个体面对某一情境时的情绪反应可以反映其面对该情境的压力状态。其情绪激发（emotional arousal）的程度越大、越不稳定,其相应的自我效能也越低。例如,去牙科就诊会让许多人产生焦虑、恐惧等情绪,甚至会出现血压升高、脉搏加速、出汗等生理症状。而出现这些情绪反应和生理症状会进一步阻碍个体去牙科就诊。那么,如果能够采取适当的措施来克服这种负面情绪以及减少可能出现的生理机能紊乱,个体就会提高信心程度,即提高了去牙科就诊的自我效能。所以,调整情绪及生理机能等身心状态是最基本的干预措施。可以采用静坐冥想、压力放松技术、心理咨询等方法,其主要目的是减少个体的情绪起伏（如紧张、恐惧）以及维持正常的生理功能（如呼吸、心跳、血压）。

（2）说服（verbal persuasion）:是另一种改变个体自我效能的方法。它主要是通过劝说的方式让人们认识到他们有能力去执行某项行为。班杜拉认为,说服的方法对那些相信可以通过行动来提高能力的人更有效。也就是说,说服的方法对那些容易被说服的人才更有效,容易被说服的人是相信行动会提高能力。班杜拉同时也提醒,若行为超过了个体的能力,说服也很快会有副作用甚至起反作用。因此,通过说服提高自我效能的干预措施需要考虑适用性,即需要具体分析个体的认知水平与能力状况。说服是简单、易操作的方法,非专业人士经过适当的培训就可以应用。例如,说服人们重视自己的健康管理、健康饮食、适当运动,说服人们积极就医就诊等都是常见的健康促进措施。

（3）替代性经验（vicarious experience）:是替代性学习（vicarious learning）的过程,其机制可参考社会学习理论中的观察学习和替代性强化等概念。替代性经验是指通过观察他人执行某项行为而学习以及改变自身行为的过程。如果观察到他人成功地完成了该项行为,个体对自己执行该行为的自我效能会受到一定的影响。这种替代性经验对那些并不太确定自己是否有执行某项行为能力的人会更有效果。若个体遇到与自己背景相似的他人,替代性经验的效果会达到最大化,其原因在于替代性经验是同伴教育（peer-to-peer teaching）的前提。因此,提供行为的示范或榜样（如父母、教师、公众人物）是替代性经验的常用方法。在有同伴的氛围里,替代性经验的效果会更显著。

在健康教育与健康促进实践中,替代性经验常以传播媒介为手段。例如,强行拿走饮酒者的车钥匙是防止酒后驾车行为的有效方法。虽然此方法已经广为人知,但有些人可以做到,有些人却做不到,这与人们的自我效能有一定关系。说服的方法虽然也能起到促进该行为的作用,但是更好的方法是制作与播放一段情景短片来演示如何成功地拿走醉酒人的车钥匙。此影片会发出强烈的信息,让观看者相信"如果他可以做到,我也可以做到",因而提高观看者认识到自己也可以做到,提高其对该项行为的自我效能。影片也可更深入地让表演者为大家讲述其成功经验,这其实也是同伴教育的一种形式。当然,如果能够亲眼所见(而不是通过影视制作),这会有更强烈的替代性经验效果。但是,并不是所有的行为可以亲眼直观,如安全套使用行为更适合采用影视传媒的方式。

(4)获得行为规则(enactive attainment):提高自我效能的最有效方法是使个体获得行为规则。这是通过直接指导个体执行某项行为,使其在行为过程中获得行为规则(包括知识和技能),以此提高其自我效能。此方法被广泛应用在健康教育与健康促进中,例如,在指导人们如何正确地使用安全套时,通常一边讲解一边在模型上演练操作,同时指出什么是成功的、正确的操作,什么是错误的做法。如果没有这种行为规则的演练与解释,人们会在实际操作中因没有相应的知识与技能而产生信心不足甚至挫败感,进而放弃使用安全套。

个体的自我效能会在自己成功执行某项行为的经验中逐渐形成。成功的经验可以提高个体的自我效能,失败尤其是重复的失败会严重降低其自我效能。也就是说,不论是成功的经验还是失败的经验,它们都会影响人们的自我效能。需要注意的是,成功或失败本身也是个体自身的感知。但是,多数健康相关行为改变方面的成功还是失败并不容易被立刻判断出来。例如,某人已经努力坚持低盐饮食几个星期,他希望以此控制自己的血压。但是,因为食物可能含有各种形式的钠盐,他所进行的低盐饮食是否真的可以严格控制钠盐的摄入,并且是否对血压起到作用,他自己未必能觉察到。那么,这就使他很难判断自己的低盐饮食行为是否达到目标,即该行为是否起到了降低血压的效果。如果不清楚该行为的成功与否,他也就很难知道该行为是否有效。这个例子说明了健康教育与健康促进的干预措施应该将人们建立健康行为的经历进行"结构化",可以让人们分阶段地感受目标与成功,也是分步骤地获得行为规则。班杜拉发现,失败经验(尤其是行为改变开始阶段的失败经验)对个体自我效能的负面影响最大。因为对初学者来说,开始阶段是非常困难的,很容易导致挫败感。所以,对没有任何经验的个体,清晰明确的阶段性目标在行为规则获得的过程是非常必要的。例如,在推进母乳喂养的健康促进实践时,对新生儿母亲进行一系列分阶段的行为指导会有效提高其母乳喂养的自我效能。

(三)结果期望

根据社会认知理论,自我效能只是影响个体行为的一个认知因素,另一个认知因素是结果期望。也就是说,只有较高水平的自我效能还无法改变行为,个体必须同时要有一定的结果期望才会有改变行为的意愿和努力。

1. 结果期望的定义   结果期望(outcome expectations)是个体对执行某项行为之后可能产生的结果所形成的一种感知。具体来说,它是人们对于执行某项行为可能产生的所有结果,逐项予以评估,并推测执行该项行为之后"可能得到的利益"或"必须付出的代价"各有多少,以此作为决定是否要执行该行为的依据。社会认知理论认为个体在行为改变之前,他必须有足够的信念——相信自己执行该项行为的努力是值得的、有短期或长期的益处。当个体相信"如果我执行这项行为,就会相应地有那样的(好)结果",才会有意愿采取行动。例如,当个体相信如果自己使用安全套可以避免感染 HIV,那么他就会努力执行该行为。所以,结果期望是影响个体行为的重要认知因素,也是行为的心理决定因素之一。

结果期望有正向和负向之分。个体对特定行为的结果期望越正向,也就是评估执行该行为之后"可能得到的利益"远高于"必须付出的代价",则想要执行该行为的动机越强烈。反之,若"可能得到的利益"低于"必须付出的代价",负向的结果期望就会减少个体执行该行为的愿望。另外,结果期望是个人的感知,有一定的主观性,也会因人而异。如果个体对执行某行为的结果期望与其兴趣相近,或者符合其希望得到的结果,则采取行动的可能性也会增加。结果期望也会与个人对未来的预期能力有一定关系。

2. 结果期望与其他相关概念的关系

(1)结果期望与替代性经验、直接经验的关系:与自我效能相似,结果期望也受替代性经验的影响,即个体对某项行为的结果期望来自对他人执行该行为结果的评估。例如,一位长期吸烟的女性发现其朋友戒烟后不必刻意遮掩因吸烟而发黄的牙齿,看到朋友轻松自在地微笑,她深受感触。这位女性此时所感知的结果期望是"戒烟(行为)会带来美好的微笑",这是她观察到他人戒烟行为的正向结果期望,这也是通过他人行为改变的良好效果而触动自己行为改变的例子(即替代性经验)。但是此例子的结果期望并不是基于戒烟的生理改变,如减少尼古丁摄入有提高血氧饱和度等效果。生理方面改善并不容易被个体所感知。因此,个体获得正向结果期望的难点就在于怎么帮助个体去发现或感知某项行为的效果尤其是长期益处。

另外,在健康教育与健康促进领域里,很多的健康相关行为其实并不需要通过替代性经验去获得正向结果期望。结果期望可以由个体的直接经验产生,即通过自己执行该行为而获得——在个体执行该行为后,他会立即注意到行为改变带来的正向效果。例如,健身运动之后,个体会很快感觉到自己身心与生活等方面的正向效果,个体也因此获得正向结果期望,此结果期望可以促使他继续坚持健身运动。因此,只要个体能够通过努力(替代性经验或者直接经验)找到值得这么做的理由,个体可以通过其自身的行为改变建立正向结果期望。

(2)结果期望与社会环境的关系:尽管可以通过干预措施帮助人们觉察到行为结果,但如何看待行为结果会受所在社会环境的影响。人们的行为及其行为结果是社会现象,会被所在社会赋予一定的含义。例如,某人努力地改善饮食及增加运动,希望以此降低血脂水平,血脂降低是他的结果期望。但是,在过去的几年里,社会对健康饮食和增加运动等行为增加了很多新的含义,如:改善饮食、监测血脂被认为是健康行为之一,是对自己的健康管理;经常运动被看作时尚潮流等。这些是社会对改善饮食、增加运动等行为的新认知。当人们接受了这些新认知,就会改变其对执行这些行为的结果期望,也会相应影响其进行该行为的努力。

上述行为结果及结果期望都是来自社会大众的认知。相反,某人对行为结果的认知未必可以被周围其他人接受。例如,当医生很高兴地去通知病人其血脂下降的检查结果,而病人未必为之所动。医生知道血脂下降的临床意义,但病人未必知道此结果对心脏疾病及中风的重要意义。也就是说,如果病人并不了解血脂下降的意义,甚至这不是其关注焦点,病人可能很难意识到血脂下降对防止心脏疾病或中风发作的价值。这就会出现一个困境,如果个体没有意识到努力的结果及其意义,就会很难改变其结果期望。

（3）结果期望与结果预期、强化的关系：结果期望也可能是负向的。例如，若观察到他人戒烟却增加了体重，人们会对戒烟行为产生负向结果期望。又如，传媒报道发生率极低的疫苗注射副作用会过度放大其危险性，使人们产生对疫苗注射的恐惧。此时需要一个能够表达正向还是负向结果期望的概念：结果预期（或者结果预期值）。结果预期和结果期望是两个不同的概念。结果预期（outcome expectancies）是指期待 Y 能够随着 X 发生，同时也指 Y 的正向或负向的价值。因此，结果预期更强调行为结果的价值，具有"价值如何""是否值得""有多少意义"等含义，这是与结果期望的主要区别。所以，结果预期往往是个体对所期望行为结果的一种正向或负向的价值判断。很显然，每个人对相同行为的结果预期会不同，有些人可能会比其他人认为某行为结果更有价值、更有意义。

结果期望也有别于强化，且强化的概念更与结果预期有关。强化（reinforcement）是指为了增强执行某项行为的效果而在行为上增加了什么正向的、积极的或者负面的、消极的因素。正向强化一般包括执行某项行为时个体所能感知的收益，因而这项行为将被不断重复执行。这些收益可以来自外部，比如某社区对减肥的鼓励，某工作单位对戒烟行为的表彰，某公司对坚持健身运动员工的经济奖励等。与之相反的是内部强化，比如运动可带来减肥效果以及健美的体形，调整饮食之后血压得到控制从而减少对高血压药物的依赖等。班杜拉强调采用外部强化（不论是正向或反向的强化）是帮助人们建立某项行为结果预期的最初措施，但是由于给予个体的鼓励、奖励等会被取消，长期依赖外部强化措施往往并不稳定。所以，他建议在采用外部强化的同时，必须建立内部强化才能让行为改变稳定持久。

（4）结果期望与自我效能的关系：社会认知理论认为，自我效能和结果期望都是个体的感知，也都是行为的重要心理决定因素，一起决定了个体对形成某项健康相关行为的动机水平（levels of motivation），所以应该联合应用两个概念。例如，采用低盐饮食来控制病人临界高血压时，该病人已经有相应的内容型与程序型知识，但他是否能够做到低盐饮食以达到控制高血压的目的需要一个过程。首先，病人需要执行该行为的动机。班杜拉认为，动机是结果预期和自我效能的共同产物，它取决于个体如何回答下面两个问题：①执行该健康行为会获得有意义、有价值的结果吗？②我真的能执行这项行为吗？只要个体对其中一个问题不确定，那么他就很难去尝试执行这项行为，即他的行为动机水平比较低。这很容易理解，当人们看不到此健康行为的意义或价值就很难去执行该行为，或者人们对自己执行该行为的自我效能比较低也不会采取任何行动。所以，必须让人们认识到"通过低盐饮食可达到控制血压的目的，这是值得去做的健康行为"，同时他们也要能感觉到自己有执行低盐饮食来控制血压所需要的行为能力，即有信心去执行该健康行为。只有具备了这样程度的动机水平，个体才能开始设定行为目标以及进行自我行为调控。这也是后面提到的三层级实施模式的基本原理。

（四）目标形成与自我调控

社会认知理论揭示人类具有"忍受短暂的负向结果，以便换来长期的正向结果"的能力。也就是说，当人们考虑到执行某项行为虽然需要立即付出但却可以带来长远利益或更高目标时，他们也会愿意执行和维持该行为，这反映了人类的理性和意志。但是，班杜拉也强调，一个人的意志力并不能代表他可以达到所设定的目标。从个人意志到目标完成需要很多因素,除了知识与技能,以及自我效能和结果期望组成的动机水平之外,还需要合理有效的行为目标形成和自我调控等过程。

1. 目标形成 根据社会认知理论的原则,行为改变最好的方法是通过把目标分解成阶段性目标,逐步去实现,这个过程就是目标形成(goal formation)。这提示我们必须设定具体的、明确的、描述清晰的、可行的阶段性目标才能达到更高一层健康相关行为改变的目标。例如,在糖尿病控制干预过程中,应该将最终目标(或理想目标)与阶段性目标加以区别。可设定"合理安排糖尿病饮食以控制血糖"为最终目标,但这需要糖尿病病人每日坚持抵制导致血糖升高的食物诱惑。若目标形成的太高,超过了病人可以预期的程度,他就无法改变其行为。所以,在指导糖尿病病人的饮食行为改变时,需要制订阶段性的行为目标,这些目标应该是糖尿病病人可以观察、感知甚至可以测量的行为,而不仅仅是测定血糖值而已。因此,每日目标可以设定为:碳水化合物进食量少于两餐,禁食任何甜食,每日热量一半需来自蛋白质等。糖尿病病人可以每日检查三个目标是否达到,然后再去实现下一个阶段性目标。

在目标形成与实现的过程中,个人所感知的自我效能会不断提高,同时个人也在不断体验正向的行为结果(即获得结果预期),这会让病人努力继续执行该健康行为直到实现最终目标。由此可见,阶段性目标也许还没有直接的临床效果,但是它是提高自我效能和增强结果预期的重要途径,进而促使个体维持该行为直到最终收获具有临床意义的结果(即血糖得以有效控制)。

2. 自我调控 如果说目标形成是关于外在的行为干预过程,那么自我调控主要解释关于个体自身的行为改变的规律和过程。自我调控(self-regulation)是指个体将自己的现有行为与预期目标行为相比较,然后对自己行为进行调节的过程。从生理-心理层面,自我调控的过程包括自我监测、自我判断和自我反应等三个部分完成个体内在因素对其行为的调控。在应用到健康相关行为改变时,自我调控可以细化为下面六个方面。

(1)自我监测(self-monitoring):个体有目标、有计划地定期检视自己的行为。

(2)目标设定(goal-setting):是个体为自己确立希望达成的目标。

(3)反馈(feedback):执行目标行为的过程中,将监测到的信息作为修正自己行为的依据。

(4)自我奖励(self-reward):当自己达成预期的成效时,给予实质的奖励。

(5)自我教育(self-instruction):在执行某项行为过程中,随时与自己对话、反省及自学。

(6)寻求社会支持(enlistment of social support):在行为改变的过程中,争取家人及朋友对自己的支持。

通过以上六个途径,个体健康相关行为可以不断地进行矫正和改变直到达到行为目标为止。

(五)社会结构性因素

如上所述,当个体具备足够的自我效能和正向结果预期(即个体拥有相应动机水平)就可以努力达到行为目标,这些都是执行某项行为的影响因素。但是,这只涉及该个体的个人因素而已。人们所生活的环境也会促使或者限制他们有效执行该项行为,这涉及社会结构性因素。

社会结构性因素(social structural factors)是指在个人能力控制之外能够影响行动或行为的多个因素的集合,可分为物质因素(material factors)和智能因素(intellectual factors)。其中,物质因素可包括居住地、设施、经济等因素,而智能因素可包括知识、政策、教育、文化、社会习俗等。社会结构性因素对个体行为影响比较错综复杂,我们可以通过下面的例子来思考社会结构性因素是如何影响人们的健康相关行为。

"住在某贫困地区的人们有不健康的饮食行为问题。据初步调查,造成该地区人们不健康饮食行为的主要原因包括以下几个方面:该地区缺乏新鲜的水果、蔬菜,缺乏高蛋白食物以及食物种类单调。进一步资料分析发现:该地区地理环境属于多山地形,基础设施不发达,日常交通不便利;同时,该地区商业经济不发达,商铺的商品储存种类及数量非常有限。因而,生活在该地区的人们需要长期食用自家生产的土豆、玉米等食物。尤其在食物缺乏的季节,生活在该地区的人们需要长期食用这些贮备食物,这导致他们出现营养不良甚至因营养问题而导致疾病。"

针对上述的案例,健康教育与健康促进工作的首要任务是先让人们知道自己目前的饮食行为会导致营养不良等问题,甚至会严重危害健康。同时,也需要让人们认识到改变饮食习惯及食物营养结构会有效改善他们的健康状况。但是,健康教育与健康促进工作不能停止于此。这个案例最大的挑战并不是我们常规设计的健康教育措施,而是如何解决人们所居住环境条件对他们饮食行为的影响。所以,健康教育与健康促进工作还需要从更广域的视角去分析社会结构性因素如何影响人们饮食行为的选择与执行。

一方面,贫困地区人们的自我效能与城市地区人们的自我效能模式有很大的差别。在提高贫困山区人们的自我效能方面,只考虑个体及社区的健康教育已经不足够。因为人们获得丰富多样、高营养的健康食物已经超出个人能够控制的范围,这就需要考虑社会结构性因素。这需要进一步调查和改善包括居住环境、交通、商业、当地习俗、文化与政策等方面对人们饮食行为的影响。这就上升到健康促进的"社会-政治-文化"的生态层面。所以,健康教育与健康促进的重点不仅需要改变人们对健康饮食行为的认知,建议他们多吃丰富又营养的食物(内容型知识),更需要指导和帮助他们如何去选择和获得这些食物(程序型知识)。另一个方面,该地区针对健康饮食行为的强化也非常缺乏。不论外在强化还是内在强化都与社会结构性因素有关。如果周围的生活状况与饮食行为习惯都非常相似,个体对自身和他人饮食行为便会习以为常。在这种情况下,人们很难获得相应的结果期望,也就是说,该地区人们的饮食行为改变得不到良好的社会支持,执行饮食行为改变也随之会非常困难。

二、在健康教育与健康促进实践中的三元交互决定论

三元交互决定论是社会认知理论的核心思想,我们需要把它放在健康教育与健康促进实践中进一步了解个人、行为与环境三者的交互作用。

(一)环境与行为的交互作用

1. 环境对行为的作用　环境是非常广义的概念,可具体为物质、经济、文化、政策等环境因素。除了物质环境之外,与人们工作生活息息相关的经济、文化、政策等环境因素可统称为社会环境。各类环境因素都会对个体行为有所影响。例如:国家提供免费疫苗会影响儿童保健行为;公共场合禁止吸烟的法律规定会影响吸烟行为;社会文化习俗会影响饮食行为及习惯;烟酒的高税收会影响烟酒行为;人行道安全设施会影响人们的交通安全等,这些都是环境影响行为的例子。

2. 行为对环境的作用　行为也会对环境起到一定的作用。不论是个体行为还是群体行为都会影响环境。常见的例子是个体如何选择其居住环境。某人选择移居到某个城市，是希望能够享有该城市所提供的良好生活环境，可包括社会安定、工作机会多、各项服务设施便利、商品种类丰富以及人文环境优良等。这些环境条件将是其健康及健康相关行为的保障。在此例中，个体主动选择了他认为更适宜生活的城市，但同时他的移民行为将对环境产生一定的影响。这解释了为什么有些城市被人们向往并移民，人们的偏好和移民行为将进一步影响该城市的人口规模，经济与商业模式，城市环境及治理等各方面。

需要注意的是行为对环境的作用和环境对行为的作用常常是联动的。社会认知理论认为，人们的行为会影响环境，同时环境反过来也会影响人们的生活方式及行为，这是行为与环境交互作用的本质。例如，很多城市制定了与环境相关的禁烟法规。但是，禁烟法规往往被吸烟人群和烟草生产经销商极力反对，而由于广大群众的支持，这些法规最终得以实施与执行。这是人们如何影响法律法规的制定并以此改善城市环境的典型实例。在这里，群体自我效能对此案例起了关键作用。由于人们有足够的集体自我效能去申诉和倡导，这促使烟草法规在很多城市得以实施，在吸烟行为控制方面收获了很好的效果——吸烟行为的整体流行趋势减弱，尤其是青少年及青年人的吸烟率显著下降。此案例证实了人们通过支持法律法规改善环境，而改善的环境又对人们的健康相关行为起了作用。

（二）环境与个人的交互作用

对交互决定论来说，如何定义"个人"是一个关键问题。班杜拉认为"个人"代表个人感知特征的总和。上面提及的知识、自我效能、结果期望及结果预期等都属于个人的感知，即属于班杜拉定义的"个人"范畴。

1. 环境对个人的作用　环境可以影响个人的感知，也就能影响属于感知的自我效能和结果期望等方面。例如，研究显示社会环境可以影响女性青年领取避孕药的自我效能。荷兰的相关政策在很大程度上支持女性青年领取避孕药的行为，而且采取措施促进避孕药的使用。而美国的情况恰恰相反，没有制定相应的政策，社会环境并不支持女性青年领取避孕药。这解释了荷兰女性青年领取避孕药的自我效能远高于美国女性青年的原因。由此可见，不同的环境（主要是社会环境）对个体健康相关行为的自我效能有促进作用，也可能起到阻碍作用。

环境也可以对结果期望有很大的影响。例如，针对因饮食不当而导致肥胖的问题，结果期望在男性与女性群体或者在城市与农村的群体都可能不同的。对于男性来说，肥胖也许并不重要，而对女性来说肥胖是很严重的问题，这与社会对性别的不同定义有很大关系。又如，在某些城市地区（尤其是发达国家），身材的胖瘦将反映一个人的经济状况甚至其社会阶层，因而肥胖问题可能对城市地区的人们比农村地区的人们重要得多。这些都是不同社会环境对人们结果期望的影响。因此，环境是通过影响人们结果期望进而影响其对某项行为的选择和执行。

2. 个人对环境的作用　个人对环境作用的方面，一般来说，这里的个人指的是群体而非个体。实际上，一个社区或社会的集体意识与认知水平将成为社区或社会文化的一部分。例如，某社区群体认为患有艾滋病是如同糖尿病一样可以被医治的普通疾病，那么这种意识和认知就成为该社区对艾滋病的社会文化环境。这种环境将会影响社区人群对艾滋病的结果预期。因为结果预期能反映出人们是如何认知的,是有价值的还是没有价值的,是好的还是不好的。那么,人们在这种环境下,艾滋病病人就不会感到那么恐惧无助,就会如同糖尿病病人一样去积极地就医诊治。这是社区或社会群体对其生活环境的重要作用,进而影响某些人群的健康相关行为的体现。

（三）个人与行为的交互作用

1. 个人对行为的作用　个人对行为的作用是经典心理行为理论的内容,个体的认知会支配和控制其行为。如前所述,"个人"在三元交互决定论里是感知特征的总和。因此,很多健康教育理论致力于研究如何改变人们的感知进而矫正和改变其行为。但是,社会认知理论强调的个人与行为的关系不是真空存在的,它是在三元交互关系整体的一部分,环境对个人与行为之间关系起到很重要的影响作用。这也是社会认知理论与经典心理行为理论的重要区别。

2. 行为对个人的作用　社会认知理论认为,行为会影响个人的感知。这虽然不容易理解,但这也是健康教育与健康促进中很常见的现象。比如,如果某人执行某项行为并希望达到某种结果,最后这个结果却没有达到。遇到这种情况,他一定很失望,他会想如果得不到我想要的结果,我为什么要做这个呢?那么,如果把这个情境移到健康相关行为方面,某人为了减肥而开始低脂饮食。在开始阶段,可能因为生理基础代谢减慢等原因,尽管他严格地进行低脂饮食,减肥效果却不明显。这可能会改变他对"低脂饮食能够减肥"的结果期望,这便是行为结果改变了个人感知,也即行为对个人的影响。

（四）三元交互的整体性

虽然我们可以分解三元交互决定论中的两两交互关系,但是个人、行为与环境是一个整体,即三者一起共同作用。因此,在社会认知理论指导下的健康促进实践不能仅考虑个人与行为的交互作用,我们一定要考虑个人、行为与环境的三者互为作用。所以,一般来说,社会认知理论并不支持只考虑个人与行为关系的健康教育与健康促进措施。在此原则的指导下,对希望减肥的个体,最糟糕的情况就是没有很好的支持环境,比如:周围充斥着高糖高脂肪食物(即无法获得健康食物),周围人群对减肥没有什么兴趣(即个体将无法获得结果期望);家庭和朋友也不对减肥行为进行鼓励(即外在强化的缺失)等。相反,若有减肥行为的支持环境,该个体不仅有健康食物的选择,可获得对减肥行为的结果期望,也存在鼓励等外在强化,该个体就有条件坚持减肥行为。所以,个人、行为和环境一定是整体的共同作用。

另外,虽然社会认知理论认可环境对行为的塑造作用,但它重点强调人们有能力改变或创造环境。这个能力可以使个体及其组织一起,成功改变环境,使其有利于整个群体健康及其健康行为。人们改变环境,通常是通过集体行为即与组织一起,社会大众积极寻找可以控制环境和影响健康相关行为的社会结构性因素,然后采取保护措施以促进公共健康,这可以看作是交互决定论的结果。三元交互决定论对健康教育与健康促进项目的价值和意义就在于此,它提示环境因素是可以改变的,同时也提示心理-行为方式可以被调整。

三、社会认知理论的三层级实施模式

班杜拉在2004年将自我效能和结果期望合为心理准备程度或层级(levels of readiness)作为个体行为的动机水平。针对如何提高个体的心理准备程度,班杜拉又提出了三层级实施模式(threefold stepwise implementation model)。该模式帮助我们解决了一个常见问题:我们该如何对千差万别的个体及其个人因素(而不是行为因素或环境因素)实施干预。它主要针对如何改变个人认知因素中的心理决定因素,对自我效能和结果期望同时进行评估和干预,该模式为此提供了一个简单实用的工具框架。

(一)高层级:拥有较高水平的自我效能和结果期望

处于心理准备高层级的个体往往已经有了很高水平的自我效能,也有足够强烈的结果期望,即其动机水平很高。因而,处于心理准备高层级的个体对所要执行的行为已经具有足够的信心和期望。所以,该个体只需要很少的甚至不需要任何干预措施就可以执行该行为。

通常情况下,给予一些信息和知识的提示就可以让他们行动起来。但是,这未必意味着个体可以从此长期维持该行为,这还需要看是否存在执行该行为的支持环境。

如前所述,自我效能和结果期望都具有特异性,具有高水平自我效能和足够强烈结果期望的个体也只针对某项特定行为而不是所有行为。所以,心理准备程度也需要考虑所针对的特定行为。应该注意到个体在"低盐饮食控制高血压""增加运动防止心血管疾病""低糖饮食预防糖尿病"等三种行为的心理准备程度很可能不同。因此,健康教育与健康促进干预措施常需要对个体情况进行评估,有针对性地干预某项特定的健康相关行为。

(二)中层级:拥有较低水平的自我效能和结果期望

处在心理准备中层级的个体通常对自己的行为改变能力有所怀疑、不确定,同时结果期望也不强烈。此时,个体需要一些干预措施,而且很可能需要多种干预措施才能使他们的心理准备程度提升到高层级。之后,人们才能开始行为调整和改变的过程。

具体的干预设计与措施可以参照前面介绍的核心概念和三元交互决定论内容。其总原则是:在个人方面,需要提高个体的知识与技能、提高其自我效能水平、增强其结果期望;同时,需要帮助个体形成合理有效的目标,协助其调控自身的行为改变过程。在环境方面,需要创造对该项行为的支持即为行为改变提供各种条件,也需要注意增加外在强化以提高人们的结果预期,让行为改变的效果更容易被感知,成为维持其行为改变的强烈动机。

(三)低层级:个人行为控制信心的完全缺失

处于心理准备低层级的个体会普遍地认为自己没有能力去改变自己的行为。也就是说,个体对自己在改变行为、控制行为方面完全缺乏信心。此时,个体非常需要干预措施才能将他们的心理准备程度提升到中层级之后再提升到高层级。所以,此时健康教育与健康促进的目的就是如何提高他们的个人能力。个人能力(personal agency)是指更广泛意义的行为能力,不仅包括针对某项健康相关行为的能力,还应包括学习能力、沟通能力,甚至包括自尊、自信等方面的需求。如果人们没有一定的个人能力,他们甚至都不肯去尝试行为改变。所以,对处于心理准备低层级的个体,在提高自我效能和结果期望之前,有必要适度建立个人能力是最基本的前提条件,然后再按照社会认知理论的概念和原则进行相应的干预措施。

第三节　社会认知理论的应用

社会认知理论在健康教育与健康促进领域实践中有应用广泛、应用方式灵活等特点。这里进一步介绍社会认知理论对健康教育与健康促进实践的作用、应用方式与应用原则,然后从具体案例学习、体会如何应用该理论实现健康教育与健康促进项目的设计与实施。

一、在健康教育与健康促进领域的应用概况

(一)社会认知理论对健康促进实践的特点与作用

首先,社会认知理论从来不是起源于研究健康相关行为的理论,它也不会局限于此,所以更需要考虑如何将社会认知理论应用在健康教育与健康促进实践中。这需要考虑两个问题:①它对健康相关行为干预的特点主要是什么? ②它能为健康教育与健康促进实践做些什么?

1. 社会认知理论对行为干预的特点　健康与健康相关行为的社会决定因素在健康教育与健康促进实践越来越受关注。在行为干预理论中,社会认知理论的主要特点体现在不仅关注个人认知对行为的影响,还提出环境对个体行为的影响。社会认知理论可以帮助我们深入研究个人、行为和环境三者的互动关系或互相影响,并关注通过改变社会规范(social norms)而矫正个体行为的重要理论基础。我们可以通过一个案例来看一下社会认知理论对行为干预的主要特点。

某些女性很欣赏其他女性吸烟时的时髦、性感又懂得交际的"派头",她们也会开始吸烟。这是因为这些女性观察到其他女性吸烟的行为,同时也将个人所向往的个人风格、自我形象等特征与吸烟行为联系起来,也就是吸烟行为符合这些女性的期望,这就建立了吸烟行为与个体结果期望的正向关联。因此,在健康教育与健康促进实践中,该案例应重点关注同伴影响及社会规范对女性吸烟行为的影响,并通过改变社会规范以促进戒烟行为。

所以,在社会认知理论指导下,健康教育与健康促进的重点主要放在社会环境对人的健康认知和行为的影响,并积极营造良好的社会氛围,促进人们学习和保持自身的健康观念、健康生活方式及健康行为,尽量减少人们互相之间的不良影响。

2. 社会认知理论的作用　社会认知理论为健康教育与健康促进实践提供了内容丰富的、综合的理论基础。社会认知理论在健康促进实践中可以起到下面的作用。

(1)它阐述了人们的信念、价值观和自信心对其健康相关行为的作用,这与健康信念模式有一定共性。

(2)它也解释了社会规范及社会模式等环境因素如何影响人们的健康相关行为。

(3)它为健康促进实践提供了实用指南,提供了如何将影响健康相关行为的因素综合起来并建立模型的方法。

(4)它改变了健康教育与健康促进实践者的角色和功能。健康教育与健康促进实践者应用社

会认知理论时的工作重心不仅在于改变行为,还需要通过改变环境、改变个体自我效能等方面去进行健康相关行为的干预。

（5）它提供了三层级实施模式,该工具可识别个体行为改变的心理准备程度及对健康教育与健康促进措施的需求情况,以便有针对性地实施干预措施。

（6）在社会认知理论的框架下,可以将健康教育与健康促进项目和改变物质环境、社会环境等措施结合起来。

（二）常见的应用方式

在健康教育与健康促进领域,社会认知理论的应用有两种常见方式:①通过提高自我效能来改变健康相关行为;②以三元交互决定论为理论框架来设计与指导的健康促进项目。

1. 通过提高自我效能以改变健康相关行为　在班杜拉1969年出版的《行为改变原则》中用实证研究证明了人类行为可以被改变及进行自我调控。他认为,行为是个体学习经历、环境、智力和体力的产物。因此,行为可以通过新的学习经历、调整观念和提高能力等方式来改变。在这些早期的行为疗法中,被关注的概念包括行为、观察学习、替代性强化、自我效能、自我调控等。

其中,自我效能可能是班杜拉理论中最著名的概念,也被称为自我效能理论。自我效能概念基本上可以解释人类所有的行为现象,因此它可以被应用到很多关于行为改变的领域,甚至在研究某行为时,若不把自我效能概念包括进来,就会显得不完整。通过提高自我效能来改变健康相关行为主要表现在提高个体自我效能与其行为能力、行为改变的关系。例如,某社区健康研究项目证明:提高运动方面的自我效能与坚持运动7~12个月有关系。这里侧重研究自我效能与坚持运动行为的关系,并没有提及环境等其他因素。

2. 以三元交互决定论为理论框架的健康促进项目　社会认知理论在进行群体或社区的健康促进应用时会更突出该理论的优势。芬兰的"北卡雷利阿项目"是以社会认知理论下的健康促进实践的经典案例,以减少人群的心血管及其他慢性疾病危险为目的。在社会认知理论的指导下,"北卡雷利阿项目"采取了以下策略与措施。

一方面,通过电视媒介进行大众传媒活动。它设计了同伴模型,以电视"真人秀"的方式播放给北卡雷利阿地区的大众。在电视里,北卡雷利阿地区的人们跟随新闻及公益节目去学习戒烟、减肥或保持健康体重、控制高血压等行为活动。同伴模型也是在创造同伴群体结构中的人际环境,可以起到提高个体及群体的自我效能、结果期望以及增加替代性学习的机会等作用。

另一方面,"北卡雷利阿项目"非常重视健康相关行为背后的社会结构性因素,这是该地区人们得以长期保持健康行为的关键。具体策略和措施包括:①"北卡雷利阿项目"更侧重于组织人际沟通网络为新建立的健康行为提供社会支持环境,包括采取在公共环境中设置无烟区,提高烟草税收等措施;②提供健康监测的便利设施,如提供监测体重、血压等设施与场所;③为健康饮食来源提供保证,包括为生产健康食品的生产商提供优惠政策,为生产乳制品、干果等健康食物的农民提供贷款保障。

经过这些环境方面健康促进的努力,该地区的人们在25年中,心血管病发病率下降了70%,肺部疾病下降了65%,男性和女性的寿命各平均延长了6~7年。这是社会认知理论框架指导下,尤其注重了社会结构性因素,该地区人们的健康行为得以保持,取得长期健康效果的成功案例。

（三）应用原则

如今,健康、健康教育与健康促进等概念已经趋于成熟,建立一个全面的、整体的、系统的健康促进观念是非常必要的。所以,社会认知理论的应用应该完整地包括个人、行为与环境等因素在内。在应用社会认知理论时,需要注意以下几个原则。

（1）在健康教育与健康促进实践中,需要同时考虑到前面所提到的五个核心内容。

（2）虽然知识常不被人关注甚至被忽略,但是知识（尤其是程序型知识）是基本干预措施。

（3）在设计健康教育与健康促进项目时,应该考虑到社会认知理论对行为的特异性,因而需要具体明确到哪一项健康相关行为。

（4）在进行健康教育与健康促进干预时,要注意帮助处于中层级和低层级心理准备程度的人们建立及提高自我效能和结果期望。

（5）注意目标形成的一些原则,避免盲目地制订目标。

（6）在社会认知理论中,社会结构性因素是影响健康相关行为的重要因素,所以它应该是健康教育与健康促进项目的重要组成部分;这涉及该理论核心思想三元交互决定论中的环境因素。

（7）注意到行为的环境因素也是一个伦理问题。因为只关注提升知识和技能、提高自我效能和增强结果期望等个人方面是不够的,这会过于将健康行为责任加诸于个体,需要注意到任何健康相关行为的背后都有社会、经济、文化、政治等原因。这也是健康促进及新公共卫生的理念和发展趋势。

二、社会认知理论的应用案例与分析

案例6-1　社会认知理论在预防乳腺癌健康促进的应用

（一）案例描述

这是一个来自美国的案例。为了预防女性人群的乳腺癌疾病,为能够早期检查、早期预防,应用乳房钼靶检查（mammography）的筛查是有效手段之一。但是,如何让人群能够接受检查并有效地达到人群早期预防的效果并不容易,尤其对那些相对贫穷、缺乏医疗保险的人群来说就更不容易。此案例是通过应用社会认知理论为框架来组织健康促进项目的设计和实施。

此健康促进项目首先发动大众媒体传播优势,主要是为了增加公众对乳腺癌防治的意识,尤其是早期诊断乳腺癌的意义与重要性。这种知识传播的是健康教育与健康促进实践中最简单也是最基本的内容,常见于很多健康教育与健康促进实践的首要措施。

需要乳腺钼靶筛查女性,尤其40岁以上的女性,常常缺乏足够的自我效能,或者不相信钼靶检查的预防意义。自我效能的问题也许是最难解决的问题。提高自我效能水平需要个人层面的干预措施。此案例采取动员非专业健康咨询人员深入到社区,进行健康咨询等活动。非专业健康咨询人员指的是社区的志愿者,他们不是职业或专业医护人员,但是非常喜欢参与社区的健康咨询和健康教育活动。根据社会认知理论,非专业健康咨询人员的选择最好是与被咨询的群体在性别、种族和经济状况等方面具有相似性。在本案例中,非专业健康咨询人员由40岁以上女性、住在同一社区、家庭经济背景相似的人员所组成。社会认知理论认为这种相似性是非常重要的,因为这可以增加同伴影响和替代性学习的条件。

在社区里,很多女性因缺乏足够的自我效能而不能去完成钼靶检查的申请和预约过程。在具体措施中,非专业健康咨询人员发现很多女性连去预约钼靶检查的行为都觉得困难,更何况去申请医疗保险,因为后者需要填写很多的申请表和办理费用报销手续等程序。虽然非专业健康咨询人员也可以帮助这些女性完成此程序,但这不利于长期的行为改变及健康促进目标。所以,主要的任务是指导和教育这些女性使其获得相应的知识和技能,以此提高她们预约检查行为的自我效能。同时,非专业健康咨询人员也采取一定措施提高这些女性对于乳房钼靶检查的结果期望,其主要措施是让这些女性建立"早期的乳腺癌诊断可以显著提高癌症存活率"的效果认知。

其他的健康相关行为理论也可以有上述类似的措施。事实上,在提高人们的知识、信念、技能等方面,很多相关的理论是相通的。但是,社会认知理论的三元交互决定论就不止于此。它提示要对"环境"进行评估、分析和诊断,进而改变环境使其成为增加女性钼靶检查的支持性条件。

一般来说,医疗场所需要这些女性群体首先进行预约,同时需要填医疗相关表格。据调查,一般的医疗诊所都很忙,也比较缺乏方便人们就诊的措施。如果遇到只会说西班牙语等外语的就诊女性,诊所也缺乏相应的语言服务。这些障碍不仅会降低女性就诊机会,也使此健康促进项目不能达到目标。同时,克服不利环境条件就需要这些女性有更高层面的动机,即更高水平的自我效能和结果期望等方面的心理准备。这就出现了困境:一方面要求改变就诊场所规章和程序将不容易做到,但另一方面要求这些女性克服就诊障碍也很难。所以,健康促进项目此时需要改善环境中的卫生服务体系或系统,具体可以考虑改善:医疗诊所的服务目的与范围、就诊程序、医务人员培训、专项专职人员配备、检查设施、医疗保险程序、健康促进项目资金等方面。这里体现了社会认知理论下的健康促进范围很广泛。以此案例为例,需要健康促进人员、女性就诊者、医疗诊所甚至社区政府等各方面的协同合作与共同努力才能达到健康促进目标,这也是新公共卫生的挑战和努力方向。

（二）案例分析与评价

以社会认知理论为基础及框架的健康教育与健康促进实践,需要从以下四个方面进行考虑:①内容或要素? ②理论框架? ③干预模式? ④人群的特定社会背景?

1. 需要包括五个措施与内容　　从上述案例中可以识别以下的健康教育与健康促进措施。

（1）通过媒体宣传方式提供"内容型知识",也通过指导和培训提供如何申请、填表格等"程序型知识",这是社会认知理论指导下的基础措施。

（2）本案例通过非专业咨询人员的同伴影响和替代性学习方式,努力提高目标人群的"自我效能和结果期望",这是提高人群行为改变的"动机水平"的措施。

（3）本案例重点解决目标人群乳房钼靶检查的初次就诊问题,没有过多涉及如何建立长期的就诊行为问题,所以"目标形成与自我调控"过程并不明显。但如果希望该社区女性将保健性就诊行为作为长期的行为,就需要着重强调"目标形成与自我调控"干预措施,以逐步帮助其形成可长期保持的保健性就诊行为。

（4）本案例也注意到社会结构性因素的影响作用，并致力于改善其对行为的影响。

以上的措施是基于社会认知理论的五个核心内容，健康教育与健康促进项目的实施步骤也是按照社会认知理论的从知识、自我效能、结果期望、目标形成与自我调控、社会结构性因素的顺序，即从"个人"到"行为"到"环境"的过程。

2. 以三元交互决定论为理论框架　社会认知理论是健康教育与健康促进实践中最有价值的理论之一。其中，三元交互决定论是其核心思想，它要求关注个人、行为和环境三者之间的相互作用。从本案例可以看出，社会认知理论指导下的健康教育与健康促进项目需要考虑两个方面的干预措施。一方面需要关注个体的知识技能、自我效能和结果期望，而且在一定情况下需要考虑制订行为目标与步骤。针对初次就诊的目标人群而言，此案例的主要工作内容放在如何建立和提高目标人群的自我效能和结果期望。另一方面需要关注环境（尤其社会结构性因素）对个体及其行为的影响。此案例努力改善医疗服务方式、体系及系统等方面以有利于该地区女性的就诊检查。显而易见，此案例中的健康促进项目的设计、安排与实施涉及面广、层次多，内容与措施也很丰富。这是以社会认知理论为理论框架的健康教育与健康促进的特点及优势，可以帮助我们设计与实施全面的、复杂的、持续有效的健康教育与健康促进项目。

3. 以三层级实施模式为干预工具　社会认知理论的重要内容是个人认知部分，三层级实施模式是干预个人认知因素即自我效能和结果期望的主要工具。但是，三层级实施模式并没有在案例描述中被特别提出来。它是隐藏在该健康促进项目里起作用。三层级实施模式可以帮我们用来锁定目标人群，定义和评估人群行为改变的心理准备程度或水平，进而对目标人群进行相应分类：哪些人心理准备程度属于高层级，哪些人心理准备属于中层级或低层级。因而，我们就有了采取针对措施的依据，并提出工作重点与安排。

4. 对特定群体社会文化背景的分析　还需要说明的是制定健康教育与健康促进项目策略和具体措施，在社会认知理论指导下的项目都会涉及目标人群的社会文化背景。此案例是来自美国的案例，这意味着与我国的情况有很多不同。例如，美国的医疗服务体系与我国不同。美国的医疗资金有医疗保险、社会福利和各种基金项目等来源。但是，这些都需要人们去申请才能获得，申请的手续和过程等方面对受教育程度不高的人们来说会有一定困难。所以，这会成为人们就诊或接受医疗服务的阻碍因素。

另外，我们也需要了解美国的社会分层。本案例的目标人群主要是社会底层相对贫困的女性人群。在美国，处于社会底层的人群主要是墨西哥等拉丁美洲裔或者非洲裔。这些女性除了缺少受高等教育的机会，她们的生活状况、经济状况也相对比较差，这些人群往往非常缺乏医疗服务和保健的关怀。也因为教育程度和阶层的限制，她们甚至一生大部分时间生活在自己族裔的社区，很少也很难融入美国主流社会与文化，有些人只会说她们自己民族的语言（如西班牙语），这种现象在美国并不少见。所以，对这样社会文化背景的目标人群，仅仅进行健康的知识宣教和技能培训是不足够的。社会认知理论在深入到社会结构性因素分析并改变人们的健康状况和健康相关行为方面有其特殊的作用。

（杜　娟）

【思考题】

1. 为什么在行为改变过程中常需要考虑同时提高个体的自我效能与结果期望？

2. 在三元交互决定论思想指导下的健康促进实践具有哪些特点？

3. 请应用社会认知理论框架设计"帮助肥胖病人通过健康饮食行为减轻体重"项目的健康促进策略及措施。

第七章

社会网络与社会支持

　　人的行为不仅仅受到个体因素的影响,如价值观、信念、态度、知识;也会受到宏观因素的影响,如文化、社会制度、经济发展水平,社区环境等。同时,现实生活中我们每个人都与其他人有着各种各样的联系,这种彼此间复杂的联系形成了社会网络,进而对我们的行为和健康会产生重要的影响。比如,如果你与一个快乐的人建立直接联系,你快乐的概率会增加大约15%,你朋友快乐的概率也会增加约10%,你朋友的朋友快乐的概率也会增加约6%,这就是美国学者尼古拉斯。克里斯塔基斯提出的"三度影响力"。近年来的研究结果显示:快乐、肥胖、吸烟在社会网络中都是可以"传染"的。因此,阐明社会网络对健康及健康行为的作用机制对于制订有效的健康教育与健康促进干预措施具有重要作用。本章将会阐述社会网络和社会支持的概念、社会网络影响健康的机制以及如何利用社会网络进行健康教育与健康促进。

第一节　社会网络与社会支持理论背景与发展

　　古希腊哲学家亚里士多德在其著作《尼各马可伦理学》(Nicomachean Ethics)中首先阐述了社会联系对人的重要性。他认为"人是政治活动的产物",即"人类是社会性动物"。此外,亚里士多德认为,个体是不能与社会进行比较的,因为,个体只有在社会背景下才可以实现其功能,个体是整个社会不可或缺的部分。

　　法国学者,著名社会学家涂尔干被认为是社会联系与健康关系研究的先驱者。他最著名的社会学研究是自杀率与社区宗教信仰的关系,他把自杀分为:自负型自杀(egoistic suicide)和失范型自杀(anomic suicide)。自负型自杀往往是在宗教社区失去凝聚力的结果,失范型自杀是工业社会发展破坏了社会组织的存在方式的结果。

　　1952年,人类社会学家巴尼斯(Barnes)在挪威一个小镇调查发现,这里的人们除了属于以辖区为基础的小组和职业为基础的小组外,还有一种以熟人和朋友组成的小组,并首次使用社会网络(social network)一词来定义这种小组。并把小组中的每个人称之为"点",点与点之间的连线表示彼此间的联系。巴尼斯发现社会网络可以提供各种功能,例如成员关系密切的社会网络除了可以提供许多情感和物质支持外;还可以运用网络形成的社会影响力,使小组成员自动自发地遵从网络内的规范。

　　根据大量的动物和人类研究结果,1976年社会流行病学家卡索(Cassel)提出社会支持是一个重要的社会心理保护因子,它可以降低个体对于紧张刺激的易感性,从而影响健康。而且,卡索认为社会支持的这种保护性作用是非特异性的,因此社会支持可广泛影响各种健康结局。

1985 年科恩(Cohen)和威尔士(Wills)提出社会网络主要通过主效应模型和压力缓冲两个模型影响健康。压力缓冲模型认为社会网络的健康保护性作用只对遭遇应激的个体才起作用,但主效应模型则认为不论个体是否遭遇应激社会网络均可影响其健康水平。然而,这两个理论并不是互相排斥的,现在认为:在应激状态下,主效应模型通过动用社会支持来发挥作用。

2000 年贝克曼(Berkman)和格拉斯(Glass)提出社会网络主要通过:社会影响(social influence);社会参与(social engagement);社会支持(social support)和获取物质资源(access to material resource)影响健康。

当前研究结果显示:社会网络和社会支持不但与心理健康、吸烟、身体活动、饮食等健康行为有关,而且与全死因死亡率、心血管疾病和肿瘤的发病和生存等健康结局有关。

第二节　社会网络与社会支持的概念

一、社会网络

米切尔(Mitchell)将社会网络(social network)定义为:"特定人群中人与人之间联系,而且这种联系的特点可以影响社会网络成员的行为"。简而言之,社会网络就是特定人群中人与人之间的社会关系。现实生活中,我们每个人都同时属于多个社会网络,如家庭网络、校友网络、职业网络、兴趣网络等。不同网络所提供的功能及比重也不相同,即使是同一网络在不同的时期提供的功能也不相同。比如,家庭网络通常提供较多的经济支持和情感支持、而职业网络通常提供较多的专业支持和经济支持。当有家庭成员患病入院治疗初期家庭网络提供较多的是经济支持,而在治疗后期则家庭网络需要提供更多的情感支持。

（一）社会网络的模式

社会网络的基本构成单位是人、人与人之间的联系以及人与人联系过程传播的事物(情感、信息、物质、疾病,等等)。社会网络中的链接关系是非常复杂的,它们可能是暂时的、也可能是永久的,可能是随意的、也可能是认真的,可能是实名的、也可能是匿名的。我们构建的网络形状如何,取决于网络中人与人之间的联系。

1. 水桶队列（bucket brigade）　网络中人与人呈直线性链接关系,没有分支。每个人(第一个或最后一个除外)与最靠近自己的另外两个人形成双向联系。类似于救火时,100 个人排成一队将装满水的水桶传向着火的房子,再将空水桶传向河边,故称之为"水桶队列",如图 7-1 所示。100 个人形成双向联系的水桶队列,不仅意味着人们不必花时间和力气在河边和房子之间来回奔跑,节约时间,还意味着那些行动不便的人,也可以帮忙。这种看似简单的组合却提高了效率,实现了整体大于各部分总和的作用。

2. 电话树（telephone tree）   电话树是指网络中的每个人（第一个或最后一个除外）与其他三个人相链接，包括一个向内的链接关系（接听打来的电话），两个向外的链接关系（给其他人打电话）。网络中不存在双向链接关系，信息的流动是单向的，人与人之间的链接关系也是单向的，如图7-2所示。假设你要打电话通知100个人，告诉他们学校放假了。如果一个人完成这件事情将会需要很长时间，效率非常低。你也可以使用水桶队列的方法进行，做一个人名列表，让列表上的第一个人给第二个人打电话，第二个给第三个人打电话，依此类推，直到每个人都收到信息。这样做可以把责任平均分配，但仍然需要很长时间才能通知到100个人。而且，如果给某人打电话时他恰好不在家，后面的人则无法收到信息。事实上，电话树是传递信息更快的方式。由第一个人给两个人（或更多人）打电话，这两个人再分别给两外两个人（或更多人）打电话，依此类推，直到所有的人都联系到。与水桶队列不同，电话树结构能够同时向很多人传播信息，形成瀑布式的信息流。电话树还能够大大减少信息在某一群体内部成员中传递的步骤，将信息衰减的可能性降至最低，有助于信息的增强和保活。

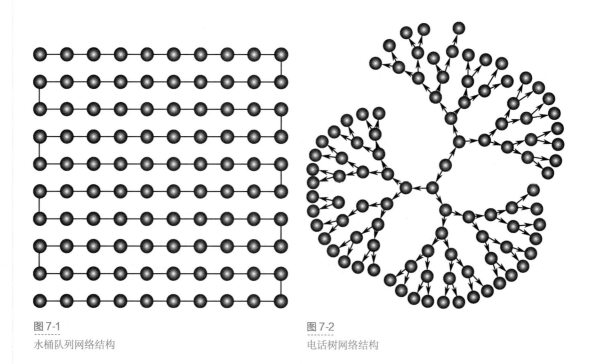

图7-1
水桶队列网络结构

图7-2
电话树网络结构

健康信息在互联网上的传播就是以电话树的形式进行传播的，信息由第一个人在互联网上发布后，首先由其几个好友转发，之后便由好友的好友不停转发。短期内便可形成瀑布式的信息流，在人群中获得广泛的传播。

3. 军队组织（military squad）   另一种简单的网络结构是军队组织。所有网络成员可以分为不同的小团体，小团体内部的人两两都很熟悉，存在双向联系，但小团体与小团体之间不存在联系，如图7-3所示。这种网络结构非常类似于军队士兵的组织形式。100个士兵组成的连队，通常每10人一个班，共10个班（小团体）。每个班的10个士兵都彼此熟悉且互相联系，但班与班之间不联系或联系较弱。军队组织网络结构的特点是小团体内部成员的联系非常紧密，有利于信息的快速传递，而且成员间相互支持的力度更大。

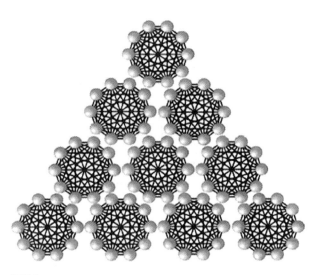

图7-3

军队组织网络结构

实际上,上述三种社会网络结构是最简单的形式。真正日常形成的社会网络不论是成员构成还是彼此间的链接关系都是非常复杂的。图7-4(文末彩图7-4)所示为上海市某健康自我管理小组成员构成的社会网络图,该社会网络共有76人,其中健康自我管理小组成员15人,其同事朋友58人、邻居3人。小组成员之间联系较松散,另有5名成员没有与组内成员有任何联系。

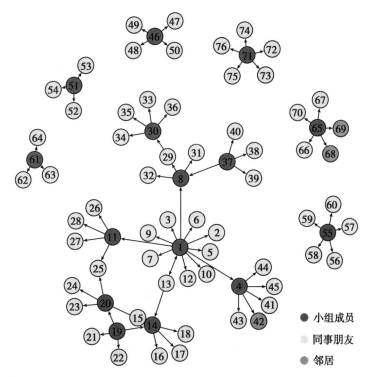

图7-4

某健康自我管理小组社会网络

（二）社会网络的特征

如前所述，社会网络的基本构成单位是人、人与人之间的联系以及人与人联系过程传播的事物（情感、信息、物质、疾病，等等）。因此，社会网络的特征可从个体层面和群体层面两个角度进行分析。此外，在成员彼此联系的过程中，也会导致网络成员在整个网络中的位置不同。下面以图7-5为例，分别阐述社会网络的个体层面、群体层面以及网络成员为位置的特征。

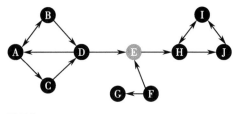

图7-5
社会网络示意图

1. 个体层面的特征

（1）互惠性（reciprocity）：是指网络中的两个人，不论所需要的资源是物质支持还是心理支持，某人（其中一方）会给予对方，而对方也会给予某人，从而形成双方互惠且均获益的状态。以图7-5中10个人为例，假如通过问卷调查询问聚餐时每个人希望和谁紧挨着坐，共有三种关系：A希望和B紧挨着坐，B也希望和A紧挨着坐，即A和B形成互惠关系，类似关系还存在于H和I、I和J之间；B希望和D紧挨着坐，但D不希望和B紧挨着坐，二人之间互惠性不足，类似关系还存在于A和C、C和D等人之间；B和C均不希望紧挨着对方坐，二人之间不存在互惠性。

（2）紧密度（intensity）也称为强度（strength）：是指在特定的社会网络中的两个人，其关系的紧密程度，如感情上要好的程度、互动上频繁的程度等。虽然两人存在联系但感受到的紧密度却不一样。若以0~10代表A和B二人的紧密度时，可能得到的结果是，A认为与B的紧密度为7（紧密度高），但B认为与A的紧密度仅为2（紧密度低）。

（3）复杂度（complexity）：社会网络中的两个人建立的联系，可以提供许多功能，包括情感、物质、知识、工具、信息等各种各样的支持。但是，两人在背景、专长、能力、收入水平、生活环境等各种条件不尽相同，所以相互提供上述功能时，可能会呈现出多元复杂的现象。

（4）正式性（formality）：是指在社会网络中两个人所建立的联系，存在于正式组织或机构的程度。例如，两人的关系可能是政府机构的上下级关系；也可能是某一兴趣小组的朋友关系。

（5）主导性（directionality）：是指两个人在社会网络中的关系平等的程度，也就是两个人在面对问题时，可能是两个人相互商量后作出决定，也可能是其中一方占主导作用，问题按照处于主导地位的人的意愿决定。如图7-5中的10人，A和B存在互惠性，但在就餐点菜时每道菜都是两人商量决定，两者地位平等，也可能是A全权决定点什么菜，A占主导地位。在A占主导地位的关系中，A的饮食习惯将会对B的饮食习惯产生影响。

2. 群体层面的特征　是指某个特定的社会网络在整体上所呈现的特征，既可以用来描述网络整体的情况，也可以比较不同网络之间整体性的差异，如同事网络和同学网络的差别。

（1）密度（density）：是指特定社会网络中，所有成员彼此之间认识或联系的程度。密度可用以下公式计算：

$$密度 = \frac{社会网络的成员中两两形成的链接关系的数量}{社会网络成员可形成两两链接的最大可能数量}$$

以图 7-5 中 10 个人形成的社会网络为例,共形成:A-B,A-C,A-D,B-D,C-D,D-E,E-F,E-H,F-G,H-I,H-J,I-J,12 对链接关系。从理论上来讲,10 人每两个人均可形成链接关系,最多可形成 $C_2^{10} = 45$,所以图 7-5 中 10 个人形成的网络密度为 12/45 = 0.267。若以图中 A ~ D 4 人形成的社会网络进行计算可知,该 4 人形成的社会网络的密度为 0.833(5/6)。

(2)同质性(homogeneity):是指社会网络内的所有成员,在人口学特征,如性别、年龄、社会经济地位等有很高的相似度。也就是,某个社会网络被称为是一个具有高度同质性的网络时,表示该网络内的成员,在背景、专业、兴趣或者信仰等方面,非常接近,即"物以类聚、人以群分"。例如,羽毛球兴趣小组中的成员均喜欢打羽毛球。

(3)地理分散度(geographic dispersion):是指网络成员从居住地或工作地来看,其坐落位置在距离上的远近程度。距离越远,地理分散度越高,网络成员间相互影响的作用越小。

3. 网络成员的位置特征

(1)中心性(centrality):就网络中的某位成员来说,他与其他成员之间有直接链接关系的程度,代表其在网络中的地位或权力。所以中心性程度越高,代表其在网络中越居于核心地位或具有重要角色。中心度(degree centrality)是评价中心性的指标,可分为:

1)内中心度(in-degree centrality):指某人被网络内其他成员提名有链接关系的总数,或者是某人被动接受其他成员联系的总数,表示该人被其他成员接纳或肯定的程度、接收信息的途径越多,所以内中心度越高表示其在网络内的声望越高、人缘越好或地位越高。

2)外中心度(out-degree centrality):指某人提出自己与网络内其他成员有链接关系的总数,或者是某人主动联系其他成员的总数,外中心度越高表示该人在网络内越活跃、发出的信息越多。

(2)结构洞(structural hole):某人在整个网络中虽然其内中心度和外中心度均不高,但其位置非常特殊,如果他退出网络,原有网络的完整性将会被破坏,许多成员失去联系。因为,此人在整个网络中扮演着信息传递及相互交流的关键性角色,故将其称为网络的中枢(hub),其所在位置被称为结构洞。如图 7-5 中的 E 退出该社会网络后,则原有网络的完整性不再存在,而是形成三个独立的网络,图 7-6。因此,E 是图 7-5 网络的中枢,其所在位置是该网络的结构洞。

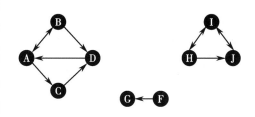

图 7-6
社会网络的结构洞

（三）社会网络的功能

我们每个人均处于各种各样的社会网络之中,而且我们可以从不同的社会网络获取不同的社会功能;也可以从同一个网络中获取不同的社会功能,从而满足我们在社会网络中的需求、影响我们的健康。社会网络的功能主要包括:

1. 社会影响（social influence）　指某人的思想和行动受到社会网络中其他人影响的程度。

2. 伙伴关系（companionship）　指某人与社会网络中的其他人共度休闲时光或相互陪伴的关系。

3. 社会损害（social undermining） 指社会网络中有人表达负面的评价或行为,以至于阻碍某人实现目标或受到伤害。

4. 社会资本（social capital） 指因为社会网络或社会关系的建立而带来的具有互惠和信任特性的"资源"。

5. 社会支持（social support） 指通过社会网络所建立的联系,成员间互相提供帮助和支持。

由上可见,社会网络对健康具有双重作用,伙伴关系、社会资本和社会支持对健康具有促进作用,但社会影响和社会损害可能会有负面作用。例如一个人周围的朋友都是吸烟者,则其吸烟的可能性也会大大增加,这就是社会影响的作用。

二、社会支持

社会支持是社会网络的一项重要功能,对健康与健康行为具有积极的影响和保护作用。从社会支持的概念"通过社会网络所建立的联系,成员间互相提供帮助和支持"我们可以知道,社会支持包括支持的提供者、支持的接受者以及支持的内容（类型）。由于社会支持具有主观的、亲身经历和自我感受等特点,因而其有别于社会网络的其他功能。也就是说,社会支持的高低程度,不仅仅取决于支持提供者提供支持的多少和时机,还需要支持接受者的感受和预期。因此,支持提供者提供的社会支持一定要满足接受者的需求。假如支持的接受者希望获得情感支持,我们给予他物质支持对他来说是没用的,甚至还会引起其对支持的反感。同样都是向朋友借钱,甲打算借 400 元,乙打算借 500 元,结果朋友分别借给两人 450 元。因为,甲获得的支持高于其预期、而乙获得的支持低于其预期,所以甲从朋友处获得的社会支持一定高于乙。社会支持可以分为以下四类。

1. 情感支持（emotional support） 指在社会网络中,成员与成员之间相互提供或表达同情心、爱心、信任和关怀的情感支持,使人在情感上获得满足。例如,好朋友受到挫折时,给予鼓励及关心。

2. 物质支持（instrumental support） 指在社会网络中,成员与成员之间相互提供具体的帮助或服务,使个人在物质上或技术上获得满足。例如,亲人生活困难时,提供金钱帮助其渡过难关;朋友需要车,将自己的车借给其使用等。

3. 信息支持（informational support） 指在社会网络中,成员与成员之间相互提供信息、建议、咨询、忠告等。例如,朋友找工作时,提供招聘信息给他;朋友遇到无法解决的问题时,给他提供建议或忠告,帮助其解决问题。

4. 评价支持（appraisal support） 指在社会网络中,成员与成员之间相互提供有助于个人提高自我评价的信息,包括肯定其价值、强化其主观感受、正向的社会比较等。例如,当一个人对自己失去信心时,老师告诉他看到了他的优点和潜力,使其得到积极的鼓励和反馈,进而肯定自己、提高自我效能。

第三节 社会网络、社会支持与健康之间的关系

社会网络、社会支持不仅可以直接影响压力、健康行为、身体健康、心理健康和社会健康,而且与影响健康的个人及社区因素有关联,从而形成复杂的相互作用,具体如图 7-7 所示。

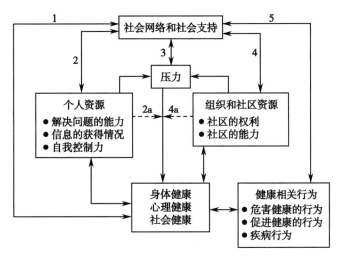

图 7-7
社会网络和社会支持与健康的关系

图 7-7 中,路径 1 表示社会网络、社会支持与健康的直接联系。由于人都是生活在一定的社会网络之中,需要别人陪伴、想要有归属感或亲密感,也希望确认个人存在的价值,而拥有良好的社会网络及社会支持,有助于人们获得陪伴、归属感和安全感,即使有压力存在,这些支持也可以促进健康。反之,一个拥有健康的人不仅可以维持原有的社会网络,而且可以通过各种活动建立新的社会网络,从而获得更多的社会支持。

路径 2 表示社会网络、社会支持与个人资源之间存在联系或互为因果的关系。个人资源主要指人在面临压力事件时所具备的应变能力,包括解决问题的能力、获取信息的能力和自我控制力。通过社会网络和社会支持,成员之间可以提供各种帮助、给予情感支持或评价支持,提高自我效能、解决问题等应变能力,从而减少压力带来的不确定性和不安全感。反之,当一个人具有较强的应变能力时,可通过信息支持回馈给社会网络中的其他成员,并提升社会网络的质量和数量。

路径 3 表示社会网络、社会支持与压力存在互为因果的关系。当一个人处于有积极效应的社会网络中,并且可以获得较多社会支持时,可以减少其暴露与压力源的频率,或缩短暴露的时间。反之,当一个人处于压力状态时,可能会减少与网络成员的接触,从而削弱或失去原有社会网络。例如,当一个人失业时,社会网络可提供就业信息,帮助其尽快找到工作,从而缩短失业所致压力的时间。但是,如果一个人长期失业,则也可能导致失去原有社会联系,影响社会网络的数量和质量。

路径 4 表示社会网络、社会支持与组织、社区资源之间互为因果的关系。当一个组织或社区内的成员彼此之间联系较为紧密也即成员间形成的社会网络密度较高时,而彼此间形成的互惠、信任的社会资本也会比较高,从而增加组织或社区的资源,使得组织或社区在面临困难时,拥有充足的能

力而得以解决。反之,当一个组织或社区拥有较多的资源时,则可帮助巩固现有社会网络,或建立新的社会网络,并且增加网络内成员相互提供社会支持的程度。

路径 2a 和 4a 表示,个人资源、组织和社区资源可以降低压力源对个人健康带来的负面效应,也就是科恩和威尔士提出社会网络可通过压力缓冲影响健康。当人感受到压力时,若在个人和社区方面同时拥有较多的资源时,可使其勇于面对压力,而且有足够的能力和自信心去应对所遭遇的各种困难,从而降低压力对健康带来的影响。

路径 5 表示社会网络和社会支持对健康行为具有直接影响。一个人的行为不但受到自我控制力的影响也常常受到自己所在社会网络的社会影响。例如,某人与其所属的社会网络内的其他成员,不仅互动密切且经常得到他们的支持,则该人所表现的行为包括危害健康的行为(如吸烟、饮酒等)、促进健康的行为(接受预防接种、使用安全带等)或疾病行为(遵医行为、就医行为等),都可能受到正面或负面的社会影响。

第四节　社会网络和社会支持理论的实践应用

一、应用社会网络和社会支持的关键因素

观察性流行病学研究结果显示:支持性社会网络对健康具有促进作用。美国学者克里斯塔基斯(Christakis)利用弗明翰心脏研究(Framingham Heart Study)队列 1983—2003 年的社会网络数据的研究结果显示:如果一个人快乐的概率增加 15%,他朋友快乐的概率也会增加约 10%,他朋友的朋友快乐的概率也会增加约 6%。克里斯塔基斯利用同样的队列数据对肥胖的研究结果显示:如果一个人的朋友变成肥胖,那么其自身变成肥胖的可能性会增加 57%,特别是存在互惠关系的朋友影响更大,可能性会增加 171%。在加利福尼亚州阿拉米达(Alameda)镇一项为期 9 年的研究结果显示:社会联系越差,全死因死亡率越高。要运用社会网络和社会支持理论开展干预性研究,健康教育与健康促进研究者必须首先回答:什么时候、由谁提供、什么样的社会支持(Who should provide What to whom and When)。

（一）谁可以提供社会支持（Who）

社会支持可以由各种类型的人来提供,包括非正式网络,如家人、朋友、同事和上级领导,以及正式网络,比如卫生服务专业人员、社区服务提供者等。不同网络提供的支持的类型和数量不尽相同,而且支持的有效性也与支持的来源有关。例如,家庭成员往往可以提供长期支持,而朋友或邻居只能提供短期的支持。在医疗环境下,病人往往需要从家人和朋友那里获得情感支持、从卫生服务专业人员那里获得技术支持和信息支持。

有效的社会支持往往来源于社会经历相同或经历过相同压力源、相同处境的人。共同的经历可使支持的提供者为接受者设身处地地着想(移情性理解,empathic understanding),从而使提供的支持更符合接受者的需求和价值观。此外,移情性理解可以帮助支持接受者因为需求帮助而带来的尴尬,移情性理解特别适合情感支持。

长期的关系密切的社会网络在社会支持提供方面具有其独特的优势。但是关系密切的社会网

络中人们往往经历相同的压力源,提供的支持,特别是信息支持往往也会受到相同压力源的影响。另外,关系密切的支持提供者往往更关注接受者的健康状况,当提供的支持没有被接受者接受或达到预期的效果,提供者也会感到很沮丧。这种情况更容易在信息支持时发生,因此关系密切的支持提供者更适合提供情感支持,其他人更适合提供信息支持。

正式网络的社会支持拥有非正式网络的社会支持无法提供的信息和资源,健康教育干预可将正式和非正式社会网络链接起来,提高干预对象社会支持的可及性。但是,正式网络的社会支持缺乏移情性理解、互惠,也不能持久。因此,健康教育干预项目可以从社区招募成员,针对干预的健康问题(自我管理、乳房 X 线检查)给予知识和技能培训。这些经过培训的社区成员和干预对象有共同的生活经历,可以移情地为干预对象提供信息支持。另外,也可针对某个具体的健康问题,建立以问题为导向的包括正式和非正式网络在内的支持性系统。如由糖尿病病人和卫生服务人员组成糖尿病群组看病团队,为糖尿病病人提供服务。

（二）提供什么支持（What）

支持接受者对支持的主观感受比客观的支持对支持接受者健康的影响更大,而且主观感受与客观支持之间存在交互作用。因此确认哪些支持可能会被支持接受者接受非常重要。这些因素可能包括:接受者对提供者以前提供的支持的感受、彼此之间的关系(两者之间是否存在资源竞争关系、两者的权力是否对等)。此外,接受者的预期、对社会支持的类型或数量的偏好等。

健康教育干预实施前,研究者可通过和干预对象进行小组讨论的方法确认支持接受者的需要或期望的支持类型、过去成功的社会支持类型。此外,通过这种小组讨论可使干预对象认识到社会支持的存在,而且这种支持是真诚的、平等的,这种支持对帮助其解决问题是有用的,等等。

（三）什么时候提供支持（When）

支持接受者在不同的年龄、不同的发展阶段、遭遇应激的不同阶段,所需要的社会支持的类型是不同的,对健康或行为的影响也是不一样的。人在遭遇应激时需要经历一级评估、二级评估、应对策略和再评估四个阶段。一级评估阶段可能需要更多的信息支持和情感支持,二级评估和应对策略阶段可能更需要物质支持和评价支持。特别是前两个阶段需要更多的社会支持,而第四个阶段则不需要太多的支持。

二、社会网络和社会支持的干预策略

根据已有的研究结果,现有五种干预策略可用于社会网络和社会支持的干预:①加强现有社会网络的联系;②发展新的社会网络联系;③通过社区自然助人者和卫生服务人员加强社会网络;④通过社区能力建设和问题解决过程来加强社会网络;⑤综合使用上述 4 种策略进行综合干预。(表 7-1)

（一）加强现有社会网络的联系

现有社会网络往往具有未被充分利用的社会支持。加强现有社会网络的联系可以改变支持接受者和提供的态度和行为。干预活动主要包括:有效的社会动员、提供和接受社会支持的技能培训、提高解决某一健康问题的社会网络的品质和通过各种组织机构提供社会支持,等等。比如,给心血管疾病的病人提供咨询,提高其加强社会网络的技能以提高其应对疾病的能力;邀请朋友或重要的人加入戒烟项目。

加强现有社会网络的联系面临的主要挑战是：确认现有社会网络中可以提供支持的成员，确认能提高支持接受者主观感受的态度和行为，保证干预的方式、方法与社会网络已有的规范和互动风格一致。

表7-1　社会网络的干预策略及活动

干预策略	干预活动
加强现有社会网络的联系	培训网络成员提供社会支持的技能 培训核心成员动员和维持社会网络的技能 系统方法（婚姻咨询、家庭治疗）
发展新的社会网络联系	与"导师"和"顾问"建立新的联系 建立伙伴系统 建立互助小组
通过社区自然助人者和卫生服务人员加强社会网络	确认社区内的自然助人者 分析自然助人者拥有的社会网络 为自然助人者提供健康和解决问题的技能的培训
通过社区能力建设和问题解决过程来加强社会网络	确认社区中存在交叉或重叠的社会网络 分析各个社会网络的特点及在拟解决问题中的作用 建立持续发现和解决社区问题的机制

（二）发展新的社会网络联系

当已有的社会网络过小、负荷过重或不能提供有效的社会支持时，发展新的社会网络联系是很有用的方法。特别是在重要的人生转折点或面临巨大的压力时，已有的社会网络可能缺乏必要的实践经验和必要的知识，这时建立和发展新的社会网络联系是非常必要且有效的。干预活动主要包括：邀请经历过与网络中核心人物正面临相同压力，并成功应对的人作为"导师"或"顾问"；邀请面临相同的人作为伙伴；互助小组。例如，戒烟或体重控制项目中，鼓励干预对象彼此间形成伙伴关系，互相帮助、互相鼓励。

互助小组可以提供一系列新的网络联系。人们能够聚到一起形成互助小组往往面临同样的压力或希望实现某种共同的改变，如戒烟互助小组或慢性病自我管理小组，等等。互助小组中的成员既是支持的接受者也是支持的提供者，因此互助小组互惠性特别高。互助小组对于那些无法从现有社会网络中获得有效支持的人特别有效。

近年来，随着互联网技术的发展，以互联网为基础的支持性小组越来越受关注。有共同兴趣的人通过互联网相互联系形成虚拟社区，互相交流经验、分析信息、相互支持。

（三）通过社区自然助人者和卫生服务人员加强社会网络

自然助人者（natural helper）是指在社会网络中，受到其他网络成员尊重和信任，并且可以为其他网络成员提供建议、支持或其他帮助的人。自然助人者不但可以直接为网络成员提供支持，而且可以促进成员间彼此联系和动员外部网络资源。

卫生服务人员可以为社区提供健康服务、社区服务资源及解决问题的策略，同时也可以连接社区内外的其他组织机构。

通过自然助人者加强社会网络的关键是找到社区中存在的自然助人者。最常见的方法是进行调查访问,那些反复被社区居民提及的人即可为自然助人者。一旦招募到自然助人者,卫生服务人员即可为其提供必要的健康信息、技能培训,并与其建立长期的伙伴关系,为社区提供各种支持。自然助人者干预可以在各种场所中使用,包括城市社区、农村、农场、工作场所等。

(四)通过社区能力建设和问题解决过程来加强社会网络

通过参与式研究方法,邀请社区成员一起发现和解决社区面临的问题,不但可以加强社区中已有的社会网络或建立新的社会网络,而且可以提升社区解决自身问题的能力;增加社区在决定自身社区生活的决策力;解决面临的具体问题。

(五)综合使用上述 4 种策略进行综合干预

综合运用上述策略,不但可以克服单个策略存在的缺陷,而且可以全面解决问题、提高干预效果。比如邀请自然助人者和社区卫生服务人员参与解决社区面临的问题,不但可以解决社区个别居民的问题,而且可以解决整个社区所面临的问题。

三、应用实例

案例 7-1　糖尿病群组看病

群组看病作为一种新型的疾病管理模式,与传统"一对一"看病相比较,最明显的特点是"多对多",即由护士、全科医生、公卫医师等组成服务团队同时为多名病人提供健康教育、技能培养和个体诊疗等服务。与传统模式相比较,这种"多对多"的形式,不但可以增加医患交流的时间、丰富服务的内容,而且有利于病人间相互学习、相互帮助,提高自我效能和自我管理技能。复旦大学公共卫生学院预防医学与健康教育教研室从 2006 年在上海多家社区开展了"糖尿病群组看病"研究。本案例以 2011 年 11 月至 2012 年 1 月间开展的一项研究为案例介绍社会网络和社会支持在糖尿病群组看病中的应用。

1. 干预措施

(1)发展新的社会网络联系:尽管糖尿病病人住在同一个小区,接受同一个全科服务团队提供的服务,但大多数糖尿病病人并不一定相互认识和联系。为此,将招募到的糖尿病病人每 20 人分成1 组,并从中选择 1 名自我管理做得好的病人作为小组长。小组长负责联系社区卫生服务团队,协助卫生服务团队完成相关培训。小组长同时承担"导师"和自然助人者的职责。此外,每次干预活动开始前都会安排 15 分钟的热身活动,护士组织病人讨论健康相关话题,也可讨论病人感兴趣的事情,目的是确定病人共同关心或面临的健康问题,提高小组的凝聚力,巩固建立起来的社会网络。同时鼓励小组成员间两两结成对子,在日常管理活动中互相联系、互相帮助。

(2)通过社区自然助人者和卫生服务人员加强社会网络:参与群组看病的卫生服务人员主要包括护士和全科医生,他们主要通过:群体健康教育、医患互动和个体化诊疗的形式为病人提供健康服务、提高小组成员解决问题的能力。每次活动安排具体如下:①群体健康教育(30 分组),根据《中国糖尿病防治指南》和慢性病自我管理的建议,群体健康教育的内容主要围绕糖尿病的预防、自我管理和临床治疗,也可以根据病人的需求,安排相关内容。由全科医生以参与式的形式进行;②医患互动(15 分钟),全科医生鼓励大家就前面群体健康教育的内容进行提问,也可以回答病人提出的各种健康问题。这个过程不但可以增加医患交流的时间,也是病人互相学习过程;③个体化诊疗,上述群体活动结束后,不需要进行个体化诊疗的病人就可以离开活动地点,对于需要调整治疗方案或是需要单独和医生交流的病人可以到医生办公室进行传统的"一对一"看病。

干预分为两个阶段:集中强化干预每两周一次,共六次,此后进行每月一次的常规管理。

2. 效果评价　分别在基线、6个月和12个月对自我效能、医患交流、社会支持、自我管理行为、糖化血红蛋白进行测量,并进行效果评价。

表7-2　干预组和对照组的评价指标在各个时间点的水平(n)

		基线	6个月	12个月	P
社会支持	干预组	4.2±0.7(110)	4.7±0.9(105)	5.0±1.0(102)	<0.001
	对照组	4.0±0.9(104)	4.3±0.8(95)	4.5±0.9(94)	0.002
医患交流	干预组	4.4±0.8(110)	4.8±0.8(105)	5.3±0.8(102)	<0.001
	对照组	4.4±1.1(104)	4.5±0.8(94)	4.7±0.8(94)	0.123
自我效能	干预组	7.0±0.8(110)	7.4±0.7(105)	8.0±0.6(102)	<0.001
	对照组	6.9±0.6(104)	7.4±0.7(95)	7.6±0.8(94)	<0.001
自我管理行为	干预组	4.1±1.0(110)	4.9±0.8(99)	5.5±0.8(101)	<0.001
	对照组	3.9±1.1(104)	4.5±1.0(93)	4.9±1.0(94)	<0.001
糖化血红蛋白	干预组	6.7±1.4(110)	6.3±0.9(105)	5.7±1.0(102)	<0.001
	对照组	6.6±1.2(104)	6.4±0.8(96)	6.1±0.9(94)	<0.001

注:社会支持,1~6分,得分越高越好;医患交流,1~6分,得分越高越好;自我效能,0~10分,得分越高越好;自我管理行为,1~7分,得分越高越好

由表7-2可知,两组的5个评价指标均呈现提高的趋势。但进一步分析结果显示:干预组5个指标改善的情况或增加的幅度均高于对照组,表明干预是有效的。

本案例实际上综合运用了发展新的社会网络联系和通过社区自然助人者和卫生服务人员加强社会网络两项社会网络和社会支持干预策略,并通过一系列活动将其付诸实践活动,取得了良好的干预效果。

案例7-2　美国北卡罗来纳州乳腺癌筛查项目

美国北卡罗来纳州在5个农业县实施一项老年非洲裔妇女乳腺癌X线筛查项目时,发现:老年非洲裔妇女在遇到健康问题时倾向于向本社区的其他妇女寻求帮助;她们中的许多人属于某些活跃的社会网络。这一发现提示研究者可利用现有社会网络中的"自然助人者"作为信息支持、情感支持和技术支持的提供者,提高妇女乳腺癌的筛查率。

干预措施　选择与干预对象居住在同一个社区、年轻有活力、乐于助人的社区组织成员作为"自然助人者";当地专业人员对"自然助人者"进行培训,培训内容主要包括:乳腺癌及其X线筛查的知识;提高人际交流和小组活动的技能;关于卫生保健系统的相关知识。专业人员也是非洲裔妇女,长期生活于项目县,是当地卫生机构的工作人员。专业人员除了指导和培训"自然助人者"外,还帮助她们与当地的卫生保健机构建立联系,并参与制作相关的健康教育材料。培训结束后,"自

然助人者"为本社区的其他妇女提供信息咨询和情感支持,每周 1~3 人。

过程评价和效果评价　要求"自然助人者"向专业人员定期递交活动报告;每三个月专业人员和"自然助人者"代表进行交流掌握她们的工作开展情况。专业人员通过访谈接受过"自然助人者"帮助的妇女了解干预的效果。结果显示:"自然助人者"为社区妇女提供了良好的信息和情感支持,并在社区和卫生服务机构间起到了桥梁作用。与未开展活动的项目县进行比较结果显示:项目地区有更多的妇女参加了乳腺癌 X 线筛查。

该项目通过加强现有社会网络的联系进行干预。但评价过程中还发现:"自然助人者"较多地与自己所在的社会网络中的妇女和家庭收入较高的妇女接触,而较少与未参与社会网络、较少与外界联系的妇女接触。提示"自然助人者"应该来自于现有的社会网络更合适,也提示确认社区内的"自然助人者",及其所在的社会网络对于干预的重要性。

第五节　社会网络与社会支持理论的局限性及未来发展

尽管大量的观察性研究和干预性研究均显示社会网络和社会支持是健康的重要影响因素,而且社会网络干预必须具有针对性、满足干预对象的需求,但是目前还没有一个统一的社会网络干预方案。因此,通过包括社区居民在内的参与式研究方法,发现个人和社区内现有社会网络的优缺点,对于设计有效的社会网络干预措施是至关重要的。

一个人所拥有的社会网络的数量和质量还可能受到文化、社会经济因素、政治等宏观因素的影响。因此,将社会网络干预置于生态学模型之下,充分考虑各个层面的因素的影响,进行干预设计将会更有效。比如,在提高整个社会网络健康促进能力的同时,提高个体采取健康行为的动机和技能。另外,人的需求是多样化的,但是同一个社会网络往往只具有某种同一性,即只能提供某一种社会支持,不能满足人的多样化需求。在设计干预方案时,要充分了解干预对象的需求和其现有网络可提供的支持,设计包括多种干预策略在内的干预项目。例如,病人能康复并重获健康,需要卫生服务人员提供及时的技术支持,以及家人和朋友的物质支持和情感支持。

一个干预项目的过程评价和效果评价同样重要,但现有研究不太注重过程评价,有效的社会网络干预必须注重:详细描述各种干预活动;从干预接受者和提供者两个角度评价干预活动的效应;评价知识、健康行为、社区能力及健康状况的改变。

过去,研究者主要关注社会网络和社会支持对健康的积极促进作用或者是缺乏社会支持的负面作用。近年来,有学者提出社会支持对健康的双重作用,即社会支持对健康既有促进作用也可能有负面作用。比如,与弱链接相比较,两个之间亲密关系的强链接,可以提供较多的社会支持,但是这种亲密关系也可能使人感到压力或紧张,对健康产生不利影响。此外,从社会交换理论的角度来看社会支持,支持的提供者之所以愿意提供支持必定有其原因存在。过去的研究对关注社会支持对于支持的接受者的健康效应,但有研究显示提供社会同样对支持的提供者也有健康促进作用,但这方面的研究还较少。

综上,要运用社会网络和社会支持理论开展干预性研究,健康教育与健康促进研究者必须首先回答：什么时候由谁提供什么样的社会支持（*Who* should provide *What* to whom and *When*）。

（高俊岭）

【思考题】

1. 试分析三种简单社会网络模式的优缺点。

2. 社会网络与社会支持如何影响人的健康？

3. 如何利用社会网络进行健康促进干预？

4. 社会网络与社会支持理论存在哪些优缺点？

第八章

社区与组织机构改变理论

本篇前面章节已经讨论了应用于个体与人际水平健康行为与健康教育的一些理论与模型。本章在此基础上进一步探讨通过群体水平的社区与组织机构改变理论来促进健康行为与增强健康。

"从有人的地方开始",社区组织在健康教育与健康促进活动中具有重要作用。实践证明,那些以社区需求为出发点,重视社区与组织能力开发和社会环境因素影响的健康教育与健康促进项目往往会取得成功。同时,那些实施了社区动员、社区组织或社区建设的项目也强调了理论与方法指导的重要性。

健康教育与健康促进领域的社区组织与建设是一种科学、有理论可依,但更是一种艺术,需要健康教育与健康促进工作者结合社会学、行为学、组织学、管理学、心理学与公共卫生等多学科知识,把社区组织建设与社会环境改变真正落实为健康教育与健康促进和实现"健康共治"的重要途径与策略。

第一节　社区与组织机构改变理论背景与发展

国内外社区组织与建设的研究由来已久。随着社会发展阶段的变化,社区组织相关的重要概念与理论在实践中得到了沿袭和发展,这对健康教育与健康促进开发针对人群与场所的干预策略具有重要意义。

一、社区组织的概念

社区有地域的范围,是人的组合,也是制度的集合。社区的健康促进不只限于一个人、一个家庭,更要促成运动,"化民为俗"。那么,社区开展健康教育与健康促进活动就需要科学的组织过程,做到"有物有则"。这里,社区组织(community organizing)是动词的概念,指协助社区中的群体或成员,共同解决所面临问题的过程。它根据本社区的实际情况界定面临的问题,设定计划目标、规划解决策略、动员与组织社区成员积极参与,充分运用社区内外资源开展行动和评估执行效果等步骤,旨在解决社区共同问题,发展社区合作精神,提高居民生活素质与促进社区建设的整体目标。社区组织所隐含的意义是增权,增强解决自身健康问题能力的过程,透过个人或组织的力量去控制他们的生活和环境。社区组织既是一种解决问题的方法,也是一个解决问题的过程。

组织机构是社区组织的重点对象之一。组织机构(organization)是一个复杂、多层的社会系统,由人员、其他资源和特定的文化等诸要素构成。在社区内,既有本社区自己的组织,也会有外部组织向社区的延伸,如居民委员会、社区工作站、社区卫生服务中心、学校、妇联和共青团等机构。为了有利于健康促进,提高政策与环境的支持往往要求进行必要的组织改变(organizational change),这种改变可能在组织内部和组织之间的多个层面上进行。

二、社区组织的发展

(一)社区组织的出现与演变

作为一种社会工作方法,社区组织的出现主要用于解决工业化和城市化过程中出现的各种城市社会问题。早在19世纪末,率先实现工业化的美国、英国和法国等西方国家,就有一批有识之士开始大力倡导"睦邻运动",目的是要充分利用社区的人力和物力等资源,培养社区居民的自治互助精神,动员社区居民参与改建社区的生活条件,开展重新构建城市社区以唤回昔日自然社区的友爱、沟通和互助的一系列活动。美国第一个睦邻中心——Hull House后来成为美国最著名的社区服务中心,当时该社区组织一批由律师、艺术家、教师、商人和社会工作者等各方面人士组成的志愿者队伍,为居民的学习、娱乐、健身及发展友谊提供机会;也聘请专门的心理学家、精神病医生、家政学家和个案社会工作组帮助解决社区比较复杂的个人、家庭或社会问题。

从20世纪20年代开始,受第一次世界大战的影响,为改进社区工作开展战时服务,"社区组织运动"首先在美国境内的大多数社区兴起。1939年美国学者罗伯特·兰尼(Robert Lane)领导的研究小组在美国社会工作会议上提交的"兰尼报告",系统阐述了社区组织的理论和方法,使社区组织工作的专业性得到广泛认可。我国的社区组织也发端于这个时期,始于民国"五四运动"的乡村教育运动。到了20世纪20年代中期,乡村教育逐步演变为乡村建设运动。乡村建设运动更加全面地关注农村危机,是一个包含乡村教育、乡村经济、乡村政治和乡村卫生全面内涵的乡村建设运动。

20世纪50—60年代,发达国家的"社区组织运动"逐渐演变为社会发展,这种发展强调社区工作人员要与社区内部有关部门或成员进行配合,广泛调查社区居民的共同需要和社区内外资源,解决并预防社区中的各种社会问题,提高社区的福利水平。第二次世界大战以后,一些新兴的前殖民地和半殖民地国家,面临贫困、失业、教育、疾病等一系列问题,尤其是他们的乡村社区问题。联合国经济社会理事会于1951年通过390D号议案,倡导开展"社区发展运动",以乡村社区为单位,政府有关机构与社区内的居民团体和组织通力合作,运用各种外部援助和内部资源,改善社区的物质和文化条件,强调民主意识和自治互助的理念。1952年联合国成立了"社区组织与社区发展小组",1954年更名为"联合国社会署社区发展组"。该组织在推动社区发展运动方面起到了积极作用。社区发展在亚洲、非洲、中东和南美洲等许多国家实施,并由乡村扩展到城市。历史的发展进程提示我们,社区组织的发展是公民社会的体现,也是一种重要的社会资本增长的过程。

(二)社区组织在健康服务领域的发展

社区组织在公共卫生领域的应用也越来越得到重视。1978年的阿拉木图会议,强调了社区组织和社区参与对卫生工作的重要作用。这次会议发表的《阿拉木图宣言》提出"人们有以个体或集体形式参与计划和实施他们卫生保健的权利与义务""真正的社区参与蕴含着人们对权力与责任的分享,而非让人们简单地遵循卫生和社会服务专业人员的意思做事情"。通过社区组织和社区参与可以在大范围人群中实现既定的卫生目标和社会目标,WHO 和其他一些国际组织在此后发布的一系列文件中也体现了对社区组织和社区参与的重视。20 世纪 80 年代中期以来,WHO 鼓励成员国采取改善人群健康的新方法。1986 年《渥太华宪章》明确了健康促进的策略,该策略强调提高人们自身对健康决定因素的控制,公众的高度参与和多部门合作。体现这一策略的典型项目是由 WHO 发起的"健康城市"计划,该项目已在全球发展了数千个健康城市和健康社区。

随着社会组织在健康教育与健康促进领域的介入深化,另一个重要理念——社区建设更多被应用。社区建设(community building)是指通过强调社区自身的力量,争取增权的机会,使社区整体和所有参与者的能力得到增强,并在实际参与社区改变的过程中,使社区得到健全地发展和成长。社区建设反映了社区成员共同的价值观和努力目标。以美国的黑人女性健康计划为例,该项目已发展了 30 多年,在全国范围内发展社区建设,强调通过社会意识形态和互助来寻求健康公平和权利。借用女权主义加强群众基础,开展了步行健身活动、领导力发展研究和政策简报等活动来实现计划的目的。

尽管目前社区组织和社区建设的理论和执行领域的研究仍不发达,但一些以社区组织为特色的健康促进项目实例,已反映出加强社区组织与社区建设的积极意义。

第二节　社区组织理论

社区组织在发展过程中形成了一些理论模型,帮助健康教育与健康促进工作者组织社区中关键性的成员和团体,处理社区组织与环境的关系。社区组织理论(community organizing theory)来源于生态学、社会系统论、社会网络和社会支持等理论,强调社区组织对识别、评估和解决人群健康问题,动员资源,发展和实现目标的作用。

一、社区组织理论模型的分类

(一)罗斯曼三模型

罗斯曼(Rothman)将美国社区工作实践经验加以总结,提出了较为著名的社区组织模型,即区域发展,社会计划和社会行动三大模式。

1. 区域发展　区域发展(locality development)是一个过程导向的模型,强调共识与协作。该模型鼓励社区居民通过自助及互助去解决社区内的问题,认为只要社区内的多数人参与决策与社区活动,就能实现社区的发展。模型通常建立在社区居民与相关组织对等的关系上,注重挖掘与培养领导人物,强调社区民主与认同,志愿性的合作,引导社区成员广泛地参与到社区改变的行动中。该模型要求发展舆论,能力建设,并利用理性经验来解决问题,在此基础上借助外部力量的支持。例如某社区服务中心执行邻里工作方案,实行改善社区环境治理的社区工作。

2. 社会计划　社会计划(social planning)是一个任务导向的模型,强调(通常在专家协助下)理性的和根据实证经验的手段来解决社区问题。通过有关人员的调研、论证、计划,提出任务目标和实质性问题的解决方案,然后落实、推行。此种模式可以说是由上而下的方法,由不同层级的人员和组织参与其中,包括社区内部的成员和外部的专家,共同处理复杂的社会问题。

　　3. 社会行动　社会行动(social action)是兼顾过程导向与任务导向的模型,强调目标是实现具体制度的某种改变,使权利、资源及决策权得到再分配,并影响社会政策的改变。社会行动假定有一些处境不利的群体,需要把他们组织起来,联合其他人向社会争取资源及获得公平待遇。积极付诸"社区行动"的通常有两种团体:一是对不公平表示关切的团体,二是意识到自身在某些情况下处于弱势地位的团体。社区行动的主要方法是辩论、磋商和倡导等。例如癌症病友互助组织寻求社会的关注与资金的援助。

　　罗斯曼三模型在很长的一段时间内得到了广泛应用,并对实践产生了较大影响。但它的假设前提存在一定限制或缺陷,这些在健康教育与健康促进实践中需要注意避免:①对社区范围设下了限制,例如区域发展模式不鼓励跨越地理界限;②社会计划模式容易过度依赖外部专家的知识与技术,忽略社区本身解决问题能力的提高;③体现了"以问题为基础,以组织者为中心",并不是"以增强社区解决问题能力为基础,以社区成员为中心",由此会产生理论与实践相悖的缺陷;④忽略了一些重要的方面,如社区的意识形态和长期发展等。

　　(二)明克勒分类架构模型

　　20 世纪 90 年代以来的社区组织模型发展,更强调社区的自主能力、多元化、共享价值观、预期目标和组织结盟。明克勒提出的社区组织分类架构模型具有一定的代表性(图 8-1)。图 8-1 中横轴分为共识(consensus)和冲突(conflict)两部分;纵轴分为以需求为基础(needs-based)和以能力为基础(strengths-based)两部分。由此,社区组织模型被分成四种不同性质的模式。

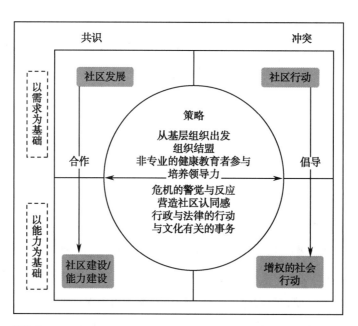

图 8-1
社区组织与社区建设的分类架构

　　1. 社区发展模式　该模式以社区的需求为基础,在社区成员的共识与合作之下,采取自主的社区活动以满足社区的需求。

　　2. 社区建设模式　该模式是指社区以其自身的能力为基础,在社区成员达成共识且能力提升之后,采取跨部门、跨领域和社区内外的合作机制,为共同利益而采取各种社区活动。

以上两种模式的共同特点是,社区成员之间通过共识而愿意相互合作(collaboration)。

3. 社区行动模式　该模式是以社区需求为基础,但社区成员因需求上的差异而出现冲突,通过倡导之后开展各种社区活动,目的在于争取权益的平衡。

4. 增权的社会行动模式　该模式多发生在具有一定能力基础优势的社区中,虽然社区中存在权益冲突的情况,但经过倡导后,社区内各部门和组织达成共识、获得增权的机会,以和谐理性的社会活动产生权益的平衡。

第三、第四种的特点在于倡导(advocacy)所产生的社区动员力。

图 8-1 的核心区域是可用于社区组织和社区建设的各种策略:发展基层组织、不同组织相互结盟、善用非专业的健康教育与健康促进工作者和发展良好的领导力,这些适用于以社区需求为基础的社区;危机的警觉和反应、营造社区的认同感、采取行政及法律的行动、推动与文化有关的事务性工作,这些适用于以能力为基础的社区组织。

二、社区组织理论的关键概念

不同的健康教育与健康促进项目,可根据需要选择不同的社区组织理论模型来指导实践,但在一些关键概念上,这些模型具有一定的共识性。这些概念包括增权、社区参与、社区能力、问题选择和社区联盟等。

(一)增权

增权(定义见第一章)是社区组织实践的核心概念。"助人自助"可以看作是挖掘与激发个人、组织和社区潜能的一种理论与实践,一个目标与过程,以及一种介入方式。

1. 增权的层次　增权(empowerment)涵盖了个体、人际关系和社会参与三个层面。①个体层面:提高成员个体更加积极和更有影响力的自我意识;提升控制自身生活及融合所处环境的影响力,包括实际控制能力和心理控制能力两个方面。②人际关系层面:发展个人与他人合作促成问题解决的经验和能力。人际关系层面的增权,一方面可以增加一定的社会资源或社会资本,另一方面可以提升自己的形象,争取公平的社会环境。③社会参与层面:实现对社会决策的影响;表达自己的利益诉求和参与社会资源的分配,争取社会公正和社会平等待遇。

2. 增权的模式　增权模式主要有个体主动模式与外力推动模式两种。前者强调个体在增权过程中的决定作用,旨在提高个体增权的主体性和主动性;后者则强调增权过程中外部力量的推动和保障作用,主张通过外力激活及与社区内群体的互动来达到持续增权的目的。

(二)社区参与

社区参与是社区组织实践的中心原则。社区参与的精神是促进居民以所在社区为起点,在平等互惠的原则下关心并投入社区的事务。

1. 社区参与的含义　社区参与(community participation)是指社区成员自动:自发地参与正式或非正式的社区活动,并且在参与的过程中发生改变,继而改善生活质量、服务可及性和资源可获得性等。社区参与的过程可以产生增权的效果,也就是社区成员能感受到自己在社区的拥有权、自主权和自决权等。

2. 社区参与的应用　从健康教育与健康促进计划一开始就投入,并且持续在健康教育与健康促进的各种过程中。居民可以参与的事务很广泛,包括明确社区的需求、决定优先项目、规划解决问题的策略和投身社区行动中。

3. 社区参与的驱动力　社区参与并不太容易实现,最好的驱动力是那些能切实解决居民日常生活中困难和问题的机会。例如明尼苏达心脏健康项目(the Minnesota heart health program,MHHP)的成功经验证明了社区参与原则的重要性和有效性。在发展 10 多年的过程中,项目实现了由研究者主导逐步转化为社区成员承担促进者的变化。项目从当地居民重点健康问题出发,明确心血管疾病的防治目标,通过提高社区居民的主人翁态度和志愿者的持久性并将其应用于社区为基础的行动项目中,从而取得了良好的效果。

（三）社区能力

社区能力是社区发展过程中的一部分,也是社区组织实践的中心目标和结果。

1. 社区能力的含义　社区能力(community capacity)指影响社区识别、动员和解决社会及大众健康问题能力的特征。社区能力包括凝聚共识、主动参与、领导协调、网络架构和整合资源等方面,可以认为是一系列动态的,且可以促进社区建设和改善社区健康的社区特点、资源和它们的联合形式。例如社区艾滋病防治项目中,社区是否具有广泛争取政府和社会各界支持,为社区支持网络筹集资金的能力;社区工作者是否具有良好的项目管理、规划和评价的能力,以及是否具备具体的护理或心理辅导等方面的技能,等等。

2. 社区能力的维度　社区能力涉及有机联系的多个维度,通常包括积极参与、领导力、丰富的支持网络、技能和资源、批判性反思、对社区的认知、对历史的判断、清晰的价值和权力的获得几个方面。

3. 社区能力建设的基本原则　确定社区问题和需求是社区能力建设的最佳起点。建设中应尊重社区的价值观念、知识、文化和决策。除了社区成员的广泛参与外,社区领导的投入对全过程来说非常重要。

（四）问题选择

社区组织的首要步骤之一,是区别出困扰该社区的主要问题和该社区有强烈意识要去解决的问题。

1. 问题选择的含义　问题选择(issue selection)是指社区成员参与确定社区问题、干预重点和活动策略的过程,即社区健康行动的决策过程。

2. 问题选择的原则　议题选择需要通过社区成员的参与来执行。一个好的问题必须符合一些原则:特定问题,可被解决;使社区中的所有成员团结起来,促使他们有效地解决该问题;影响许多人,并能促进社区或组织建设(为领导者提供经验等),有的还应该作为一项大的计划或策略的一部分。

3. 信息获取方式　为了了解社区的各种需求或问题,作出合理的问题选择,可以通过多种渠道进行调查和评估,包括:①以面对面的方式收集资料,如焦点小组访谈、个人深入访谈和家庭入户调查等;②采用对话方式,将问题陈述出来;③社区成员通过照片和录像等,呈现社区需求或问题;④通过网络收集各方意见和资料。这些方法各有优缺点,应该就社区情况选择合适的方法来使用。

(五)社区联盟

社区联盟(community coalition)是指社区中各种实体组织为了实现共同的目标而联合在一起工作。通常是正式、多目标,且往往是长期合作的联盟。过去 20 年来,在资源有限而竞争日益激烈的环境下,加强合作已成为一种潮流。一些健康教育与健康促进项目要求建立社区联盟形式的组织间关系网络。它们中大部分在某个地区或区域内活动,有的有带薪雇员。各种联盟的社区成员在规模上有很大区别,成分也非常丰富,有专业性或大众化的组织及个体成员。联盟的工作关系可能是正式的,如建立合约和其他规章制度;也可能是非正式的,如使用某种工作协议,能随时调整。社区联盟发起疾病预防或改善某个社会问题的议程一般包括以下几个步骤:①分析某个特定事件或问题;②评估需求和资源;③制订行动计划;④实施策略;⑤取得社区层面的成果;⑥创造社会性的改变。

三、推动社区组织的实施步骤

在各种各样的健康教育与健康促进活动中推动社区组织,目前并没有固定的范式,可根据一些可供参考的步骤来进行,关键在于如何做到"因地制宜"或"弹性处理"。下面以麦肯锡(McKenzie)等人提出的步骤为例,介绍社区组织的实施。

1. 发现问题　社区组织通常开始于有人察觉到社区存在的问题。这个首先发现问题并将之提出来的人,我们称为"创始者"。如果创始者是社区内部成员,其所发起的社区行动属于"草根(grass-roots)行动",或称为"由下而上(bottom-up)的行动"。若创始者为社区外部人员,所发起的社区行动属于"由上而下(top-down)的行动"。社区外部人员常会在一段时间之后离开社区,即使留在社区也不一定会参与到每一个步骤中,所以这一类的社区行动不易成功或持久。

2. 进入社区　这个步骤对于社区外部健康教育与健康促进者来说特别重要,因为"进入社区"是社区组织能否成功的关键。一般而言,进入社区首先要找到守门人(gatekeeper)。社区守门人可以是有正式职务的人也可以是没有行政职务的人。以进入某个居民小区为例,他可能要去找社区负责人——街道或居委会主任;或是找社区的全科医生、妇女干部或社区慢性病自我管理小组组长等极具影响力的社区人物。值得注意的是,在进入社区及接触社区守门人之前,必须了解该社区特有的文化习俗与政治氛围,也就是要拥有足够的"文化敏感度",清楚社区的权利结构、禁忌、偏好和人际互动模式等,以便降低遭遇阻力或拒绝的可能性。

3. 组织居民　这个步骤主要是争取社区成员的支持,从而与社区的核心组织一起解决社区的问题。"组织居民"最好从原本就关心社区,并且从对解决社区问题感兴趣的成员开始。这群人一旦被组织起来,将成为推动社区组织的核心成员或团队骨干,可称之为"参与执行者"。接着,从这些成员中找出一位领导者,以便社区能有效管理并持续发展下去。参与执行者通常人数不会太多,也不可能依赖这些人完成社区组织与社区建设的所有工作。事实上他们的一个主要任务,就是去招募更多的社区成员,来共同参与社区组织。通过这个步骤,可以扩大社区参与的规模。在招募的成员中,如果包含原本已经存在于社区的组织或团体,还可建立结盟关系,强化社区组织与建设的功能。

4. 评估社区   社区评估是社区组织与社区建设不可或缺的步骤,但侧重点有所差异。社区组织强调以"社区需求"为基础,社区建设强调以"社区能力"为基础。社区需求评估指通过资料收集与分析过程,找出并界定社区亟待解决的问题。社区能力评估多指对社区资源的分析,可以利用地图呈现各种资源的位置。根据社区取得各种资源的可能性,社区资源可以分为三种类型:①主要资源,是指这些资源的可得性最高,资源就在社区内并且拥有者也是社区成员;②次级资源,虽然这类资源也在社区内,但是拥有者却是社区外部人员,例如医院、学校、社会福利单位等;③潜在资源,这类资源所在地不在社区内,所有人也不是社区成员,但是其对社区组织与建设起重要作用,例如政府提供的经费补助。

5. 决定优先顺序并设定目标   经过评估之后,可以发现社区存在的各种问题。通常在社区资源有限的情况下,无法同时解决所有问题,因此需要进行问题选择,确定优先解决的议题。在这个过程中,社区参与非常重要。社区成员可借助参与过程激发对社区的拥有感,并进而建立共识,觉得"这是我们社区自己的问题",产生"我们必须解决社区问题"的动机。完成问题选择后,需进一步就此议题设定目标,以此作为找出解决策略的指引。同样的,目标设定仍然需要建立在社区成员的共识上,这样比较容易实现社区动员,发动居民共同为"预期结果"而努力。

6. 寻求解决方案并确定策略组合   为了实现既定目标,针对特定的社区问题,通常不会只有一种解决方法。为广纳意见并能充分沟通,可以利用头脑风暴法来鼓励参与成员提出解决问题的各种思路。在主持人的带领下,将所有提出来的措施加以归纳,对其优劣进行讨论并列出:①所有可能的结果;②社区的接受度;③对社区的长期与短期效应;④所需的资源与成本。可以发现,每种措施都会有优点和缺陷,如何选择最有效的策略组合,是推动社区组织与建设的重要任务。同样,策略组合也必须是在充分讨论和共识的基础上决定。此外,不同策略的方法及重点,常会因为征询的专家不同而有差异。例如,健康教育专家会建议采用预防和教育的策略;行政管理人员可能会建议采用法律与制度来规范行为等。常见的策略组合多建立在健康教育、健康政策、环境改善和健康服务等专业领域交叉与综合的基础上。

7. 执行计划、评价成效、维持效果和循环不断   计划目标及策略组合都确立以后,后续的是执行(implementation)、评价(evaluation)和维持(maintaining or sustaining),以及将所有结果反馈到开始阶段作为下一次执行社区评估的基础,从而形成一个循环不断的过程。所谓"执行",是指将已规划好的策略组合付诸行动的过程,包括界定并整合所需的资源,并且列出工作项目和时间表。至于评价,通常指"过程评价"和"效果评价",前者是在计划执行的过程中进行;后者则是在计划刚结束或结束一段时间后进行,主要是比较执行结果与预设目标之间是否相符。"维持"可能是整个过程中最困难的部分。在这个阶段,社区组织与社区建设的创始者必须思考,该社区需要的长期资源有哪些?社区成员需要具备的能力是什么?尤其当创始者是外来者时,更需要做好"放手让社区自行运作"的准备。

第三节   组织机构改变理论

人们对健康行为的选择,除了决定于自己外,他们所在组织及环境也起着非常重要的作用。因此,很多健康教育与健康促进项目会围绕组织机构的改变来施行,例如学校提供学生的生理健康教育,企业中提供职业病防护健康教育,医院提供高血压病管理的课程,等等。有关组织改变的理论不少,其中有三个对于健康教育与健康促进的干预颇为重要,包括集中在组织内部改变中应用的组织阶段改变理论和组织发展理论,以及跨组织间变革中应用的组织间关系理论。

一、组织阶段改变理论

组织阶段改变理论(stage theory of organizational change,SOCT)解释了社区或组织机构如何创立新的目标、项目、技术和观点的过程。该理论认为,组织在变革过程中会经历一系列的阶段和步骤,为了推动创新的发展和成熟,在组织变革的每个阶段都需要一套相应策略。一个阶段的有效策略可能并不适用于另一阶段,从而导致创新无法发生,此外,还受到组织以外社会环境因素的影响。因此,要有效运用阶段改变理论,就需要对组织改变发展阶段和社会环境进行准确的评价,进而选择有针对性的策略。

(一)组织阶段改变的早期理论

组织阶段改变理论的发展基于两个早期理论。一个是库尔特·勒文(Kurt Lewin)的变革理论。他提出了最早的阶段改变模型,即"解冻—变革—再冻结"3 步骤:①解冻组织过去的行为和态度;②通过接收新的信息、态度和理论实现变革;③通过对改变的强化、巩固和支持实现"再冻结"。另一个是罗杰斯(Rogers)的创新推广理论,它一开始重点研究个体,如农民、教师等对创新行为的采纳,发现个体通常由于自己是某个组织中的一员才接受变革,因此,该理论认为,创新需要首先被组织接受,然后其成员才有可能会接受变革。

(二)组织改变的阶段模型

根据现代组织阶段改变理论,组织改变会经历几个特定阶段。1978 年拜尔(Beyer)和特里斯(Trice)提出了完整的 7 阶段模型:意识到系统已经无法满足需求、寻找解决问题的方法、评价解决问题的方法、决定采纳一系列行动、系统内发起行动、改变的实施和改变的制度化。这个模型后来被卡武日内(Kaluzny)和埃尔南德斯(Hernandez)缩减为问题的界定、发起行动、改变的实施和改变成果的制度化 4 个核心阶段,并明确了概念和应用建议。

(三)组织阶段改变理论的主要概念

1. 问题的界定 觉察和分析问题,寻求和评估解决方案。问题的界定需要动员管理者和其他人员参与其中。

2. 发起行动 形成政策和执行方案,为开始改变配置资源。发起行动过程中要向管理者和实施人员提供过程咨询。

3. 改变的实施 创新干预开始实施,组织成员的角色发生转变,项目开始产生效果。改变的实施中需要向组织成员提供培训、技术支持和解决问题的帮助。

4. 改变成果的制度化 政策和项目在组织内得到巩固,新的目标和价值观在组织内部得到确立。成果巩固的过程中需要寻求积极支持者,克服制度化的障碍,形成一体化的组织结构。

以某工作场所禁烟的实例来说明。首先,在企业中建立由吸烟者和非吸烟者组成的代表委员会,委员会对工作场所的吸烟情况、人们控烟的需求和可以实施的控烟方法进行分析。在此基础上,由高级经理提出企业控烟的方案和措施。随后贯彻落实方案,期间进行必要的骨干培养和培训。方案执行持续一定阶段后,企业领导层总结项目经验,提出长远的、可持续性的本企业禁烟政策。

二、组织发展理论

组织发展理论(organizational development theory,ODT)研究如何应用行为科学的知识来改善组织工作的绩效。它主要通过对组织结构变革、运作流程和工作人员行为的全面干预,来实现提高组织性能和工作质量的目的。这一理论关注影响组织的功能而不是具体的变化类型。策略涉及识别组织存在的问题和寻找改变的方法,通常包括问题诊断、计划行动、干预和评价的过程。组织发展理论和阶段理论可以互补,将这两个理论模型结合起来的策略在问题解决中具有很大的潜力。

(一)组织发展理论的发展

组织发展理论产生于20世纪30年代的人际关系研究热潮中。心理学家发现,组织的结构和运行流程,会影响员工的行为、动机、沟通和整个团队和组织问题解决的能力。以著名的霍桑实验为例,证明对员工重视程度的增加能提高工人的工作积极性和生产效率。

20世纪40—50年代,社会科学的发展为"以人为本"的管理方法提供了理论与哲学基础,其中较为著名的是勒文变革理论和行为研究,特别是他发现了反馈在组织社会化过程中的重要性,这对组织发展理论的发展产生影响。

20世纪60年代的组织干预研究侧重于运用组织设计、技术和人文措施来使工作更有实效和令人满意。20世纪70年代,研究重点转向激励提高绩效的影响。最近的组织发展研究热点在于,通过组织学习和知识管理将组织和复杂环境联系起来,同时改变组织规范、文化和价值观,使组织更好地适应环境变化。

(二)组织发展理论的主要概念

1. 组织发展 组织发展(organizational development)是一种致力于提高组织工作绩效和质量的方法或途径。通过组织诊断,识别对组织成员产生正向或负向影响的因素,在此基础上加以干预。

2. 组织氛围 组织氛围(organizational climate)是一个组织所形成的群体气氛,是一个组织独特的"人格"。组织氛围是组织成员对组织环境各方面特征的认知,这些特征诸如人际关系、领导方式、作风,以及人员间心理相融程度等。组织氛围基于组织成员对组织体制的态度和信念所产生,会影响集体行为、工作动机和工作满意度,还能预测服务质量和结果,影响新项目的成功实施。

3. 组织文化 组织文化(organizational culture)是组织在长期发展过程中形成的具有自身特色的群体意识和行为规范,包括了组织成员共有的深层次价值观、准则和行为。组织文化的要素包括愿景、使命、价值观、行为规范、行为模式及一些有形的物品(如标志和宣传标语)。文化的主观特征(组织的愿景、使命、价值观和行为规范等)反映了组织成员对组织的一种诠释,也会对组织成员的行为和有形物品的形式产生影响。组织文化与组织氛围密切相关,组织文化形成缓慢,更加复杂,稳定和不易改变的特征更为明显。

在健康教育与健康促进工作中,学校、医院等组织本身就可能是干预的对象,而组织氛围和文化会影响健康教育与健康促进计划采纳、干预实施、组织变革和跨部门合作,进而影响行为改变的成效。因此,在实际健康教育与健康促进工作中,有必要评估组织的氛围和文化,通过对组织更深入的了解来计划干预活动。

4. 组织能力　组织能力是指一个组织及其子系统的运作功能,包括 4 种要素:①资源的获得;②组织结构的维持;③行动或活动;④成效的实现。识别一个组织能力的水平应当作为项目计划的一部分。

5. 行动研究　促进组织改善的 4 个阶段:诊断、行动计划、干预和评估,又称作程序理论。根据组织诊断结果,开发和实施变革方案。

6. 组织发展干预　有助于改善组织的具体方法,如通过调查、实验室训练和过程咨询等方法来改善组织的效能。

（三）组织发展的过程

组织发展策略目前发展较为完善的是程序理论,具体步骤包括:诊断、行为计划、干预和评估。

1. 诊断　找出影响组织工作绩效的问题并分析其中的深层次原因。通常由外部专家完成,分析组织任务、目标、策略、结构和技术,还有它的组织氛围和文化、环境因素、预期结果,以及是否随时准备采取行动等,帮助组织了解存在的问题。

2. 行为计划　行为计划紧随诊断之后,包括为解决诊断出的问题提出策略性干预。干预措施的选择要考虑组织采纳策略实施的准备状态(如组织氛围)、对组织进行干预的适当切入点(何时、组织内部何处进行干预)和执行人员的技能掌握情况等。组织机构应参与到行动计划的过程中,以提高策略性干预计划的可行性,以及他们对选择执行干预的责任感。

3. 干预　干预包括组织的重新设计,结构的重组,过程咨询和组织发展。其中外部专家在过程咨询中,帮助组织找出干预效果的障碍,帮助他们解决这些问题。干预应明确变革的步骤,使之程序化,对进程进行监控,同时对投入进行有效管理。

4. 评估　通过监测组织在实际变革过程中的进展,评价变革产生的效果,确定是否需要额外的干预措施来改进干预实施。例如评估结果显示,由于组织氛围的不支持使得企业中新的控烟健康教育课程无法得到切实的贯彻,因而需要额外的干预来加强企业人力资源管理部门的支持。

三、组织间关系理论

组织间关系理论(interorganizational relationship theory,IORT)是重点研究不同组织之间如何共同协作的一种组织理论。这个理论的假设前提是,在解决一个复杂问题时,通过不同社会组织的合作能提供比单一组织更综合且相互协调的方法。如今,人们所面临的健康与疾病问题本身及社会经济、人口和环境等影响因素日益复杂,而应对这些问题的相关部门和组织的分工却日益细化。因此,公共卫生问题或突发事件的解决往往不仅涉及一个组织或部门,而需要多个组织或部门之间的协作。例如,基层慢性病的健康促进可能就涉及社区与各级医疗卫生机构、疾病预防控制部门及病人自助小组等各类组织之间及其内部的动员、联合和协作。通过形成不同类型的联合体,共同抵抗资源浪费、减少竞争和增强对创新技术的快速应用能力。现实生活中,组织间关系理论在突发公共卫生事件的应急响应和禁烟活动的推广等健康促进活动中有较多应用。

（一）组织间关系理论的发展

20世纪60年代以来，随着人们对环境如何影响组织行为这一问题的日益关注，组织间关系的研究逐步展开。早期的研究热点在收支相对平衡的基础上，哪些因素影响了一个组织进入某个协作关系的决定，而目前的研究主要集中在两个方面，一是组织建立协作关系的成本效益评价，二是组织协作的重要影响因素。

建立协作关系的成本效益评价研究认为，合作可能为组织带来的显著效益主要包括新的信息和理念、材料和物资以及其他资源，减少服务的重复，更有效地利用资源，增强影响力，提高解决单一组织范围内问题的能力，以及为复杂和受争议问题承担共同责任。合作的潜在成本包括组织资源的流失，任务的分散，不同组织政策或立场的相悖，以及因为达成各组之间的共识所花费的时间所造成的行动延误等。

组织协作影响因素的研究提出，组织协作受各组织对合作与相互依赖需要的认知，可用的资源（时间、经费、人力和专业知识等），监督管理机构的支持，共同目标、价值观、利益和规范，以及过去合作的成功经验等因素影响。此外，具有相似资源（如人力数量与质量）的组织往往有竞争的趋向，而有相似理念的组织相对更容易建立积极的协作关系。

（二）几个主要的组织间关系模型和概念

1. 阶段性模型　主要用来解释组织关系如何发生和演变。1993年奥尔特（Alter）和哈格（Hage）提出了组织网络发展的三阶段模型。这是一个构建从非正式到正式联合组织协作的模式和过程。第一阶段，以交换或义务性为特点的联合体。组织间相互交换资源，参与一些联合的活动，任务经由各个组织间协调后各自完成。第二阶段，以行动或促进性为特点的联合体。各组织对资源进行统筹和共享，并采取一致性的行动。这样的行动所要完成的目标，对各组织成员来说只是其组织的次要目标。第三阶段，以组织系统化为特点的联合体。这是一种长期合作，由共同提供服务或生产产品的各组织正式联合而成。

2. 权变理论　1988年肖特尔（Shortell）和卡武日内提出，组织合作网络的结构和流程设计要能反映出组织运作所在环境的复杂程度。例如，如果投资来源比较单一，那组织合作网络的结构往往由一个组织或一个小型组织团体集中控制或支配，这有助于提高投资者的调控和降低成本；反之，如果投资来源多元化，工作多属自愿性质，这样的网络就可能需要通过各组织机构共同组成的委员会来运作。

3. 社区联盟行动理论　社区联盟适用于健康教育与健康促进项目的多个领域，但由于一直以来缺乏理论和研究基础，发展比较缓慢。2002年，巴特佛思（Butterfoss）和克格勒（Kegler）提出的社区联盟行动理论（community coalition action theory，CCAT）是目前比较常用的理论模型。它描述了联盟形成、运作和制度化的发展规律，以及增强社区能力并促进社区变化，从而改善社区健康的要点（图8-2）。社区联盟行动理论框架共有14个要素，包括发展阶段、社会环境、领导机构或召集人小组、联盟成员、运行和过程、领导和成员、组织结构、整合的资源、凝聚的成员、评估和计划、策略的实施、社区变化的成果、社区能力和健康或社会效应（表8-1）。目前，社区联盟行动理论已经为社区联盟评估的测量提供了框架、定义和指标的借鉴,但与其他组织间关系理论一样存在共性的问题,在实际中很难进行验证,这仍是目前理论应用的难点。

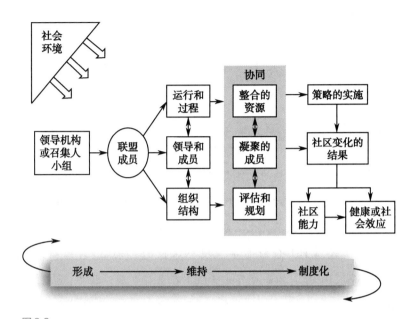

图 8-2
社区联盟行动理论的基本框架

表 8-1   社区联盟行动理论构成要素的概念

构成要素	含义
发展阶段	联盟从形成、维持到制度化所经历的阶段
社会环境	社会环境中可能提高或抑制联盟发展与运作能力的特征,包括地理、人口特征、经济和社会资本等
领导机构或召集人小组	批准联盟的成立;提供技术支持、资金或物资援助;提供有价值的合作网络或社会关系
联盟成员	来自不同利益的组织或个体,致力于解决特定的健康或社会问题而合作
运行和过程	建立开放而长效的沟通机制、民主而规范的决定形成机制,开展冲突管理,影响组织氛围及成员参与
领导和成员	推动强领导力和带薪员工联盟的形成
组织结构	形成正式的协议、规则、结构和流程,促进联合功能和协同水平的提高
整合的资源	来自主动争取或捐赠的资源,如会费、募捐、补助金和实物捐助等
凝聚的成员	参与度,忠诚度和满意度高的成员
评估和计划	综合性的评估和规划活动
策略的实施	联盟采取的战略行动,使社区政策、实践和环境得以改变
社区变化的成果	通过改变社区政策、实践和环境,有可能提高健康和社会产出
社区能力	通过参与成功的联盟,社区成员、组织发展能力和社会资本得到提高,这些可以应用到其他健康和社会建设主题中去
健康或社会效应	最终可测量出健康和社会效应的提高

第四节   理论实践应用

一、社区组织理论的应用

案例 8-1   "健康城市"计划(苏州)

苏州市是我国发展最快、经济最发达的地区之一,同时面临诸多城市化的健康问题。苏州地处太湖流域、沿江地带,人口密度高、人均资源少,生态环境十分敏感和脆弱;流动人口快速集聚,人口老龄化和社会竞争加剧,人群身心健康和慢性非传染性疾病问题不断增多。苏州市于1996年加入到"健康城市"计划运动中,运用社区组织干预,在实践中不断摸索,形成了具有鲜明地区特点的"政府推动,市民参与;科学指导,项目为先;以人为本,关注弱势(健康公平);社区先行,全面拓展"的健康城市苏州模式。

【拓展知识】　"健康城市"计划

城市化是当前全球社会发展的总体趋势和必然结果。城市的发展在带给人们生活和工作便利的同时,也使人们面临社会、卫生、生态等方面的诸多挑战,如环境的恶化、人口老龄化、疾病谱和死亡谱的变化、不良生活方式的泛化,等等。针对城市化给居民健康带来的影响,20世纪80年代,WHO开始倡导一项全球性的行动战略——"健康城市"计划(healthy cities project,HCP)。其目的是呼吁城市在自身发展过程中,通过政府、社会和社区,以及居民的共同努力,持续改进和消除威胁居民健康的各种社会决定因素,全面提高居民的健康素质和生活质量,让城市成为健康人群、健康环境、健康社会和健康服务的有机统一发展整体。目前在WHO全球六个区域内建有数千个健康城市。

"健康城市"计划目前已有较为成熟的理论依据和建设策略。"人人享有卫生保健"和《渥太华宪章》的基本原则共同构成了健康城市的理论基础。它的工作重点是在城市中通过多部门合作的方式加强基于社区的健康促进活动,强调采用"自下而上"的策略来处理公共卫生问题,实现"评价-计划-行动-评价"的循环建设过程。WHO在各国实践经验的基础上,于1996年公布了"健康城市10条标准",作为建设健康城市的努力方向和衡量指标。

(一)主要目标

苏州市在项目目标设定上,从社区的实际情况出发,具有一定的"文化敏感度":以提高城乡居民健康为中心,以城乡水环境治理与保护、古城保护性改造与居民居住环境改善、健康文化与城市精神三个结合为特色,建立优化健康服务、改善健康环境、培育健康人群、构建健康社会和深化健康促进五大体系,用创新的理念、创新的机制、创新的方法、推进健康城市建设在内涵上、理念上、形式上和效果上达到更高水平。

(二)社区组织实施

通过3轮"三年健康城市行动计划",应用社区组织理论的实施步骤,经历了启动、推广和全面实施的三个发展阶段。

1. 启动　以社区发展模式与社区建设模式为基础,建立健康城市领导小组,召开启动会议;实施"健康城市的指标体系研究"等研究课题和开发项目;编印和发放建设健康城市的指导手册和丛书;制定健康社区、健康家庭、健康企业、健康学校等健康教育场所的项目标准;确定试点单位和调研;将"加快健康城市建设"列入市政府目标。

2. 推广 执行试点计划,评估试点成效,颁发奖牌,促进社区组织的维持、发展和推广。

3. 全面实施 重点加强社区能力建设,对问题选择发现的社区主要问题,采用组合策略,实施综合性的干预活动。

(1)"12345"项重点工作:健全一个网络,覆盖全社会的建设健康城市网络;建立两个体系,健康城市指标体系和健康促进法制体系;实施三个工程,健康宣传工程(网站、新闻媒体和志愿者队伍等)、健康细胞工程(社区、家庭、学校、企业、机关、医院、市场、园林、宾馆、饭店和商场)和健康服务工程(公共卫生、医疗保健和社区卫生服务);做好四个结合,结合建设服务型政府、结合各级党委和政府各部门常规工作、结合宣传教育和结合日常卫生工作;抓好健康服务、健康环境、健康社会、健康人群和健康食品五个环节的服务,围绕群众关心及切身利益的重点问题,如就医、食品等。

(2)10个具体行动:包括优化健康服务行动、改善健康环境行动、构建健康社会行动、培育健康人群行动、卫生创建巩固发展行动、城乡环境卫生整洁行动、全民健康促进行动、健康素养普及行动、全民控烟活动和健康社区(单位)建设行动。

(三)建设经验

苏州市因开展健康城市建设卓有成效,2003年成为WHO西太平洋地区健康城市联盟的5个联盟理事城市之一。2008年在日本举行的第三届世界健康城市联盟大会上,被授予杰出健康城市奖,这是WHO表彰健康城市的最高荣誉。

苏州市的建设经验主要体现在以下几个方面。

1. 加强领导和组织管理建设 项目由政府牵头,执行过程中重视社区能力建设,特别是社区领导力、支持网络和资源等,发展可持续性。在市委、市政府领导下,由爱国卫生运动与健康促进委员会会同各市、区和各成员部门共同推进。除各级政府外,共涉及卫生、教育、水利水务、公安、劳动和社会保障、交通、建设、工商、园林、城管等28个政府部门和1个社会团体。各级政府均设立爱国卫生运动健康促进委员会,承担综合组织协调职能。落实了政策保障、资金投入、人员配备和监督管理等措施。

2. 形成合力,加强共同协作 以需求为基础,各级政府和相关部门依照健康城市行动计划,结合当地实际,制订和组织实施本地和本部门的行动计划。外力推动增权,广泛动员居民和社区团体更多地投入社区事务,加强社区参与。建立多元化投入机制,鼓励和引导社会资金对健康城市建设项目的投入。充分组织居民,发挥各级各类志愿者队伍的作用,发动"参与执行者",以居民带动居民,居民教育居民的方式,吸引更多市民主动参与促进健康的行动。

3. 加强健康教育和健康文化的推广 发挥各大传媒的特点和优势,加大建设健康城市在人群中的宣传。打造健康城市"12+7"宣传品牌,将健康城市建设与文明城市、世界卫生日、爱国卫生月、各类疾病防治日和环境保护日等活动结合起来。建造健康教育场馆、办好《健康苏州》杂志,开展各类公益宣传和推广,营造建设健康城市的氛围。

4. 项目推进,科学化管理 开展科学的城市健康问题调查和诊断,发现影响居民的主要健康问题和社会因素,制订有针对性的具体行动方案,以项目促进健康城市建设。加强健康城市理论和实践研究和科技开发,如健康城市诊断、健康人群数据库、健康城市 GIS 系统和健康城市管理机制的研究等。参照 WHO 和欧洲 47 个城市的健康城市指标体系,建立健康城市评价体系,内容包括核心指标、基本指标和发展指标 3 个板块,涉及 9 个方面和 122 个具体指标,以评促建,推进科学发展。

5. 加强队伍建设和交流合作　加强健康城市队伍建设,加大培训力度,对市、区和社区各级人员及骨干力量开展业务培训,提升各级管理人员和专业人员的健康促进能力。广泛开展建设健康城市的国内外交流合作,学习国内外的先进经验,参加国内外健康城市活动,提升建设的国际化程度。争取 WHO 的支持与指导,申报国际合作项目和奖项评选,创造条件争取国际组织在多领域的支持。

二、组织发展理论的应用

案例 8-2　加拿大 Nova Scotia 省心脏健康促进项目

加拿大 Nova Scotia 省心脏健康促进项目表明,通过加强组织发展,项目干预措施和政策将会得到更广泛地传播并能持久执行,从而对公众健康产生更大的影响。

（一）项目概况

根据加拿大心脏健康倡议,作为联邦和各省合作防治心血管疾病的一部分,Nova Scotia 省自 1986 年起就开始实施心脏健康促进项目。在项目早期阶段,就运用到了以社区动员、合作和环境变化为重点的社区组织干预手段,初显成效。在此基础上,近年来 Nova Scotia 省心脏健康促进项目将其重点转移到组织发展和组织能力建设上来。

组织发展干预针对了 Nova Scotia 省 20 多个本地涉及健康、教育和娱乐行业的组织。这些组织都与社区建立联系,有的是基于某种制度,有的是对健康促进有强烈兴趣。

（二）组织发展策略

组织发展（1996—2001 年）涉及多个方面,包含 4 个特色策略。

1. 技术支持　举办健康促进规划与实施的工作坊(workshops),主题涉及健康交流、倡导、评估和评价等。技术支持还包括建立一个健康促进信息交换中心(clearinghouse),网站资源包括各种健康促进主题的信息,以及愿意分享健康促进经验联络人的信息。

2. 建立社区心脏健康行动小组　开展专门的小组活动,干预至少一个心血管疾病的可改变危险因素。这个策略鼓励参与组织及他们的合作伙伴能应用到在技术支持活动中获得的知识和技能。

3. 行动研究　形成评估周期,包括行动计划的制订、实施、监测和评估。制定组织能力框架,基于监测数据的分析,为开发新的行动计划和其他决策提供证据。行动研究使用了多种数据收集工具,包括组织政策的问卷、组织实施情况的访谈和相关日志记录。Nova Scotia 心脏健康促进使用的策略涵盖了组织发展理论中组织发展阶段的诊断、分析、干预和评估等手段。

4. 组织协商　制订具体的流程,开展促进合作组织内(间)协作活动。例如,重新分配资金,将更多工作人员的职能拓宽至心脏健康领域和增加跨部门的交流等。

（三）评估方法

对参与 Nova Scotia 心脏健康促进项目的管理者、协调者和志愿者的评估采用定性与定量相结合的方法。重点关注的指标包括,心脏健康促进项目的合作伙伴和组织的发展,能力建设策略的数量、类型和有效性,以及影响能力建设的因素,如合作伙伴在心脏健康促进项目中的兴趣,对改变组织的准备、参与及领导支持的情况,与竞争性工作相比的优先情况。定量方法包括基于追踪系统技术制作网络映射的问卷和技术支持记录日志,这样参与者可以监控有关合作关系和组织发展的数据(例如学习机会的数量和类型、社区活动和咨询活动)。定性方法包括:①使用组织机构反馈日志,提供参与者关于政策变革、重新分配资金和合作的主观看法;②半结构式访谈用于监控组织发展流程和效率,能力建设的优势条件和障碍,以及由于能力建设而取得的组织变革成果。

(四)评价结果

2003 年的过程评价结果显示,组织发展策略取得了有意义的成果。41 个工作坊覆盖了 140 个机构,社区健康行动小组进行了 18 项涉及 39 个组织参与的项目。此外,因为各种组织发展策略的应用而使干预对象关于心脏健康促进方面的知识和技能有所增加。在访谈中了解到,不同组织的受访者描述了几种他们向所在组织进行健康传播的方式,在新的情境下能应用一致的工具和方法,或与他人合作。

基于对 20 个参与组织中 6 个典型案例的研究,麦克莱恩(Maclean)等人发现,组织发展理论对组织变革做出了实质性的贡献。有效的措施包括:围绕心脏健康促进建立新的岗位、新的组织内部结构(如委员会),开展组织文化变革(如增加沟通和改进决策)和开发新的支持心脏健康促进的政策。

(陆 慧)

【思考题】

1. 如何理解社区组织与社区建设概念的不同?

2. 社区组织理论和组织机构改变理论的关键概念有哪些?

3. 几种社区组织理论各有什么特点?在健康教育实践中如何应用?

4. 组织机构改变理论怎样分类? 如何在健康促进项目中更好地综合应用这些理论指导实践?

第九章

创新扩散理论

在健康教育与健康促进中,新的知识、观点、行为能否在目标人群中扩散,扩散的方式、速度,以及影响因素是健康教育与健康促进工作能否达到预期目标的关键。创新扩散理论阐述了新观念、新事物或新实践如何在一个社会系统中扩散,并逐渐为社会系统成员所了解和采纳的过程,该理论属于群体和社区水平的健康相关行为理论。本章的主要任务是阐述创新扩散理论的基本概念、扩散过程及其影响因素。学习创新扩散理论有助于了解人群行为改变的模式及其影响因素,为制定健康教育与健康促进干预策略提供新思路。将创新扩散策略应用到健康教育与健康促进中,能更快地促进卫生知识在人群中的传播以及健康行为的建立,提高健康教育与健康促进的效果。

第一节　创新扩散理论的背景与发展

一、起源

工业革命期间,运输工具和传播手段有了长足的进步,19 世纪 30 年代的便士报、40 年代的电报、70 年代的电话、20 世纪初期的广播和电影,使原来口耳相传的信息变成了通过各种媒体传播的信息洪流。新的信息、产品、观念、技术席卷全球,开始以相当快的速度覆盖到受众。人们逐渐开始关注一个有趣的现象:为什么一些新事物、新思想能够很快得到承认并广泛采用,而另一些则容易被人忽视?

这一由创新的采纳与否产生的问题被认为是理解和促进社会、文化变革动力的关键。其渊源得从 1862 年美国总统林肯签署的《莫里尔法案》(Morrill Act)讲起。该法案要求每个州留出大小为州议员数量乘以 3 万英亩的公共土地,用于建立教育机构,以传授与农业和机械工程相关的知识让农村青年受益,即后来被称为"赠地"学院。后来国家为了刺激农业发展和质量提高,将联邦资金和其他金融资助注入这些学校,帮助成立了农业试验站。这些试验站不仅研究农业项目,而且开设课程,帮助农民使用新工艺技术,还聘请各个领域农业专家做"推广代理人"。二战后美国农业技术开始突飞猛进,出现了新型杀虫剂、新型化工产品等用于控制杂草生长的产品,这些重要的创新使美国农业的亩产和人均产量以前所未有的速度增长。但在发展中也出现了一个明显现象:农民们并不会立即采纳研究出来的成果。只有一小部分农民能迅速接受并改进,随后更多的人会跟进,但是这种采纳很少能完全普及。这让从事农业科技和实践的科学家们感到失望,他们认为需要对创新成果遭受抵制的原因进行研究。

二、发展

创新扩散理论的发展得益于两条路径：

一是心理学路径。法国社会学创始人之一加布里埃尔·塔尔德（Gabriel Tarde）提出的"模仿法则"在促进创新扩散理论的发展上功不可没。1890 年，他提出的问题"为什么同时出现的 100 个不同的新事物中，只有 10 个会广为流行，而 90 个则会被人们忘记？"引发人们的思考。

塔尔德认为人的一切行为都是模仿，模仿能力是与生俱来的，人们通过互相模仿来保持行为一致，并不断扩大社会的相似性。他集中研究人们由知晓、权衡，然后决定是否接受某个文化特质的心理过程后认为，人类是通过一系列的"暗示"过程，将"事物"的特性与自身"欲求"联系起来，这一决策过程存在某种"模仿法则"，不存在任何超越个人心理体验的实体，一切社会过程都是个体之间的互动，个体的每次行动都在重复（模仿）某种东西，模仿是最基本的社会关系，社会就是由互相模仿的个人组成的群体。但他没有看到创新的采纳和公众通过大众传媒了解某一创新之间所存在的联系。

二是社会学路径。社会学家佩姆伯顿（Pesmes Burton），没有像塔尔德那样用模仿之类的心理规律来表述对新文化特质的采纳，而是提出创新被采纳的基础是人们之间以某种形式的"文化互动"表现出来的偶然现象。他的研究符合当时人们的主要观察发现，即用生物学、经济学的模式表述生物增长，人口增长，经济发展速度的现象，这些 S 型曲线与某种社会文化现象的采纳模式之间是否存在相似性？哪种 S 型曲线能最好地描述这种规律？佩姆伯顿经过研究，发现了某种特殊的采纳曲线——正态积累曲线，用于说明人们对创新的采纳存在着某种普遍的规律。

佩姆伯顿坚持认为，在任何给定时间内，信息被采纳的速度是由这一事实决定的，即一段时间内，某个特质被人们接受的过程之所以呈现 S 型曲线分布形式，是因为这一过程中的文化互动正好符合实验所证明的正态分布的条件，即它们存在偶然性，是随机事件。但是佩姆伯顿仍没有弄明白，当某些发明或文化上的创新在社会中传播时单个人是如何接受它的，即创新是如何引起人们注意的？人们又是如何决定接受它的？为什么有些创新得到了广泛的传播，而其他的则被大多数人忽视？

三、转折点

在所有创新扩散研究中最有影响力的是在美国艾奥瓦州两个社区的农民中推广杂交玉米种子的研究。杂交玉米是美国中西部 20 世纪 30 年代最大的技术进步。1939 年，种植杂交玉米的土地已经占全美国种植面积的四分之一。社会学家布莱斯·瑞恩（Bryce Ryan）和尼尔·格罗斯（Neal Gross）在关于此次杂交玉米推广活动的研究报告中曾经试图解释：为什么农民会改变自己的种植习惯？他们通过什么渠道，得到了何种信息？这些信息又对他们的决策产生了什么影响？为了解决上述问题，瑞恩和格罗斯在艾奥瓦大学附近选择了两个社区对种植杂交玉米的农民进行个人访谈。共有 518 名农民接受了访谈。通过访谈，他们搜集到农民使用杂交玉米的开始时间、从何处得知新种子的信息以及何时开始关注新种子,受访农民又是如何评价这些信息来源的重要性等问题,如表9-1。研究人员试图根据搜集到的数据描绘出经过一段时间的采用率的曲线图,并确定在创新决策过程中,各种传播渠道扮演的不同角色。

表9-1　使用者的信息来源和认为最有影响的媒介

来源	信息来源（%）	认为最重要的信息来源（%）
推销员	49.0	32.0
邻居	14.6	45.5
农业期刊	10.7	2.3
广播广告	10.3	0.0
亲戚	3.5	4.2
下乡服务	2.8	2.4
个人实验	0.0	6.6
其他	9.1	7.0

通过对种植杂交玉米的农民进行个人访谈,综合分析统计结果,研究者发现:创新的采纳取决于既存的人际联系和对媒介的习惯性接触这两个因素的共同作用。我们之所以称艾奥瓦地区杂交玉米的研究为经典的研究范式,主要是因为它在对产生社会变迁的创新采纳问题的研究中,开始将注意力从模式研究转移到过程研究上来。此次研究让人们认识到:①新技术的采纳是一个渐进的过程。②创新信息的来源多样,其影响力各不相同:推销员、邻居、农业期刊和广播广告都是信息的主要来源,但推销员等对农民最终采纳与否的决定的影响却不如邻居的影响。③知晓和决定采纳之间存在时差,其影响因素比较复杂,时间差的众数为5~6年。许多农民在种植之前就知道有杂交玉米种子。④对早期接受者和晚期接受者而言,其主要创新来源及影响力可能截然不同:对于早期接受者来说,推销员和广告是最主要的信息来源,且影响力较大;对于晚期接受者,推销员和广告决策基本不起作用。⑤各传播渠道在创新采纳过程中扮演着不同角色:邻里间的推广作用不断上升;大众传媒,如农业期刊和广播广告,在引起人们注意力方面起到了一定的作用,但比较微弱。

杂交玉米研究的贡献在于:①它作为一个转折点,让学者们的兴趣从仅仅关注一段时间人们采纳创新的统计学模式,转移到关注这一过程中的行为;②将注意力集中在创新扩散的不同阶段和作出决定的不同类型的人,分析他们获得不同信息和不同影响的渠道,为人们理解新事物的知晓和采纳行为之间的联系提供了实证的理论依据;③关注创新扩散中大众传播和人际传播的过程,并发现了大众传媒和人际关系渠道在使目标人群知晓新事物的作用上具有不同的特点。在该研究环境中,人际关系渠道在使相关人群知晓新事物的信息方面以及说服使用方面作用比大众传媒更为重要;④该结果无意间符合了当时的有限效果论的结论,即大众传播没有力量直接改变受众对事物的态度,在人们作出某种决定之际,许多其他因素起着重要作用,其中包括个人的政治、经济、文化、心理的既有倾向,受众对信息的需求以及选择性接触机制等。

四、集大成者—美国著名传播学家罗杰斯

作为美国20世纪著名的传播学者和社会学家,埃弗雷特·罗杰斯(Everett M. Rogers)因为首创

创新扩散理论而享誉全球。罗杰斯对不同领域(包括农业、教育、医学等)的创新扩散研究进行了回顾和总结,发现在这些研究中有许多相似点,例如创新的扩散都是趋向于 S 型曲线的,后来罗杰斯在其博士论文的基础上进一步扩展并出版了《创新扩散》一书,该书全面论述了创新如何在社会系统中扩散和传播的理论,推动了对创新扩散理论的理解和该理论在不同领域的应用。

在前人研究的基础上,罗杰斯定义了扩散的概念,认为扩散是在一段时间里,创新通过某些渠道在社会系统成员中传播的过程。其次,根据受众接受新事物的先后快慢,将其区分为五类:先驱者、早期接受者、相对较早的大多数接受者、相对较晚的大多数接受者、迟缓者。然后,从价值观、个人特性、传播行为、社会关系等方面概括出他们各自的特征。随后罗杰斯还提出创新的决策过程可分为五阶段:认知、劝说、决策、实施和确认。在创新扩散过程中,一个新思想的普及往往需要很多年的时间,罗杰斯指出,之所以要进行扩散研究就是为了找出一些办法来缩短这一过程。创新一旦得以实施,就会产生一些后果,无论是直接还是间接的,是发挥作用还是导致障碍。社会变革的倡导者通常都希望他们的影响是直接、显著和起作用的,但这种积极的影响在现实生活中并不常见。罗杰斯认为传播具有重要的作用,是社会变革的基本因素,并分析了不同传播方式和渠道的特点及作用。

《创新扩散》这本书自 1962 年出版以后,分别在 1971 年、1983 年、1995 年和 2003 年进行了再版,罗杰斯通过不断的否定和修正,对创新扩散理论进行了改进,虽然都是以创新扩散为书名,研究的主体都是新的思想或实践是如何扩散的,但都有所补充改进,并越来越强调社会网络的作用,关注网络在扩散和传播以及社会变革项目中的作用。第五版时更加注重新的传播技术的扩散,尤其是互联网上的扩散。

罗杰斯的创新扩散理论有相当大的影响力,美国国际开发署用该策略在第三世界国家推广农业改革创新。在 20 世纪 50—60 年代美苏冷战期间,美国和前苏联相互争夺其在发展中国家的影响力。美国希望通过一场"绿色革命"帮助这些国家改善温饱问题,从而获得这些新兴国家的好感。因此美国必须说服这些农夫和村民尽快采纳大量农业技术革新。罗杰斯的创新扩散理论变成这场革命的训练手册,来自世界各地的变革推动者都被召唤到密歇根州大学聆听罗杰斯本人的理论教诲。同时,随着农业改革在第三世界国家推行,创新扩散理论也在第三世界国家的大学中得到了广泛发展。在世界上许多地方,罗杰斯的理论和传播理论是同一个意思。

如今,罗杰斯的创新扩散理论被广泛应用于农业社会学,传播学以及营销学等学科,促进了大量新事物的普及,如新的农业技术、手机、宽带、网上购物等。该理论也被应用于医疗卫生领域,如研究人们对计划生育方法或保健创新的态度、医疗新技术或其他新的医疗观念的推广应用以及人们对新药物的接受等,大力推动了医疗保健革新的进程。

第二节　创新扩散理论相关概念及框架

一、创新扩散理论的概念及四要素

(一)创新扩散的概念

创新扩散(diffusion of innovation,DI)是指一项创新(新观念、新事物或新实践)经由一定的传播渠道,通过一段时间,在一个社会系统中扩散,并逐渐为社会系统成员所了解和采纳的过程。有效的扩散不仅涉及创新在个体水平上的播散,还涉及在不同场所中实施不同的策略,应用多种正式或非正式的媒体和扩散渠道。

(二)创新扩散理论四要素

创新扩散理论包含四个基本要素,分别是创新、传播渠道、时间和社会系统。这四个基本要素不仅是扩散研究中的主要因素,也是扩散过程或创新项目中的主要因素。

1. 创新　创新(innovation)可以是新观念、新政策、新实践或新物品(产品),这种"新"并不要求创新在客观上有多大的新奇性和创造性,重要的是采纳这项创新的个人或单位感觉到具有新颖性。一项创新的新颖性可以由以下三个方面表达:所含知识,本身的说服力,以及人们采纳它的决定。有的人可能知道一项创新有一段时间了,但对该创新既不喜欢,也不厌恶,既不接受,也不拒绝,全无感觉。

创新特征对扩散速度和扩散模式有很大影响,社会系统成员感受到的创新特征决定了采用比率。这些创新特征是:相对优势、相容性、复杂性、可试用性和可观察性。一项创新,如果潜在采纳者认为其相对优势大、相容性好、复杂性较低、可试用性强以及采纳结果好观察,那么该创新将比较容易被采纳。

不可否认的是,并非所有的创新都是有价值的,无论是个体还是社会系统都不愿意采纳既有害又不经济的创新。此外,同一创新对某一环境下的某一采纳者可能是有价值的,而对另一环境下的另一采纳者却可能不适用。例如,西红柿采摘装置在美国加利福尼亚州得以迅速推广,因为该州有许多大的商业化农场主。但对于小的西红柿种植者来说,该机器太昂贵了,负担不起,因此小农户并未采用该装置。

2. 传播渠道(communication channels)　传播是将创新从发源地向使用者积极传送的活动,包括确定对目标人群和该创新而言最好的传播渠道和系统。创新扩散与其他传播过程的不同之处在于传播的事物对于采纳创新的个人或单位而言具有新奇性和不确定性。扩散的实质是个人通过信息交换将一个新方法传播给一个或多个他人。传播渠道是信息从一个个体传向另一个体的手段。

创新扩散的传播渠道主要分为两种:大众传播媒体和人际关系渠道。大众传媒主要包括报刊、广播、电视、书籍、电影等,是比较高效快捷的传播手段,它们能够使潜在接受者得知一项创新,使少数人的知识被大多数人接受。大众传媒更多的是传播一种认知知识,也就是说让人们知道创新的存在。人际关系渠道是指两个或多个个体面对面地交换信息的方式,也是能够说服个人接受创新的一种方法,尤其是当创新的推动者与目标人群之间具有同质性时,人际关系渠道的传播效果更好,创新更容易被目标人群所采纳。这里的同质性包括相似的价值观、社会经济地位和教育程度等。

大多数个体评估创新的价值不是以专家的科学研究为基础,更多人是通过已经采纳该创新的其他同伴的主观评价。这种行为表明,扩散过程的核心是潜在采纳者模仿社会网络中同伴的做法,扩散是一个非常社会化的过程。众多研究表明大众传媒在开始阶段促使创新被人们广泛了解方面很有效,人际关系渠道在形成和改变对于创新的态度和行为方面更有效,大众传媒与人际关系渠道的结合则是传播创新和说服人们利用这些创新的最有效的途径。不论采用何种传播方式,需要考量的指标有:重要性、影响面、急迫性、可用资源、成本大小等。例如在社区中开展血胆固醇水平筛查,这对该社区人群而言是一种新事物,可采取不同方式向社区群众传播消息:一种是由公共卫生服务机构发出正式通知宣传,另一种是由接受过血胆固醇水平筛查的少数群众向其他多数群众分享交流。除了以上两种渠道,近年来,互联网作为一种新的信息传播渠道在促进创新的扩散中起到了日益重要的作用。

3. 时间(time)　　时间在创新扩散中是一个很重要的要素,它影响着个体创新的决策过程,被用来衡量社会系统成员的创新性,也影响着创新扩散的速度和模式。

扩散速度指的是社会系统中一定比例成员采纳该项创新所需要的时间,受到多种因素的影响。首先,创新本身就是一个重要的影响因素。如果一项新产品能够给采纳者带来很大益处,安全且使用方便,那么它会更容易被快速采纳,比如摩托车头盔;而另外一些益处不太明显,且操作复杂的创新,被采纳的速度就可能相对较慢,例如采纳纯素食。社会系统是影响扩散速度的另一重要因素,我们将在社会系统的介绍中再阐述。

创新的扩散是一个过程,它需要时间。要理解创新是如何扩散的,我们就需要了解人们采纳创新所经历的一系列心理过程。个体的创新决策过程主要包括目标人群对创新的认知、劝说、决策、实施和确认五个步骤。创新决策阶段就是指创新决策过程所需要的时间长度,它在很大程度上决定了创新的扩散速度。

采纳创新的时间早晚被用来衡量社会系统成员的创新性。创新性是该个体比社会系统中其他个体更早采纳新观念的程度。一项创新扩散的时间周期与采纳者人数增长的关系呈现一定的规律,以时间为横坐标,以采纳者的人数为纵坐标,呈现正态分布。

扩散模式指的是累计采纳创新的成员比例随时间变化的过程。用横轴表示时间,纵轴表示累计采用比率,得到的曲线叫扩散曲线,绝大多数创新的采纳轨迹都是 S 型,但各创新扩散快慢不同,曲线的坡度不同。

4. 社会系统　　一个社会系统(social system)是一组面临共同问题,有着同一目标的,相互联系的单位,它界定了创新扩散的范围。社会系统的结构、规则及其中的舆论领袖在创新扩散中具有重要的作用。

社会结构是指社会系统中各个单位的规则排列。等级制是一种较为正式的社会结构,如上级有权给下属发布命令;成员之间的人际网络则是一种非正式的社会结构,如系统中具有相似性的个体通常会结成小团体相互交流。社会结构中个体的行为具有规律性、稳定性,能形成信息传播网络,从而部分地预测该社会系统成员的行为,包括他们何时采用一项创新。例如,两名妇女除了居住村庄不同,具有相同的年龄,文化程度和家庭情况,但 A 村有 57% 的家庭采用了计划生育措施,而 B 村只有 26% 。由于社会结构的影响,我们可以预测 A 村的这名妇女比 B 村的那名妇女更可能采用避孕方法。该例子说明,即使系统成员个体特征相同,系统结构依然可以对创新的采纳和扩散产生不同影响。

社会规则是约定俗成的社会成员的行为模式,界定了可容忍的行为,作为社会成员的行为指导。

规则可能存在于某一国家、某一地区或团体和宗教中。一个社会系统的规则可能会阻碍变化发生。如虽然印度有上百万人营养不良,却不会吃被奉为神明的牛;虽然糙米更有营养,亚洲和美国却普遍消费精米。

　　舆论领袖通常有较高的社会经济地位,容易接受各种形式的对外交流,且具有创新性(虽然他们的创新程度部分取决于社会规则),最为重要的是他们在社会结构中处于人际交流网络的中心。这使得系统中其他成员视其为样板,争相模仿他们的行为。舆论领袖在创新扩散过程中扮演重要角色,这些人能在期望的方向上影响他人的态度和行为决策。如关于医疗创新扩散的受控试验表明,首先确定社区中的舆论领袖,然后把创新推荐给这些舆论领袖,由舆论领袖推荐给其他人,结果扩散速度比直接把创新向社区人群推广更快。

二、创新扩散的过程

(一)创新形成

　　创新形成(innovation development)是指创新从产生、发展到成型的全部活动和过程。创新是人们为了发展需要,运用已知的信息和条件,突破常规,发现或产生某种新颖、独特的有价值的新事物、新思想的活动。在这个阶段,创新开发者应该在识别创新的目标人群,进一步发展创新,为创新的设计表达提供信息和反馈等方面发挥主要作用。另外,这个阶段中的关键内容还包括进一步发展促进策略和产品设计。社会市场学技术对创新开发者进行上述工作内容大有帮助。

(二)创新决策过程

　　创新决策过程(innovation decision process)是指个体(或其他决策单位)从知道一项创新,到对这一创新形成一种态度,到决定采纳还是拒绝该创新,到实施使用该项创新,并且确认自己决定的过程。即目标人群采纳创新需要经过五个连续的阶段:认知、劝说、决策、实施、确认。

　　1. 认知阶段(knowledge)　　创新决策过程开始于认知阶段。在此阶段,人们开始意识到创新的存在,或进一步了解到创新的目的及功能,也有自己的看法。一般而言,教育程度较高者、社会经济地位较高者、暴露于较多大众媒体者或有较多社会参与机会者,更容易接触到或意识到创新的存在。获取相关信息是采纳创新的前提和基础,当目标人群接触到一项创新,他们会关注一系列问题,如"什么是创新?""创新是怎样运作的?""创新为什么会有效?",这就是有关创新的三类知识:①知晓知识(awareness knowledge),它是关于创新存在的信息,会促使个人寻求有关"怎样做"和原理的知识;②技能知识(acquisition knowledge/how-to knowledge),有关怎样使用创新的必要信息,如果在采纳和实施创新之前没能获得足够的技能知识,则可能导致拒绝和中止现象;③原理知识(principles knowledge),关于创新运作方式背后的原理,能够增强个人采纳创新的能力。目标人群对以上信息的寻求集中在认知阶段,但也可能发生在劝说和决策阶段。

　　2. 劝说阶段(persuasion)　　采纳创新不仅仅要了解相关知识,态度的转变也很重要。目标人群是否会采纳创新,很重要的一点就是在劝说阶段让他们对创新形成坚定而积极的态度。而态度的形成很大程度上取决于采纳创新的预期结果,人们会根据他们所接触到的不同形式的信息来评估采纳创新后的可能结果,比如感知到的相对优势和成本代价,并形成相应的态度。通常创新经过专业的设计与包装,加上有效的媒体传播,因为具有吸引力而容易打动人心,产生说服的效果。创新扩散理论还强调,通过口口相传成功采纳者对创新的满意度能够达到促进说服的效果。

3. 决策阶段(decision)　　经过劝说之后,人们接着需"作决定"是采纳还是拒绝该创新。若有舆论领袖的支持,个体通常有较高的意愿去采纳。而且,如果能够提供试验的机会则更有利于人们尽快作出采纳或拒绝的决定。也就是说,提供一个可免费试用的机会往往能够鼓励人们接受这一新的实践或产品。例如,在对艾奥瓦州的农民所做的试验中发现,让农民免费试用一种新型除草喷雾剂,创新决策时间缩短了大约一年。

4. 实施阶段(implementation)　　初步采纳或尝试创新的阶段。对于许多创新来讲,并不是实施或尝试创新之后就一定会持续使用,这取决于创新的特性,以及在实施过程中所经历的成功或失败。即便是成功实施的创新,也并不一定就会带来行为的改变,并持续不间断地执行下去。本阶段的关键是提高人群的自我效能和技巧,积极推行试点。在人员培训、解决发现的问题、保证实施过程顺利进行等方面,基层工作人员具有很重要的作用。

创新在传播过程中并不是一成不变的,使用者通常会改变或改良这项创新。在创新的采纳和实施过程中,采纳者根据自己的目的和需要对创新所做的改变和发展被称为是创新的"再发明(rein-vention)"。再发明可以使一项创新更具吸引力,因为采纳者可以适当调整和改进创新使其更加满足自身的需要,但再发明也可能是对创新的一种破坏。在许多案例中,对创新做一些改动以适应具体情况和不断变换的条件可能会减少错误的发生,从而更好地与采纳者现存的问题相统一,并更好的处理创新决策过程中出现的新问题。

5. 确认阶段(confirmation)　　确认是采纳的最终阶段,是指人们下决定是否能够长期使用该创新,即创新得以持续地实际应用或实施。在此阶段,个人如果接收到关于该项创新的相互冲突的信息,他要么会寻求对自己作出的创新决策的肯定,要么会转变先前的采纳或拒绝的决定。此时,健康教育者应为采纳者提供支持性的信息。因此,确认阶段的关键就是强化,那些在使用新产品或采纳新实践中能够获得积极强化的采纳者往往更能维持这一创新的使用。这里的强化可以是物质的、社会的或是情感上的,它可能是来源于采纳者自身的内在强化,也可能是来源于外部的外在强化。

"中止"是在已经采纳了创新之后,又决定拒绝这项创新。创新扩散中止多为两种情况:①"取代中止",即为了接受一种更好的想法而拒绝另一种想法的决策,如微型电脑取代主机计算机;②"醒悟中止",即对实施创新之后的情况不满意而决定放弃这项创新。晚期采纳者比早期采纳者更易于中止创新。健康教育与健康促进工作者的任务就是要针对这些原因采取相应对策,保证计划能持续进行。尽管制度化和常规化是可以使创新的可持续性问题得到解决的方法,但很多创新能够持续一段时间,却并未融入采纳者的生活,未能够达到制度化的程度。

以上五个步骤,通常是按顺序排列。当然也有例外,如决策过程可能发生在劝说阶段前。创新决策是一个复杂的过程,涉及诸多变量,采纳者的个人特征、社会特征、意识到的创新需求等将制约采纳者对创新的接受程度,而社会系统规范、对异常的宽容、传播的整体性以及采纳者所意识到的创新特征等也将影响创新被采纳的程度;另外大众传媒在信息获知阶段相对来说更为重要,而人际关系渠道在劝服阶段更为得力,因此大众传播与人际传播相结合更有利于创新的传播和人们接受创新。在这一过程中,往往需要社会营销等方法来设计项目,分析受众,优化创新。创新决策过程中应注意这些问题:目标人群的需求;他们当前的态度和价值观;他们对创新可能作出的反应;能促使其采纳创新的因素,阻碍其采纳创新的障碍以及克服这些障碍的方法等。创新决策过程中各阶段的模式如图9-1。

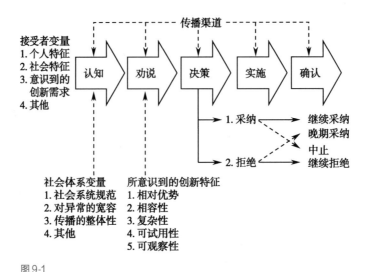

图9-1
创新决策过程中各阶段的模式

三、面对创新人们呈现的不同反应类型

（一）接受创新事物的不同类型

罗杰斯根据人群在面对创新时接受创新事物的早晚将人们分为五种不同类型:先驱者(innovators)、早期接受者(early adopters)、相对较早的大多数接受者(early majority)、相对较晚的大多数接受者(late majority)、迟缓者(laggards)。以时间为横坐标,以采纳者的人数为纵坐标,创新采纳者的分布呈正态曲线,如果在正态曲线上以垂线标出标准差,将正态曲线分成几个区域,同时在相应的区域标明该区域的个体占总样本的比例大小,如图9-2所示,正态分布被分为5个区域,代表创新采纳者的5个种类及其各自所占的比例。

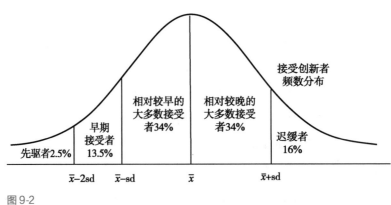

图9-2
创新扩散采纳者分类

1. 先驱者　先驱者是采纳创新的先锋,人群中最先接受创新者,约占2.5%,是极少数。先驱者通常有较高的学识或技术;有足够的财力应付创新可能带来的损失;有能力应对创新的不确定结果。

这群人大多数具有大胆、勇气、冒险等特质。创新方案也有可能以失败告终,因此先驱者也必须有足够的心理准备来面对这种挫折。尽管先驱者并不一定受到整个社会系统内其他成员的尊重,但是他们在创新扩散过程中发挥着非常重要的作用,他们往往从社会系统外界获取并引入创新思想,从而启动创新思想在本系统内的扩散,因此他们是新思想纳入社会系统内的把关人。

2. 早期接受者 早期接受者是先驱者之后接受创新的 13.5% 的人。他们往往是受人尊敬的社会人士,是公众舆论领袖,与当地社会系统联系紧密。他们比较容易接受新观念,尝试新鲜事物,潜在接受者往往在早期接受者那里得到有关创新的信息和建议。由于早期接受者往往会明智而谨慎的采纳创新,因此他们受到系统内其他成员的尊重,是其他成员效仿的榜样人物。在采纳某项创新后,他们会和周围的人谈论对该创新的主观评价,以减少创新扩散过程中的不确定性。早期接受者对后续接受者有着决定性的影响,往往被创新机构视作当地的传播者以加快扩散进程。

3. 相对较早的大多数接受者 为早期接受者之后接受创新的 34% 的人,在社会系统中约有三分之一的人归属在内。他们在采纳创新意见前会经过深思熟虑,他们比先驱者和早期接受者需要更长的时间来作出采纳决策。他们中多数人和其同伴有较多互动,是有思想的一群人,也比较谨慎,但他们较之普通人群更愿意、更早地接受变革。

4. 相对较晚的大多数接受者 相对较晚的大多数接受者比系统内普通成员还稍晚采纳创新,这群人也占整个系统成员的 34% 。他们对创新总是抱着小心翼翼和怀疑的态度,比较传统与保守,多为社会经济地位低者,很容易因为同伴压力而受到影响。只有当社会系统内的大多数成员采纳了创新之后,他们才会跟随接受;只有在系统内部的大部分准则都明确支持创新后,他们才会信服;只有采纳创新方案的不确定性逐渐减少和消失时,他们才会作出采纳决策。

5. 迟缓者 迟缓者是社会系统内最后采纳创新的群体,占 16% ,是保守传统、较孤立且资源缺乏的一群人。他们观念保守,坚持自己习惯的事物,不到万不得已不愿改变旧事物去接受创新,对于创新和推动创新扩散的人常保持怀疑的态度。在得知某个创新思想后,往往要经过很长一段时间,才会作出采纳决策并使用该方案。由于财力物力有限,迟缓者对创新多数情况是抵制的态度。只有确信创新方案不会失败时,他们才会考虑采纳;只有当新的发展成为主流、成为传统时,他们才会被动接受。

以往的研究表明,早期接受者与晚期接受者在以下 3 个方面具有重要差别:①社会经济地位:与晚期接受者相比,早期接受者往往接受过更多的正规教育,所处社会地位更高,且具有更强的向上的社会流动性;②个性及价值观:与晚期接受者相比,早期接受者具有更高的智商,更强的移情能力,抽象和逻辑思维能力,对科学和创新有着积极的态度,也善于应付不确定性和风险。晚期接受者更多的显示出教条主义和宿命论倾向;③传播行为及方式:与晚期接受者相比,早期接受者参与活动更广,人际关系网有更高的互联性,有更多的渠道接触媒体。他们与创新机构有更多的接触,会更积极主动地搜寻创新信息,因此拥有更多创新知识,而且他们具有更强的舆论导向能力。

人群对创新采取的行为之所以不同,与其自身特点及其对创新的态度不同有关。尽管上述分类是一种理想状态的分类,但这种分类仍然可以作为针对某个人群中的个体进行干预项目设计和实施的基础,如对于早期接受者,重点提高其认识;对于相对较早的大多数接受者,重点应放在通过典型示范等活动激发其动机;对于相对较晚的大多数接受者,重点在帮助他们克服其接受创新所遇到的心理障碍和客观障碍。

（二）创新扩散理论的 S 型曲线

依据扩散过程中的时间因素以及面对创新具有不同反应的五类人群，我们可以画出相应的创新扩散曲线。将时间作为横坐标，相应时点新加入的采纳者人数作为纵坐标，创新采纳的过程通常呈现出一条相对规则的钟形曲线。横坐标不变，将相应时点的总采纳人数作为纵坐标，我们可以看到，创新的采纳过程呈 S 型曲线。同样的创新采纳过程，我们既可以用钟形曲线（等频率曲线）表示，也可以通过 S 型曲线（累积频率曲线）表现出来。如图 9-3 所示，美国艾奥瓦州采用杂交玉米种子的过程就是创新扩散过程的典型案例。

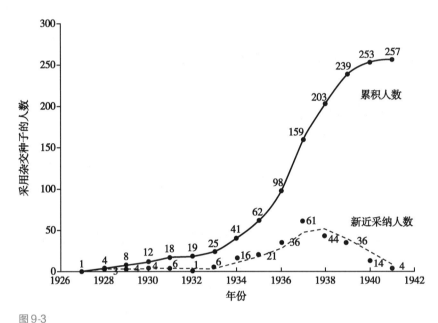

图 9-3

在艾奥瓦州采用杂交种子的创新采纳人数和累计人数

通常，当一种创新刚刚开始在人群中扩散时，人们对它的接受程度比较低，因此一开始扩散过程比较缓慢。而当接受者所占比例一旦达到某个临界数值，扩散过程就会加快，出现起飞（take off），系统内的大部分人都是在这一阶段接受该创新。然后，扩散过程再次慢下来，对创新的接受逐渐达到饱和点（saturated point）。整个扩散过程于是呈现 S 型曲线。

罗杰斯指出，创新事物在一个社会系统中要能继续扩散下去，首先必须有一定数量的人采纳这种创新事物。通常，这个数量是人口的 10%～20%。创新扩散比例一旦达到临界数量，扩散过程就起飞，进入快速扩散阶段。例如限盐罐、控油壶等健康支持工具作为促成健康生活行为方式的一种辅助工具刚刚进入社区进行推广时，当你身边有越来越多的人，大约 15%～20% 的人开始使用的时候，你会发现，大部分人认为这是一个潮流，于是跟风，出现越来越多的人开始使用。促使大部分人跟风的这个点叫做"临界的大多数"（the critical mass），这个点对于创新扩散来说至关重要，因为是否能达到这个点会决定整个创新扩散的效果，如果并没有到达这个点就草草结束，可能会导致两种结果，一种是经历非常缓慢的过程才能达到最终的目标人群数量，另一种是还没有达到就被其他的创新所取代。最后，扩散过程再次慢下来，对创新的接受逐渐达到饱和点，饱和点的概念是指创新在社会系统中一般不总能百分之百扩散,事实上,很多创新在社会系统中最终只能扩散到某个百分比。

四、影响创新扩散过程的创新特征

影响创新扩散过程和扩散速度的因素很多。一个创新在尝试阶段成功,却不一定会一路顺利;不同的创新在同一人群中,或同一创新在不同人群中,其扩散速度会很不相同。从人群角度看,一个创新能否被接受取决于其特征。表9-2列举了创新的12个关键特征,可分为三类,其中7个特征主要应用于创新采纳之前,2个特征应用于采纳过程中,3个特征应用于采纳后的维持阶段。创新满足以上特征的数量越多,其传播的速度越快,影响越大。

表9-2 创新的12个关键特征

特征	关键问题
应用于采纳前的特征	
相容性(compatibility)	创新是否适宜于目标人群
可传播性(communicability)	创新能否被容易和清楚地理解
对社会的影响(impact on social relations)	创新对社会环境是否有不利后果
相对优势(relative advantage)	创新是否比要取代的事物更具有优势
可逆性(reversibility)	是否可容易地停止使用创新并恢复原状
风险和不确定性(risk and uncertainty level)	能否有效采纳创新而只面对很小的风险和不确定性
可试用性(trialability)	在决定是否接受前能试用创新
应用于采纳过程中的特征	
复杂性(complexity)	创新是否易于使用
时间(time)	创新能否只花很短的时间就可使用
应用于采纳后的特征	
承诺(commitment)	能否有效使用创新而只需适度的投入
可更改性(modifiability)	创新能否随时间推移而更新或改良
可观察性(observability)	采纳创新的结果是否可以被观察到

创新的特征对扩散速度和扩散模式有很大影响,社会系统成员感受到的创新特征决定了采用比率。罗杰斯的创新扩散理论认为,创新的扩散速度主要取决于5项重要特征:相对优势、相容性、可试用性、复杂性和可观察性。

1. 相对优势 创新是否比要取代的事物更具有优势。相对优势表明了个人采纳某项创新所需支付的成本以及从中可以获得的收益,其具体方面包括:经济利润,较低的初始成本、不舒适感的减少、社会地位,时间和精力的节省以及回报的及时性,等等。一项创新的相对优势越大,它被采纳的速度越快。客观的相对优势和自我感知的优点对于是否采纳创新同样重要。社会方面的优势常常是使人们改变行为的重要因素。如在美国加利福尼亚州吸烟不受欢迎,吸烟者通常会为了避免被孤立而戒烟。健康促进项目通常关注创新促进身体健康方面的优势,如提倡安全性行为以预防艾滋病,大豆制品被用于预防癌症等。以上两个例子都属于预防性创新,要求采纳者某个时候采取一定的行动,目的是避免将来可能产生的不良后果,这类创新的相对优势很难被感知。一方面,采纳上述两种健康行为只能预防在将来的某个时候感染上艾滋病或患癌症,但即使个人不采纳以上行为,其也有可能不会染上艾滋病或患癌症。因此,采纳这种创新所带来的好处不仅在时间上来得比较晚,而且其必要性也是不确定的。另一方面,采纳预防性创新所要防范的有害结果也很难被感知,因为它不是一个实在的事件,而只是不采纳该创新就有可能发生的事,这是不可见的,因此很难被理解。

2. 相容性 创新是否适宜于目标人群。相容性是一项创新与现存的社会文化信仰及价值观、以往的各种实践经验以及潜在采纳者的需求相符合的程度。相容性好的创新对潜在采纳者来说比较容易把握,也更符合潜在采纳者所处的现实情况,因此更容易和更快被采纳。如果某项创新与当时的文化价值观不相符合的话,那么该创新的传播就会受到阻碍,该创新要被采纳,通常要求该系统在采纳一套新的价值观以后才能实现,而这往往是一个很漫长的过程。典型的不相容创新的例子是在一些伊斯兰国家和天主教国家推行其宗教教义不鼓励的避孕节育。

3. 复杂性 创新是否易于使用。复杂性是一项创新被理解或被使用的难易程度。有些创新可以很容易就被一个社会系统的大部分成员理解,而另一些创新则复杂得多,不容易被采纳。例如有氧运动可被看做是一项预防心血管疾病的创新,然而从未运动过的人可能不懂得如何选择适合自己的运动服装,不知道如何掌握运动节奏,因此他们通常对开展一项运动计划缺乏信心,感到失败或完全拒绝运动。比起那些需要采纳者学习新技术和新知识的创新,简单易懂的创新扩散速度也快得多。

4. 可试用性 在决定是否接受前能试用创新。可试用性是在某些特定条件下一项创新能够被试验的可能性。能够分阶段采纳的创新比起那些"一锤子买卖"的创新采纳速度要快得多。例如艾奥瓦州的农民要先经过试验才接受杂交玉米种子,如果没有测试新种子的简单试验,它的采纳速度将慢得多。大多数健康促进行为都具有很好的可试用性,可通过一段时间的体验以供个体决定是否长期采纳该行为,如低脂低盐饮食,锻炼和戒烟计划等。一项具有可试用性的创新对考虑采纳它的人来说具有更大的说服力,因为人们可以通过动手来学会它。

5. 可观察性 采纳创新的结果是否可以被观察到。可观察性是指在多大程度上个体可以看到一项创新的结果。某些新想法的效果显而易见并能很容易地传播出去,而有些创新的结果则很难被人察觉或者很难向其他人描述。例如,家用水过滤器和自行车头盔是两个完全不同的创新,前者通常只能被使用者的邻居或来家里做客的亲戚朋友看到,而后者只要当使用者骑自行车上街即会被大多数人看到,因此自行车头盔更易被人们接受和使用。个体越容易观察到一项创新的结果,他们越容易采纳它。这种可观察性会激发同伴讨论该创新,如创新采纳者的朋友或邻居经常会询问他对该创新的评价。

一般来讲,当目标人群认为一项创新具备以下特性时,该创新的推广速度会比较快:①在接受前可以试用;②可以预见采纳创新的结果;③与其他现有同类事物相比,该创新相对先进;④使用不太复杂;⑤与现有系统兼容。以往的研究表明,在解释有关创新的采纳速度问题时,这五点是创新最重要的特征。

五、其他影响创新扩散过程的因素

1. 目标人群的特点 创新采纳者的社会属性影响了决策过程,个人、组织、政府机构等的采纳决策具有不同特点。采纳者对创新越熟悉,越容易接受创新。创新采纳者的社会经济条件影响到他们对创新价值的评价和采纳意愿,他们所处的政治、经济和文化状况影响了采纳创新的成本和收益,他们在社会网络中的位置影响了接受到创新信息的早晚和受其他人决策影响的程度。此外,针对在创新面前呈现不同反应的五类人:先驱者、早期接受者、相对较早的大多数接受者、相对较晚的大多数接受者和迟缓者,也应该采取不同的扩散策略。

2. 传播策略、渠道和方法　当潜在采纳者的数量很大,而创新又不复杂,目标是唤起人们意识到这项创新时,大众媒体可以发挥很好的作用。人际传播渠道在劝说采纳者根据自身需求作出采纳决策时起很重要的作用。因此,推广创新的最佳途径是将大众传播和人际传播结合起来加以应用。此外,舆论领袖对他人的创新观念产生重要影响,是决定系统中创新采纳率不可忽略的因素。舆论领袖采纳某项创新后把创新推荐给其他人,每单位时间内采纳该创新的人数会迅速增加。

可见,一项创新在人群中的扩散主要取决于三方面的变量:创新本身的特性;目标人群的特点;传播策略、渠道和方法。所以,想要促使一项创新在人群中传播并被接受、采纳,必须:第一,该创新具有先进性并能适合于目标人群和当地情况;第二,对目标人群和当地实际情况进行仔细分析,找出其特点,发现"先驱者"和潜在的"早期接受者"并通过基层工作人员与之密切合作;第三,根据实际情况选择正确的传播策略、渠道和方法,并注意向目标人群示范创新的先进性、使用方便、易学、所付代价很小或在适当范围内等。

第三节　理论实践及应用

一、国内外应用实例

健康教育与健康促进通过普及卫生知识来促进健康行为的建立,这类似于罗杰斯的创新扩散过程。罗杰斯认为,创新扩散是为了使人们将"创新成果"投入使用并作出评价,它的最终目标将从"普及创新成果"延伸到"使用并评价创新成果"上来。

通过研究众多创新扩散案例,罗杰斯总结出许多促进创新扩散高效进行的策略。对于采纳者的分类让我们首先关注于先驱者以及潜在的早期接受者,识别创新本身能够影响扩散的因素(例如,相对优势、相容性、复杂性等),帮助我们设计和实施项目的传播信息。在创新扩散的过程中尽可能凸现其优势而减少其副作用,从而提高创新的社会接受程度。通过综合运用大众媒体以及人际网络的传播方式来影响公众的意识、教育、决策的实践日益得到重视。同样值得重视的是,不同的文化背景对于创新扩散的影响。在不同的文化背景下,同一类创新可能扩散也可能被拒绝。例如,社区的宗教可能使他们拒绝一项有利于健康的创新。在设计创新项目之前,必须对这些可能的障碍予以考虑。

案例9-1　我国农村改厕项目

20 世纪 90 年代,在我国南方某地的农村环境卫生项目中需要做推进厕所改良的健康教育工作。当地人口密集、土地资源紧张、经济发展水平较高、农村居民普遍已建造了新楼房,有了自来水,而其习俗之一是使用"马桶"。当时在农村推广的无害化户厕一般分为地上建筑和地下的两格或三格化粪池。健康教育工作人员经调查研究对情况作了仔细分析后,认为在现有经济和社会条件下已经可以建议村民采用城市居民广泛使用的家庭坐式抽水马桶(节水型),而不再修建地面厕所建筑。既结合传统习惯,方便卫生,又节省土地,所费与修建一般形式的无害化厕所差不多。但这在农村居民中是一项创新,需要帮助他们认识和接受。

健康教育工作人员首先在干部和村民中宣传"改厕"的卫生意义,进行必要的社会动员;在此基础上选择知识水平较高、认识较清楚、经济条件较好的人士(每村 10 ~ 20 位),如乡村教师、卫生人员、干部、乡镇企业负责人等作为"先驱者";针对村民不愿改变原有习惯,对"厕所怎么能建在屋里"的顾虑和花钱建厕的犹豫,开展了讲解抽水马桶优点、说明其适合当地情况、展示城市居民的室内抽水马桶等活动,并使用项目预算原有改厕补贴经费的一部分对建抽水马桶者予以奖励性补贴(只相当于建抽水马桶所需费用的一小部分)。这样第一批崭新的室内抽水马桶式卫生厕所在"先驱者"的家里建起来了。然后这些家庭为样本进一步开展工作,部分村民耳闻目睹后随即表示要建这样的厕所,此时健康教育工作者宣布在某时以前建厕还可以得到奖励性补贴,但只有"先驱者"奖励标准的一半。这些村民纷纷着手建厕,他们相当于"早期接受者"和大部分"相对较早的大多数接受者"。最后,过了给予奖励性补贴的日子,尽管健康教育工作者宣布不再有补贴,依然有更多的村民动手建这样的厕所,他们即是另一部分"相对较早的大多数接受者"和"相对较晚的大多数接受者"了。而且,非项目村的居民了解情况后,也有许多开始建同样的新厕。这样,室内抽水马桶式卫生厕所很快地、很顺利地在该农村地区普及起来。

不过,到项目结束时还有少数村民不愿放弃传统马桶,他们属于"迟缓者"。

案例 9-2　美国四环素药物推广项目

20 世纪 50 年代,美国哥伦比亚大学在伊利诺伊州的四个城市实施了一个推广四环素药物扩散的项目。尽管近年来发现四环素药物使牙齿变色等副作用,目前临床上已经基本不使用了,但在当时的美国,相比早期的抗生素,四环素的优点在于起效快,效果显著,且副作用少。228 名医生参与此项目,占被调查城市中所有执业医生的 64%,该项目采用有记录的药房处方中医生使用四环素药物的次数作为采用新药的客观衡量标准。

首先,在向医学界发布之前,制药公司和医学专家对四环素进行了随机对照的临床试验,并将研究结果刊登在医学杂志,使大量的医生能够接受到新药的信息。在新药面市的 2 个月后,15% 的医生对其进行了尝试,这些医生有着更为广泛的社会关系,较多的社会交流,他们经常参与各种医疗会议,愿意与其他医生分享自己的医疗实践,是其他医生信息或建议的来源,且与同行关系良好。一些医生对于是否使用新药仍存疑虑,他们期望从其他同行处获取可以帮助他们作出决定的信息,于是最早接受四环素的医生们开始对他们进行药物原理的解释,并以自己的使用经验让他们看到新药的疗效。由于观察到的四环素使用效果令医生和病人都相当满意,医学界对于采用四环素的认识逐渐达到了相当积极的程度,通过相互分享交流,更多的医生迅速的采用了这种新药,4 个月后,采用新药的医生人数达到了总调查人数的 50%。8 个月后,医学界的舆论领袖们开始采用四环素,并向他们所接触的医生们传达使用过程中的个人评价,受到舆论领袖影响的医生们随后开始采用四环素,采用新药的医生人数大幅增加。然而,当四环素在医学界开始扩散的第 10 个月时,仍有大部分处于该社交网络边缘信息滞后的医生没有采用新药。此时,几乎所有的人际网络信息都鼓励医生采用该药物,最终,医学界对四环素药物积极的看法慢慢地影响了那些信息滞后的医生。

在项目实施的 17 个月中,参与项目的医生几乎全部采用了四环素。

以上两个实例提示我们:

1. 创新的相对先进性能够促进其迅速地在人群中扩散。

2. 同伴对创新使用经验的主观评价是说服其他人采纳该创新的关键。如:当一名医生对他(她)的同事说:"我给我的病人开了××药,而且它比其他药物更有效,"这样的个人经验信息经常会对说服效果产生积极的影响。

3. 某一系统中舆论领袖的行为对于人群对创新的采用率具有重要的影响。一旦舆论领袖采纳了某种创新并将其益处告知其他人,该创新的采纳者将会大幅上升。

二、本理论的优缺点

(一)优点

1. 大众传播与人际传播相结合　该理论侧重于比较大众传播和人际传播对社会文化和生活的影响,使两种传播方式优势互补。该理论认为,在创新扩散过程中,最初应尽量发挥大众传播媒介及时、迅速、广泛的传播优势,而当人们对创新普遍了解、充分把握以后,应尽量调动人际渠道的积极性,借助人际网络传播劝服性信息,以产生预期效果。因此要将大众传播与人际传播相结合。

2. 针对不同类型的人群采取不同的扩散策略　该理论根据接受创新事物的早晚将人们分为理想的五种类型,并归纳出各类人群的特征。同时,该理论发现,由于人群的特点和数量影响着创新事物扩散的速度,创新扩散过程通常呈 S 形曲线。因此应针对不同类型的人群采取不同的扩散策略,如促使"先驱者"和"潜在的早期接受者"与创新机构密切合作,通过典型示范,同伴教育等活动说服"相对较早的大多数接受者"采纳创新等。

创新扩散理论被认为是传播效果研究中的一个里程碑。该理论综合了大量经验主义的调查方法和成果,为人们认识信息传播规律提供了实际指导。

(二)缺点

1. 自上而下,缺乏互动　该模式是一个颇为宏观的模式,通常是为了有计划的变革,进行创新扩散,推广新技术或应用,一般是政府行为或其他有组织的社会行为。同时,这个模式在"创新扩散"方面,更加适合自上而下,从外向内的推动性传播;如果是自下而上,采纳是应用者的主动行为,扩散是自然传播的结果,此时该模式的适用性较差。在自上而下的模式中,创新信息在人群中的流动呈单向,主要是由早期接受者说服未接受者采用该创新,此时只有实施控制的一方能改变创新扩散方向和结果。在某些情况下,这是最好的方式,但其他情况下则需要一个更具参与性的方式。

2. 影响因素考虑不全　对于发展中国家而言,影响新技术传播的重要因素之一就是其使用代价。在新技术使用代价不居于显著地位的环境中,罗杰斯的创新扩散理论能很好地解释影响新技术传播普及的基本要素。但从世界范围来看,尤其是当新技术由发达国家传入发展中国家时,使用代价就将成为一个不可忽视的因素。在发展中国家,某些时候尽管人们对新技术的优点非常了解,但仅仅因为使用代价的缘故,不得不暂时放弃使用它。

三、创新扩散理论的发展

传统上,创新大多由学者专家(或称提供者)开发出来,再传递给特定的群众或组织(或称采纳者)去使用。想要开发一项创新并让它在人群中广泛地流通,必须考虑到这项创新确实可以通过某种渠道被传递出去,而且可以说服人们采纳。所以任何一项创新需遵循下列步骤去执行:①了解选定的传播对象所面临的特殊问题,以及实际上的需要;②以基础性和应用性的研究结果,作为开发创新的依据;③将创新的点子进行初期宣传时,要采用传播对象能够接纳的形式;④为使创新能顺利推进,应先建立并健全各种通路;⑤有效利用各种渠道传送创新信息,好让民众开始采纳;⑥对于推广的结果加以评价,以作为修正或改进的依据。

目前,国内外学者对创新扩散的研究大致分为两方面:创新扩散理论研究,涉及扩散网络研究、创新扩散的过程及扩散速度研究、与其他理论模型的融合研究等;创新扩散的应用研究,包括创新扩散理论在特定领域中的应用,应用创新扩散理论分析某创新事物扩散的机制及影响因素等。

(一)创新扩散理论研究

1. 扩散网络研究　在创新扩散理论发展过程中,罗杰斯越来越强调扩散网络的作用。扩散网络由内部相互关联的个体组成,个体间具有一定的信息流动模式。在决定是否采纳某项创新的决策过程中,个体往往很注重那些与自己相似,并且已采纳了该创新的同伴的经验和感受。通过人际网络,对于创新的主观评价从一个个体传达给另一个个体,推动着创新的扩散。罗杰斯调查发现,在同一个村庄的人们倾向于采纳同一种避孕措施,表明人际间的传播直接影响了村民的认知,态度及行为,比大众传播更有效率。

另外,罗杰斯还发现了扩散网络中的弱势链在传播新信息方面的重要作用。弱式链连接的两个个体往往有各自的朋友圈,处于不同的系统,具有很低的沟通相近度。例如,在一项波士顿郊区居民找工作的调查中,大多数人都是从关系不太密切的个体(如大学里的老同学,以前的同事等)那里得知有关职位空缺的信息,而较少通过亲密的朋友和亲戚找到新的工作。因为亲密的朋友之间,一方不知道的东西,另一方也很少知道,而较为疏远的"熟人"往往拥有该个体还不知道的一些信息。当一个系统成员已经采纳了某项创新,将自己的主观评价通过弱势链告诉另一系统成员时,这种信息的影响力非常大,可以促进两个系统间信息的流动。

2. 促进创新快速扩散的措施研究　根据创新扩散理论,"临界大多数"是创新扩散过程中的一个点,当采纳的个体达到"临界大多数"后,整个社会氛围会有利于系统内的个体采纳创新,从而能促进创新的快速扩散。随后,罗杰斯对于能促使创新在某一系统内的采纳人群达到"临界大多数"的措施开展了进一步的研究。这些研究建议:创新推广的初期阶段可与某一组织内的高层官员合作,让他们率先采纳该创新,或利用组织施加一定压力,迫使其成员去采纳创新;将创新介绍给潜在的早期接受者,并为他们提供激励机制,这种激励至少延续到"临界大多数"的点;影响个体对于创新的感觉和评价,如暗示系统内的个体采纳这种创新是大势所趋。

3. 创新扩散与其他理论模型的融合　由于创新扩散通常涉及多层面,多场所的改变,成功的创新扩散必须应用多种模型和理论。近年来,研究者们根据特定的研究对象,将创新扩散理论模型与其他理论模型融合,得到了一些新的理论模型。例如,简和·华将创新扩散理论、感知风险和支出加入技术采纳模型构建成一个扩展技术采纳模型,用于调查人们接受移动商务的影响因素;穆·易指出掌握信息技术正成为一个专业人士工作的必备能力,但却不清楚促成人们接受该技术的原因,其研究团队通过整合创新扩散理论、计划行为理论和技术采纳模型,提出了新的研究模型,并实证分析了专业护理人员使用一种新的电子设备——掌上个人数字助理的情况。

（二）创新扩散的应用研究

1. 将创新扩散理论应用于特定的领域　目前,创新扩散理论广泛应用于社会科学和自然科学的各个领域,促进着新事物的普及。近年来,在健康教育与健康促进领域开展了大量的创新扩散研究,内容涉及体力活动、心理健康、戒烟、艾滋病预防和控制等。该领域中,创新扩散的途径往往是多渠道的,涉及不同水平的改变。在个体水平,对健康行为的采纳涉及个体行为方式的改变;在组织水平,创新扩散可能涉及项目的启动、制度的变革以及角色的变化;在社区水平,扩散过程往往涉及媒体的参与、政策的推进、社区动员等多个环节。而且,在创新扩散理论模型中更加强调主动扩散,积极地发展、实施、扩散创新项目,这与以往侧重于研究和解释创新如何扩散又有了质的飞跃。近20年来,美国和澳大利亚等很多国家将创新扩散理论应用于多个层面上,通过媒体倡导、启动戒烟项目、制定烟草控制政策、法规等多项策略使人群吸烟率显著下降。

2. 应用创新扩散理论分析某事物扩散的机制及影响因素　创新扩散理论是从群体层面分析和解释一种创新被传播和采纳的过程,该理论为我们提供了一系列的概念和方法,可用于揭示某一事物在人群中扩散的机制及影响因素,从而制定促进或阻碍其扩散的措施。由于艾滋病是伴随着其危险行为在人群中传播,近年来研究者们应用创新扩散理论对这一问题进行了有益的尝试并日益受到关注。如曹承建等应用创新扩散理论对艾滋病危险性行为在男性民工群体中传播和扩散的特点进行了分析,指出了扩散网络中的关键人物对网络中成员危险性行为的重要影响以及民工商业性行为的扩散曲线呈早期急速扩张的态势,提出利用关键人物传播健康行为的干预措施以及对外来务工人员进城后进行早期行为干预的必要性,从社会预防的角度防止艾滋病在危险人群中的传播。值得注意的是,健康教育与健康促进领域涉及很多预防性创新,其相对优势较低,个体采用预防性创新的回报通常要经过一段时间才能够观察到,有时候很不明显,因为坏结果不一定发生。预防性创新大多具有公益性,背后很少有直接经济利益驱动,扩散的速度相对较慢。对这些创新扩散的特点和规律加以研究,提出一些增加预防性创新相对优势的措施以促进其扩散,对于推进公益的预防性创新的扩散具有重要意义。

随着创新扩散理论本身的发展完善,以及健康教育与健康促进活动的进一步开展,创新扩散理论将在健康教育与健康促进活动中发挥更大的作用,从而推动新的医疗预防技术的推广和应用,促进人群的健康。此外,如何使一些多水平、多策略的综合性公共卫生干预项目,如烟草控制、艾滋病预防、体力活动促进等项目有效扩展,也是健康教育者们面临的挑战,这需要更加严格、可行的,且和实际契合的研究设计,并不断寻求创新本身,采纳的个体或组织以及环境的协调一致,只有这样,创新才能获得可持续发展。

(刘 琴)

【思考题】

1. 结合你的生活实例,谈谈为什么一些新事物、新思想能得到承认并广泛采用,而另一些则被人忽视?

2. "再发明"经常出现在创新决策过程的实施阶段,试分析理解"再发明"的利弊。

3. 试分析早期接受者对创新扩散理论 S 形曲线的影响。

4. 试分析可能导致创新传播失败的影响因素。

5. 如何用创新扩散理论促进新事物的传播?

第十章

社会营销

在商业社会中,根据消费者的社会经济特征去判断消费者的行为模型而形成的市场营销学理论,对消费者购买产品的行为产生了巨大的影响。那么,营销学理论能否用来影响健康相关的行为呢？社会营销正是这样一种理论,它作为市场营销理论深度发展的产物,将新的思想和理念介绍、传播给目标人群,并提高目标人群中某种特定行为的发生率,这与健康教育与健康促进着眼于不健康行为的改变不谋而合。本章将阐述社会营销理论的产生背景及理论发展,分析社会营销的构成要素及计划设计步骤,并着重介绍了其在健康教育与健康促进领域的应用。

第一节　社会营销理论的背景与发展

一、社会营销的定义

社会营销(social marketing)这一概念最早是由现代营销学之父菲利普·科特勒(Philip Kotler)于 20 世纪 70 年代提出的,众多学者和社会营销实践者对此给出了不同的定义。

1971 年,科特勒和扎特曼(Zaltman)在文章《社会营销:变革社会的方法》中第一次提出"社会营销"一词,并将它的涵义表述为:社会营销是采用产品开发、定价、沟通、分销和市场研究的技术,通过设计、实施和控制有计划的运动来影响社会观念的接受程度。此后,这一概念就在学术研究和实践应用中得到不断补充与发展。

1989 年,科特勒和罗伯特(Roberto)在第一本社会营销教科书《社会营销——变革公共行为的方略》中,对上述定义进行了完善:社会营销是利用市场细分、消费者调查、产品概念开发和测试、针对性交流、便利设施、鼓励手段和交换理论的概念,以及追求目标接受者反应程度的最大化,通过设计、实施和控制变革运动,实现在一个或几个目标接受者群体中提高某种社会观念或实践的接受程度的社会变革管理技术。这一定义突出强调了市场营销学原理和技巧的应用,以此影响社会变革管理,进一步扩展和丰富了社会营销的内涵,使其更加系统化。

同年,威廉姆·史密斯(William A Smith)在一篇分析探讨社会营销概念的文章中,给出了他自己的定义:社会营销是使用市场营销原理,在大范围内影响人们行为的过程。它目的不是商业利益,而是社会利益。这一定义从实践的角度出发,强调了社会营销的目的属性。

1994 年,乔治城大学教授艾伦·安德瑞森(Alan Andreasen)在《公共政策与营销学》杂志上发表了《社会营销的定义与范围》的文章,在对早期定义反思基础上,进一步深化了社会营销的社会意义,指出:社会营销是将商业营销的概念和工具运用于旨在影响目标群体自愿行为的计划中,其目的是提高目标群体或其所处社会的整体福利。他认为应该运用市场营销手段来影响目标群体行为习惯,使其自愿接受,最终促进社会福利,这一目的是所有社会营销的核心,同时也是社会营销区别于其他商业市场营销的关键。

2002 年,科特勒等在吸收了学术界的最新理论成果后,在《社会营销——提高生活质量》(第 2 版)一书中,给出了如下定义:社会营销是使用市场营销的原理与技术来影响目标受众,使他们为了个人、群体或整个社会的利益而接受、拒绝、调整或者放弃某种行为。这个定义突出强调社会营销的方法、内容与目的,而虚化隐含社会营销的主体,主体既可以是政府机构(例如:卫生行政部门、交通部门、公共事业部门等),也可以是非营利组织(如:大自然保护协会、绿色和平组织、善待小动物协会等)或企业(如:广告公司、公共关系公司、营销策划公司等)。这一定义得到学术界的广泛认同与接受。

社会营销是对传统营销理论的创新,具有广泛的社会性特点,同时,它又是一个桥梁性的机制与框架,使心理学、行为学、社会学等理论知识最大限度地与对社会有益的应用结合起来,发挥它们最大的效益。社会营销着眼于个人或群体行为的改变,可以有效地提高行为变革的效率和效果,更好地满足社会公众的不同需求,这也决定了它能够应用于多种社会问题的解决。随着社会营销理论与实践日趋成熟,将会有更广阔的发展前景。

二、社会营销的发展历程

社会营销从 20 世纪 70 年代首次提出到现在不过四十多年历史,它建立在已有成熟的营销学理论基础上,发展也更加迅速,已形成自己独立的理论框架,逐步成为世界各国政府部门及非营利组织倡导自愿行为变革的重要方式。其发展历程主要分为以下四个阶段:

(一) 20 世纪 40—60 年代初:初步探索阶段

在社会营销萌芽的早期阶段,营销理论界和实务界普遍认为营销是属于以营利为目的的商业运营活动,仅有少数有远见的学者和国家将营销原理和技巧应用于其他领域的探索研究。其中维博(Wiebe)、拉扎斯菲尔德(Lazarsfeld)、莫顿(Merton)和罗杰斯(Rogers)在大众传播方面和社会心理学的研究工作,以及印度等国家将营销知识和技巧运用于计划生育项目是社会营销初步探索阶段的主要代表。

1948 年,拉扎斯菲尔德和莫顿指出:垄断、预导和补充是大众媒体导向型信息运动的成功条件。垄断(monopoly)是指对于信息运动应该进行媒体垄断,纯化信息以减少达到信息运动目的的阻碍。但是,绝大多数信息运动都面临着竞争和经济的压力,因此垄断媒体存在困难。预导(pre-guide)是大众媒体导向型信息运动依赖于一个良好的公共观念基础,对已经存在的观念,增强它比改变它显得更为简单。补充(complement)是当大众媒体导向型交流获得面对面交流的补充时,人们在相互交流中就能使信息得以补充和加强,社会信息运动就能发挥最大效应。也就是说假如人们能与其他人讨论所听到的信息,他们就能更好地拥有这些信息。两位学者的研究让我们更清楚地看到,以大众媒体为导向的行为变革运动有一定的障碍、条件及策略技巧,这一研究为后期社会营销活动计划、策略的形成与发展奠定了基础。

1951年,维博通过对比社会变革运动中普遍存在的"产品销售"效率低下的现象与商业销售活动的高效率,提出了一个发人深省的问题:"为什么你不像出售肥皂那样出售兄弟关系?",他比较评估了四个不同的社会变革运动后,得出结论:一个社会变革运动越是效仿商业营销活动,它成功的可能性就越大。即只要符合特定的条件,商品营销活动的方法同样可以应用到社会变革"产品"的"销售"中(例如工业革命中新技术的推广),并且更容易使目标接受者产生思想或行为的变革。维博这一发现被认为是"社会营销"理论的萌芽。

1962年,罗杰斯提出的创新扩散(diffusion of innovation)理论集中于实际产品供给以及行为增强,又向社会营销前进了一大步。

20世纪60年代初,印度、孟加拉国和其他一些国家的促进计划生育项目中,他们通过现有的商品分销网络,利用大众媒体和其他零售营销技巧更好地开展项目,这个过程已具备了社会营销的雏形,是对社会营销活动有益的实践探索。

以上这些研究的先驱并不来自营销领域,因此,他们的实践并没有系统完善的社会营销理论和方法体系予以指导,所以并不能充分发挥营销的原理与技巧的最大效益。

(二)20世纪60年代末至70年代末:创立阶段

从20世纪60年代末开始,主要在70年代,社会营销的概念开始出现在学术论文中。1969年,科特勒和勒维(Levy)发表了市场营销学术史上的经典论文《营销观念扩大化》,他们把市场营销的定义进一步扩大化,将非营利组织与政府社会机构列入其应用范围,并将传统的有形产品与服务的产品概念丰富扩展为包括观念和行为,同时探讨了"谁需要社会营销"以及"社会营销能完成什么"的问题,为社会营销的应用指明了方向。

在此基础上,1971年,科特勒和扎特曼发表了文章《社会营销:变革社会的方法》,首次提出"社会营销"一词,并且第一次完整地表述了社会营销的涵义,主张按照企业市场营销原理,设计、实施和控制变革行为,推广社会理念和解决社会问题。这篇文章被称为社会营销的奠基之作,社会营销概念的提出标志着社会营销的产生。

社会营销的出现,引起了学术界的广泛关注,许多学者对其进行了更深入的分析与探讨。1973年,雷泽(Lazer)和凯利(Kelley)发表论文集《社会营销的角度和视点》,对以往社会营销研究成果进行了整理和汇总。1979年,罗斯柴尔德(Rothschild)提出:要使社会营销更有效,需要使用营销传播的技巧,尤其要慎重选择适当的传播工具。学者兰兹尼柯(Laczniak)、勒斯克(Lusch)和墨菲(Murphy)等人则应用社会营销理论对伦理问题进行了探讨。

以上研究表明,社会营销是营销领域扩展趋势中的产物。相对于市场营销学来说,社会营销学的产生意味着营销认识的飞跃和营销理念的升华。

(三)20世纪80年代:快速发展阶段

20世纪80年代社会营销进入快速发展阶段,这也是社会营销发展史上一个十分重要的阶段。这一阶段,社会营销已经得到了人们的普遍认可,学者们对其进行了更加深入系统的分析。

1981 年,保罗·布鲁姆(Paul Bloom)和威廉·诺韦利(William Novelli)对社会营销进行了回顾和总结得出:在市场分析、市场细分、营销策略和营销评估等方面社会营销遇到的问题与市场营销并不相同,发现社会营销也有其不同于市场营销的特点。

1985 年,理查德·马诺夫(Richard Marof)在《社会营销:公共卫生的新动力》一文中,对社会营销计划中的信息设计进行了探讨和分析。

1988 年,克雷格·莱弗勃(Craig Lefeb)和琼·弗劳拉(Joan Flora)的《社会营销与公共卫生干预》一文发表,介绍了社会营销在公共卫生领域的应用情况。

1989 年,科特勒和罗伯特出版了社会营销的第一本教科书《社会营销——变革公共行为的方略》,书中分析了社会营销的"4P"策略,提出了完整的社会营销框架,对社会营销的理论和实践都起到了指导作用,这本著作的出版同时也标志着社会营销开始走入大学课堂。

(四)20 世纪 90 年代至今:发展新阶段

从 20 世纪 90 年代开始,社会营销开始进入其发展的新阶段。关于社会营销的期刊和专业学术会议开始出现,人们的争论点从"是否该有社会营销"逐渐转移至"如何实施社会营销"的问题上。

1990 年,美国南加州大学公共卫生学院发起了史上第一个全国性社会营销专业学术会议——社会营销与公共卫生(social marketing and public health)。

1994 年,首届"社会营销的创意大会"(innovations in social marketing conference)年度学术研讨会举行,意味着社会营销学者们开始重视社会营销自身的创造性发展,而不再拘泥于市场营销的原理和方法。同年,在南佛罗里达大学公共卫生学院和 Best Start 公司的共同努力下,创建了专门研究社会营销的学术期刊——《社会营销季刊》(Social Marketing Quarterly)。它是第一本专门研究社会营销的学术期刊,在整个社会营销研究史上具有里程碑式的意义。

1995 年,《社会营销变革:改变行为以便提升健康、社会发展与环境》一书出版,作者安德瑞森认为:社会营销是将商业营销的概念和工具运用于旨在影响目标群体自愿行为的计划中,其主要目标是提高目标群体或其所处社会的整体福利,该书对社会营销的理论和实践贡献巨大。

1999 年,在安德瑞森和其他著名社会营销学者的倡导下,"社会营销协会"(Social Marketing Institute)成立于美国华盛顿特区。它的成立标志着社会营销这门学科从此开始得到社会的认可。

2002 年,科特勒等学者出版《社会营销——提高生活质量》一书,通过清晰的语言和 100 多个实例,对社会营销的适用范围进行了更加全面的总结,用真实的案例说明社会营销如何影响行为变革,成为社会营销理论研究、教学、应用等领域又一本有价值的教科书。

2006 年,安德瑞森在《二十一世纪社会营销》(Social Marketing in the 21ˢᵗ Century)一书中指出:大多数的社会营销活动都是使用"下游"社会营销来影响不良行为,例如吸烟、忽视母乳喂养等,但"上游"社会营销却很少涉及,应通过影响"上游"目标群体(媒体、编剧、政府工作人员、医务人员等)行为,促使他们帮助我们改变环境、政策或提供其他服务或信息,进而促进"下游"群体行为变革。安德瑞森在这本书重新定位了社会营销,拓宽了社会营销在人群行为变革中的应用。

三、社会营销与市场营销的区别

社会营销通过营销有利于社会的新理念,倡导受众主动接受、改变或放弃某种行为,最终目的是促进个人和社会的福祉,是一项具有社会公益性的活动。社会营销从市场营销中演变发展而来,通过参照市场营销的主要理论和技术,构建自身的理论体系和方法,因此,两者在营销战略、流程、理论等方面有着共同之处,例如:都以交换理论为基础、都以消费者为导向、都应用"4P"策略等。然而,社会营销虽起源于市场营销,但也存在着明显不同,社会营销与市场营销的主要区别详见表10-1。

表10-1　社会营销与市场营销主要区别

类别	社会营销	市场营销
营销目的	使受众目标能够最大限度地获得健康或利益,实现社会效益的最大化	企业或团体为了获得经济效益而采取的营销手段
营销主体	社会公益性质的政府或非营利机构	以营利为目的的商业组织或个人
营销产品	多是某种对个人和社会有利,但不易被执行或坚持的无形产品,营销受主观意愿、行为惯性、意志力和心理活动因素影响	可以满足消费者某种需要的实物或服务,能否实现交换受产品本身、个人经济条件、消费者偏好、宣传等因素影响
目标受众特征	某方面存在不合理行为或观念的个人或群体,多数是倾向于不富裕的、更多样的、更需要社会服务的、联系难以到达的	易成为目标用户的、销售成本低且具有盈利性的个人和群体,多数是倾向于富裕的、与媒体更多接触的、联系容易到达的
营销过程	销售者和消费者自愿、主动地交换资源,进而促进社会利益,消费者获得产品所要付出的代价可能是时间、心理或行为等	通过生产能够迎合消费者喜好的产品,与之进行等价货币交换实现财富积累的过程,消费者交易的代价主要是金钱上的付出
关系模式	以信任关系为基础	以竞争关系为基础
竞争来源	受客体所固有的观念意识以及行为改变难易度的影响	受可以提供相同产品或服务的组织的影响
资金和收益	资金多来源于政府税收和捐款,其收益多是隐性的,如受众观念或行为的改变	通过企业投资进行商品生产或服务的提供,与消费者建立短期的利益关系,收益是直观的经济利润

四、社会营销与其他影响公众行为方法的区别

除了社会营销,促进公众行为变革时还可以使用经济手段、政治手段、法律手段、科技手段、教育手段等多种方法。虽然这些方法与社会营销相似,都能改变人们的行为,但不同方法间仍存在着差异。

(一)影响公众行为的其他方法

1. 经济手段　指政府机构依据并运用价值规律,借助经济杠杆调节某些社会问题。经济杠杆是对社会经济活动进行宏观调控的价值形式和价值工具,主要包括价格、税收、信贷、工资等。通过增加或减少人们的经济利益,刺激行为的改变,如对节约用电者给予资金奖励、增加烟草税以减少烟草销售等。

2. 行政、法律手段　通过政府行政或法律部门出台规定或法律,来调节和管理公众行为,这类方法约束力强且行为控制的效果明显,如地方出台控烟办法、将饮酒驾驶列入刑事行政处罚等。

3. 教育手段　对目标人群普及或介绍某种行为、技能的意义与方法,使受众更为直观地了解相关知识,增强行为改变的意愿和动机,能够促成行为的改变。

4. 科技手段　随着科技创新与进步,应用新科技手段引导人们采取某种行为,这种方法能够更有效的解决社会问题。例如为了使人们养成行车时系安全带的习惯,很多汽车配备未系安全带显示灯及语音提醒功能。

（二）社会营销与其他影响公众行为方法的区别

1. 消费者的主观能动性发挥方面　在社会营销过程中,目标对象不是被动或强制接受知识和行为,而是主动参与到干预活动中,销售者为消费者提供多种选择,双方实现自愿的资源"交易"。经济、行政与法律手段通过强制或惩罚的方式来控制某种行为的发生,这种方法无需社会为不健康行为或危险行为改变的实践活动提供费用支持,然而却不利于公众主动、直观地感受行为改变所带来的利益,如酒后驾车。运用教育手段时,双方虽然有交流和互动,但受众是被动地接受传者所教授的知识或技能的传播。

2. 适用范围方面　当目标人群的行为或观念与社会所倡导的一致时,使用教育手段干预效果较好。当目标人群的行为或观念与社会倡导不一致时,可以选择法律、经济、社会营销等方法,但是能够用法律、经济手段去干预的行为只占少数,这种方式不具有普遍性。教育、行政、法律手段的适用范围都存在局限性,社会营销方法能较为广泛地应用于各类行为改变的行动中。

3. 灵活性　相比其他行为变革方式,社会营销更加灵活,因为它可以随时调整营销策略以适应市场需求的变化。在促成行为的改变时,社会营销可融合多种行为改变方法,不仅可以利用经济、法律、教育等多种手段,还能运用一些行为改变理论。通过组合各种营销策略或方法达到行为干预的目的。其他手段则无法像社会营销这样灵活,无法发挥多种行为改变方法的综合效益。

第二节　社会营销理论相关概念及框架

一、社会营销的构成要素

社会营销发展与市场营销密不可分,从它的身上可见很多市场营销的影子,市场营销"4P"的营销组合（marketing mix）:产品（product）、价格（price）、地点（place）和促销（promotion）四个要素也能够借鉴应用于社会营销,但在社会营销里被赋予了新的内涵。

（一）产品

社会营销的产品,可以是传统的有形产品（如以预防艾滋病为目的的安全套）和服务（如定期健康体检）;可以是一个无形的理念或态度,如环境保护、节约用水、坚持锻炼增强体质等;也可以是一种实践,由行动和行为组成,行动的改变往往是短期的、暂时的,如在人群密集区设置流动采血点,号召公众积极献血,而行为的改变则是一种长期的、习惯的改变,如养成早睡早起的好习惯。

（二）价格

社会营销的价格是指目标受众为了得到产品付出的成本与代价。这种成本分为两种,一种是有形成本,如金钱。另一种是无形成本,如时间、精力、固有习惯、情感等。例如:在年轻人中推广使用安全套,年轻人用安全套的代价除了购买时候花费的金钱,还有购买安全套时候的尴尬窘迫心理和因使用安全套而放弃的性快感。社会营销的价格还包括"不购买"的危险,比如不使用安全套可能容易染上性病或意外怀孕等。从价格的角度衡量,社会营销比传统市场营销更困难。因为有的时候态度和观念是很难用金钱来衡量的,每个目标受众对于危险的评判也不尽相同,而目标受众一旦觉得使用该产品的价格高于需要放弃的代价,则不会选择购买该产品,因此,社会营销中价格的制订需要对受众进行更加具体的分析和划分。

（三）地点

社会营销中的地点是指产品、服务或理念传达的地点。社会营销人员应对目标受众进行具体的细分,选择合适的社会营销地点。例如:24 小时营业的超市(便于购买)、娱乐场所(可能使用)或快捷宾馆和酒店(经常使用)是安全套比较适合的销售地点,因为以上场地或多或少都有人购买安全套。而且互联网时代的到来,网络商城成为社会营销的又一有效场所,海量的线上信息提供给消费者无穷的虚拟地点购买产品,显著扩大了营销地点的选择范围。

（四）促销

社会营销中的促销是指通过各种传播手段和渠道,促使产品的理念更易被消费者接受。如从正面的促销手段,在校园里,经常可以看到预防意外伤害的宣传栏,这些宣传栏提醒同学们注意防止意外伤害的发生,拥有良好健康的身体才能更好地成长和学习;从反面的促销手段来看,在公交车站、地铁站和商场等的公益宣传栏中会有控烟的宣传广告,有的广告里传达的是吸烟会导致女性牙齿变黄、伴发口臭、皮肤黯淡,会造成男性阳痿、性功能降低,直击人们的软肋。这些促销的手段使得社会营销的产品更易被受众接受。

随着市场经济的发展,营销理论从产品导向向消费者导向转变,学者们对市场营销的要素进行了进一步的丰富与补充。市场营销学家劳特朋(Lallterborn)提出了"从'4P'走向'4C'"的转变,即:产品(product)→顾客(consumer)、价格(price)→成本或代价(cost)、地点(place)→购买的便利性(convenience to buy)和促销(promotion)→沟通、交流(communication)。从"4P"到"4C"的发展,完成了从生产者的利益为出发点到以消费者的利益为出发点的转变。

韦恩瑞奇(Weinreich)(1999)在原有"4P"的基础上,定义了社会营销另外的"4P"要素:公众(publics)、伙伴关系(partnership)、政策(policy)和财权(purse strings),形成了社会营销的"8P"要素。

公众是指社会营销产品的第一受众(目标受众),以及可能对目标受众造成影响的第二受众(如家人、朋友和同事等)。不难理解,第一受众是社会营销"产品"的最终受用者,而第二受众是对第一受众的行为变化有直接影响的人。例如:对青少年进行防溺水理念宣传时,青少年行为的变化会受家长和老师教育与监督的影响,此时他们的父母、同学和老师都是第二受众。除此之外,决策者是能影响社会营销项目的另一个第二受众,也需要被包含在内。因此,社会营销在产品推广时应注重对第二受众的覆盖。

伙伴关系是指为完成社会营销项目,多个个体或组织达成的合作关系。众所周知,多数情况下社会营销强调的是能使众人受益的社会效益。在社会营销中,单一组织由于资源不足,能力有限,很难能达到社会营销活动所期待的良好结果。因此,社会营销更适合于不同组织为实现共同的目标而形成联盟,然后从不同方向为目标实现作出努力。如果两个或多个组织有相同的目标或目标人群,那么他们合作的可能性就较大。

政策是指促进社会营销活动中受众行为改变的政策环境支持。例如：对于促进人们戒烟，仅仅依靠社会营销工作者的宣传是远远不够的，必须要有政策支持（提高烟草价格、控制烟草流通数量、提高烟税以及禁止公共场所吸烟等）。当然，一些有效促进政策改变的方法也同样重要，如倡导、媒体宣传、游说和协助政策制定者或立法者等。

财权是指拥有足够的资金用于社会营销项目的开展。社会营销本身是非营利性的，因此，社会营销项目的运转需依赖于各种形式捐赠或资助。申请拨款是社会营销活动资金的重要来源，其他的资金来源还包括销售有形产品等。

二、社会营销计划

社会营销活动是一个长期持续的过程，不能一蹴而就，必须制订社会营销计划并按部就班实施，才能达到社会营销活动的最佳效果。社会营销计划的设计主要有以下六个步骤。

（一）分析社会营销的环境

社会营销计划依赖于环境，在启动社会营销计划前必须对环境的过去与现况进行系统的回顾或评估。首先应进行社会营销调研，收集并分析文献与资料，探查与社会营销机构面临的特定营销状况有关的调查研究结果，发掘当前亟须解决的突出问题及可行的方法。其次，深入了解该突出问题，界定此问题社会营销计划的主要市场，识别该计划的目的，即该计划成功所带来的效益。同时，为预测环境中可能出现的问题和发生的变化并抵制这些因素对目标的冲击，应对所关注问题的内外环境进行正确的评估。可采用"SWOT 分析法"，对内部环境优势（Strength）及弱势（Weakness），外部环境的机遇（Opportunity）及可能面对的威胁（Threat）进行分析与评价，以发挥优势、规避或改善劣势、及时抓住外部机遇、做好应对潜在威胁的准备，"SWOT 分析"是社会营销计划成败的关键。除此之外，以往及类似活动的计划与相关资料同样具有参考价值。因此，有必要对这些活动进行回顾分析，考虑能否借鉴以往活动的成功之处，改进不合理之处，吸取教训并总结经验，以使社会营销计划更加完善。

（二）选择及分析目标对象

社会营销的目标对象为市场营销中所谓的"顾客"或"消费者"，是社会营销计划的"靶心"，一般是存在不合理理念与行为的人群。由于社会营销旨在促进社会利益，解决社会问题，因此目标对象选择上不能排除难以实施行为变革的、具有反抗意识的人群。确立目标对象首先应将目标市场进行细分，所谓市场细分（market segmentation）是指根据消费者需求的差异性，选用一定的标准，将整个市场划分为两个或两个以上具有不同需求特征的"子市场"的工作过程，每一个"子市场"称为一个细分市场。市场细分需要选用一个或多个细分变量，最合适的细分变量是那些最能反映目标接受者行为差异的变量，常用的细分变量有：地理变量（地理位置和自然环境）、人口变量（人口统计变量，如年龄、性别、收入、文化程度等）、心理变量（社会阶层、生活方式、个性特征与价值观等）和行为变量（选择某种产品的时机、个人情况、期望利益等）。

市场细分被划分到同一群体的人有某种共同点，这使他们对于刺激会有相似的反应，使社会营销活动更有针对性。对市场进行细分还具有以下优点：①开发更多满足需求的信息、服务产品，改善干预效果；②符合成本—效益原则，实现效益与效率的提高；③细分将市场分割为多个更加具体的组成部分，实现了对"市场"全面、细致的覆盖。

市场细分后，还要依据市场规模、问题严重程度、改变行为态度、反应敏感度、目标可达性等角度评估并选择一个或多个目标市场。被选择的目标市场所覆盖的社会大众即为社会营销计划的目标对象，例如：老年人、疾病人群、低文化程度者、自闭症儿童、有吸烟习惯者等。

在确定目标对象之后，对其有深入的了解十分必要，分析目标对象当前的知识背景、行为方式、个性特征、价值观、需求状况及对改变行为的信念等。此外，还应对竞争者进行分析。社会营销计划中所谓的"竞争者"，通常是指目标对象放弃所喜欢的行为方式及这种行为方式所损失的收益、目标对象的行为方式与社会营销者所推崇的行为方式相冲突或抵触所带来的挑战、目标对象改变付诸行动存在的障碍，或指目标对象自身固有的传统信念、文化习俗或惯性思维等。这种对目标对象及竞争者的深入研究，可以使社会营销工作者在开展活动前做好充分的应对准备，选择更合理的、更有针对性的社会营销策略，有利于社会营销目标的达成。

（三）确立营销计划预定达成的目标

选定了目标对象后需确立预定目标，首先应确定活动目的，主要指社会营销工作者想要目标对象接受、调整、放弃或拒绝什么行为方式，以及为了让目标对象更方便快捷地改变行为方式，还需要让其了解或相信什么。然后就要确立预定目标，一般来说，社会营销计划的目标是用来评估活动成果的，它必须是可衡量的、具体的、可实现的。因此，计划目标的描述包括评价时间（When?）、目标对象（Who?）、行为项目（What?）、改变的幅度或标准（How much?）。例如："计划结束一年后，目标人群早期乳腺癌筛查的参与率增加了20%"。对计划目标的详细描述方便后期进行统计分析，以评价预定目标的达成情况。此阶段确立的社会营销目标仅作为初步目标，在计划实施过程中，社会营销工作者可根据实际情况对目标不断作出调整完善。

（四）设计"4P"的营销组合

1. 产品　产品一般是由健康教育与健康促进工作者通过实地调研或查阅相关文献、研究报告、深度访谈结果分析而得，即想要目标对象"买"的东西。社会营销的产品是一种预期的行为及与该行为相关的回报，同时还包括推广支持或方便行为改变的有形产品或服务。社会营销提供产品的最终目的是被目标对象接受，所以对于产品的提供方来说，产品不仅要满足目标对象的需求，还要具有吸引力，应将产品与它为目标对象带来的潜在效益联系起来。除此之外，还应了解目标受众接受社会营销产品的障碍、竞争与原因等。

2. 价格　价格是目标对象为接受某种行为而必须付出的代价或成本。例如：想要戒烟则要忍受戒断症状带来的不适感；想要培养每日阅读的习惯，则需要每天推掉一些事情留出一定时间阅读。价格在人们对产品的选择上往往起着十分重要的作用，为使目标对象更有动力去改变行为。社会营销工作者可从两个方面着手：一方面降低期望行为的实际或预期价格，另一方面，提高期望行为的实际或预期收益。例如：提高服务的数量与质量、开展多种优惠活动、增加经费补助等。

3. 地点　社会营销的地点指目标对象应该在什么地点获取相关的产品、服务和理念。有形产品营销地点通常在一些固定场所,例如:药店、诊所、超市、宾馆、学校、设置的营销产品购买点等;无形产品的营销地点则在一些传媒载体上,科特勒指出,传媒是营销和分配无形社会产品的主要渠道,例如:大众媒体、展板、手册、互联网、音乐戏剧等。

4. 促销　促销指宣传核心信息,使受众接受期望行为,促进行为转变的策略和手段。社会营销中的促销策略有两个组成部分:信息内容和媒体渠道。信息内容能够影响目标对象,使其知道、相信并按照社会营销工作者的期望去做。可以运用健康行为相关理论,如健康信念模式、理性行为理论、保护动机理论、行为分析、社会认知理论等,掌握目标对象形成某种特定信念或行为的原因。此外,也应将不同目标对象的兴趣、关注点及接受程度纳入考虑范围。将以上研究作为设计社会营销信息内容的参考,设计适当的传播策略以激发目标对象的学习意愿。设计信息内容可采用以下策略:形式上可使用文字详细描述,也可利用图像或漫画呈现提高吸引力;内容上可适当增加幽默感或恐惧诉求的信息,内容呈现上可选择理性诉求或感性诉求、大众诉求或个人化、单面或正反两面的意见、互动式或单项式传递、强调社会价值或个人利益等。

信息内容确定后还需要使用一些传播手段将设计出来的信息内容呈现在特定场所以供传播。社会营销计划中应该使用多种营销渠道相结合的方式,以更好地推销社会营销产品。

（五）确立预算并寻找资金来源

任何营销策略的实施都要有资金的支持,此阶段社会营销工作者要列举整个社会营销计划的经费需求,确立预算。然后要利用各种渠道进行融资,如政府预算、企业捐助、社会团体资助、公益营销、公益众筹、媒体支援、伙伴结盟等。社会营销工作者在这一步骤之后,可能会重新调整营销战略、目标对象、运动目的,或者去拓宽融资渠道,争取获得更多的资金支持。

（六）研究与评价

研究与评价从计划启动之前就开始了,一直贯穿计划制订和实施的整个过程,社会营销管理者凭借每个阶段的评估与检查结果决定是否将该计划推向下一个阶段或是否要对社会营销计划进行修改和完善。

计划制订阶段的研究与评价主要是要利用调研发现不同目标群体的问题行为,并进一步将目标对象区分出来。分析问题行为的社会、文化、环境等影响因素,了解不同目标群体的沟通渠道和媒体偏好,便于后期制订适当的"4P"营销策略。

在计划执行阶段的评价中,应建立监测监督体系,能够随时检查并反馈计划实施过程中出现的问题,以便及时予以修正或改善,评价的项目有:资金使用情况、设备完好状况、资源配置是否合理、目标对象对社会营销产品的印象好坏、目标对象对社会营销产品的传播地点、方式与频率是否满意、产品的价格与质量是否适中、社会营销人员的素质、工作能力及公众形象是否良好、各种环境因素对社会营销活动的影响程度等。

最后要进行结果与效应评价,计划结果是评价社会营销计划成功与否的关键,因此结果评价是研究与评价的重点项目。评价的内容主要是目标对象知识、态度、行为、数量和满意度上的改变,例如:知识掌握是否提升?信念是否改变?期望行为是否被采取?知识、态度或行为的改变能否持续?等。可以通过发放调查问卷、回访、统计分析定量指标变化等方式进行评价。

第三节　社会营销理论的应用

20 世纪 70 年代西方国家爆发严重的经济危机,为了维持经济发展,营销者从以获利为核心的营销战略逐渐向注重社会利益的营销战略转变,这一变化推动了社会营销的产生与发展。起初社会营销仅被小范围用于家庭计划、倡导使用安全套等项目,随着其理论与实践的不断发展,社会营销被广泛应用于公共卫生、社会安全、环境保护、社区事务等多个领域,尤其在公众健康促进方面发挥了重要作用。

一、从社会营销中受益的主要社会问题

社会营销自 1971 年提出至今经历了多个阶段的发展,逐步得到认可并被广泛应用于各类解决社会问题的行动中去。科特勒对社会营销的适用范围进行了全面的总结,指出了健康问题、防止伤害、保护环境、社区参与 4 个方面的 50 个主要的社会问题可从社会营销中受益,详见表 10-2。

表 10-2　从社会营销中受益的 50 个主要社会问题

主要领域	50 个主要社会问题
健康问题	吸烟、酗酒、孕期饮酒、缺乏体育锻炼、青少年怀孕、性传播疾病、脂肪摄入量、高胆固醇、果蔬摄入量、肥胖症、母乳喂养、乳腺癌、前列腺癌、结肠癌、骨质疏松症、服用叶酸防止婴儿先天缺陷、免疫、皮肤癌、口腔健康、糖尿病、高血压、暴饮暴食
防止伤害	酒后驾驶、其他交通事故、安全带、自杀、性骚扰、溺水、家庭暴力、枪支泛滥、火灾、摔伤、家庭和其他中毒事故
保护环境	减少垃圾(减少、重复使用、再利用)、保护野生动物栖息地、破坏森林、使用有害肥料和杀虫剂、水资源保护、汽车排放导致的空气污染、其他原因导致的空气污染、垃圾制肥、非故意纵火、节约能源、乱丢垃圾、水源地保护、酸雨
社区参与	捐赠器官、献血、提高投票率

资料来源：Kotler P，Roberto N，Lee N. Social Marketing：Improving the Quality of Life. 2nd ed. California：Sage Publications，2002.

二、社会营销在健康教育与健康促进领域的应用

随着社会营销理论发展日趋成熟,逐渐应用到更广阔的社会领域,而健康教育与健康促进领域成为社会营销的主要发展阵地。健康教育与健康促进的目的是使人们的行为向有利于健康的方向改变,最终改善个体或群体的健康状况,提高生活质量。这与社会营销向目标人群销售行为、认知等产品进而实现社会利益的理念是一致的。因此,可以利用社会营销来实现健康教育与健康促进的目标。

社会营销在健康领域内的研究和应用称为"健康社会营销"。社会营销的主要内容是使受众接受某一有利于社会长远发展的理念或行为,并促成其观念和行为的变革。当社会营销应用于健康促进时,其营销的主要内容自然也侧重于与健康相关产品的推广和应用,具体内容包括以下几个方面。

1. 促进目标受众健康认知的改变　知识是行为改变的基础,促进健康的第一步是促进目标受众健康认知的改变。健康信念模式、行为改变阶段理论、社会认知理论等健康相关行为改变的主要

模式都强调认知对行为改变的重要性。人们采取某些不良行为可能源于他们并不了解这种行为的潜在危害,如果能及时对目标受众进行知识普及和教育则有利于减少相应行为的发生。例如通过对新生儿父母进行婴儿不良睡姿危害性教育,可使家长及时纠正婴幼儿趴式睡姿,避免婴儿因睡姿不当引发窒息甚至死亡。然而了解健康知识对行为改变的驱动性比较有限,并非所有人在获取健康知识后就能够改变行为。了解健康知识与信息可以为行为改变奠定基础却不足以直接引发变化,如控制吸烟、饮酒等问题就需要持续的干预。因此向目标受众销售不同的健康知识是促成其行为形成的基础,是行为干预的首要步骤。

2. 促进目标受众健康价值观的形成　根据健康信念模式,知识的知晓比较容易,行为改变是最难的,只有形成了正确的态度和价值观,行为改变才能得以真正实现。健康价值观是个体或群体在成长过程中逐渐形成的一种对待健康的内部尺度和主观看法,用于对健康的各个方面包括生理功能、心理功能和社会功能设定价值目标、选择并执行具体的价值手段,如表现出何种态度、掌握哪些知识、执行怎样的健康行为等,从而达到个体的健康。健康价值观在形成的过程中受到社会文化、历史背景、既有观念、心理等多种因素的作用,具有稳定性,因此价值观一旦形成,会被个体不断强化刺激并演化为自身一种根深蒂固的观念,不易改变。健康价值观决定了个体的健康行为取向、健康观念意识,能够引导和驱动相应的行为。因此,健康社会营销的一项主要内容就是帮助人们改变原有的不健康的价值观念,形成正确的、符合时代发展要求的健康价值观。这个过程更加复杂和困难,需要运用社会营销的各种策略,有针对性、有步骤地促进人们健康观念的改变。

3. 促进目标受众健康行为的改变　社会营销更高层次的干预是促成目标受众行为的改变。与知识性产品销售过程相对容易不同,行为改变具有连续性和反复性特点,所以行为改变是一个相对复杂的过程。因为行为的形成受个人的知识、态度、既有行为及习惯等多重因素的影响,具有一定的惯性。改变行为,需要有强烈的愿望、较高的意识与认知、持久的意志力共同作用才可能实现。通常,在短期的干预下行为可能会出现暂时的改变,一旦干预措施消失,行为又会恢复到原有的状态;或者在干预条件下行为出现反复性。例如:控烟活动的开展能够促进参与人员暂时放弃吸烟行为,但是当活动结束后,如果不能进行持续干预,人们很可能又重新开始吸烟;或者在戒烟的过程中不能忍耐烟瘾的刺激而复吸。这就需要健康社会营销根据不同类型行为的特性,充分考虑产品、价格、地点、促销的因素制定有持续性的干预策略,增加推广行为的接受程度,使目标受众形成长期、稳定的行为变化。

健康社会营销是社会营销和健康教育与健康促进相结合的产物,因此,健康社会营销的策略与方法主要是从社会营销和健康教育与健康促进这两方面原有的理论引申出来的。健康社会营销活动应用社会营销策略与方法的同时,也需要应用健康教育与健康促进领域的理论与方法,例如:健康行为相关理论、健康传播方法与技术等。健康社会营销发挥了两种理论各自的优势,对于解决健康问题,促进健康行为的改变具有重要意义。

三、社会营销在健康教育与健康促进领域的应用实例

如今社会营销理论已越来越多应用于健康教育与健康促进领域,解决健康相关问题。以下列举

了两个应用社会营销的典型案例,一个是国家层面的、持续时间较长的美国国家高血压教育计划,另一个是小范围的、持续时间较短的社区层面的控烟探索,两个项目都取得了良好的成效。通过这两个案例的分析可以更深入理解社会营销理论及计划过程在实践中的应用。

案例 10-1 美国国家高血压教育计划

背景概要:美国高血压教育计划制订于 1972 年,是由医疗机构的专业人员和志愿者、国家卫生部及许多社会组织共同参与实施的,并取得了国家心脏病、肺脏、血压学会和国家卫生学会—高血压学会的支持。计划实施之初,平均四个成年人中就有一个患有高血压,美国每年有 70 万例死亡与高血压有关,却只有不足四分之一的人知晓高血压和脑卒中、心脏病的关系。

方法和结果:美国高血压教育计划以全人群作为目标对象,同时也根据不同人群特点的分析,确定了一些高血压高发人群(服用避孕药的妇女、老年人、非洲裔美国人、糖尿病病人、高胆固醇血症病人等)。此项计划以降低由高血压导致的死亡和残疾为最终目标。主要有以下分目标:倡导人群定期检测血压,提高至少每年测一次血压人群的比例;提高人群对高血压相关知识的知晓率;对于已患高血压人群,提高高血压的治疗率与控制率,降低由高血压引起的心脑血管疾病病死率。

根据调研,美国患有高血压的人群中只有低于 30% 的人能够控制住病情,并且人群常存在以下观念:很难改变饮食习惯,也没有时间锻炼;很难控制住血压;血压变化太过频繁,可能很不精确;药物总会有副作用;只为测血压就去看大夫,费用太高;也许高血压只是由于生活太紧张而导致的,也并不是每个人都死于高血压。

为达成计划目标,项目使用了以下社会营销组合策略。

(1)产品策略:倡导定期测量血压,推广家庭血压计,如确诊患有高血压,要帮助目标对象执行以下行为方式:减掉多余脂肪;多运动;使用低糖低盐食品;限制酒精摄入量;服用指定的治疗高血压药物。

(2)价格策略:关注目标对象的进入与退出成本,向目标对象传播以下观念,不必实施所有行为改变,只需集中注意力在关键的一两个问题上,一旦这种行为成为生活规律,自然会引发另一种行为方式的改变,如加强体育锻炼自然会让你减轻体重;可以不必在医生的诊所里,而是在自己家里测血压,并保存记录;不必跑马拉松来获得锻炼,只要经常开展,并且每次不少于 30 分钟,就很有帮助了等。

(3)地点战略:选择合适的地点,使其更便于目标人群测量他们的血压,如医疗诊所、社区卫生中心、大夫的诊所、商场甚至病人家中。

(4)促销策略:帮助目标对象了解自己血压变化的重要性,并且认识到改变生活方式所带来的收益。主要传播方式有:医疗卫生部门通过邮递或 E-mail 形式发放介绍控制高血压知识的传单、小册子及宣传手册;为医疗诊所提供指南的专业教育材料;传播健康饮食、科学减肥的网站;设置免费电话,为病人提供高血压预防与控制的录音信息;为高血压高发人群特别准备针对妇女降低血压的信息指导、针对拉丁美洲人及美国籍非洲人特别印制的小册子;印刷广告、广播、邮报等各种媒体;组织各种纪念活动,包括每年的"五月高血压教育宣传月"。

此项目计划取得了良好的成效,高血压相关知识知晓率有了明显的提升。据调查,在此项计划实施不到 30 年之后,美国人民对高血压的知晓率由 1972 年的 16% 增至 73% ;几乎所有人至少每年测一次血压;从计划施行到 1994 年,脑卒中和冠心病的病死率分别下降了 60% 和 53% 。

结果解释:美国高血压教育计划是全国规模的、持续时间长的行为改变运动之一,它体现了社会营销的基本要素,并且这个项目不仅仅是使用广告宣传作为营销手段,而是还成功地运用了战略性计划框架与营销的组合。

此计划详细分析了计划实施的环境,高血压患病率高,而高血压与心脑血管疾病关系知晓率低,寻找出亟须解决的突出问题及可行的方法,确定了计划的重点,这样更有利于计划其他步骤的实施。

目标对象的选择按照市场细分的原则,每个细分市场的特点从不同角度分析,由于每个目标接受群体都有其自身的特点,因此社会营销根据每个细分群体的具体需要量体裁衣,制定不同的营销策略。本案例的目标对象虽为全人群,但也确定了一些高血压高发人群,如服用避孕药的妇女、老年人、非洲裔美国人、糖尿病病人、高胆固醇血症病人等。确定目标对象后还深入分析了每个高发细分群,掌握目标对象实际情况与竞争者的存在,即目标对象常存在的观念,例如:很难改变饮食习惯,也没有时间锻炼;只为测血压就去看大夫,费用太高。这些分析与研究有利于制定适当的、有效的营销策略。

社会营销目的与目标是根据环境分析与细分群体分析确立的,在以降低由高血压导致的死亡和残疾的最终目标下,根据每个目标群体的特点细分了若干分目标。本案例中的目标一方面是对一般人群倡导定期血压检测,以便及时发现,提高高血压相关知识的知晓率,另一方面对已患高血压则期望提高治疗率和控制率,降低高血压相关疾病病死率。

产品的营销策略正是社会营销中的"4P"策略。此社会营销计划中的目标所提到的行为方式即为社会营销的产品,除了具体的行为方式以外,还有可能包含一些有形的服务,比如本案例中推动家庭血压计的应用。在价格策略中,社会营销计划人员对成本方面的信息非常关注,这些信息反映了目标受众所感知到的实施目标行为方式、放弃当前行为方式的成本,此案例中传播的理念,如不必跑马拉松来获得锻炼,只要经常开展,并且每次不少于 30 分钟,就很有帮助了,提示目标对象,并不需要很大的付出(即降低了期望行为实际或预期价格),就能得到较好的效果(即提高了期望行为实际或预期的收益)。地点策略上社会营销工作者选择了便于目标对象测量血压的地点,如医疗诊所、社区卫生中心等,充分考虑到人们在测量血压后会更关注血压变化及改善办法,接受目标行为也就更加容易,并且这些地点是覆盖高血压人群最广的地方,传播健康的行为方式更有意义且更有效。促销策略是宣传核心信息,帮助目标对象了解知道自己血压变化的重要性,并且使目标对象认识到改变行为方式所带来的收益。此案例中社会营销工作者通过传单、小册子、免费电话、纪念活动等方式,对不同类型目标对象准备不同的促销策略,各种媒体渠道结合的方式传播目标行为,激发目标受众的学习动机,潜移默化地影响目标对象的观念与行为。传播渠道多样,覆盖面广,针对性强是此高血压教育计划成功的关键。

经过一系列的努力,计划果然呈现出较好的效果,高血压知晓率提高,测血压频率上升,减少了脑卒中、冠心病的死亡率。本案例是社会营销在国家层面的成功应用,它在政策、经费、技术等方面都有良好的保证,为项目的顺利进行提供了强有力的支持。并且此项目恰当地运用了社会营销的战略计划与营销组合,对我国进行国家规模的健康促进社会营销计划有十分重要的借鉴意义。

案例10-2 社会营销策略在社区控烟中的应用

本案例根据郑频频和傅华于 2006 年发表在《中国卫生资源》杂志的文章《社会营销策略在社区控烟中的应用》编写。

背景概要:吸烟已成为我国目前最大的公共卫生问题之一。根据 2002 年的全国行为危险因素监测结果,15 岁以上人群的吸烟率为 35.8%,有 51.9% 的不吸烟者受到被动吸烟的危害。美国蒙大拿州对青少年开展了为期 8 个月的主题为"我们都不吸烟"的社会营销,使青少年首次吸烟的比例下降了 7%。但我国在此方面还没有相关尝试。因此,从 2002 年开始,复旦大学公共卫生学院选取上海市长桥社区开展为期三年的社区控烟干预。

方法和结果:项目开展前了解到,长桥社区位于上海市西南的城郊结合部,拥有常住人口 10 万人,包含 29 个居委,3.3 万户家庭;其中教育资源丰富,学校种类齐全;有社区卫生服务中心、社区公共健康中心等社会资源;经济水平一般,中低收入者占有相当的比例。对所拥有的资源和受众进行分析,最后决定联合社区、学校、医院和居委会采取干预措施。

项目组对不同的人群设定了不同的目标,针对学生提出"在无烟环境中健康成长",针对一般非吸烟者提出"无烟,健康的选择",而针对吸烟者则进一步明确"我要戒烟,我能戒烟"的行动目标,总之,干预的最终目的是减少吸烟,减少青少年的尝试吸烟行为,降低吸烟者的吸烟量,促进戒烟行为。

不同场所使用不同的营销策略。在社区,一方面,通过宣传(制作包含控烟知识的健康小年历、漫画和打油诗等)、媒体(报刊、电视等新闻传媒报道、宣传折页、自助阅读手册、版面巡回展览、戒烟竞赛等)和领导者的倡导等方式宣传创建无烟的社会风气,并为吸烟者开设戒烟班,进行戒烟知识与技巧的传授。而且在策划戒烟班的课程之前,抽取 36 名吸烟者进行一对一访谈,深入了解吸烟者戒烟意愿薄弱以及戒烟成功率低的原因,进而制订戒烟课程(如课程针对的设置了"权衡利弊"的内容,请吸烟者比较吸烟与戒烟的利弊)。另一方面,社区内倡导无烟家庭,每一个无烟家庭门上张贴无烟标志,倡导健康家庭的建设。对社区内的烟草广告、促销实施合法限制,在社区进行戒烟者培训、开展戒烟课堂和戒烟热线服务等。除此之外,在社区控烟干预中,居委会、社区医生、健康志愿者会定期对戒烟人群进行随访,了解掌握其戒烟状态。

在学校,采取实验、角色扮演、讨论等方式对青少年进行拒绝烟草的控烟教育,同时通过学生对家长进行戒烟劝导。

在医院,不仅倡导医生成为社区不吸烟的典范,并将其对患者戒烟劝导纳入工作流程,而且在医院设立戒烟门诊服务。

此次社会营销项目,计划评估贯穿了项目实施的始终,并通过所提供的反馈对营销策略予以修正,通过近 3 年的干预,控烟社会营销项目取得了一定的效果。中学生最近一年尝试吸烟率下降 5.8%,干预后半年,中学生重度被动吸烟率下降 7.0%,吸烟者戒烟的比例增加 6.8%,全人群的现在吸烟率变化不明显。

结果解释:在上述社区控烟干预中,干预策略的制定围绕社会营销环境分析、目标受众和市场细分、营销目的与目标、"4P"的营销组合和研究与评价展开。具体分析如下:

1. 营销环境分析　在项目开展之前,对目标社区进行了充分的调查,了解其位置、规模、居民量、所拥有的资源、居民的收入水平等,为项目顺利开展准备了条件。此外,还对相关竞争进行了分析,项目中的竞争,不仅仅包括吸烟者继续原有的吸烟行为,也包括传统的吸烟的习俗、与以获利为目标的烟草生产、销售企业。目标人群在接受控烟干预的同时,也正处于社会交往中的吸烟压力、传统的吸烟风气以及烟草商所制造的烟草广告、促销氛围中。

2. 市场细分和目标受众分析　社会营销工作人员还对社区资源和受众进行了分析,了解到它拥有种类齐全的学校、社区卫生服务中心、社区公共健康中心等。还有常住人口 10 万人,包含 29 个居委,3.3 万户家庭。经济水平一般,中低收入者占有相当的比例。最终确定了社区、学校和医院的目标市场,以及中学生、家庭、吸烟者、居委会、志愿者等受众。

3. 确定营销目的与目标　在进行环境目标分析之后,社会营销工作者对不同的人群设定了不同的目标,最终确定了本次项目开展的目的:减少吸烟,减少青少年的尝试吸烟行为,降低吸烟者的吸烟量,促进戒烟行为成功。

4. 确定"4P"的营销组合

(1)产品:在本项目中,将产品设定为减少吸烟,减少青少年的尝试吸烟行为,降低吸烟者的吸烟量,促进戒烟行为。除此之外,还有许多附加产品(指为达到目标行为所提供的有形物品和服务),如在学校开展的青少年控烟课程、社区医院的戒烟门诊、社区的戒烟者培训、戒烟热线等服务。为了提高社区人群对控烟的关注与接受程度,针对不同的目标人群进行了不同的社会产品定位。在学校的目标为"在无烟环境中健康成长";针对社区一般非吸烟者提出"无烟,健康的选择";而针对吸烟者则进一步明确"我要戒烟,我能戒烟"的行动目标。针对不同目标人群的准确定位突出了控烟带来的潜在利益,符合目标群体的心理需求,有利于他们接受行为改变。

(2)价格:控烟的难度主要在于吸烟人群的行为改变,因为戒烟者在实施控烟行为的过程中,获得健康的同时,必然有部分人放弃已有的东西,如吸烟所带来的身心愉悦和满足感,以及人际交往的便利。针对吸烟者较多地强调吸烟的好处而影响了戒烟动机这一情况,在戒烟课程中特别设置了"权衡利弊"的内容,请吸烟者比较吸烟与戒烟的利弊,明确克服戒烟带来的障碍是值得的,有效地提升了戒烟动机。免费的戒烟门诊、戒烟培训班免去了戒烟者的直接经济成本,通过居委会、社区医生、健康志愿者对戒烟人群进行随访,提高社会支持,降低戒烟的精神成本。

(3)地点:项目根据不同的目标受众,选择社区、学校、医院等不同的干预场所,通过学生、老师、医生、居委会干部、社区志愿者等人员的信息传播与服务,使目标人群能在最方便、最容易的场所获得社会产品的理念或有形服务,并互相影响,促进行为改变。

(4)促销:在传播途径上,项目采用多种媒介与渠道,包括报刊、电视等新闻传媒报道、宣传折页、自助阅读手册、戒烟竞赛等。除此之外,每年制作一份健康小年历,把控烟以及健康的相关内容,以群众喜闻乐见的漫画、打油诗等形式发放到家庭;学校采取实验、角色扮演、讨论等方式,使青少年认识到吸烟的危害;在每一个无烟家庭门上张贴无烟标志,对无烟家庭是一种激励。这些都是实用且有效的促销手段。

5. 研究与评价　三年间,项目实施过程在不同的阶段均对其进行了评价和分析,并通过所提供的反馈对营销策略予以修正。社会营销项目也取得了一定的效果,部分预期目标得以实现,干预后中学生的一年尝试吸烟率与重度被动吸烟率都有所下降,吸烟者戒烟比例也有小幅增加。

本案例将社会营销理念引入社区控烟干预项目中,其目标明确,细分受众,营销策略适当,因此也取得了一定的成效,这对于社会营销起步较晚的我国来说,具有重要的借鉴意义。但从结果也可以看出,全人群吸烟率的下降并不显著,由于该项目是社区层面的、小规模的,并且持续时间也较短,因此项目的实施可能受到一些客观条件的限制,想要获得更好的、更持久的干预效果,还需加强政策、经费以及技术等方面的支持力度。

四、社会营销的局限性

社会营销是一种用于改变目标受众行为的有效工具和策略,它在运用和开展解决复杂社会问题方面取得良好的成效,尤其是在健康教育与健康促进领域发挥了巨大的优势。由于社会营销自身的独特作用,未来还将会有更广泛的应用,更快的发展。但社会营销也不可避免地存在着一些局限性。首先,社会营销在细化目标人群的同时,会减少目标人群的数量,可能会导致部分需要改变某种行为的人群因为不符合目标人群的要求而被排除在外。第二,用社会营销方法去推行一种行为或理念,需要投入大量的时间、金钱、人力资源,并且需做好市场调研、需求评估、计划制订、结果评价等工作。然而多数社会营销活动都以政府或非营利机构为主导,当一个社会营销活动缺乏足够的资源时,效果则难以保证。第三,社会营销的主要理论来自于市场营销,理论建设仍存在争论,尚需进一步完善。第四,社会营销对于短期或一次性行为改变的干预效果较好,但对于需要长期干预或反复干预的行为,社会营销理论在应用时存在较多困难。

（张秀敏）

【思考题】

1. 你认为社会营销计划过程中可能运用哪些行为理论?

2. 请以"增加体力活动项目"为例,说明社会营销组合策略（"4P"）在其中的应用。

3. 以社会营销在健康促进领域的一个成功的应用案例为例,说明社会营销计划的设计过程。

第三篇

健康教育与健康促进实践

　　如在绪论所说,健康教育学是公共卫生与预防医学中一门应用性的学科,第二篇所介绍的理论就是要应用在健康教育与健康促进的实践中去,来解决人群的健康。比如如何进行人群健康干预的项目设计,如何在学校开展健康教育活动或在社区组织一次健康讲座,如何制作健康教育的材料进行健康传播,如何开展场所健康促进,等等。本篇主要介绍健康教育与健康促进实践中基本的内容和方法,主要从健康教育计划设计、实施与评价、健康传播方法与技术,到健康教育教学活动的设计和评价、常见健康场所建设作了系统阐述。其中,第十一章以格林模式为指导,介绍了健康教育项目需求评估的主要内容、健康教育项目计划设计的基本步骤、项目实施的主要环节以及项目评估的主要方法;第十二章以健康传播的理念、传播模式为基础,阐明了人际传播、群体传播、组织传播和大众传播的特点与应用,以及健康传播材料的制作和使用,并对新媒体的特征、对健康传播的影响进行了介绍;第十三章则详细介绍了健康教育教学活动的特点、类型和各种常用的健康教育教学方法,如自学法、讲授法、谈话法、小组讨论法、演示与练习法、案例分析法及角色扮演发等,并对参与式教学方法、同伴教育法、"互联网+"时代的教育方法和教学活动效果评估方法作了介绍;第十四章对健康场所的概念与建设原则、健康学校、健康医院、健康工作场所、健康社区、健康医院建设进行了具体介绍,为读者开展健康教育与健康促进实践活动奠定了方法学基础。一些更为实践性的内容,则放在第四篇的案例实习里。

第十一章

健康教育与健康促进项目的设计、实施与评价

健康教育与健康促进实践的第一要素是如何结合第二篇介绍的理论进行项目的设计、实施与评价,从而保证对某一靶人群的行为干预有针对性和有效性。另外,行为是在一定的环境和情景下发生,如何分析影响行为的环境因素也是健康教育与健康促进实践的重要方面。本教材以格林模式为健康教育与健康促进项目设计的重要指导模式。它除了具备一般性项目设计的方法外,格林模式对找出影响行为的环境因素有其独到的优势。本章将介绍格林模式的概念、演变过程和格林模式的基本步骤,阐述健康教育项目需求评估资料收集方法和评估内容;在此基础上,系统阐明健康教育与健康促进项目计划设计的原则与基本步骤、项目实施各个环节及注意事项、项目评价方法的类型和方法。

第一节　格林模式简介

由美国健康教育学家劳伦斯·格林(Lawrence W. Green)提出的格林模式,综合运用多种行为改变理论,为健康教育计划设计、实施和评价提供了一个连续的步骤,是目前应用最广泛、最具有权威性的健康教育与健康促进设计模式,格林模式四十多年来一直是促进健康实践的基石,可以帮助指导健康教育与健康促进实践的过程。

一、格林模式的概念

格林模式(PRECEDE-PROCEED model)是由格林等人在 1970 年提出,其中 PRECEDE 是由七个英文单词的首字母所组成,即 predisposing, reinforcing, and enabling constructs in educational/environmental diagnosis and evaluation,指在教育和环境诊断和评价中使用倾向因素、促成因素和强化因素。而 PROCEED 则是由下列英文单词的首字母所组成:policy, regulatory, and organization constructs in education and environmental development,是指教育和环境发展中使用政策、法规、组织要素。

格林模式为整合模式,其优点是针对特定健康问题先进行诊断,然后根据诊断结果去规划并执行解决该健康问题的干预或教育计划,在干预或教育计划执行过程中进行过程评价(process evaluation),对计划结束后产生的即时影响进行效应评价(impact evaluation),对一段时间后产生的长期影响进行效果评价(outcome evaluation)。该整合模式对健康教育和健康促进项目的计划、实施与评价是一个非常完整的指导过程,指导公共卫生专业人员鉴别影响人们健康行为的因素,帮助制订适宜

的健康教育与健康促进计划和行为干预措施。其特点是从"结果入手",用演绎的方法进行思考,从最终结果追溯到最初起因,同时考虑了健康影响因素的多重性,帮助计划制订者把这些因素作为重点干预目标或规划的设计、执行及评价中。

二、格林模式的演变

早期的健康教育人员,面对健康相关问题时,往往在未弄清楚问题的源头就直接进行干预方案制订及执行,以至于预期目标不易达到。针对这种现象,格林于1970年初提出了模式的前半部分,即 PRECEDE 部分。PRECEDE 主要源自临床上治疗疾病的思维惯性,亦即医生在开处方前通常会先进行诊断。格林认为,在制订一项干预或教育计划之前,应该针对可能引发问题的原因或决定因素进行评估,然后找出可以改变这些决定因素的方法或策略,并制订有依据的干预或教育计划。在健康教育领域,称之为"教育诊断",从而形成健康教育计划制订的基本架构。

1991年格林和克鲁特(Kreuter)将 PROCEED 加入其中,从而形成了更加综合的模式,以使健康教育计划的实施更加完备。他们认为,一个人的行为如吸烟或饮酒,会受到超出个人之外的其他环境因素(如职业、经济条件、媒体、政治及社会不平等)影响,因此在制订干预计划时,应考虑社会环境因素对人们健康的影响。经过补充完善后的模式包含5个诊断阶段(社会诊断、流行病学诊断、行为与环境诊断、教育与组织诊断、管理与政策诊断)、1个执行阶段、3个评价阶段(过程评价、效应评价、效果评价)。改进后的模式也改称为 PRECEDE-PROCEED 模式(图 11-1)。

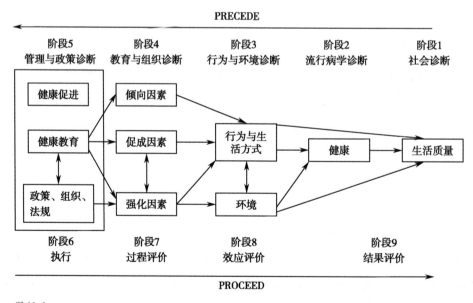

图 11-1
PRECEDE-PROCEED 模式

诊断阶段也称健康教育需求评估,该阶段由5个阶段组成。面对人群的健康问题时,通过系统地调查、测量来收集各种有关事实、资料,并对这些资料进行分析、归纳、推理、判断,确定或推测与健康问题有关的行为及其影响因素、健康教育资源可得情况,从而为确定健康教育与健康促进干预目标、策略和措施提供基本依据。

从第六阶段开始,进入计划的执行和评价。随着计划开始执行,评价工作亦随之启动。执行(implementation)是指运用教育、环境干预中相应的政策、法规和组织等手段,强调项目计划实施中要充分发挥政策、组织和法规的作用。实施工作包括以下五个环节:制订实施时间表、控制实施质量、建立实施的组织机构、配备和培训实施工作人员、配备和购置所需的设备物品。根据执行时间和评价目的不同,评价工作分成三类:过程评价、效应评价、效果评价。

2005年,由于生态学模式(ecological model)的提出和基因遗传对健康影响研究的新进展,此模式被重新修正。修正后的模式将流行病学诊断和行为及环境诊断予以合并,并建议当健康问题诊断的资料较充足时,可以跳过某些阶段。如在执行社区健康项目时,因为曾做过社会诊断或累积资料已足以充分了解问题现况,则可以直接从行为和环境诊断阶段开始。另外,该模式将基因对健康的影响,从行为和环境因素里独立出来。修正后的模式强调无论是对现况进行评估还是制订干预计划,均应鼓励目标人群和相关人员参与其中。只有目标人群的参与,才能正确掌握情况并建立合理的目标,使制订的干预策略更有针对性。参与的方式包括提出意见、决定优先顺序,凝聚共识、任务分工、计划执行,乃至效果评估等。为使读者完整了解格林模式,本章仍以9个阶段模式予以介绍,读者可以根据实际情况灵活运用。

三、格林模式的应用

格林模式被应用在很多方面,尤其是在健康教育与健康促进领域。以下介绍以此模式为理论架构开展研究的实例,以便对格林模式的各个阶段和概念有更好的理解。

案例11-1　预防儿童行走时发生伤害干预方案的案例

哈瓦特(Hawat)等人以此模式为架构,设计预防儿童行走时发生伤害的干预方案。他们运用PRECEDE模式,找出各个阶段的影响因素。在流行病学诊断阶段发现,西澳地区因行走事故的死亡率为每年3.2人/10万人;这些因行走事故而受伤的儿童中,80%的人造成头部严重创伤;年龄为5~9岁的儿童,因行走事故造成的平均住院天数为30天;每位因行走事故伤害的儿童所造成的直接成本约10万澳币。依据这些结果,哈瓦特等人确立两类需要关注的人群:第一类是5~9岁的儿童和他们的老师;第二类是学校校长、市长、议会议员、政策制定者、道路安全委员会及居民代表。并以此为依据,制订了计划目的:三年内5~9岁儿童在社区中行走事故率下降。

在行为及环境诊断阶段,他们确立了导致行走事故的行为因素,包括儿童擅自穿越马路、儿童在无成人陪伴下自行穿越马路、家长没有尽到监护职责、家长也没有教育儿童正确过马路的方式,以及家长没有以身作则等。在环境因素方面,他们发现当地车流量大、车速快、道路设计不当、路边有障碍物等,是引发儿童行走事故的原因。针对每项行为因素和环境因素,他们都制订了相应的工作目标。

在倾向因素、促成因素和强化因素方面,他们也分别找出相关因素。倾向因素:儿童缺乏正确过马路的知识;也不了解过马路的危险性。促成因素:儿童没有安全过马路的判断能力;儿童缺乏安全过马路的技巧;儿童不知道如何请成人协助过马路;学校提供的道路安全教育不足。强化因素:父母允许儿童自己过马路;父母对儿童自己过马路的能力有错误的认识。

完成各阶段的评估之后,接着从找出来的诸多因素中,确定哪些是可以改变的,然后针对这些可改变的因素,设计相应的干预策略。哈瓦特等人提出的干预策略分为两大类:一类是校内策略;另一类是社区策略。校内策略主要针对学生、家长和老师,包括课堂教育、家庭活动和提供教师可用的教学资源等。社区策略是针对大众媒体及社区所设计的,包括发布新闻、与社区意见领袖会谈,集结社区力量为学生规划安全上学的路径。这一计划运用 PRECEDE 的概念,先找出影响儿童行走事故的原因,然后制订并执行干预策略,最后达到降低儿童行走事故的预期目标。

四、格林模式中各阶段所对应的理论

格林模式是以行为理论为指导的健康教育与健康促进的实践方法。在格林模式的前五个阶段,所运用的理论与本书前几章的理论有关(表 11-1)。第一阶段的社会诊断,主要运用社会水平理论,包括社区参与、社区组织、社区动员等。动员社区的组织及居民参与现况评估,排出健康问题的优先顺序,建立需要解决的问题,并且在集思广益下制订计划目标,包括需求评估、确立问题、资源整合等。

表 11-1　应用于 PRECEDE-PROCEED 模式各阶段的理论框架

不同水平的行为理论和原则	PRECEDE-PROCEED 模式的不同阶段				
	阶段 1 社会诊断	阶段 2 流行病学诊断	阶段 3 行为与环境诊断	阶段 4 教育和生态诊断	阶段 5 管理和政策诊断
社会水平					
社区参与	√		√	√	√
社区组织	√		√	√	√
组织改变				√	√
创新扩散				√	√
人际水平					
社会认知理论			√	√	
社会网络与社区支持				√	
个体水平					
健康信念模式			√	√	
阶段变化理论			√	√	
理性行为理论				√	
计划行为理论			√	√	

第二阶段和第三阶段的重点是进行流行病学诊断和行为及环境诊断,找出影响特点健康问题及影响因素,在这两个阶段运用的理论,除了社区水平理论外,也应用人际水平和个体水平的一些理论。如运用社会认知理论,可以厘清特定健康问题是否会受到个体因素和环境的影响,也可以探究此健康问题是否因为模仿学习造成的。例如,婴儿低出生体重问题,在进行流行病学诊断和行为及环境诊断时,需要考虑社区怀孕妇女的下列情况:“是否知晓有产前照护检查”“看到邻居朋友都没有接受产前检查”“因为交通不便而没有接受产前检查”等。此阶段也可运用社区组织的理论,探讨是否因为组织或机构缺乏相应政策,以致怀孕妇女无法接受完善的产前检查。

第四阶段在探讨倾向因素、促成因素和强化因素对特定行为的影响,所运用的理论可以跨社区、人际和个体三个不同层次。仍以婴儿低出生体重问题为例,个体水平理论可用于了解倾向因素对特定行为的影响,如怀孕妇女是否因为受到不正确的信念影响,不去接受产前检查。为了改变她们不正确的信念,采用媒体宣传、面对面咨询或网络学习等措施,使其对怀孕妇女产生正向的影响。人际水平的理论可以用来探讨对强化因素是否不足,例如访谈后发现,怀孕妇女没有接受产前检查的主要原因是家人忙于工作无法陪伴她去做产前检查。为解决此困难,社区可以通过志愿者培训,让志愿者协助怀孕妇女接受产前检查。至于社区水平理论,则适用于评估或改变促成因素,例如社区内没有提供产前检查的医院或诊所,社区居民因认识不到婴儿低体重的严重性,决定通过非政府机构或媒体倡导,卫生机构通过巡回医疗服务,于是改变了促成因素。

第五阶段是针对前面四个阶段评估结果,制订适合的干预策略,以改变倾向因素、促成因素和强化因素。这一阶段可应用的理论多数与第4阶段相同,稍有不同的是社区水平理论在第五阶段被运用得较多,如社区组织、健康传播、创新扩散等。

格林模式的每个阶段都运用社区水平的理论。此外,格林模式也强调社区居民应参与计划的设计、执行、评价的各个阶段,而社区水平理论正适用于推动居民的参与,所以,社区水平的理论对于格林模式相对重要。

从第二节开始,我们根据格林模式具体介绍健康教育与健康促进项目的需求评估、实施和评价。

第二节　健康教育与健康促进项目的需求评估

一、健康教育与健康促进项目需求评估的概念

健康教育与健康促进需求评估以格林模式为指导,运用社会学和流行病学的研究方法,调查某特定区域内居民的主要健康问题及影响因素,以及与这些问题有关的组织机构、政策和可利用的卫生资源状况,并确定需要优先解决的健康问题,评估居民对卫生服务的实际需求以及对生活质量的满意度。需求评估为健康教育与健康促进项目的计划制定提供依据。需求评估是健康教育与健康促进项目实践的第一步,也是健康教育与健康促进项目后续的计划、设计、实施与效果评价的必要基础。

进行健康教育与健康促进项目需求评估时,首先必须确定评估所涉及的范围,如对某街道、乡镇或某区县进行评估。评估之前,还需确定本次评估需要收集哪些资料,以及资料的收集方法和分析方法。

二、健康教育与健康促进项目需求评估的资料收集方法

在健康教育与健康促进项目需求评估中经常运用流行病学、社会学、心理学的各种资料收集方法,以及选用各种医学监测的资料。资料收集通常采用定性访谈(qualitative survey)和定量调查(quantitative survey)相结合的方式。定性调查是指采用非定量的标准和技术而进行的调查研究方

法。定性调查中常用的方法有访谈和观察两大类。访谈是用口头提问收集信息的资料收集方法,如专题小组讨论(focus group discussion,也称焦点组访谈)、个人深入访谈、小组投票法等;观察是视觉为主的资料收集方法,通常需要到现场进行调研,如果调查者参与被观察对象的行列之中,就称为参与性观察(participatory observation)。

定量调查(quantitative survey)是指采用流行病学调查的理论与方法开展调查,并对调查资料进行统计学分析处理。卫生服务需求评估中许多情况都需要进行定量调查。一般在初步定性调查的基础上设计定量调查问卷,在定量调查获得健康问题及其分布,可对各相关因素进行分析,再有选择地进行较深入的定性调查以进一步弄清问题发生的原因。

健康教育项目需求评估的调查中需注意伦理道德问题,应按照赫尔辛基宣言中规定的要求,通过知情同意,告知调查的目的和内容,征得调查对象同意,并在知情同意书上签字,对被调查对象的个人隐私和提供的相关信息加以保密,保护被调查对象的利益。

三、健康教育与健康促进项目需求评估的内容

(一)社会诊断

社会诊断(social diagnosis)通常针对特定的社区,进行社会现况及社会问题的调查与分析。这里的"社区"所涉及的人群范围既可以指居住在同一地域里共同生活的居民,也可以泛指更广义的社区,即一群具有相似特征或分享共同利益、价值观和行为规范的一群人。

社会诊断通过社区居民的参与,运用主观与客观资料,从社会学的角度,找出与健康生活有关的各种问题,然后根据需求程度、重要性和影响程度等不同指标,将这些问题按优先次序排列出来。此阶段不仅可以提出社区面临的社会问题,还可评价居民的生活质量(quality of life)和卫生服务需求(need of health service),以确认社会经济因素对健康生活质量的影响,并为干预计划提供依据。

根据 WHO 的定义,生活质量是指不同的文化和价值体系中的个体对与他们的生活目标、期望、标准,以及所关心事情有关的生活状态的体验。生活质量以生活水平为基础,它更侧重于对人的精神文化等高级需求满足程度和环境状况的评价。在医学研究领域主要是指个体生理、心理、社会功能三方面的状态评估,即健康相关生活质量(health-related quality of life,HRQOL)。HRQOL 作为一种新的医学评价技术,全面评价疾病及治疗对病人造成的生理、心理和社会生活等方面的影响。

在评估的起始阶段,要了解社区居民真正关注的焦点,所以需要根据主观及客观指标收集各种资料,如居民生活的舒适度、疏离感、拥挤程度、幸福感、失业率、福利制度、犯罪率、不法事件、暴力事件等。资料的方式可通过对社区领导者的访谈、社区成员的焦点小组访谈以及观察、调查生活环境、人文习俗或进行问卷调查等。

找出社区的重要问题之后,还需要评估该社区解决问题的能力、社区资源以及居民对解决这些问题的态度等。通过社会诊断,计划制定者可以针对大众所关心的焦点,设计出适合的健康教育与健康促进的计划,从而使该计划也比较容易被大众接受,更可以有效地发挥它的效用。

(二)流行病学诊断

此阶段是从流行病学角度找出目标人群中最重要的健康问题。流行病学诊断(epidemiological

diagnosis)的目的是为了确立健康问题的优先顺序,需要了解目标人群的监测资料,包括期望寿命、出生率、患病率、死亡率等,然后参考社区目前拥有的资源及解决问题的能力,选出最迫切需要又有可能解决的健康问题。

1. 流行病学诊断的主要内容　包括:①确定哪些健康问题是该地区最严重的问题,哪些行为因素和环境因素引起这些健康问题;②该健康问题的受累人群,不同性别、年龄、种族、职业间的流行特征是否相同,而其中哪一类人群受影响最大;③该健康问题的地区分布特征,其涉及范围多大;④该健康问题的时间分布特征;⑤与该健康问题有关的各种影响因素是什么、其中什么因素影响最大、规划应针对哪类人群、解决什么问题、预期得到什么效益等。流行病学诊断所需要的资料,可以是二手资料(secondary data),如政府发布的卫生统计年鉴、卫生工作报告或社区现有的健康档案等;也可以是第一手资料(original data),根据需要进行流行病学的现况调查。

2. 确定需优先解决的健康问题　在获得了社会诊断、流行病学诊断相关信息后,对目标人群的健康问题及卫生服务需求进行梳理,再根据健康问题的普遍性、严重性、紧迫性、可干预性、干预的效益等,确定需要优先解决的健康问题。确定优先项目的基本原则有:

(1)重要性:指选择涉及面广、发生频率高、对目标人群健康威胁严重,致残致死率高、后果严重、居民最关心的健康问题,一般可以为该健康问题的严重性较高。

(2)有效性:指通过健康教育干预,能有效地促使其发生可预期的改变,如干预措施简便具有较好的可行性,且易为目标人群所接受,有明确的客观评价指标的健康问题。

(3)可行性:指健康教育的干预策略、措施和方法以及各种干预活动能否开展和实施,主要取决于干预社区背景及现行相关政策对疾病和健康问题干预是支持力度,包括分析社区领导的支持,社区相关部门的配合、人力、物力、财力、技术资源等条件的配置等。

(4)成本-效益:指成本-效益评估的排序,一般选择成本较低,效益较好,能用最低成本达到最大经济效益和社会效益的健康问题作为优先需要解决的健康问题。

通常采用四格表找出重要性高和有效性高的健康问题,作为优先需要解决的健康问题,然后考虑解决该健康问题的可行性和成本-效益,最终确定优先解决的健康问题。

（三）行为与环境诊断

1. 行为诊断　在流行病学诊断基础上,从行为和环境的角度,找出最可能影响健康问题又最可能改变的因素,并据此制订健康干预的目标,这就是行为与环境诊断(behavioral and environmental diagnosis)。例如,为了查找与慢性病有关的因素,行为诊断可从以下三个方面着手。一是从个人行为或生活方式评价,如许多慢性病人常有吸烟、不合理饮食习惯,不按时服药、缺乏运动等问题;二是从个人周围有影响力的人进行评估,许多有吸烟、不合理饮食或有不运动习惯的病人,主要是受到家人或同伴、同事的影响;三是从大环境考虑,如一般人很容易从超市买到烟酒、电视上常看到不健康的食品广告、社区缺乏运动场所等。接着,针对找出的各种因素,根据紧迫性、重要性、可行性等不同指标排序。然后,针对一两项排序在前的行为因素(如吸烟排第一位、不健康饮食排第二位)设计干预方案。此外,还应考虑基因的影响,虽然基因无法通过干预计划而得以改善,但是有关基因遗传的资料在此阶段也很重要,因为基因资料有助于找出高危人群,对确定干预计划的目标人群有帮助。

　　该阶段诊断的重要任务是区分引起健康问题的行为与非行为问题;区分重要行为与相对不重要行为;区分高可变性行为与低可变性行为。

　　(1)区分引起健康问题的行为与非行为因素:任何一个健康问题的起因都有可能存在行为因素和非行为因素,只有行为因素才是健康教育干预计划选择的目标行为。行为因素是可直接引起某健康问题的健康危险行为,如高血压的危险因素有高盐饮食、酗酒、精神紧张、缺乏体力活动等,而年龄、性别、遗传等也是高血压的危险因素,但不是行为因素,无法进行干预。

　　(2)区分重要行为与不重要行为:在找出某健康问题的行为因素,紧接着还需分析该行为因素与健康问题的关联性。主要依据行为与健康问题联系的密切程度、两者之间是否有明确的因果关系、该行为的发生频率。重要行为是指与健康问题的发生有直接联系、联系密切且经常发生的行为。如吸烟与肺癌的关联性非常强,吸烟者越多,患肺癌的人数越多,吸烟量越大,发生肺癌危险性越大,且目标人群中吸烟率明显高于其他人群,则可认为吸烟是健康教育计划中应干预的重要行为。如果行为与健康的关系不甚密切或它们之间仅存在间接关系或行为很少发生,则可以认为是不重要行为。

　　(3)区分高可变行为与低可变行为:高可变与低可变行为是指通过健康教育干预,某行为发生预期改变的难易程度。判断行为可变性高低的标准有:①文化关联程度,即与地区文化传统的联系,如果某行为已深深地根植于当地的文化传统或传统的生活之中,则很难改变,反之则容易改变;②社会认可度,即该行为是否为社会所认可,社会不赞成的行为,或社会主流观念皆认为该行为是不良行为时,则相对可变程度较高;③宗教与风俗,宗教、风俗通常为社会成员提供行为规范和约束,如果某行为与当地社会主流宗教规范的行为相一致,或与长期形成的地方风俗习惯相关联,则很难改变;反之较容易改变;④有成功的先例,在以往或其他健康教育项目中该行为得到过成功改变;⑤行为发展阶段,刚刚形成的行为或正处于发展时期尚未得到巩固的行为较易改变,如某行为由来已久,已经根深蒂固,则可变性较低。

　　(4)确定优先干预行为:可依据重要性和可变性的程度进行排序、打分,对人群健康危险的严重性程度越高、危险性为的可干预性越高则分值越高,得分最高者原则上可考虑为优先干预行为。为了便于选择,通常采用四格表,将重要性和可变性分级的结果排列于其中。

表11-2　行为重要性和可变性的分级

	重要	不重要
可变	计划重点干预的行为	一般不优先考虑的行为
不可变	可在一定条件下作为计划的重点行为	不予考虑的行为

　　健康教育与健康促进的目标行为的选择取决于计划的目的。目标行为可能选自第一行第1格和第二行第1格。第二行第1格的行为,除非处于政治需要,一般不列为重点(表11-2)。如一项预防青少年心血管疾病的干预项目中,吸烟与心血管疾病的重要性不言而喻,而且对青少年吸烟是处于行为形成阶段,较易改变,所以作为优先选择的目标行为。高脂饮食、暴食、缺少锻炼虽然与成人后心血管病的发生有密切关联,由于饮食习惯较难改变,青少年学业压力较大没有较多的时间进行

锻炼,行为的可变性较低,但考虑到其重要性,仍作为该项目的目标行为。治疗相关行为虽然其可变性较高,但由于其在青少年中的比例较少,与心血管病预防的重要性不高,故不列入目标行为。精神紧张由于其可变性较低,与心血管病的关联性不高,故也不作为目标行为(表11-3)。

表11-3　预防青少年心血管病干预的目标行为分级

	重要	不重要
可变	吸烟	治疗相关行为
不可变	高脂饮食、暴食、缺少锻炼	精神紧张

在确定优先干预的行为后,还要进一步考虑特定行为的各种复杂的影响因素,即格林模式中的倾向因素、促成因素、强化因素。首先,要考虑这些因素与行为之间以及因素相互之间在时间上的联系。例如,在以从事商业性性活动的妇女为对象的预防艾滋病的干预项目中,目标人群对艾滋病和安全套使用的认识与使用意愿是倾向因素,其"顾客"和老板是强化因素,安全套的可及性是促成因素。对象妇女的认识可以改变,不使用安全套的行为经过干预也可能改变,但可能因获得安全套困难或因其"顾客"拒绝使用、老板规定,目标人群因不得违背顾客意愿而导致使用安全套的行为无法实现。因此欲提高商业性性行为妇女在性活动中的安全套使用率,改善对象妇女、顾客、老板对艾滋病严重性和威胁紧迫感认知和态度较改善安全套可及性应更先实现,即倾向因素、强化因素在干预中应先于促成因素得到处理。又如,欲提高性病病人的规范就医率的干预项目中,首先必须有规范治疗性病的专业人员,所以培训相关人员(促成因素)应先于处理倾向因素。可见不同的项目中三者之间的关系不是固定不变的,需要根据具体情况作出分析判断。其次,这些因素相互之间和它们与行为之间在空间上有交叉联系。许多因素可能是互为因果、交互影响的,要弄清这些因素间的相互关系有时是比较复杂的。格林模式PRECEDE部分包含着几层逻辑递进关系;若干种行为与优先干预的健康问题间可能存在某种因果关系;若干倾向因素、促成因素、强化因素与目标行为间可能存在着某种因果联系。正是通过对倾向因素、促成因素、强化因素和健康相关行为的干预可能有效控制或减少健康问题危害的假设基础。依据这样的逻辑假设来进行卫生服务需求评估,有可能得出很有意义的结果。而这些结果又为健康教育干预计划设计、实施乃至评价提供了重要基础。使健康教育干预更有效果和效率。

2. 环境诊断　环境又可分为"物质环境"和"社会环境"两大类,其中常存在许多非个人能力所能解决的因素,但是,这些因素一旦被去除或改善,却可以改善人们的健康。环境因素改善有助于个人行为的改变,但需要相应的组织或行政措施。例如,控烟法规规定公共场所不准吸烟,同时,在医院开展强化戒烟治疗服务,可以帮助吸烟者戒除吸烟的习惯。又如,通过制定相关政策,鼓励食品厂商选用健康食材,或者改善制造食品的工艺流程,提高健康食品的可及性,都是从环境着手的干预措施。

在设计计划时,必须考虑"宏观"和"微观"两个不同层面的影响。

(1)宏观层面:主要考虑组织和环境可能造成的影响,其作用通常使"强化因素"产生正面效果,可以帮助目标人群在执行特定行为时变动容易许多。例如,社区老年人健康照护,可以提出的宏观层面的策略有:从社区招募志愿者,训练他们具备老年人照护所需要的特殊技能然后按照时间表及分工表,定时前往有需要健康照护的老年人家里提供服务。

(2)微观层面:是从个人、同伴、家庭,找出能够直接的影响干预效果的因素,通常是针对倾向因素、促成因素、强化因素,目的是帮助人们克服来着自身、周围他人、或外在环境带来的各种阻力,使其危害健康行为得以去除,或有益健康行为得以建立。微观层面的介入策略有很多,如通过报刊、杂志、电视、广播、网络等大众传播媒体传播健康信息,或通过社团聚会、联谊活动等倡导健康共识,或针对特殊人群提供健康咨询等。最成功的计划是能运用多重策略,并在健康议题上产生有效的影响。

(四)教育与生态学诊断

教育与生态学诊断(educational and ecological diagnosis)的目的在探讨影响目标人群健康行为的因素,找出引发行为改变的动机,以及使新行为得以持续的因素,这是健康教育与健康促进计划制订的重要基础。影响人类健康行为因素总结分为3类。

1. 倾向因素(predisposing factor)　是指个人从事某项行为之前,已经存在的影响因素或前置因素,即发生某种行为的理由,包括个人的知识、态度、信念、价值观念,以及年龄、性别、种族、婚姻状态、家庭收入、职业等人口学特征。例如,分析慢性病病人的吸烟行为,发现性别(男性高于女性)、年龄(年龄越大者吸烟比例越高)、文化程度(吸烟者教育程度偏低)、知识(对吸烟危害知晓度较低)、态度(吸烟者觉得吸烟是个人自由)等。

2. 促成因素(enabling factor)　是指有助于实现行为改变的因素,即促使个人某种行为得以实现的因素。这些因素可以直接影响行为,或间接地通过环境影响行为,包括实现某种行为所需要的资源及技能,如可获得的健康服务和健康保险、到医院的交通便利程度、健康服务的提供等因素。提供必要的行为改变的技能支持也是重要的促成因素。仍以吸烟者的戒烟为例,有替代方法可以使用(当烟瘾来时,可以大量喝水或其他食品)、有相关的戒烟计划正在执行(医生提供免费的戒烟技术指导)、社区有相应的资源(有志愿者前来关心、鼓励指导戒烟的技巧)可能的障碍被移除(如公共场所不设烟灰缸,烟瘾不会被挑起)等。

3. 强化因素(reinforcing factor)　是指影响行为持续或重复的因素,如对良好行为形成后的奖励、奖金,如家庭支持(家人或朋友赞赏戒烟成果)、重要相关人的行为示范(看到好朋友或病友戒烟成功,身体健康状况得以改善),以及其他的社会益处。

(五)管理与政策诊断

管理与政策诊断(administrative and policy diagnosis)是指计划设计者可以根据前面几个阶段确立的"影响因素",分别找出合适的策略,并考虑执行和持续计划时所需的资源、设备和政策,以及可能遇到的阻碍。由于策略是干预计划成功与否的关键,所以此阶段关注的问题是:"采用哪些策略,可以改变前面几个阶段已经找出来的影响因素""社区有哪些可用的资源""社区的组织机构健全吗""预期可能遇到的障碍有哪些""社区的优势有哪些""有哪些现行的政策与预定的干预方案有关联"等。

现通过实例说明健康教育项目需求评估。

案例11-2　某街道有常住人口4.8万人,冠心病、脑卒中已成为该社区老年人的多发疾病。该街道社区卫生服务中心针对这些心脑血管病的共同危险因素——高血压病,拟开展健康教育与健康促进的干预活动(本章简称"社区高血压干预")。

在制订社区高血压干预方案前,进行健康教育项目需求评估。社区卫生工作人员通过收集社区内已有的相关资料、查阅居民健康档案资料,运用现况调查掌握高血压患病情况,召开座谈会,采用深入访谈、专题小组等方法,全面收集社区的基本情况,以及与高血压病诊断、发病、治疗及预后等相关情况。

项目设计人员收集了与高血压病社区规范化管理相关的指标,包括与高血压相关的行为指标,如咸食习惯、吸烟、饮酒、精神紧张、运动锻炼、遵医行为;目标人群的基本生理、生化指标,如身高、体重、腰围、血压、血脂、血糖、尿常规、肾功能、心电图;病人管理相关信息,如高血压知晓与治疗情况、家族史、家庭资源、就医条件、生活习惯等,多维度掌握高血压患者、居民、社区的相关情况。

工作人员还收集了社区基本情况,如居住条件、空气质量、饮水质量、食品供应、交通状况等;社区居民对生活满意程度的主观感受;社区卫生服务相关资料,如卫生服务可及性和可得性、卫生服务利用情况、卫生服务质量和水平等;当地相关卫生政策,如卫生投入力度、卫生资源配置、相关医疗保障政策等;社区资源现状,如辖区内卫生服务机构的分布、卫生服务机构人员及构成、设备条件等;社会经济发展水平,如总人口数、年人均生产总值、人均年收入、教育水平等。

调查结果显示,该社区18岁以上居民高血压患病率为19.2%,知晓率34%,规范服药率22%,控制率11%,脑卒中患病率为4.5%,排名第一的死亡原因是心脑血管疾病。通过规范化管理提高患者的"三率"(知晓率、规范服药率、控制率),高血压病及其心脑血管并发症将得到控制的,提高病人的生活质量。

第三节　健康教育与健康促进项目的设计、实施与评价

健康教育与健康促进是一项复杂的社会系统工程。任何一项健康教育与健康促进活动都必须有科学的计划设计、计划实施和评价,这在第一节介绍的格林模式中已充分体现。三者之间是相互联系、相互制约、不可分割的有机整体。本节重点介绍健康教育与健康促进项目的计划设计。

一、健康教育与健康促进计划设计

(一)健康教育与健康促进计划设计的原则

计划设计是指是一个组织机构根据卫生服务需求评估,通过科学的预测和决策,选择需要优先干预的健康问题,提出在未来一定时期内解决该健康问题的目标及实现该目标所采取的策略、方法、途径等所有活动的过程。计划设计是健康教育项目成功与否的关键环节,为计划实施及质量控制奠定了基础,也为科学评价效果提供了依据。健康教育与健康促进项目计划设计应遵循以下基本原则。

1.目标原则　健康教育计划设计必须坚持以始终正确的目标为导向。目标应明确,并且重点

突出。健康教育的目标一般有明确的总体目标和具体目标。总体目标是指宏观的、计划理想的最终结果,如一项青少年控烟项目,其总体目标可设定为:造就不吸烟的下一代;具体目标则是切实可行的、量化的、可测量的具体目标。

2. 整体性原则　健康教育是公共卫生工作的一个重要组成部分,制订健康教育计划应围绕卫生工作总目标展开,以健康为中心,明确公众健康发展的需求,解决居民健康问题。健康教育计划要体现出整体性和全局性,目标要体现社会长远发展对健康的需求。

3. 参与性原则　健康教育活动需要广泛动员相关组织和目标人群的积极参与,只有把计划目标和目标人群所关心的健康问题紧密结合起来,才能吸引广大群众参与。计划制订之前,要进行深入细致的卫生服务需求分析,以使制订的健康教育计划契合目标需要。任何一项健康教育项目都必须强调参与性原则,鼓励目标人群参与计划的制订以及计划的各项活动。

4. 可行性原则　制订健康教育计划要从实际出发,根据当地的实际情况,因地制宜地进行计划设计。尽可能地预见到实施计划过程中可能发生的情况,并结合目标人群的健康问题、认知水平、风俗民情、生活习惯等主客观情况,提出符合实际、易为目标人群接受、切实可行的健康教育计划。

5. 灵活性原则　计划设计要留有余地,健康教育计划应能包容实施过程中可能发生的变化,并制订基于过程评价和反馈问题的应对策略、计划修订指征,根据实际情况,进行适当的计划修订,以保证计划的顺利实施。

(二)健康教育与健康促进计划设计的基本步骤

在需求评估的基础上,健康教育与健康促进项目设计的基本步骤包括目标设计、框架设计、确定参与者,以及经费预算等内容。

1. 确定计划目标　目标既要体现项目的远期方向,又要显示近期应当完成的工作指标,因而可以将目标分为总体目标和具体目标。

(1)总体目标(goal):是指计划理想的最终结果,在计划完成后预期可获得的总体效果,具有宏观性和远期性。

(2)具体目标(objective):是为实现总体目标设计的具体的、量化的指标,即为了实现总体目标而需要取得的各阶段、各方面、各层次的结果。具体目标设计一般按照"4W2H"要求进行设计(表11-4)。也有学者提出具体目标设计的 SMART 原则,SMART 是下列 5 个英文单词的首字母缩写所组成:special、measurable、achievable、reliable、time bound。SMART 原则从另一个层面明确了健康教育计划的目标应具有具体的、可测量的、可完成的、可信的、有时间性等要求。

表11-4　具体目标设计的要求

设计要求		含　义
4W	Who	干预对象是谁?
	What	实现什么变化?
	When	在多长时间内实现该变化?
	Where	在什么范围内实现该变化?
2H	How much	变化程度有多大?
	How to measure it	怎样测量该变化?

健康教育计划中目标可以分为教育目标、行为目标、健康目标等。教育目标是为实现行为的转变而设定的，健康教育计划应考虑到目标人群达到行为转变所必需的知识、信念、态度等；行为目标是该计划执行一定时间后有关行为的转化率，教育目标和行为目标一般称为近中期目标；而健康目标指在执行后产生的健康效益，健康目标既可以是某些生理生化指标的改变，也可以是疾病发病率或死亡率的变化。后者可以在执行期内发生，也可在执行期结束后相当长一段时间才能出现，称为远期效应。具体目标形成目标体系，反映出健康教育项目作为一个系统其各部分之间的结构关系。

如降低农村孕产妇死亡率的健康教育项目，其教育目标，行为目标，政策、环境目标，健康目标分别为：

教育目标：提高产妇和家庭成员对住院分娩意义的认识。

行为目标：改善农村孕产妇遵医行为，提高住院分娩率。

政策、环境目标：改善支持性环境，落实免费政策或制订"平产限价"的政策，提高乡镇卫生院的服务质量。

健康目标：改善农村孕产妇健康善，降低孕产妇死亡率。

案例11-3　案例11-2中社区高血压干预的3年总体目标初步确定为：通过健康教育和社区干预等措施，减少高血压病的危险因素，高血压病和脑卒中患病率无上升或有降低，高血压病人生活质量显著提高。在社区高血压干预中，下列指标综合反映了具体目标的"4W2H"：在3年内将本社区内高血压病人的管理率提高到85%，使高血压病的知晓率、规范服药率、控制率分别达到90%、70%、50%，……

2. 确定目标人群　目标人群是指健康教育干预的对象或特定全体。根据卫生服务需求评估，确定优先解决的健康问题，并明确特定健康问题在社区人群中的分布及特点。那些受疾病或健康问题影响最大、问题最严重、处于最危险状态的群体，确定为健康教育干预的目标人群。目标人群一般可分为三类：

一级目标人群：计划直接干预的、将实施健康行为的人群，是项目的直接受益者。如青少年控烟项目中，青少年为一级目标人群。在婴幼儿保健教育计划中，目标人群一般为婴幼儿的母亲、祖母、外祖母，或其他亲属或婴幼儿实际监护人。

二级目标人群：对一级目标人群的健康知识、态度和行为可产生重要影响的人群，如卫生保健工作人员、亲属、朋友、同事或单位行政领导。

三级目标人群：对项目有支持作用或重大影响的人群，如行政决策者、项目资助者或其他对计划实施有重要影响的人。

在此基础上，还可根据各类目标人群内部的一些重要特征分出亚组，以利于制订策略和实施干预更有针对性。

3. 确定干预内容　确定3类行为影响因素中的重点干预指标，倾向因素、促成因素、强化因素在不同目标人群或亚组、在不同的干预阶段有不同的特点或侧重。应根据不同的目标人群进一步明确重要的干预措施，并根据计划目标选择干预内容。

4. 确定健康教育干预场所　健康教育干预场所是指针对项目目标人群开展健康教育干预活动

的主要场所,也是将健康教育干预活动付诸实践的有效途径。健康教育项目的干预活动是否能得到有效实施,一定程度上取决于场所是否适宜。可选择的场所包括社区医疗卫生机构、学校、工作场所、商业场所等。如青少年生殖健康教育项目一般以学校作为主要的干预场所,而社区高血压干预项目一般在社区卫生服务中心、社区活动中心等。近年来,以场所为基础的健康教育(sctting-based health education)干预理念在国际健康教育与健康促进领域广泛得到广泛应用,形成三维定位的健康教育干预活动地点、目标人群和干预内容的模式,从而更加清晰地明确了针对特定人群的特定健康问题进行健康教育,干预活动应该在哪些场所进行。

5. 建立干预框架 在健康教育计划制订过程中一般将干预策略按教育策略、社会策略、环境策略及资源策略等方法分类健康教育干预框架结构。

(1)教育策略:教育策略又可分为,信息交流类,即各种大众传播和人际交流策略手段;技能培训类;组织方法类等。如针对目标人群的教育策略:①大众传播:广播、电视、报纸、网络;②传播材料:小折页、宣传栏、标语、DVD;③讲座、培训;④医护人员指导;⑤社区活动,咨询、义诊;⑥同伴教育。在确定教育策略时,要同时注意结合技能发展和个性化服务,进行可行性与成本分析。

(2)社会策略:即政策、法规制度、规定及其执行方法等。健康政策的支持和配合对于健康教育项目的顺利开展至关重要。要发掘并充分利用现有相关政策、法规,还有促成新的健康相关政策制订。例如,制定相关法规与政策;改变不良社会风俗,如酗酒、吸烟等;制定社区卫生制度,如社区居民卫生守则等。

(3)环境策略:即改善有关社会文化环境和物理环境的各种策略手段。包括社区锻炼设施,增加社区卫生服务站。改造社区自然环境,如绿化植树,兴建体育场地;控制水或空气污染,如监督污染物排放,搬走污染企业等。

(4)资源策略:即动员、筹集、分配、利用社区中各种有形和无形资源的途径、方法。加强动员,实施多部门的合作。

6. 确定干预活动 科学合理地安排健康教育项目的干预活动日程、准备教育材料、进行人员的组织培训是保证计划顺利实施的重要条件。计划进度是工作进程的总体安排。计划进度制订应遵循合理原则。计划进度由"时间段"+"工作内容"构成。计划进度应当有一定弹性,以免执行中无法按时完成。健康教育项目包括健康教育计划设计、准备阶段、干预阶段、总结评价分为4个阶段。

(1)计划阶段:包括健康教育诊断(健康教育项目需求评估)、制订项目计划、监测和评价计划。

(2)准备阶段:包括制作健康教育材料、预实验、人员培训、资源筹集分配、物质材料准备等。

(3)干预阶段:争取领导支持、应用各种媒介、实施干预措施、启动监测和评价计划。

(4)总结阶段:整理分析材料和数据,撰写项目总结报告。

7. 干预活动组织网络与人员队伍建设 健康教育工作是一项社会性的教育活动,因其涉及面广,需要形成多层次、多部门参与的网络组织。除各级健康教育专业机构外,网络中应包括有关政府部门、大众传播部门、教育部门、社区基层单位、医疗卫生部门等。各部门目标统一和行动协调配合对健康教育工作的顺利开展至关重要。

在组建机构时,应充分考虑到项目所涉及的各方面、各层次人员参与,应以专业人员为主体,吸收网络中其他部门人员参与。对项目实施或成功有实质性贡献的人员,可尽量纳入到团队中来。参与执行计划的各类人员应根据工作需要给予分别培训。对各类人员此项明确其职责与权利。

8. 确定监测与质量控制计划 为确保健康教育与健康促进的实施质量,在制订方案时,应同时制订实施过程中的监测与质量控制计划,包括监测与评价的内容,如具体目标完成情况、干预内容是否符合计划安排、进度执行是否符合计划;监测方法,如现场考察、资料查阅、访谈等;监测频率,如每半年或每年测评一次,或按单项活动进行监测与评价。

9. 制订项目预算 健康教育与健康促进活动过程中,必然会涉及经费使用。确定干预活动预算的原则是:科学合理、细致认真、厉行节约,留有余地。根据健康教育每项活动的目标人群、计划时间、项目内容方法与规模,分别测算出每项活动的开支类别和所需经费,汇总后即可得出整个项目的开支。经费主要用于:制作健康宣传资料,如标语、宣传栏、展板、活页资料等,支付专家咨询、授课等劳务报酬,租用活动场所,租赁交通车辆,购买办公用品,以及举办活动相关的其他费用等。

案例11-4 案例11-2中社区高血压干预项目中,一级目标人群是已确诊的高血压病人、高血压病的高危人群,二级目标人群是社区医务人员、高血压病人的家庭成员、朋友等,三级目标人群是卫生行政部门领导、社区领导、资金提供者等。

高血压病人的高血压病知识,对控制高血压益处的认识,愿意积极采取综合措施控制血压,以及追求健康生活的价值观等,都是有利于血压控制的倾向因素。社区卫生服务机构及其医务人员对高血压的诊治与管理能力,社会医疗保险对高血压医药费的报销政策等,是促成高血压病人坚持参与社区高血压干预的促成因素。高血压病人改变不利于血压控制的行为并坚持服药之后,得到亲属、朋友及同事的认同、支持与赞扬,属于强化因素。

在社区高血压干预中,可通过专栏、展板、标语、活页、咨询、讲座等形式,在社区合适的场地或场所,宣传高血压防控知识与技能,使目标人群能够很容易接受到相关知识的教育。

对于社区高血压干预而言,政府相关部门应提供高血压普查与社区干预的资金支持,制定优惠的高血压医药费用报销政策,以及对基层医疗卫生机构高血压防控工作进行督导与考核。干预的范围仅限于规定的社区。场所选择根据活动内容与形式等确定。举办目标人群的健康知识讲座,选择社区卫生服务中心的健康教育室、社区政府会议室、居民聚集场所临时搭建的演讲台等;通过咨询、展版、散发宣传资料等,向社区普通人群宣传高血压病防治知识,可选择广场、公园、社区活动场所等休闲人员聚集的地方。

社区高血压干预第一年的计划进度:

2012年4~5月:组建项目组织机构与执行机构,培训项目执行骨干。

2012年6~9月,社区卫生需求评估,确定优先解决的健康问题及相关危险因素,目标人群建档。

2012年10月至2013年3月:社区高血压知识宣传(标语、专栏、展板、活页等)及健康教育与健康促进(讲座、咨询、家访、目标人群高血压知识竞赛、兴建活动场地),全科医生社区团队与高血压病人建立契约式服务关系。

在社区高血压干预中,除社区卫生服务机构的医务人员外,还涉及卫生行政管理部门领导、社区干部、社区业主委员会代表或社区健康联络员、物业公司管理人员、赞助企业等,应根据实际需要选择性将其纳入到领导机构或工作团队中来。社区高血压干预的经费支出,主要是用在高血压防治宣传资料制作、支付专家劳务报酬、租用活动相关设施设备等方面。

二、健康教育与健康促进项目的实施

健康教育与健康促进项目实施过程包括制订计划进度表、建立实施领导与执行机构、培养技术骨干、干预活动、监测与质量控制等环节。

(一)制订项目的实施进度表

健康教育干预活动的实施是按照计划要求实施各项干预活动,以有序和有效的工作去实现计划目标、获得效果的过程。实施进度表是根据健康教育方案的计划进度,对各项具体工作的时间、地点、内容、负责人及其他事项做出的具体安排。实施进度表是各项干预活动和措施在时间和空间上的整合,各项干预活动的实施应以进度表为指引,逐步实现阶段目标和总体目标。如果项目计划时间较短,如半年或1年,可将实施工作编制在一个进度表内;如果项目计划时间长,如2年、3年或更长,可按年度或半年度编制整个项目计划的实施进度表。

健康教育干预进度表是以时间为引线,整合排列出各项干预活动的内容、工作日数量、工作目标与监测指标、工作地点、经费预算、分项目负责人,特殊需求等内容的一个综合的计划执行表。

案例11-5   本案例中社区高血压干预第一个半年度实施安排进度如下表(表11-5)。

表11-5   社区高血压干预实施进度表

2012年						工作项目	负责人	参与者	地点	材料设备	经费(元)	备注
4	5	6	7	8	9							
√						组建领导与执行机构;第1次领导机构会议	××	×××	卫生中心会议室	组织机构成立文件等	100	
	√					项目启动大会;骨干培训会	××	×××	居委会大会议室	培训资料,会标、音响等	1000	
		√	√	√		社区诊断与确定优先解决健康问题	××	×××	调查场所	体检设备、电脑等	3000	
					√	高血压病人建档	××	×××	卫生中心相关科室	电脑及办公用品等	1000	

(二)建立干预项目的组织管理机构

健康教育的组织管理机构应能充分发挥健康教育的组织、动员即管理作用,并能满足健康教育现场动员的组织管理工作需要,组织结果要适用于社区干预项目内容,促进项目组成员相互信任,加强工作成员的相互了解从而保证健康教育的顺利开展。实施健康教育计划时,建立强有力的领导机构和高效率的执行机构对健康教育项目的顺利实施非常重要。

1. 领导机构   一个办事效率高、具有影响力和决策能力的领导机构是健康教育的基础。领导机构的建立过程,也是开发与动员领导的过程。领导机构应包括与计划实施直接相关部门的领导和主持实施工作的业务负责人,社区政府分管领导、社区卫生服务中心领导、社区重点企事业单位分管领导、社区重点人群代表也可以根据项目的需要,纳入到领导机构中来。领导机构要为健康教育项目提供政策支持、部门协调,研究解决健康干预工作中的困难和问题,其对项目实施的作用是多方面的(表11-6)。

表11-6 领导机构对项目实施的作用

作用	内涵
政策支持	制定发布相关制度、办法、条例、意见等政策性文件
部门协调	协调相关部门的关系,发挥各部门在项目中的作用
社区开发	参与社区动员与开发,提高项目可信度,促进居民积极参与

2. 建立执行机构 执行机构的职责是具体负责落实和执行健康教育计划,分解项目计划中的每项活动,开展干预活动。执行机构一般设置在某一相关业务部门内,与项目负责人所在单位相一致,如健康教育所、疾病预防控制中心、妇幼保健所等疾病预防部门。其成员大多以一个部门为主体,系数相关部门的专业人员参加。执行机构人员的数量和专业结构,应根据项目内容确定,应与设计方案保持一致。原则上,既要满足需要,又要避免过于庞杂。

(三)项目实施人员的培训

项目正式实施前,应开展对项目实施人员的技术培训,使参与人员明确项目的目的、意义、内容、方法及要求等,统一认识,统一技术,统一步调。通过培训,建立一支能胜任本项目实施任务的专业技术队伍。

1. 制订培训计划 开展培训应有充分的准备,包括确定培训内容与方法,预订培训场所,编印培训资料,落实培训师资,编制培训课表,安排后勤服务等。

2. 培训内容

(1)健康教育与健康促进项目管理人员的培训:一般应包括,①项目计划:包括如何开展健康需求评估,并能根据评估结果、资源情况和项目要求,制订讲课教育项目计划、实施方案等;②质量控制:包括质量控制的目的、内容和方法,能以及项目目标和各项干预活动的技术指标开展项目监测与质量控制;③人员管理:使学员在项目管理中合理分配人力资源,并能运用领导艺术与激励机制鼓励项目参与者努力工作;④财务与设备管理:使学员了解基本的财务管理和设备管理知识和方法,包括经费的预算和审计、项目可用资源的合理分配等;⑤项目评价与总结:包括项目评价指标与评价方法,使学员能组织实施项目评价,资料汇总,能完成项目的阶段性报告和总结报告。

(2)健康教育与健康促进项目技术人员的培训内容:包括,①专业知识:应根据干预项目的目标和干预内容,确定专业知识的培训内容;②传播材料制作:包括健康信息需求评估方法、传播材料设计、制作流程和预试验等;③人际交流技术:包括倾听、表达、提问、反馈等技巧;④人员培训方法:包括培训班组织、基本教学技巧、参与式培训方法等;⑤健康干预方法,包括健康教育与健康促进干预活动可用到的各类干预方法的内容和应用技巧。

3. 组织培训　培训时间不宜太长,可根据项目实施的技术难度确定,一般培训 1~2 次或 3~6 学时。培训方法应灵活多样,一般以讲授为主,咨询答疑及小组讨论为辅;还可根据需要,通过技术观摩、操作或演练等开展培训。培训结束时应当对培训进行评价,包括教师授课质量、学员出勤、学员考试成绩等。开展培训评价,能督促教师认真备课与授课,还可促使学员认真学习。

4. 培训方法的选择　健康教育与健康促进项目的培训是为了针对有工作经验的成年人进行的教学工作,通常以参与式培训教学方法为主。常用的参与式教学方法有:①头脑风暴(brain storming);②角色扮演(role play);③小组讨论(group discussion);④案例分析(case study)。

（四）实施健康教育干预活动

实施健康教育干预活动,应以社区人群的卫生需求为导向,广泛动员社区人员参与,调动社区各方面的积极性。

每一次健康教育与健康促进干预活动,都应该有精心的策划、组织、安排和实施。干预对象应突出重点,如患某病病人、高危人群等。干预的形式应灵活多样,可根据目标人群的性别、年龄、职业、受教育程度和干预内容等,选择适宜形式。干预活动的场所包社区、医院、学校、工作场所等。在不同的项目中,干预场所有所不同。

（五）监测与质量控制

监测是对项目实施过程的各个环节进行的监督、测量活动,是评估项目实施质量必不可少的工作。通过监测,发现项目实施中存在的问题,及时调整实施方法或方案,调整人员安排,以确保项目实施的质量。

监测的内容比较广泛,主要有进度、质量、人员能力、效果、经费等(表 11-7)。监测的指标应根据所监测内容的特点去确定,要能反映监测的内容,并且容易准确地获取。

表 11-7　项目监测的主要环节与内容

监测环节	内　　容
工作进度	按计划进度完成任务情况,分析未按进度完成任务原因
活动质量	活动按计划方案或标准执行情况,目标人群反映情况
人员能力	项目参与者接受培训情况,各实施小组或团队完成任务能力
阶段效果	各项工作的具体目标达标情况
经费使用	实际开支与预算符合程度

质量控制是对实践过程的质量保证它将有助于提高标准,确定成本效益活动,其表现为通过外部机构,确保活动符合利益相关者的需求。当实施质量控制时,以下要点应予以考虑:

（1）公平:确保参与者有公平的机会获得服务或受益于服务。

（2）效益:服务能达到预期目的。

（3）效率:服务能以最低成本实现最大效益。

（4）可及性:用户在任何时间、任何距离都很容易获得服务。

（5）适当性:服务是目标人群所需要的。

（6）可接受性:这项服务能满足目标人群的合理期望。

（7）反应性：这种服务能满足目标人群表达的需求。

案例 11-6　在社区高血压干预项目中，区政协文教卫生委员会副主任、区卫生局分管副局长、社区管委会副主任、区卫生局社区卫生科和主持项目的社区卫生服务中心负责人等分别被任命为项目顾问和领导小组长等。项目办公室设在项目负责人所在社区卫生服务中心，负责项目管理工作。专职人员 6 人：2 名全科医生和 4 名社区护士，在项目负责人的领导下处理日常事务；兼职人员 8 人，分别负责相关部门或专业的事务。

社区高血压干预项目实施的医务人员，共接受培训 2 次（6 学时），主要学习两方面的内容，一是高血压病的基本理论、防治知识与技能、社区规范化管理办法等，二是本项目的目的、内容、方法、措施、安排等。参加培训的人员有：社区卫生服务中心高血压干预团队成员、健康教育人员，以及与项目实施相关的社区卫生服务中心的其他人员。培训评价结果显示，培训率达到 92%，业务骨干均参加了培训；对教师授课质量总满意率为 95%；培训结束的闭卷考试成绩全部合格，平均 93 分。该结果达到了预定培训目标。

社区高血压干预的主要目标人群包括高血压病人、有高血压病家族史者、肥胖者、糖尿病人、中老年人、病人家属及社区相关人员。根据社区居民文化程度差异较大的特点，采用多种方法开展高血压预防与控制知识与技能教育，如讲座、咨询、标语、折页、专栏、展板等。干预场所主要在社区休闲聚集处、主要路道、活动场坝以及社区卫生服务中心与服务站等地点。

三、健康教育与健康促进项目评价

评价是指对评价对象的各个方面，根据评价标准进行量化和非量化测量与分析，最后得出结论的过程。健康教育与健康促进项目的评价是对项目的目标、内容、方法、措施、过程和效果等进行评估的过程，可帮助确定项目的先进性与合理性，帮助督导项目的实施，确保项目质量并达到预期目标。

（一）健康教育与健康促进项目的评价标准与注意要点

1. 健康教育与健康促进项目的评价标准

（1）有效性（effectiveness）：目的和目标实现的程度。

（2）适当性（appropriateness）：干预措施与需求的相关性。

（3）可接受性（acceptability）：内容或方法是否敏感。

（4）效率（efficiency）：是否花费的时间、资金和资源能带来效益。

（5）公平性（equity）：需求和供给达到均衡。

评价意味着在给定情况下，在详细的评估标准基础上进行判断。这种判断应当得出一个合理的结论并为将来的行动提供有益的建议。健康教育与健康促进实践的发展依赖于评价。评估活动有助于为将来制订计划做出提示，有助于总结健康促进的经验，有助于预防重蹈覆辙，通过评价能够告知使用其他不同方法和策略的健康促进工作者不同阶段实践的有效性。健康教育有自己的受众和渠道。只有通过开展针对不同策略和方法的评价，健康教育工作者才能对于何时使用何种方法作出更明智的选择。评价中对实践的反思是非常必要的。

2. 实施评价时应注意要点　调查其他人做了些什么及借用它们的经验用于反馈给自己的实践,这是促进自身工作效益的一种方式。因此,重要的是要知道如何评价别人的活动,并对他人提供的证据是否有说服力作出自己的评估。实施评价时应注意以下几点。

(1)健康教育干预目标和目的是否清晰? 是否有具体的、相关的、可测量的目标?

(2)评价是如何进行的? 是否结合了定性或定量方法? 这些方法与干预目标和干预对象是否相适应?

(3)是否有干预前后数据的收集?

(4)如何抽样?

(5)未应答的程度? 是否代表特定群体?

(6)数据分析的方法是否合适、系统? 如果使用统计分析,能够清楚地解释结果吗?

(7)从呈现的材料中得出的结论是否合适?

(8)这项研究是否会影响实践,以何种方式?

（二）形成评价

形成评价(formative evaluation)是在方案执行前或执行早期,对方案内容进行的评价。形成评价有助于进一步完善方案,使所选择的干预策略、方法和措施等更加科学合理。高质量的形成评价可降低项目失败的风险,提高成功的可能性。

1. 形成评价的主要内容　包括目标是否合理,干预对象是否明确,干预内容与措施是否恰当,测量指标是否适宜,资源种类与数量是否充足,资料收集方法是否可行,经费预算是否符合规定等。

2. 形成评价常用方法　有专家咨询、问卷调查、深入访谈、专题小组讨论、文献资料回顾等。

（三）过程评价

过程评价(process evaluation)是对项目从开始到结束的整个过程的评价,包括对项目方案、实施过程的各个环节、管理措施、工作人员情况等的评价。过程评价中常包含对方案的评价,所以有学者把形成评价归入过程评价。在项目执行的过程中开展评价,对项目的实施具有督导作用,有助于项目目标的实现。

1. 过程评价的主要内容

(1)计划方案执行情况:对计划方案的重要环节和主要活动应进行评价,包括各个环节的具体目标、目标人群接受干预情况、干预措施、按计划完成任务情况、取得的成绩及存在的问题等。

(2)参与人员工作情况:参与人员的态度与责任心,对专业知识和项目的熟悉程度,上下协调、相互配合、内外联络等情况。

2. 过程评价的指标　根据项目内容及其特点选择评价指标,常用的有:项目活动执行率、干预活动覆盖率(受干预人数/目标人群总数×100%)、目标人群满意度、资金使用率等。

3. 过程评价的方法　过程评价主要通过查阅资料、现场考察和工作人员调查收集资料与数据,并对获得的数据进行定性、定量分析。

查阅资料的优点是能够在较短时间内熟悉项目执行的全貌;缺点是有的项目文件资料不齐或因某些资料缺失,查阅者不一定能完全掌握真实情况。

现场考察能够较客观地了解项目执行的实际环境及取得的成效,例如考察健康教育教室、健康教育宣传栏或展版、居民生活自然环境、锻炼活动场所及器材等;缺点是对项目执行过程了解不深,甚至有可能是假象。

项目组工作人员调查能在较短时间了解项目执行中的成效并对项目实施质量的评价,缺点是有可能受被调查人员代表性的影响,而不能完全反映真实情况。

以上三种方法综合使用,可在较大程度上克服各自的弱点,提高过程评价结果的可信度。

（四）效应评价

效应评价又称影响评价(impact evaluation)或近中期效果评估,是评价项目实施之后目标人群健康相关行为及其影响因素的变化。

1. 效应评价内容

（1）倾向因素:保健知识、健康价值观、对疾病或健康相关行为的态度、对自身易感性及疾病潜在威胁的信念等。

（2）促成因素:医疗保健服务的可及性、医疗卫生法律法规及相关政策、环境改变等。

（3）强化因素:一级目标人群采纳健康行为后可获得的社会支持、二级目标人群对健康相关行为与疾病的看法等。

（4）健康相关行为:与干预相关的健康相关行为的变化情况。

2. 评价指标　常用评价指标有:卫生知识平均分、卫生知识合格率、卫生知识知晓率（知晓人数/总调查人数×100%）、卫生知识总知晓率（知晓题次/总调查题次×100%）、信念持有率、行为流行率、行为改变率等。

3. 评价方法　对特定人群在干预前后的评价指标变化进行比较,通过统计学检验确定干预措施的效果。一般而言,应设立对照组进行同期随访,并与干预组进行对比分析,使干预措施的效果评估更为科学。如果条件许可,干预组和对照组对象采用随机分组,称为随机对照试验,评价结果更有说服力。一般健康教育项目,都可以进行效应评估。

（五）效果评价

效果评价又称结局评价(outcome evaluation)或远期效果评价,是评价实施之后目标人群的健康状况乃至生活质量的变化。不同的健康促进项目,其导致结局变化及所需时间有很大的不同。

1. 效果评价的指标　通常有两类:第一类是健康状况指标,包括身高、体重、血压、血红蛋白、人格、情绪等生理心理指标,以及发病率、患病率、死亡率、婴儿死亡率、孕产妇死亡率、平均期望寿命等疾病与死亡指标;第二类是生活质量指标,包括生活质量指数、生活满意度指数、社区行动情况、健康政策和医疗卫生、环境条件改善等。

2. 效果评价的方法　按照设计方案,经过全程的随访调查并获取干预后的"结局数据",然后与干预前的数据进行比较分析,通过统计学检验确定干预的效果。与效应评估相同,也可设立对照组进行同期随访,通过两组对比分析,干预措施的效果评价较有说服力。由于有些效果指标,如发病率、死亡率需要较长的时间才可能看到变化,所以此类评估并不是所有项目都能进行。

（六）总结评价

总结评价（summative evaluation）是形成评价、过程评价、效应评价和结局评价的总结，能全面反映项目活动取得的成绩和存在的不足，为今后继续深入开展健康教育与健康促进项目提供参考。

（七）影响评价结果的因素

1. 历史因素　历史因素又叫时间因素，是在项目执行或评价期间发生的可能对目标人群健康相关行为及其影响因素产生影响的事件，如健康相关的公共卫生政策颁布、居住地自然环境改善、自然灾害等。项目执行时间越长，受历史因素的影响越大。历史因素不属于干预活动，但可以对目标人群的健康及相关行为产生积极或消极影响，以致削弱或增强项目的效果。

2. 观察因素　评价过程中需进行观察与测量，其准确性取决于测量者、测量工具和测量对象三个方面。测量者的暗示效应、技术成熟度以及主观愿望等可影响测量或观察结果。测量工具包括问卷、仪器、试剂等，其有效性和准确性也会影响观察、测量结果。测量对象的态度、成熟性等对评价结果也会产生较大影响。在制订评价方案时，应设法减弱观察因素对评价结果的影响。

3. 回归因素　回归因素是指由于偶然原因，个别被测量对象在被测量过程中，某些指标表现出过高或过低，测量后又回复到实际水平的现象。重复测量可减弱回归因素对评价结果的影响。

4. 选择偏倚　在健康教育与健康促进的研究中，为了消除时间因素、测量因素和回归因素对评价效果的影响，需要设立对照组。如果研究组与对照组受试者基本特征不一致或差异太大，则会使研究结果发生偏倚。这种由于对照组选择不当所致的研究结果偏离真实的现象，称选择偏倚。采用随机方法分组可克服选择偏倚。

5. 失访偏倚　在项目的执行与评价中，目标人群有可能由于某种原因而未被干预或评价，称为失访。当失访比例过高（超过 10%）或为非随机失访时，将导致评价结果偏离真实，称为失访偏倚。因此，在评价中，评价者应当对应答者与失访者进行比较，以确定其为随机失访还是非随机失访，从而估计产生失访偏倚的可能性与程度。如果存失访偏倚的可能性，应采用意向处理分析（intention to treat analysis，ITT）予以消除。

案例 11-7　在社区高血压干预方案的形成评价中，通过培训班学员的专题小组讨论和培训结束后的问卷调查，形成了对方案的评价意见。并根据建议，对方案中的社区动员措施、健康教育资料制作、经费预算等进行了完善。

通过查阅实施中产生的文件或记录资料和现场考察等方式，对实施过程中的重要环节进行评价，包括高血压知识与控制讲座、高血压专栏等宣传材料，社区团队工作情况等。

在社区高血压干预后，对目标人群的高血压相关行为（摄盐、运动、吸烟、饮酒）变化、高血压知识、对高血压病的态度、高血压医疗控制的条件等进行前后对比分析，初步确定社区高血压干预活动的效应。

本案例的结局评价将被安排在项目结束之后 1 个月内进行，主要对目标人群的体重、体重指数、腰围、血压、血脂、血糖、高血压病医疗服务相关政策、社区卫生环境等进行评价，与项目开展前的数据进行"自身前后比较"分析，确定干预方案的最终结果。总结评价被安排完成结局评价后进行，主要对项目从设计到实施，到最后的评价进行全面的总结，评价项目取得的成绩与经验，指出存在的问题或不足,为开展本社区下一周期的高血压干预奠定基础。

研究人员还考虑了影响评价的相关因素,如在社区高血压干预中,目标人群的工作压力增加和吸烟、社交场合敬酒风气等将对高血压的控制产生不利影响;基层医疗条件的逐步改善,特别是高血压特殊病种报销政策,将对高血压的控制产生有利影响。在社区高血压干预正式实施前,项目负责人组织对参与者进行的高血压知识和防控技术培训,统一技术规范,有助于减少观察因素对测量及评价结果的影响。在社区高血压干预中,对结局血压的认定,以 2 次不同时间测得的血压平均值为准,并强调严格执行血压测定技术操作规范,这样可以减少回归因素的影响。

在对社区高血压干预进行效应及结局评价时,将对失访者与应答者进行基线比较。如果两者差异具有显著性,说明为非随机失访,则将按意向处理方法作进一步分析。

健康教育与健康促进项目的实施是一项系统工程,在项目设计前应通过卫生服务需求评估,了解目标人群的需求,根据卫生服务需求评估的结果进行健康教育项的设计并实施,在实施过程中及项目完成后进行项目评价。

（施榕　梁渊）

【思考题】

1. 通过学习格林模式,你认为该模式对健康教育计划设计具有哪些重要意义?
2. 简述格林模式中有关健康教育诊断中各部分内容的逻辑关系。
3. 健康教育项目需求评估中对确定优先干预的健康问题和行为问题各有哪些原则?
4. 确定健康教育计划中设计具体目标有哪些原则?
5. 健康教育评价有哪些类型?　不同类型评价目的有什么区别?

第十二章

健康传播方法与技术

信息是现代社会的一个重要现象,信息传播是人类生存与发展的一种基本方式。公众的健康生活方式源自于科学的健康理念指导,所以,为公众提供所需的健康信息是十分重要的。健康传播就是将健康知识通过有效的传播途径进行传播,使公众对各类健康知识能够知晓和理解,从而采取有利于健康的行为和生活方式的过程。健康传播从而成为了健康教育与健康促进工作主要手段之一,尤其是社会动员,更加依赖于健康传播和社会营销的有效应用。因此,健康传播是应用前面健康教育学理论在健康教育与健康促进工作中的基本策略和方法,每一位公共卫生工作者都应该掌握一定的健康传播理论和技巧,这样才有利于健康教育与健康促进工作的顺利开展。

第一节　健康传播概述

一、传播概念与模式

（一）传播的定义和发展

传播（communication）一词起源于拉丁文 communis 和 communicatio,意为"共用的""公共的"和"共有的"。communication 又可译为交往、通讯、交流、播散等词语。1988 年,我国出版了第一部《新闻学字典》,将传播定义为"传播是一种社会性传递信息的行为,是个人之间、集体之间以及个人与集体之间交换、传递新闻、事实、意见的信息过程。"

人类信息传播活动自人类产生之时就已出现,人类信息传播的进化实质是其使用的符号和传播方式的演变和进步。在非语言时代,人类祖先主要通过叫喊、表情、手势、姿势等"拟势语"来进行传播。人类信息传播活动的发展经历了几个重要的阶段。第一阶段是语言传播时代,大约发生在 330 万年前,这时人类出现了语言,人类的信息传播由非语言传播转变为语言传播,使信息传播活动发生了明显的改变。第二阶段是文字传播时代,文字是语言的代表,随着文字的出现,加速了人类传播发展进程,是人类信息传播史上重要的里程碑之一。造纸和印刷术的发明,带来了人类信息传播的又一次革命,这个时期的信息传播突破了语言传播的局限性,大大增加了信息传播的空间和效率。第三个阶段是电子传播时代,电子传播的发展带来了人类社会的巨大进步。广播电视可以对遥远地方的新闻事实进行即时直播,大大压缩了信息传播的时间和空间。第四阶段是网络传播时代,互联网的出现打破了原有信息传播的时空限制,为人们提供了一个获得大量信息的新渠道,使信息传播产生了质的飞跃。20世纪40年代后期,随着现代信息技术和大众传播活动的发展,一门新型边缘学科"传播学"迅速兴起,传播学研究的内容是人类社会信息的传递与交流。

（二）传播过程模式与传播要素

传播是一个有结构的连续过程,这一过程由各个相互作用、相互联系的构成要素组成,人类社会的信息传播具有明显的过程性和系统性,这个系统的运行不仅受到其内部各个要素的制约,而且受到外部环境因素的影响,与环境保持着互动的关系。为了研究传播现象,学者采用简化而具体的图解模式对复杂的传播现象进行描述,以解释和揭示传播的本质,从而形成了不同的传播过程模式,现介绍两个最基本的传播过程模式。

1. 拉斯韦尔五因素传播模式 1948年,美国著名的政治学家、社会学家哈罗德·拉斯韦尔（H. D. Lasswell）在一篇题为《社会传播的结构与功能》的论文中,提出了一个被誉为传播学研究经典的传播过程文字模式,即"一个描述传播行为的简便方法,就是回答下列5个问题:①谁（who）? ②说什么（says what）? ③通过什么渠道（through what channel）? ④对谁（to whom）? ⑤取得什么效果（with what effect）?"。拉斯韦尔五因素传播模式在传播学史上第一次把复杂的传播现象用五个部分高度概括,虽然不能解释传播的全部内涵,但已然抓住了问题的主要方面。该模式的提出为传播学的研究奠定了理论基础,并在此基础上形成了传播学研究的五大领域（图12-1）。

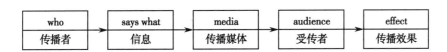

图12-1
拉斯韦尔五因素传播模式

根据拉斯韦尔五因素传播模式,一个基本的传播活动主要由以下五个要素构成。

（1）传播者（communicator）:又可称传者,是传播行为的发起者,即在传播过程中是信息传播的首次发布者。在信息传播过程中,传播者可以是个人,也可以是群体、组织或传播机构。在生活中,我们每个人都在扮演着传播者的角色。

（2）信息（information）:信息是用一定符号表达出来的对人或事物的态度、观点、判断及情感。这里的信息是指传播者所传递的内容,泛指人类社会传播的一切内容。

（3）传播媒体（media）:又可称传播渠道,即信息传递的方式和渠道,是信息的载体。通俗来讲,传播媒体就是传送信息的快递员,它是连接传播者和受传者的纽带。

在人类社会传播活动中,可以采纳的传播媒体是多种多样的。采取不同的传播媒体对传播的效果有直接的影响。通常传播媒体可以分为以下几类。

1）口头传播:如报告、座谈、演讲、咨询等。

2）文字传播:如传单、报纸、杂志、书籍等。

3）形象化传播:如照片、图画、模型、实物等。

4）电子媒体传播:如电影、电视、广播、互联网等。

（4）受传者（audience）:信息的接受者和反应者,传播者的作用对象。受传者可以是个人、群体或组织。大量的受传者又可称为受众。不同的人对同样的信息也会有不同的理解,究其原因一是信息本身的意义会随时代的发展而变化,二是受传者有着不同的社会背景。

(5)传播效果(effect):指传播活动对受传者所产生的一切影响和作用。具体讲,指受传者在接受信息后,在知识、情感、态度、行为等方面发生的变化,通常体现传播活动在多大程度上实现了传播者的意图或目的。

传播活动是否成功,效果如何,主要体现在受传者知识、行为的改变。因此,按照改变的难易程度,传播效果由低到高可以分成四个层次。

1)知晓健康信息:这一层次传播效果的取得,主要是取决于传播信息的强度、对比度、重复率和新鲜度等信息的结构性因素。

2)健康信念认同:受传者接受所传播的健康信息,并对信息中倡导的健康信念认同一致,有利于受传者的态度、行为的转变以及对健康环境的追求与选择。

3)态度转变:态度一旦形成就具有固定性,成为一种心理定势,一般不会轻易改变。先有态度,才会有行为的改变,态度是受传者行为改变的先导。

4)采纳健康的行为:传播效果的最高层次。只有实现这一层的传播效果,才能彻底改变人类的健康状况,实现人人享有健康的宏伟目标。

2. 施拉姆双向传播模式　美国传播学者威尔伯·施拉姆(Wilbur Schramm)被人们誉为“传播学之父”。1954 年,施拉姆在《传播是怎样运行的》一文中提出了一个新的传播模式,用双向传播模式将传播过程描述为一种有反馈的信息交流过程。该模式突出了信息传播过程的循环性,是对以前单向直线传播模式的一个突破。这个模式强调了传播的互动性。在这个模式中,传播双方都是传播行为的主体,但是他们并不是处于完全对等或者平等的。在这一传播模式中,传受双方的角色并不是固定不变的,相互可以转换,受传者在反馈信息时可以转变成传播者,而传播者在接受反馈信息时又在扮演受传者的角色(图 12-2)。

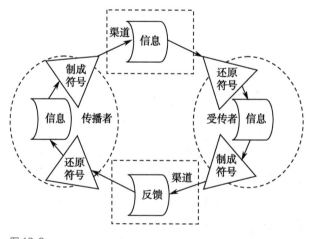

图 12-2
施拉姆双向传播模式

在施拉姆双向传播模式中,有两个重要的传播要素。

（1）传播符号（communication symbol）：符号是信息的载体，是指能被感知并揭示意义的现象形式，即能还原成"意思"的传播要素。人类传播信息，主要靠语言符号，也经常借助非语言符号。传播符号是人们在进行传播活动时，将自己的意思转换成语言、动作、文字、图画或其他形式的感知觉符号。人们进行信息交流的过程，实质上是符号往来的过程：作为传播者，编码、制作和传递符号；作为受传者，接收和还原符号，做出自己的理解和解释。传播者和受传者相互沟通必须以对信息符号含义的共通理解为基础。例如：在健康咨询中，医生和病人之间的交流不断进行着这样的沟通和互动。

（2）反馈（feedback）：指受传者在接受传播者的信息后引起的心理和行为反应。在传播过程中，反馈是传播者进行传播的初衷，也是受传者作出的自然的反应。反馈是体现信息交流的重要机制，其速度和质量依据传播媒体不同而不同。反馈的存在体现了传播过程的双向性和互动性，是一个完整的传播过程不可或缺的要素。

（三）人类传播活动分类

人类的传播活动纷繁复杂，形式多样，可从多种角度进行分类。按照传播符号，可分为语言传播和非语言传播。按照传播媒体，可分为口头传播、文字传播和电子媒体传播。按照传播模式和传受双方的关系，可将人类传播活动分为 5 种类型。

1. 自我传播（intra-personnel communication）　又称人内传播，是指个人接受外界信息并在人体内部进行信息处理的活动。例如：自言自语、独立思考、批评和自我批评等。自我传播是人最基本的传播活动，是一切社会传播活动的前提和生物性基础。

2. 人际传播（inter-personnel communication）　又称亲身传播，是指个人与个人之间的信息交流。这是社会生活中最常见、最直观的传播现象。两人之间的面对面谈话、网上聊天、打电话等都是人际传播。人际传播是人际关系得以建立的基础，也是人与人之间社会关系的直接体现。人际传播反映了社会生活的多样性。

3. 群体传播（group communication）　又称小组传播。群体是指具有特定的共同目标和共同归属感、存在着互动关系的复数个人的集合体。每一个人都生活在一定的群体中，群体是将个人与社会相连接的纽带和桥梁，群体构成了社会的基础。群体传播是指一小群人面对面或以互联网为基础的参与交流互动的过程，他们有着共同的目标和观念，并通过信息交流以相互作用的形式达到他们的目标。群体传播有两种形式，一种是固定式群体传播，一种是临时性群体传播。

4. 组织传播（organizational communication）　又称团体传播，是指组织之间或组织成员之间的信息交流行为。组织传播包括组织内传播和组织外传播。组织是按照一定的宗旨和目标建立起来的集体，如工厂、机关、学校、医院，各级政府部门、各个层次的经济实体、各个党派和政治团体等，这些都是组织。组织是人类活动的一种重要手段和形式，是人类社会协作的群体形态之一。组织传播是以组织为主体的信息传播活动。现代社会中，组织传播已发展成为一个独立的研究领域，即公共关系。

5. 大众传播（mass communication）　是指职业性传播机构通过大众传播媒体向范围广泛、为数众多的社会大众传播社会信息的过程。20 世纪以来，随着广播、电视等电子媒体的出现和发展,大众传播已成为普遍的社会现象。在信息社会中,社会的核心资源是信息,通过大众传播向人们迅速、大量地提供信息,倡导健康的生活观念,促使人们形成健康的行为和生活方式。因此,大众传播推动了社会环境和文化环境的变化,人们的生活越来越与大众传播密不可分。

二、健康传播

(一)健康传播的定义及特点

健康传播(health communication)研究兴起于20世纪70年代的美国。关于健康传播的释义有多种,而在诸多定义之中,最为著名的则是美国传播学者埃弗里特·罗杰斯(Everett M. Rogers)于1994年对健康传播提出了一种界定:健康传播是一种将医学研究成果转化为大众的健康知识,并通过态度和行为的改变,以减少疾病的患病率和死亡率,有效提高一个社区或国家生活质量和健康水准为目的的行为。1996年,他又在一篇文章中对健康传播提出了一个非常清晰简明的定义:凡是人类传播的类型涉及健康的内容,就是健康传播。这也是目前健康传播学界引用最为广泛的定义。1996年,我国健康教育学者对健康传播提出了一个定义:健康传播是指通过各种渠道,运用各种传播媒体和方法,为维护和促进人类健康而收集、制作、传递、分享健康信息的过程。

健康传播是一项复杂的活动,是应用传播策略告知、影响、激励公众,促使个人及群体掌握信息与知识、转变态度、作出决定并采纳有利于健康的行为的活动。健康传播是一般传播行为在公共卫生与医疗服务领域的具体和深化,它具有一切传播行为的共有的基本特征,例如:它具有社会性、互动性、普遍性、共享性等基本特征,同时,健康传播有着其独自的特点和内在规律。

1. 健康传播具有公共性和公益性　主要表现在:①健康传播活动是现代社会不可缺少的健康信息的提供者,在满足公众和社会的健康信息需求方面起着公共服务的作用;②健康传播是健康教育与健康促进的基本策略和方法,而健康教育与健康促进作为公共卫生服务的重要内容,有着明确的社会公益性。

2. 健康传播对传播者有突出的素质要求　在传播活动中,人人都具有传播的本能,人人都可以做传播者。但是,在健康传播活动中,赋予健康传播职能的组织机构和专业人员作为健康传播的主体,有其特定的素质和职能要求。

3. 健康传播传递的是健康信息　健康信息(health information)是指通过一定的载体主要用于告知、宣传、传播的涉及公共卫生与医学的知识或消息。例如:教师在教会学生如何拒绝吸第一支烟是在传授远离烟草的方法;家长以拒绝他人吸烟或自己戒烟的行为,为子女树立远离烟草的榜样,这是用行为模式来传递的健康信息。

4. 健康传播具有明确的目的性　健康传播是以健康为中心,通过改变个人和群体的知识、信念、态度和行为,以达到向有利于健康方向转化的目的。根据健康传播达到目的的难度层次,健康传播效果可分为四个层次:知晓健康信息;健康信念形成;健康态度转变;采纳健康行为。

以预防青少年吸烟行为为例,健康信息的传播过程可以分为:通过各种健康传播活动,小学生知晓"吸烟有害健康"的知识(知晓信息);相信吸烟是有害健康的行为(信念形成);不喜欢他人吸烟(态度转变);学会拒绝吸第一支烟(行为形成);最终,小学生养成不吸烟的良好生活习惯。

5. 健康传播过程具有复合性　复合性传播的特点为:①多级传播;②多种传播媒体;③多层反馈。在健康传播活动中,健康信息的传播往往需要经历数次乃至数十次的中间环节,才能最终到达目标人群。例如:1989—1993 年中国/联合国儿童基金会健康教育合作项目——《生命知识》传播,采取层次培训的方法,从中央到地方,最后由受过培训的乡村医生把保护母婴健康的 12 条健康信息传递给广大的农村母亲。

（二）现代健康传播的发展与特征

作为一种实践活动,健康传播的历史悠久而漫长。健康信息的传播是人类在生存与发展的过程中与医疗保健活动相伴随的行为。一些医学学者在医患传播领域的研究已成为健康传播早期研究的重要组成部分,对于确立传播学在医疗保健活动中的学术性地位,起了积极的推动作用。美国著名的传播学家罗杰斯认为 1971 年在美国开展的"斯坦福心脏病预防计划"(Stanford heart disease prevention program,SHDPP)是健康传播研究的真正起点。SHDPP 是一个心内科医生法夸尔(Farquhar)和传播学者麦科比(Maccoby)联合开展的以社区为基础的健康促进项目,旨在研究以大众媒体为主要手段的健康教育干预对人们知识、态度和危险行为的改变以及这些改变对降低心脏病危险因素的作用,鼓励社区居民进行体育锻炼、减少吸烟、改变饮食结构,努力减少生活压力以达到降低心脏病发病风险的目的。这项心脏病防治项目运用第二篇讲述的社会学习理论,并通过社会营销策略和创新扩散策略来再开展健康传播活动。项目选址 3 个人口数量相似的城镇,设 2 个干预城镇,在同一电视信号覆盖区域内;一个对照城镇,远离电视信号所能达到的范围。在干预城镇 A,只接受大众媒体的宣传教育;干预城镇 B,在实施大众媒体传播的同时,对高危人群进行强化教育(组织小组讨论或个别家庭咨询);而对照城镇 C,既无大众媒体也无强化教育干预。研究结果表明,无论城镇 A 或城镇 B 都比城镇 C 在降低心脏病危险因素方面有明显效果,而大众媒体加强化教育的综合干预则取得了更好的效果。这是传播学研究方法在健康教育与健康促进领域的首次应用。

自 1981 年以来,艾滋病开始在全球蔓延,全球开展了与艾滋病艰苦卓绝的斗争。关于预防艾滋病的健康传播得到了长足的发展,对健康传播研究产生了巨大的推动力,迅速发展成为一门独立的学科。20 世纪 90 年代后期以来,健康传播研究进一步向专业和规范化发展。进入 21 世纪,健康传播研究已经在完善的学科框架基础上对多种研究领域进行了细化研究。

1987 年,我国首届健康教育理论学习研讨会在北京举行,研讨会上第一次系统介绍了传播学理论,提出了将传播学运用到我国健康教育工作中,并探讨了宣传、教育与传播的关系问题。进入 21 世纪以来,在健康促进理念的指导下,我国的健康传播逐步走向系统化、多样化,表现出一系列新的特征。

1. 健康传播内容的更新　进入 21 世纪以来,慢性非传染性疾病的患病率逐年升高,已成为影响居民健康水平的主要原因。以行为改变为主要诱因和预防手段的慢性非传染疾病,正在成为威胁人类健康的主要杀手。由于不良生活方式与健康之间的这种密切关系,使得健康传播在内容上正在实现从"提供生物医学知识"到"促进行为改变"的重要转变。在心血管疾病、糖尿病、癌症等慢病综合性防治工作中,针对特定人群的信息需求与行为特点开发健康传播材料,着眼于行为改变已经成为共识。

2. 传播策略与方法的更新　健康传播从万箭齐发的卫生宣传模式向受众研究为基础的分众传播模式转化;从以往单向传播模式向双向互动模式转化;从以往单纯传递健康知识和健康技能,过渡为集传播健康知识、健康心理、健康行为一体的综合模式;由传统的"点到面"的传播转向新媒体"多点对多点"的传播。在明确受传者需求的基础上,提出有针对性的传播策略和方法已成为大多数健康传播项目的活动依据。

3. 工作模式的更新　由健康教育与健康促进专业人员的"单枪匹马"发展为多部门、多层次、多机构的广泛社会合作。大众媒体在重大公共卫生问题的健康传播方面发挥着重要作用,特别是在抗击艾滋病、应对突发公共卫生事件的斗争中担任着重要的角色。2003 年"非典"的暴发流行使国家经历了一场重大的公共卫生危机,促使了我国新闻传播学界对健康传播的高度关注与反思,使之成为我国健康传播研究与实践的另一主流力量。

4. 健康传播媒体的更新　健康传播媒体在 20 世纪经历了三次飞跃:广播、电视和网络。互联网是计算机技术与现代通信技术结合的产物,互联网突破了地缘政治、经济和文化的局限,形成了以信息为主体的跨国家、跨语言、跨文化的交流空间。作为社会发展的基本动力,每一种新媒体的产生都开创了人类交流和社会生活的新方式。新媒体的出现是伴随着互联网和计算机技术的迅猛发展,例如:数字报纸、数字杂志、微博、微信等。新媒体逐渐整合了所有传统媒体的传播特征,逐渐变成了一种全媒体,也带来健康传播方式和传播理念的更新。

5. 健康传播理论的融合与发展　传播学研究的许多重要理论和方法,如议程设置理论、使用与满足理论、社会学习理论、涵化理论、沉默螺旋理论等,对健康传播的研究与实践有着重要的指导作用,而在健康传播的实践中社会营销、娱乐教育等策略的应用,则丰富和发展了一般传播学的理论与实践。

第二节　人际传播

人际传播是人类交往过程中最原始、最基本和最重要的信息传播形式。人有了相互的交流才成为社会人,才能在建立社会关系过程中形成自己的社会本质,因此,人际传播是人类社会得以形成的基础。人际传播是一门新兴的学科,起源于古希腊学者的谈论修辞,在 20 世纪 70 年代正式成为传播研究中一个分支学科,随着新媒体传播技术的发展,人际传播进入了一个全新的时代。

一、人际传播的特点与常用形式

(一)人际传播的特点

人际传播是个人与个人之间的信息交流活动。人际传播的主要形式是面对面的信息交流,也可以是借助某种传播媒体的间接交流,如书信、电话、微信、电子邮件等。人际传播的主要社会功能是:①获得与个人有关的信息;②建立与他人的社会协作关系;③进行自我认知和认知他人。因此,人际传播是进行健康信息传播、劝导他人改变行为的良好手段,与其他传播形式相比,人际传播具有以下特点:

1. 全身心　人际传播是全身心的传播,人与人之间需要用多种感官来传递和接受信息。因此,有人称之为真正意义的"多媒体传播"。

2. 全息性　人际传播是全息传播,人与人之间的信息交流比较完整、全面、接近事实,人们可以通过形体语言、情感表达来传递和接受用文字和语言等传达不出的信息。

3. 个性化　人际传播以个体化信息为主,情感信息的交流在人际传播中占了很大部分。

4. 互动性　人际传播中信息交流充分,并通过互动能反馈及时。在这过程中,交流双方互为传播者和受传者,可及时了解对方对信息的理解和接受程度,从而根据对方的反馈及时调整交流内容和方式。

5. 多元化　新媒体环境下人际传播的形式呈现多元化,信息内容更加丰富生动,新媒体提供了一个相对自由平等的交流空间。

（二）健康教育中常用的人际传播形式

1. 咨询　健康教育人员或专业人员为前来询问者答疑解难,了解咨询者面临的健康问题,帮助其形成正确的观念,作出行为决策。

2. 交谈或个别访谈　通过面对面的直接交流,传递健康信息,帮助受传者学习健康知识,改变相关态度。

3. 劝服　针对受传者存在的具体健康问题,说服其转变不利用健康的信念、态度或行为。

4. 指导　通过传授知识和技术,帮助受传者学习和掌握自我保健的技能。

二、人际传播基本技巧

传播技巧(communication skills)是指能熟练地运用传播原理、知识和技术所表现出来的具体的传播技能或方法。在健康传播中运用人际传播技巧,就是通过语言和非语言交流来影响或改变受传者的知识、信念、态度和行为的双向交流过程,主要包括谈话技巧、倾听技巧、提问技巧、反馈技巧和非语言传播技巧。

（一）谈话技巧

谈话技巧就是选择能够让对方领悟的语言或非语言符号,向受传者提供适合个人需要的信息。谈话技巧应注意如下几点。

1. 内容明确,重点突出　一次谈话紧紧围绕一个主题,保证沟通主题的完整性,避免涉及内容过多或过广。

2. 语速适中,语调平稳　避免过快,声音分贝恰当。

3. 适当重复重要的概念　一般在一次交谈过程中,重要的内容应重复两三次,以加强理解和记忆。

4. 把握谈话内容的深度　应根据谈话对象的身份、文化层次及基本的了解程度选用适当的专业术语,必要时使用当地语言和居民的习惯用语。

5. 注意观察,及时取得反馈　交谈过程中对方常常不自觉地以表情、动作等非语言形式来表达他的感受,要注意观察其情感变化及其内在含义,这将有助于与其深入交谈。

6. 适当停顿　给对方提问和思考的机会。

（二）倾听技巧

倾诉和倾听共同构成了交流的基础。倾听是通过有意识地听清每一个字句,观察和了解每一个字句的表达方式,借以洞察说话人的真正含义和感情。只有了解受传者存在的问题、对问题的想法及其产生的根源,才能有效地进行健康教育工作。要做到这些,倾听是必不可少的,倾听是维持人际关系的有效法宝。倾听的技巧有:

1. 主动参与,给以积极的反馈　在听的过程中,采取稳重的姿势,力求与说话者保持同一高度,双目注视对方,切忌做一些小动作,以免对方认为你不耐烦。

2. 集中精力,克服干扰　倾听过程可能会被一些外界因素打断,如环境噪音、谈话中有人来访等,除了这些客观原因,还有分心、产生联想、急于表态等主观因素。对外界的干扰,要听而不闻,即使是偶尔被打断,也要尽快把注意力集中回来。

3. 充分听取对方的讲话　不轻易作出判断或妄加评论,也不要急于做出回答。听的过程中,不断进行分析,抓住要点。不轻易打断对方的讲话,但对离题过远或不善言表者,可给以适当的引导。

（三）提问技巧

提问是交流中获取信息,加深了解的重要手段。一个问题如何问,常常比问什么更重要。有技巧的发问,可以鼓励对方倾谈,从而获得所期望的信息。提问的方式可分为 5 种类型,每种提问方式都会产生不同的谈话效果。

1. 封闭式提问　这种提问方式比较具体,要求对方简短而确切的回答"是"或"不是"、"好"或"不好"、"有"或"没有"以及名称、地点、数量等一类问题,往往是为了证实一种情况。如"您有多大岁数了?""你昨天体检了吗?",适用于收集简明的事实性资料。

2. 开放式提问　这类问题比较笼统,能鼓励谈话者说出自己的感觉、认识、态度和想法,有助于谈话者真实地反映情况,并有助于谈话者的心理宣泄,表达他们被抑制的情感。其常用句式为"怎么""什么""哪些"等。例如,"你今天感觉怎么样?""你平常给孩子添加哪些辅食?"

3. 探索式提问　探索式提问又称探究式提问。为了解谈话者存在问题或某种人数、行为产生的原因,常需要进行更深层次的提问,也就是再问一个"为什么?"如"你为什么不去体检呢?",适用于对某一问题进行深入的了解。

4. 偏向式提问　偏向式提问又称诱导式提问,提问者把自己的观点加在问话中,有暗示对方做出自己想要得到答案的倾向。如"你今天感觉好多了吧?"更容易使人回答:"嗯,好多了"。在了解病情、健康咨询等以收集信息为首要目的的活动中,应避免使用此类提问方法。但可以用于有意提示对方注意某事的场合,如"你今天该去体检了吧?"

5. 复合式提问　指在一句问话中包括了两个或两个以上的问题。如"你经常给孩子吃水果和蔬菜吗?"水果和蔬菜是两类食品,是否经常吃则又是一个问题。此类问题使回答者感到困惑,不知如何回答,且容易顾此失彼。因此,在任何交流场合,都应避免使用。

（四）反馈技巧

反馈技巧是指对对方表达出来的情感或言行作出恰当的反应,可使谈话进一步深入,也可使对方得到指导和激励。反馈及时是人际传播的一个重要特点。常用的反馈方法可分为以下几种。

1. 肯定性反馈　对谈话对方的正确言行表示赞同和支持。希望得到他人对自己的理解和支持,是人们在袒露情感、表明态度和采取新行为时的一种普遍心态。在交谈时,适时地插入这样一些话:"很好""好的""是这样",这种肯定性反馈会使对方感到愉快,受到鼓舞而易于接受。在健康咨询、技能训练、行为干预时,运用肯定性反馈尤为重要,除了语言外,也可用微笑、点头等非语言形式予以肯定。

2. 否定性反馈　对谈话对方不正确的言行或存在的问题提出否定性意见,给予改进的意见。为了取得预期效果,使用否定性反馈应注意两个原则,一是首先肯定对方值得肯定的一面,力求心理上的接近;二是用建议的方式指出问题所在。如"你这样说有一定道理,但是……",而不要直截了当地"一棍子打死"。否定性反馈的意义在于,使谈话对方保持心理上的平衡,易于接受批评意见和建议,敢于正视自己存在的问题。

3. 模糊性反馈　向谈话对方作出表示没有明确态度和立场的反应。例如:"是吗?""哦!"适用于暂时回避对方某些敏感问题或难以回答的问题。

（五）非语言传播技巧

非言语传播技巧是指以表情、动作、姿态等非语言形式传递信息的过程。在传播活动中,非语言传播在人际交往方面的作用尤其突出。美国学者雷·伯德惠斯特尔(L. Birdwhistell)认为,人际交往中大约65%的信息是通过非言语形式传播的。正是由于非语言传播的存在,才使得人际传播活动变得更加多彩而有趣。因此,表情、语音、语调、眼神等都有着真实而丰富的信息内涵。非语言传播形式融会贯通在说话、倾听、提问、反馈等技巧之中,在运用时应注意一些技巧。

1. 运用动态体语　动态体语即通过无言的动作来传情达意。如用手势来强调某件事情的重要性;以皱眉、点头的表情来表示对倾诉对象的理解和同情;以注视对方的眼神表明在认真地听,表明对对方的重视和尊重。

2. 注意静态体语　静态的姿势也能传递丰富的信息,包括个人的仪表形象如仪表服饰、体态、站姿等,与行为举止一样,它能够显示人的身份、气质、态度及文化修养,有着丰富的信息功能。在与社区居民交流时,衣着整洁大方、举止稳重的人,更容易让人信任,易于接近。

3. 恰当运用类语言　类语言并不是语言,但和语言有类似的地方,都是人发出的声音。哭声、笑声、呻吟声、叹息声、呼唤声等都是类语言。在交谈中适当地改变音量、声调和节奏,可有效地引起注意,调节气氛。类语言在人际传播中运用广泛,人们在 QQ 聊天、发送微信时都有可能运用到。

4. 创造适宜时空语　时空语是指在人际交往过程中,利用时间、环境和交往气氛所产生的语义来传递信息,包括时间语和空间语。

(1)时间语:准时赴约,不迟到,是表示对对方的尊重;无故爽约或迟到等这些"时间语"则会对传播效果产生负面影响。

(2)空间语:包括交往环境和交往中双方所处的距离。首先,安排适宜的交谈环境,安静整洁的环境给人以安全感和轻松感;其次,与交流对象保持适当的距离。人们在交往过程中的人际距离是无意识中形成的,它反映了人们之间已经建立或希望建立的关系,并常常受到民族文化和风俗习惯等社会因素的影响。谈话双方的相对高度也是创造交流气氛的一个要素,一般来讲,人们处于同一高度时,较易建立融洽的交流关系。例如:大人和孩子说话,最好蹲下来和孩子交流;和卧病在床的病人交流最好坐下来。

（六）人际交流过程中的注意事项

社会是一个大群体,每个人都是这个群体中的一员。人际交往和沟通是个体社会和人格发展成熟的重要标志。良好的人际关系是在交往中形成和发展起来的,为保证人际交往取得有效成果,人际交流过程中应防止出现以下不良的交流方式。

1. 交谈中突然改变话题。

2. 不适当的保证和不负责任的承诺。

3. 过分表述自己的意见,主导交谈过程,在交谈中唱"独角戏"。

4. 连珠炮式提问,使人难以承受。

5. 对交谈对象的问题答非所问。

6. 对对方表现出不耐烦、轻视的态度或使用生硬、命令、教训式的语言。

7. 过早下结论或作出判断。

第三节　群体传播、组织传播与大众传播

一、群体传播

（一）群体传播的特点

从古至今,人是群居性动物。美国社会学家戴维·波普诺(David Popenoe)认为"群体是两个或两个以上的具有共同认同好感的人所组成的人的集合,群体内的成员相互作用和影响,共享特定的目标和期望"。日本社会学家岩原勉认为"群体是具有特定的共同目标和共同归属感、存在着互动关系的复数个人的集合体",认为群体具有两个本质特征,一是参与群体活动成员具有共同的目的;二是群体成员具有主体共同性。如上所说,群体传播是一小群人面对面或以互联网为基础的参与交流互动的过程,他们有着共同的目标和观念,并通过信息交流以相互作用的形式达到他们的目标。群体传播介于人际传播和大众传播之间,群体内的成员具有较强的自主性,每一位成员都具有相对平等的地位,可以分享公共的传播资源。群体传播时代的到来是现代传播技术高速发展和社会信息高频交流的必然趋势,群体传播将个人与社会联系起来,有效地将信息进行扩散又有很好的互动,因此,群体传播主要具有以下特点。

1. 群体传播与群体意识相互作用　对于一个群体组织,群体意识的强弱会对群体的凝聚力直接产生影响,甚至会间接影响到群体目标的实现程度。群体传播对群体意识的形成有重要的促进作用,而群体意识在群体传播过程中会对群体成员的观念、态度和行为产生制约的作用。群体的归属感越强,群体意识也就越强。

2. 群体规范产生重要作用　群体规范(group norm)是指群体成员共同遵守的行为方式的总和。

在一个群体中,群体成员有着共同的信念、思维方式、价值观、行为和某种社会身份,如同学或同事。群体规范是群体意识的核心内容,群体在群体意识的支配下活动,同时遵守相应的群体规范。群体规范一旦形成就会对群体成员产生作用,约束群体成员的行为,维护群体的生存和发展。

3. 群体压力导致从众行为 群体压力(group pressure)是借助群体规范的作用对群体成员形成一种心理上的强迫力量,以达到约束其行为的作用。群体活动的基本准则是个人服从集体,少数服从多数。群体压力使群体成员更多的保持趋同心理,为维持群体的稳定性,群体成员一般都会采取服从的态度,从而产生从众的行为。

4. 群体中的"意见领袖"具有引导作用 意见领袖(opinion leadership)是指群体中具有影响力的人,具有丰富的社会经验、社会威望高、善于人际交往的人。意见领袖具有更大的影响力,更容易促成群体意识的形成,意见领袖对群体成员的认知和行为具有很强的引导作用。

（二）群体传播在健康教育与健康促进中的应用

群体可以是社会生活中自然存在的形式,如家庭、居民小组、学生班集体等,也可以是为了某一特定目标把人们组织起来成为一个活动群体,如慢性病自我管理小组、糖尿病门诊病人学习小组、新婚夫妇学习班等。在健康教育与健康促进中,群体传播对群体意识的形成非常重要。在面临突发公共卫生事件的时候,社会民众很容易形成一种群体意识,在群体内和群体间进行传播。例如:当甲型H1N1流感刚刚在拉美国家被发现时,国内民众会形成一种"我们"意识,把有疫情的国家归为"他们",对疫情蔓延情况并不会特别关注。但当甲型 H1N1 流感传播到国内后,中国政府下决心要遏制疫情在国内的扩散,利用大众传播媒体对如何预防疫情扩散进行了大量报道,这时民众又形成了一个"我们"意识,为抗击流感而协同作战,从而实现了远离流感的目标。因此,群体传播可适用于不同目的健康教育与健康促进活动。

1. 收集信息 通过组织目标人群中的代表,召集专题小组讨论,深入收集所需的信息。这是社会市场学的一种定性研究方法,自 20 世纪 90 年代以来引进健康教育与健康促进领域,目前广泛运用于社区健康需求评估和健康传播材料制作的形成研究中。

2. 传播健康信息 以小组形式开展健康教育活动,传播健康保健知识和技能。在活动过程中,强调合作与互助,通过交流经验,互帮互学,调动每个人的积极性。例如:同伴教育、自我导向学习小组等群体教育形式,已在国内外健康教育与健康促进领域得到广泛使用。

3. 促进态度和行为改变 利用群体的力量来帮助人们改变健康相关行为,是行为干预的一种有效策略。实践证明,对于依靠个人努力难以实现的态度和行为的改变,如改变个人不良饮食习惯、戒烟、坚持锻炼等,在群体中,在家人、同伴和朋友的帮助、督促和支持下,就较容易实现。作为积极的强化因素,语言鼓励、行为示范、群体规范和压力以及群体凝聚力,为促进个人改变不良行为习惯,采纳和保持新的健康行为提供良好的社会心理环境。

二、组织传播

（一）组织传播的特点

组织传播这个概念最早出现于 20 世纪 50 年代,70 年代后组织传播理论发展日趋成熟,逐步发展成为独立的理论体系。它是组织之间或组织成员之间的信息交流行为,包括组织内传播和组织外传播。组织传播作为新发展的学科,是以传播的观点来探讨并促进组织竞争力的原理与方法。

20世纪70年代末,卡斯特(Kast)和罗森茨韦克(Rosenzweig)在《组织与管理》一书中,将组织定义为:组织是一个开放的社会技术系统,它由两个分系统组成,一是"目标与价值"系统,二是"管理"系统,它从外部环境中接受能源、信息和材料,转变之后再向外部环境输出。与一般群体不同,组织是在一定的组织目标下建立起来的结构严密、管理严格的社会结合体。政党、机构、军队、社团等,都属于组织的范畴。美国传播学者戈德哈伯(Goldhaber)认为"组织传播是由各种相互依赖关系结成的网络,为应付环境的不确定性而创造和交流信息的过程"。组织传播主要具有以下特点。

1. 组织传播是沿着组织结构而进行的,包括下行传播,如下发红头文件;上行传播,如工作汇报;平行传播,如开展公关活动。

2. 具有明确的目的性,其内容都是与组织有关的。

3. 组织传播的反馈是强制性的。因为组织传播行为明确的目的,要求必须产生效果,因而受者必须对传播者作出反应。

（二）组织传播在健康教育与健康促进中的应用

在开展健康教育与健康促进的工作中,可以涉及两个层次的组织传播,即组织内传播和组织外传播,一是健康教育机构内部的组织内传播,二是健康教育机构与政府、医疗卫生机构、公众、大众媒体之间的组织外传播。要想取得良好的健康教育与健康促进的效果,首先必须做好组织内传播。为了推进健康教育与健康促进工作,国家从中央到地方设置了相应的机构,中央机构有中国疾病预防控制中心、中国健康教育中心、中国健康教育促进协会等,地方机构有各级疾病预防控制中心及各级健康教育所等,这些机构都是健康教育与健康促进工作最直接的参与主体。当一个突发公共卫生事件发生后,政府和医疗卫生机构是健康教育机构信息来源最直接的渠道,健康教育机构需要及时与相关机构沟通,获取最新的健康信息、健康政策和疾病预防的控制手段;另一方面,各级健康教育机构之间需做好交流工作,做好组织传播工作,选择有效的大众传播媒体,将最新的健康信息传递给公众,公众则依据这些健康信息根据自身情况作出行动决策。

狭义地讲,组织外传播是组织的公关活动。"公关"是公共关系(public relations)的简称,是社会组织与周围环境中其他组织、机构、团体和公众的关系与联系。在现代社会,组织有计划、有目的的公关活动,是组织为了与其所处的社会环境建立和保持和谐关系、协调发展的重要活动。公关活动在健康教育与健康促进工作中发挥了积极的作用,例如:举行形式多种多样的大型公关活动,如重大卫生宣传日的大型义诊和咨询活动等,以引起大众媒体的关注和参与;主办新闻发布会等为新闻媒体提供报道材料,是现代公关活动的重要手段。公益广告是组织外传播的另一种公关活动形式。公益广告是指不以营利为目的,通过大众传播媒体所进行的,涉及公众利益及问题的广告宣传活动。公益广告旨在宣传健康理念,唤起公众意识,倡导健康行为。公益广告的效果取决于广告主题的确立和广告的艺术表现形式。

三、大众传播

（一）大众传播的特点

大众传播一词最早出现于 20 世纪 30 年代的美国。大众传播是职业性传播机构通过大众传播媒体向范围广泛、为数众多的社会大众传播社会信息的过程。1968 年，美国传播学家杰诺维茨提出，大众传播由一些机构和技术所构成，专业化群体凭借这些机构和技术，通过技术手段（如报刊、广播、电视等）向为数众多、各不相同而又分布广泛的受众传播符号的内容。在现代社会，大众传播对人的行为和社会实践有着极为重要的影响，在人们日常生活、工作中表现出重要的作用，大众传播主要具有以下特点。

1. 传播者是职业性的传播机构和人员，控制着传播的过程和内容。传播者是从事信息生产和传播的专业化的媒体机构，包括报社、杂志社、电视台、电台、音乐、影像制作公司、互联网企业等。大众传播是有组织的传播活动，是在组织的目标和方针指导下的传播活动。

2. 大众传播的信息具有文化属性和商品属性　大众传播的信息是社会文化产品，人们对信息的消费是精神上的消费，因此信息具有文化属性。而社会大众所看的报纸、电视都是需要支付一定的费用的，因此信息又具有普通的商品属性。

3. 受众是社会上的一般大众，为数众多　只要能接收到大众传播信息的人都是大众传播的对象，说明大众传播是以满足社会上一般大众信息需要为目的，信息的生产与传播不分阶层和群体，因此，大众传播的受众为数众多。

4. 运用先进的传播技术和产业化的手段进行的信息生产和传播活动　大众传播媒体的发展离不开印刷术和电子传播技术的发展，广播、电视成为了当今社会主要的传播媒体，而激光印刷、通信卫星、网络技术等科技的发展，使大众传播在规模、效率、范围上都有了突飞猛进的发展。

5. 大众传播是制度性传播　大众传播具有强大的社会影响力，很多国家将大众传播纳入社会制度和政策体系。每个国家的大众传播都有各自的传播制度和政策体系，这些制度和政策都在维护特定社会制度上发挥作用。

（二）大众传播在健康教育与健康促进中的应用

大众传播是信息时代的重要力量，担任着重要角色。大众传播媒体是人们日常接触最多的传播形式，可以有效地传播健康知识。以健康教育与健康促进为目的的健康教育机构，包括政府医疗卫生、疾病预防等部门，医疗卫生领域的事业单位，以及以传播健康为目的非政府组织和公益机构等，这些机构具有庞大的专业人士，可以传播科学的健康知识。公众健康是社会发展的目标，大众传播媒体需要帮助公众知晓各种疾病、传染病的情况，因此可以建立大众媒体与健康机构的互动机制，充分发挥大众媒体与健康教育各自优势，从而更加有效地传播健康知识。例如：国家卫生计划委新闻发言人针对某重大传染病召开新闻发布会，通过各大传播媒体公开、及时、准确地将疫情流行情况和防治对策宣传出去，就是大众传播在健康传播领域的应用范例。传统的大众传播媒体包括报刊、杂志、电视、广播、书籍、电影，而新的传播方式不断出现，如电子邮件、MSN、博客、QQ、微信等新媒体也得到了广泛应用，因此在选择大众媒体是应遵循以下原则。

1. 针对性原则　根据目标人群状况,选择大众传播媒体。针对性是指传播媒体对目标人群和信息表达的适用情况。如对低文化层次人群,不宜使用文字材料;对需唤起公众意识,引起普遍关注的信息如关于预防艾滋病的健康教育,宜选择大众传播媒体;而开展青春期健康教育,采用人际传播手段效果会更好。

2. 速度快原则　力求将健康信息以最快的速度、最通畅的渠道传递给目标人群。一般来讲,电视、广播、QQ、微信是传递新闻信息最快的媒体,但在我国较偏僻封闭的农村,常见的信息传播形式还是村广播通知,召集村民开会和乡、村、组逐级传达。

3. 可及性原则　根据传播媒体在当地的覆盖情况、受众对传播媒体的拥有情况和使用习惯来选择传播媒体。

4. 经济性原则　从经济实用的角度考虑传播媒体的选择,如有无足够的经费和技术能力来制作、发放某种材料或使用某种传播媒体。这一原则在健康教育工作中将起着决定性作用。

5. 综合性原则　采用多种传播媒体渠道的组合策略。在健康传播活动中,充分利用传播媒体资源,注意传播媒体渠道的选择与综合运用,使用两种或两种以上的传播媒体,使之优势互补,保证传播目标的实现,从而获得减少投入,扩大产出的效果。

第四节　健康传播材料制作与使用

一、健康传播材料制作

健康传播材料(health communication materials)是在健康教育传播活动中健康信息的载体。健康传播材料一般可分为三类:第一类是文字印刷材料,包括宣传单、折页、小册子、宣传画、海报、画册、杂志、书籍等;第二类是音像视听材料,包括电视、广播、电影、电子幻灯片、视频、音频、电子显示屏、手机短信、网络、移动电视等;第三类是各种实物材料。在制订健康传播项目时,首先应考虑从现有的传播材料中选择可利用的材料,以便节约时间和资源。但是,在现有的信息或材料不充足时,需要制作新的传播材料。

(一)健康传播材料制作程序

有效的健康传播活动必须致力于协助目标人群改变不良的行为习惯,采纳健康的生活方式。这就要求健康教育工作者强化以目标人群为中心的思想,在健康传播活动中加强对目标人群的研究,制订适宜的传播策略,研制适用的传播材料。依据上述指导思想,健康传播材料的制作应遵循如下程序。

1. 分析需求和确定信息　以查阅文献、受众调查等方法对有关政策、组织机构能力、媒体资源、受众特征及其需求进行调查分析,为制作健康传播材料收集第一手资料,初步确定健康传播材料的信息内容。

2. 制订计划　在需求分析基础之上,根据自身的制作能力、技术水平、经济状况,确定健康传播的内容和种类,制订健康材料制作计划,计划应包括确定目标人群、材料的种类、材料的内容、使用范围、发放渠道、使用方法、预试验、评价方法与经费预算等。

3. 形成初稿　初稿的设计过程就是信息的研究与形成过程。要根据确定的信息内容和制作计划,设计出材料初稿,根据目标人群的文化程度和接受能力决定信息复杂程度和信息量的大小。

4. 预试验(pre-testing)　是指传播材料最终定稿和投入生产之前,选取少部分目标人群进行试验性使用,系统收集目标人群对该信息的反映,并根据反馈意见对传播材料进行反复修改的过程。预试验可采取问卷调查、人群代表座谈会、电话采访、个别征求意见等调查方式,广泛征求目标人群对健康传播材料的修改意见,以确保传播材料制作的质量。

5. 设计制作　预试验后,根据时效性、科学性、艺术性、经济性的原则,确定健康传播材料终稿。在这个过程中,还需再次进行预试验,特别是对投入大的健康传播材料的制作,如电影、电视片的摄制,应不断征求修改意见后,才能确定终稿并进行制作。

6. 生产发放与使用　确定健康传播材料终稿后,应交付有关负责人员审阅批准,按照计划安排生产。确定和落实传播材料的发放渠道,以保证将足够的传播材料发放到目标人群,同时对传播材料的发放人员(社区积极分子、专兼职健康教育人员)进行必要的培训,使他们懂得如何有效地使用这些传播材料。

7. 监测与评价　在传播材料使用过程中,监测传播材料的发放使用情况。在实际条件下对材料的制作质量、发放、使用状况、传播效果作出评价,以便总结经验、发现不足,用以指导新的传播材料的制作计划。如此循环往复,形成健康传播材料制作的不断循环发展的过程。

（二）常见健康传播材料的制作

健康传播材料一般可分为印刷材料、音像材料和实物材料三大类。任何一种健康传播材料在制作上首先要把握科普创作关,所制作的材料要能鲜明地体现健康传播的主要特征。健康传播材料的制作应根据健康传播目的和受众的人群特点来设计一个个具体的健康信息。用说理性信息晓之以理,还是用情感性信息动之以情;以积极肯定的语言施以正面教育,还是以恐惧信息引起警觉,施以反面教育;以幽默信息引人在发笑后深思,还是用严肃性信息告之问题的严重性;以一面性信息强化人们的固有观念,还是提供正反两方面的信息使人作出自己的抉择;以大众化信息广而告之,如"保护环境,从你我做起",还是以个性化信息给予个别指导。健康信息的表达形式不同,健康传播效果也会迥然不同。健康传播材料传递着科学预防疾病和良好生活方式的信息,使健康教育活动得以有效地开展。因此,健康传播材料的设计、制作要以目标人群的需求为导向,使健康传播材料成为目标人群从形式、信息到审美上广泛认可的健康传播材料。以下介绍几种常见健康传播材料制作的要求和方式。

1. 宣传单制作的要求和方式　宣传单又称传单,是传播者宣传健康知识的一种印刷品。宣传单是一种低成本且行之有效的健康教育传播媒体。一般为单张双面印刷或单面印刷,单色或多色印刷,材质有传统的铜版纸,和现在流行的餐巾纸。为了解决受众乱扔丢弃传统宣传单的现象,现在流行使用餐具纸作为材质印刷宣传内容,即彩印纸巾宣传单,受众即可以阅读宣传内容也可进行使用,这样有效地避免了宣传单被丢弃的命运。

(1)宣传单制作要求:①主题要明确,其他的辅助宣传都要根据主题去做,不能脱离宣传主题;

②图片要新颖,有种让人过目不忘的效果,对受众有极大的吸引力和渲染力,通过图片的宣传,使人们对健康知识有更深入的了解,最终接受相关健康知识;③文字要精练,言简意赅,文字对受众要有很好的亲和力,尊重受众,使受众容易接受;④图片可以应用现代化的电脑图片处理技术,进行美术设计和布局设计,要给受众以版面视觉冲击力,使受众在读后能留下深刻印象。

(2)宣传单制作方法:宣传单一般由标题、正文和联系信息三部分组成。①标题是宣传单制作的最重要要素。标题是表达宣传单的文字内容,应具有吸引力,能使受众注目,引导受众阅读宣传单正文、观看宣传单插图。标题要用较大号字体,要安排在宣传单画面最醒目的位置,应注意配合插图造型的需要;②宣传单正文是说明宣传单内容的文体,基本上是标题的发挥。宣传单正文具体的叙述真实的事实,使受众心悦诚服的关注宣传单的图标。宣传单正文文字居中,一般都安排在插画的左右或上下方;③宣传单插图,彩色版鲜艳绚丽,黑白版层次丰富,可印制各种照片,图案和详细的说明文字,图文并茂,有形有色具有较强的艺术感染力和诱惑力,突出主题,与宣传单标题相配合;④宣传单的联系方式即传单派发单位的名称、地址和电话。联系方式可以放在标题下面,也可放在文尾。

2. 海报制作的要求和方式　海报又称招贴画,是贴在街头墙上,挂在橱窗里的大幅画作,以其醒目的画面吸引路人的关注。海报是一种信息传递艺术,是一种大众化的健康教育传播工具。

(1)海报制作要求:海报制作总的要求是使人一目了然。一般的海报通常含有通知性,所以主题应该明确显眼、一目了然,接着以最简洁的语句概括出如时间、地点、附注等主要内容。海报一般含有三个元素:色彩、图像和文字,其中色彩较为重要。海报制作时,首先需设定一个主题,围绕着海报主题来搜集素材,主要是图形和文字,然后确定好海报的主色调、图形字体的运用等。

(2)海报制作方式:①充分的视觉冲击力,可以通过图像和色彩来实现。海报的配色需要以人为本,应使受者视觉感到舒适而不会产生视觉疲劳,以人们对色彩的感受为提前来应用色彩,力求大胆创新,在视觉上产生颇为震撼的效果。②海报表达的内容精炼,抓住主要诉求点,内容不可过多。③一般以图片为主,文案为辅。④主题字体醒目,文字左对齐适宜阅读,整齐划一,清晰有序;文字右对齐适合少量文字,会产生特定的视觉效果;文字中心对齐显得庄严、传统、经典;文字自由排版适合少量文字或标题,显得感性自由、轻松活泼。⑤合理利用人眼视觉重点及顺序进行整体排版,重要内容放置整个海报的2/3高度处,可以让受者首先关注到这部分内容。

3. 电子幻灯片制作的要求和方式　电子幻灯片又称演示文稿、简报、PPT、幻灯片,是一种由文字、图片等制作出来加上一些特效动态显示效果的可播放文件。由于幻灯片简洁、生动、图文声并茂等特点,可以将健康传播内容以不同形态呈现出来,使得健康传播活动的形式更加丰富,也使得健康传播内容显得更加生动。一个完整的幻灯片应包括标题、副标题、导航页、过渡页、内容、总结、感谢语,其中核心设计主要包括清晰的导航和过渡页,导航页的设计原则是简明扼要。

(1)电子幻灯片制作要求:①整体设计风格统一,画面美观大方;②主题明确,逻辑清晰,层次分明,内容具体;③页面的排版遵循分散和集中的原则,主次分明,体现整洁、清晰、和谐、有趣等特点;④适当添加一些动画和插图。

(2)电子幻灯片制作方式:①设计一个精妙的主标题,既高度概括健康传播的内容,又可引起受众的兴趣,起到画龙点睛的作用。②同一个页面尽量避免大量的文字性描述,应遵循控制字数、大小有度的原则,如确实需要,建议分几个页面排版。③一个幻灯片的字体最好不超过 3 种以上,适合电脑展示的字体是微软雅黑、黑体、魏体等字体。标题文字可选用 36 ~ 44 号字体,段落文字可选用 24 ~ 32 号字体,行距以 1.25 ~ 1.5 倍为宜,线条不小于 2.25 磅。不宜选用 12 号及以下的字体。④选用的图片最好和健康传播的内容有关联。一个幻灯片选择的图片应风格统一,切忌多、乱、杂。应注意图片质量,如是网站搜索的图片,应将图片的出处水印剪裁掉,以保证图片的美观。⑤整个幻灯的配色方式需一致,文字与背景应形成鲜明对比。避免使用深色做母版底色,如黑色;忌用大红大绿、大面积橘黄色等刺眼颜色。整个幻灯片使用的颜色不宜超过 3 种,且应避免文字使用刺眼的红色、蓝色等明亮色;图片颜色不能过于接近底色,要有一定对比度。⑥文字、图表的"出现方式"可适当选用动画,但不可过多。显示同一幻灯片上不同内容的情况下,可考虑使用动画。

4. 手机 APP 制作的要求和方式　APP 是英文 Application 的简称,现在多指智能手机的第三方应用程序。由于新媒体的快速发展带来了健康信息传播形式和可操作性上的变革,给予健康传播材料更大的发挥空间。我国使用手机、平板电脑等移动终端来获取信息的网民人数不断增多,手机 APP 作为扩展智能手机功能的应用,几乎可以承载所有新媒体发表的内容,是目前最为重要的新媒体平台。手机 APP 是一个集合体,可以承载不同类型新媒体发布的内容。手机 APP 与传统媒体的最大不同之处就是具有互动性,因此,健康教育工作者可以通过手机 APP 来进行健康信息传播,不仅可以积聚各种不同类型的网络受众,而且还可以获取定向流量,帮助健康教育工作者快速了解网络受众所需的健康知识,从而更准确、更快速的开发用于手机 APP 上的健康传播材料。

(1)手机 APP 制作要求:①精心构思面向中青年人群使用的 APP 主题内容;②文字内容简短、准确、精炼;③文字表达、图表、绘图、视频的形式需要娱乐化、轻松化;④充分发挥手机 APP 的框架功能,框架设置时一定要有转发、点赞、回复等互动性功能。

(2)手机 APP 制作方式:①手机 APP 主题内容应该是受众最关注的信息,可以是慢性病防治知识,也可以是最新突发公共卫生事件;②手机 APP 的受众时间碎片化、使用娱乐化、识图化,一般不会花很长时间和精力看 APP 上的内容。因此,健康传播材料用 10 ~ 20 字说明一个问题,需要大量文字表达的内容可以用图表、绘图、视频来呈现;③文字最好选用当下流行的语言或网络流行的文体,如"甄嬛体""元方体""凡客体"等;④手机 APP 上的图表、绘图要经过美编人员设计;⑤视频长度一般在 15 ~ 30 秒为宜,最长不要超 1 分钟,解说语速快、幽默,画面有意思或震撼,表达内容简练、准确;⑥通常蓝色代表医学、绿色代表健康。健康传播材料整体颜色可选择蓝色、绿色等,细节内容上可根据需要使用红色、黄色、橙色等鲜艳、醒目的颜色。

（三）健康传播材料的预试验

1. 预试验的意义　预试验是市场预测和商业广告界广泛使用的一种成形研究技术。20 世纪 80 年代以来,西方国家健康教育学者将预试验技术引入健康传播领域,使之成为健康传播材料制作过程的一个重要步骤。传播材料预试验是体现健康传播科学性的一个标志,做好健康传播材料预试验,具有重要的现实意义。

(1)加强对目标人群的了解与沟通:了解目标人群的特征,如他们的文化背景、宗教信仰、生活习俗、对健康知识的需求等,是制作健康传播材料的必要前提。在材料制作的初期阶段,通过预试验使目标人群代表参与到健康传播项目中来,有助于双向交流和计划的实施。

（2）有助于提高传播效果:通过预试验,完善信息设计,加强材料对目标人群的针对性和指导性,将提高传播效果,有助于健康传播目标的实现。

（3）符合成本-效益原则:健康传播材料预试验有助于我们有效地使用有限的经费和资源。预试验工作本身需要一定的费用和时间,但是与使用不适宜的健康传播材料所带来的浪费和不良效果比较,健康传播材料预试验是降低成本,提高效益的一个重要保证。

2. 健康传播材料预试验方法　各种健康传播材料,如文字印刷材料——小册子、传单、活页、海报等,音像视听材料——视频、音频、幻灯片等,均可作为预试验的对象。

预试验的方法主要采用定性研究的快速评估方法,包括人群代表小组讨论、中心场所阻截式调查、问卷调查、个人访谈、电话采访、音像资料观摩等方式。根据预试验的结果,对健康传播材料进行修改。预试验的次数需根据初稿的质量、预试验对象的意见、修改稿的质量等情况来确定,一般来说需要2~3次。

二、健康传播材料的使用技巧

在健康教育活动中适当地使用健康传播材料,有助于健康教育工作者在不同场合向不同受众提供标准化的信息,从而保证健康传播的效果。根据受众的不同,健康教育材料的使用技巧可分为以下3种。

（一）使用面向个体的材料

一般来说,发放给个人或家庭中使用的健康教育处方、图片、折页、小册子等健康教育材料,应当对材料的使用方法给以具体指导,主要的使用技巧有:

1. 向教育对象强调学习和使用材料的重要性,引起对方的重视。

2. 提示材料中的重点内容,引导教育对象加强学习和记忆。

3. 讲解具体的使用或操作方法,使教育对象能够遵照有关步骤自行操作。

4. 在教育对象再次咨询或再次进行家访时,了解材料的保管和使用情况,必要时再次给以辅导。

（二）使用面向群体的材料

在组织健康教育培训、专题讲座或小组讨论时,常常需要挂图、幻灯片、模型等辅助性教材。在使用这些面向群体的健康教育材料时,主要的使用技巧有:

1. 距离适中,向教育对象显示的文字、图画要让他们看得见,看得清。

2. 面向大众,身体站在一侧,避免挡住部分观众的视线。

3. 重点讲解材料中的主要内容,边讲解,边指示。

4. 有计划地提出问题或让大家提问题,对不清楚的地方作进一步的解释。

5. 活动结束前,总结要点,以加强印象。

（三）使用面向公众的材料

在公共场所或居民区张贴的宣传画、海报、布置的宣传栏等都属于此类宣传材料,使用时应注意：

1. 地点便利　选择目标人群经常通过又易于驻足的地方。

2. 位置适宜　挂贴的高度应以成人看阅时不必过于仰头为宜。

3. 定期更换　一种宣传材料不宜留置过久,应定期更换,以便读者保持新鲜感。

4. 注意维护和保管　发现有损坏应及时修补或更换。

三、新媒体与健康传播

新媒体(new media)一词最早出现在 20 世纪 60 年代末,很快成为西方发达国家新闻界、科技界及学术界最热门的话题之一。新媒体是指利用数字技术、网络技术,通过无线通信网、互联网、宽带局域网、卫星等渠道,以及电脑、数字电视剧、手机终端,进行大众传播和人际沟通的形态。20 世纪末,联合国教科文组织将"新媒体"定义为网络媒体。新媒体是相对于报纸、广播、电视等传统传播媒体之外的新的传播媒体形态。可以说新媒体是所有人对所有人的传播。新媒体永远是一个相对的概念,是一个不断发展的概念。近年来,新媒体在我国迅猛发展,越来越多的人开始关注新媒体。新媒体可以分成三种类型:①互联网新媒体;②手机新媒体;③数字电视新媒体。随着网络媒体、手机媒体以及一系列新兴户外媒体迅速崛起,赋予"新媒体"更多新的时代内涵。

(一)新媒体的特征

1. 采用数字技术　数字技术是随着计算机技术的发展而产生的,由于信息载体发生了改变,使得新媒体突破媒体特征的限制,打破了传统媒体的固定呈现模式,采用多种方式来传播信息,例如:楼宇电视、网络电视、移动电视等,新媒体对人们的影响不仅体现在生活方式的改变,而且带来了生活理念和价值观的变化,因此,数字化是新媒体的一个重要标志。

2. 高度交互性　传统媒体主要是单向性传播,受众的反馈性普遍不强。在新媒体的传播形态中,受众从信息的单向接收者变成既是信息的接收者又是信息的收集者和发布者,信息交流不再是定向单一,而是变成了双向互动的交流模式。在新媒体中,网络媒体和手机媒体的互动性表现尤为突出,受众可以在微博、QQ、各种论坛、微信等信息交流平台上畅所欲言,随时随地表达自己的观点和看法,使得新媒体拥有传统媒体无法比拟的高度交互性。

3. 信息服务的个性化　当今社会,公众追求张扬个性,受众多元化趋势明显。受众对信息有自主选择权,可以通过新媒体接收自己想要的信息。新媒体可以根据个人的兴趣爱好和需求提供个性化的服务,强调对个体的关注,每个人都可以发表自己个性化的观点,展示真实的自我。受众将可以利用个性化"一对一"式的信息传递,获得个性化的信息,达到良好的信息传播效果。

4. 时效性和经济性　新媒体则能获取最新讯息,并以最快的速度将最新、最准确的信息传播给受众,并结合大众传播、组织传播和人际传播等等多种传播形式,更广泛的将信息传播开来。新媒体以前所未有的广覆盖性使传播者可以凭借更少的投入获得更多的成效,在节省开支的同时可以把更多的精力放在信息内容方面,提升传播效果。

5. 虚拟性和匿名性　新媒体呈现虚拟化的传播环境,信息的传播者或受众者的角色,大多数都是虚拟的,交流双方都是一些抽象的符号,不知道彼此的真实身份,人们可以在网络的世界里尽情地展现自己,因此,网络媒体的匿名性可以给人们带来更多更好的信息。

（二）新媒体对健康传播的影响

1. 新媒体健康传播的内容　新媒体的发展为21世纪健康教育与健康促进带来了挑战和机遇。2000年9月上海市健康教育所开设了全国首家公众健康教育信息网,标志着我国健康信息传播走进"网络时代"。新媒体走进人们的生活,其最大的特点就是互动性,越来越多的人利用互联网寻求、利用、交换、发现和储存健康相关信息。以互联网为基础的互动性健康传播(inter-active health communication,IHC)已成为健康教育与健康促进的一个富有生命力的新领域。目前,互联网的健康教育内容主要涉及一般疾病预防知识、四季养生、常见病防治、心理健康、传染病防控(SARS、流感、艾滋病、登革热、埃博拉疫情等)。在中国知网上以"健康传播"为关键词,在2006—2015年的10年期间,相关文献数量呈上升趋势(图12-3)。

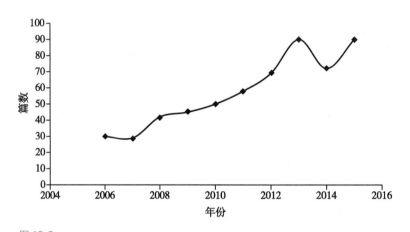

图 12-3

2006—2015 年与健康传播有关的文献数量

在传统的传播媒体时代,健康传播以广播、电视、报纸、杂志、书籍等大众传播媒体为主要传播方式,公众只能单向的接受信息,没有参与到信息的传播和分析中,具有一定的局限性。随着新媒体时代的来临,为健康传播带来了新的发展契机。新媒体的传播模式融合了人际传播的"一对一"模式和大众传播的"一对多"模式,呈现出"点对点""多对多"的传播特点。新媒体大大提升了信息交互传的速度,使得即时的信息交流成为了常态,健康传播也因此跨越了时空的沟壑,传播的范围也得到了极大的扩展。例如:在"7·23"涌温线特别重大铁路交通事故中,网络 ID 为"袁小芫"的微博网友是 D301 次列车的一名乘客,事故发生4分钟后她发出了第一条微博,比起国内各大媒体在互联网上关于"列车脱轨"的报道早了两个多小时。利用新媒体的互动性,可以促进公众健康意识尽早形成,加快了健康传播的效率。随着新媒体的不断发展,互联网已经融入了人们的生活,为健康传播提供了丰富多彩的传播形式,例如:手机互联网可以视频、图片、文字、音频结合在一起呈现出来,可以把抽象、深奥的信息内容变得生动而活泼,引起受众的兴趣,使得健康传播更具有吸引力和感染力。

2. 新媒体健康传播的发展趋势　目前健康类网站总体上可以分为两类:一为综合性门户网站的健康频道,例如:人民网的健康频道、搜狐健康频道等;二则是专业健康网站,例如:39 健康网,好大夫在线等。

综合性门户网站的健康频道要靠网络编辑进行内容构建,大范围的采编大众保健类相关知识,通过图文并茂、叙述性的方式提供给受众;另一方面,与专业健康门户网站进行合作,借助专业资源获得更多的健康信息。由于健康频道的从业人员大多具有一定的保健知识,但没有专业的医药背景,因此健康频道更偏向受众主导型,多为健康类保健知识文章。专业健康网站一般依托于相关企业或专业研究团队,并且有广泛的医疗行业资源,更具有专业性和实用性,是受众日常进行健康传播活动重要渠道之一。

线上 SNS(social networking service,SNS)即社交网络服务,彻底改变了大众传统的社交习惯,大众更倾向于通过社交网络来传递和获取信息。社交网络可以将大众传播和人际传播结合起来,从而达到理想的健康传播效果。社交网络将人们的线下社交关系链搬移到网络上,又与其他人形成新的关系链,用户间强大的交互性使得每个用户创造的浏览量将远远高于传统的门户网站。

社交网络的健康传播模式大致可分为两类:一类是许多社交平台或论坛已经有固定专业的健康类小组,吸引受众聚集到一起,相互进行健康讨论交流,有些小组也慢慢形成一定的规模,进而通过口碑相传成为更有影响力的健康传播站点;另一方面,时下以微博、微信为代表的社交工具,也被有效利用起来为健康传播服务。

3. 新媒体健康传播面临的挑战

(1)信息的规范化管理薄弱,虚假信息泛滥:新媒体环境给受众带来海量信息的同时,也给虚假信息提供了滋生的空间。受经济利益的驱动,一些盈利机构利用新媒体平台进行健康营销,从而脱离了健康传播的公共服务属性;加之当前市场环境缺少规范,各种伪健康信息也在借助新媒体的力量渐渐开始滋生繁衍。

(2)信息同质化、飞沫化:信息的同质化和飞沫化是新媒体时代信息传播不可避免的弊端。同质化是指新媒体中大量信息雷同,反复出现;而飞沫化是指正确有效的健康信息在发出之后,容易湮没在上述大量毫无意义的同质化信息中,从而导致健康信息传播效果的弱化。网络中存在着海量无价值的信息,信息的过度丰富可能会导致用户注意力的分散和选择的困难,容易使新媒体的健康传播达不到预期效果。

(3)信息资源分配不均:虽然新媒体传播具有强大的信息聚合优势,用户可以通过搜索获得自己需要的健康信息和网络服务,但是公众由于受教育程度和媒介技术掌握水平的差异,并不都能很好地理解和参与健康信息的在线搜索,难以有效地通过新媒体获取相关健康信息,所以随着时间的推移,最终会造成两者之间信息资源差距的不断扩大。

(4)传播者专业素质参差不齐:我国从事健康传播媒体的工作者专业背景较为单一、专业知识缺乏,使得某些专业知识传达不够准确,对待虚假健康信息分辨能力不足,甚至有误导受众的可能性。

(5)泄露个人隐私:主要表现为网络互动中对病人隐私的泄露。网上医疗咨询的开展,需要病人公开个人的基本情况、既往经历等内容,其中一部分涉及个人隐私。由于网络的开放性,病人在网上谈论这些信息时,很容易被恶意盗取或传播,造成个人隐私的泄露。

在当今社会,大众传播是最强有力的健康传播工具。但是在大众媒体高度发达的今天,人际传播和群体传播依然是人们最基本、最常用和最灵活的传播手段。新媒体的发展对人们的行为、思想、生活方式产生了巨大的影响，新媒体改变了人们的思维方式，推动了健康意识形态创新和发展，对健康传播的发展起着一个重要的作用。在以促进群体健康为目标的健康教育与健康促进或中，多种传播手段并用已被证明是最有效的策略之一。

第五节　影响健康传播效果的因素与对策

健康传播效果是指受众接受健康信息后，在情感、思想、态度、行为等方面发生的反应。如上所说，健康传播的效果可分为四个层次：知晓健康知识、健康信念的认同、健康态度的转变和采纳健康行为。这是一个由浅入深、循序渐进的过程。从应用的角度出发，加强对影响健康传播效果因素的研究，并提出相应对策，是健康传播学的重要内容。

一、传播者因素

人人都可以是传播者，但并非人人都能成为健康传播者。健康传播者既要具有健康教育理念，又要有相应的专业知识与良好的沟通技巧。健康传播者是健康传播的主体，具有收集、制作与传递健康信息、处理反馈信息、评价传播效果等多项职能，传播者决定传播过程的存在和发展，同时还决定着信息内容的数量、质量和流向，因此，健康传播者的素质直接影响到传播效果。

1. 做好健康信息的把关人　把关人（gatekeeper）一词最早是美国传播学者库尔特·卢因（Kurt Lewin）于1947年在《群体生活的渠道》一书中提出来的，是有关传播者理论的一个重要概念。把关人是指在采集、制作信息过程中，对各个环节乃至决策发生影响的人，由他们决定着信息的取舍和流向。"把关"是一种组织行为，在健康传播过程中，主管部门、社区的决策人和健康教育工作者都是健康信息的把关人。提高把关质量的对策：①不断更新知识、更新观念，不断提高自身的业务水平；②对基层专业人员加强培训和业务指导，帮助他们不断提高健康教育理论和技能水平；③要有精品意识，制作和使用内容科学、通俗易懂、符合受众需的健康传播材料；④加强媒体管理，建立监督机制，对信息流通渠道和传递过程进行质量控制，防止内容陈旧或有损害健康的伪科学误导公众。

2. 树立良好的传播者形象　研究与实践均表明，传播者的信誉和威望越高，传播效果就越好。传播者的信誉主要是由传播者的专业知识水平、态度以及信息的准确性、可信性决定的。只有建立起权威性的健康信息网，不断提高健康教育机构和人员的业务水平，加强自身修养，树立言行一致、健康向上的良好形象，使健康教育与健康促进活动贴近群众，贴近生活，信息可靠，方法可行，才能不断提高健康传播者在群众中的威望。

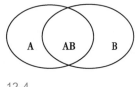

12-4
人际传播过程的共通意义空间

3. 加强传受双方的意义空间　传受双方共通的意义空间又称共同经验范围，是指对传播中所使用的语言、文字等符号含义的理解相一致，有大体一致或接近的生活经验和文化背景。共同的意义空间是人类得以相互交流和沟通的重要前提，可随着沟通交流的增加而扩大，也可随着隔阂产生而缩小（图12-4）。找到共同语言，常是传播关系的良好开端。传播者努力寻找和扩大与受传者之间的共同语言,并以此为切入点,传播新知识、新观念,双方的共通意义空间越大,传播效果就会越好。从认知上讲,要注意受传者的价值观念、知识结构、文化程度和接受能力;从语言、文字等传播符号的使用上,要注意准确、通用,能够被对方理解和接受;从情感上讲,要获得受传者的好感,争取成为他们的"知心朋友""自己人"。

二、信息因素

健康传播本质上体现为健康信息的流通,传播内容连接了整个传播过程。传播者依据受众的需要和传播目的适当地取舍信息内容,科学地设计健康信息,当健康信息被受众接收后,实现了健康信息的共享,满足了传受双方的需求,因此,健康信息内容是取得良好传播效果的重要环节。

1. 提高信息内容的针对性、科学性和指导性　意义完整的健康信息应能有效地指导人们的健康行为。因此,信息内容不仅要包括"是什么""为什么",还要告诉人们"如何做"。要提高信息内容的针对性和指导性,需做到:信息内容要统一,行为目标要明确,实现目标的方法要具体、简便、易行而且可行。此外,还应注意结合受众的需求,选择热点话题,例如:根据社区中老年人健康状况,选择防治糖尿病、高血压、肥胖、缺钙与补钙等话题;结合疾病流行特点,选择热点话题;结合重大的卫生宣传日,选择热点话题,如4月7日"世界卫生日"、5月20日"中国学生营养日"、5月31日"全国爱眼日",12月1日"世界艾滋病宣传日"等。

2. 同一信息反复强化　选择适宜的大众传播媒体,进行一次大面积的信息覆盖,可以取得良好的健康传播效果,例如:2015年中国营养学会确定每年的5月第三周为"全民营养周",旨在通过以科学界为主导,全社会、多渠道、集中力量,传播营养核心知识和实践。在全民营养周期间,通过举办启动仪式、进校园进社区开展"全民营养周"宣传活动、利用新媒体科学传播等健康传播活动,带动全国30多个省市的公众参与"全面营养周"的各项活动,规模超大,百姓参与度很高。研究表明,简短、反复出现的健康信息可使受传者加强记忆。一则好的电视公益广告能让人记住不忘,就在于其生动形象,短小精悍,朗朗上口,反复播放。

3. 注意信息反馈　信息反馈是传播过程中的一个重要环节,信息反馈通常不会由受传者自觉向传播者发送,而是需要传播者有意识的从受传者那里去获取。信息反馈是一种双向对话,传播者和受传者之间常常互换角色。因此,需要健康传播机构建立健全信息反馈机制,不断了解受众反应,分析健康传播工作状况,找出存在的问题,从而提高健康传播效果。

三、传播媒体因素

在健康传播活动中,充分利用传播媒体资源,注意传播媒体渠道的选择与综合运用,使用两种或两种以上的传播媒体,使之优势互补,保证传播目标的实现,可起到减少投入,扩大产出的效益,在健康教育与健康促进活动中,常采用的手段是:

1. 以大众传播为主,辅以对重点目标人群的人际传播和群体传播。

2. 以人际传播或群体传播为主,辅以健康教育材料如幻灯片、画册、视频、挂图等作为口头教育的辅助手段。

3. 人际、群体、组织、大众传播等多种传播形式并用,开展综合性的健康教育与健康促进活动。

四、受传者因素

健康教育的受传者是社会人群,他们存在着各种个人差异和群体特征,有着多样性健康信息需求。健康信息只有被受传者理解和接受,传播者和受传者之间才能建立共同的认知,完成整个健康传播过程。根据受传者的特点和需求制订健康传播策略,是提高健康传播效果的重要途径。受传者的属性通常包含以下几个方面:①性别、年龄、文化程度、职业等人口统计学因素;②人际传播网络;③群体归属关系和群体规范;④人格、性格特点;⑤个人过去的经验和经历等。所有这些属性都决定着人们对传播媒体或信息的兴趣、感情、态度和使用,对健康传播效果带来影响。以下是受传者的心理特点。

1. 受传者的选择性心理   人每时每刻都在通过感官接受来自周围的大量信息刺激,同时也在对这些刺激作出选择,选择性心理主要表现为选择性接触、选择性理解和选择性记忆,人们倾向于接触、注意、理解、记忆和自己的观念、经验、个性、需求等因素相一致的信息。认知心理学认为,选择性心理是普遍存在的一种心理现象,其正面意义在于,促进了对"重要信息"的认知,但如果信息处理不当,选择性心理就会成为一种影响信息交流的干扰因素。

2. 受传者对信息需求的共同心理特征   除了3种选择心理因素外,受传者在接触信息时还普遍存在着"5求"心理,即求真(真实可信);求新(新鲜、新奇、吸引人);求短(短小精悍,简单明了);求近(与受传者在知识、生活经验、环境空间及需求欲望方面接近);求情厌教(要求与传播者情感交流,讨厌过多居高临下的说教)。

3. 受传者接受新信息的心理行为发展过程   受传者在接受一种新信息或采纳一种新行为时,要经历一个心理行为发展过程,这一过程可大致分为知晓、决策、采纳、巩固几个阶段。它对制订健康传播策略的指导意义是:如果根据受众的心理行为发展阶段制订干预项目,决定信息内容,选择传播渠道,那么,就会取得更佳效果。

4. 受传者对信息的寻求与使用   人们不仅选择性地接受信息,还会主动地寻求和使用信息。人们寻求信息的一般动机主要是为了消遣、填充时间、社会交往、咨询解疑等。具体到健康传播领域,人们的健康状况和对健康问题的关注会直接影响其对健康信息的需求、选择和迫切程度。主要表现为:处于特定生理阶段,产生特定信息需求,如青少年对青春期知识的渴求,老年人对老年保健知识的关注;当自己或家人处于患病阶段,产生强烈的健康信息需求,常常表现为寻医问药,这正是为其提供健康信息,引导从医行为的最佳时机;潜在健康需求:每个人都有接受健康信息的客观需求,但往往缺乏主观意识,这就要求我们运用强有力的健康传播手段,激发公众的健康需求,实现疾病预防和健康促进。

五、环境因素

在健康传播活动中,环境因素是影响健康传播效果的重要因素,包括物质环境因素和社会环境因素。

1. 物质环境　包括自然条件如时间、天气、地点、距离等对健康传播活动的影响,如打雷对无线电波的干扰;也包括场所的选择、环境布置、座位排列等可以人为控制的环境条件,这些因素的处理与安排,对营造交流氛围,扩大健康传播活动的影响,有着积极的作用。

2. 社会环境　包括宏观社会环境和微观社会环境,前者如特定目标人群的社会经济状况、文化习俗、社会规范;政府决策、政策法规、社区支持力度;后者指对受传者有重要影响的周围人对其态度和行为的影响等,这些都是健康传播工作者要事先研究,深入了解,并在健康传播项目设计和实施时加以考虑的。

（徐群英）

【思考题】

1. 请说明拉斯韦尔五因素传播模式与施拉姆双向传播模式的特点和不同之处。

2. 简述当今社会健康传播具有哪些特点。

3. 以在社区开展预防高血压健康教育为例,说明如何运用人际传播和群体传播的技巧开展工作。

4. 简述健康传播材料制作程序和预试验的方法。

5. 针对大学生开展预防艾滋病的健康传播活动,说明影响健康传播效果的因素有哪些?

第十三章

健康教育教学活动的设计与评价

健康教育是通过信息传播和行为干预,帮助个人和群体掌握卫生保健知识,树立健康观念,自愿采纳有利于健康的行为和生活方式的教育活动与过程,其最终目标是帮助学习者建立健康的行为生活模式。无论何种健康相关行为转变理论,健康相关行为转变的前提条件都是健康知识水平提高、健康相关态度转变、健康相关技能获得,而这些条件无一不是通过学习而获得的。所以,健康教育教学是健康教育计划的重要内容,是计划贯彻实施的关键环节。健康教育的教学活动是健康信息传播的活动过程,是上一章健康传播的细化,也是健康教育计划主体部分的关键环节。教学活动设计是否严谨完美,活动实施过程教与学双方是否默契和谐,对健康教育项目最终目标的实现有至关重要的影响。

第一节　健康教育教学活动概述

一、健康教育教学活动类型

健康教育教学活动(teaching activities in health education)是旨在改变目标人群健康相关知识、信念态度、行为状况的信息传播活动。根据场所不同可区分为课堂教学活动和非课堂教学活动。

1. 课堂教学活动　属于人际传播类型,在学校健康教育中的应用最为广泛,社区和工作场所健康教育也会有所采用。其优点是:教与学双方直接面对面,传播—反馈及时,交流沟通方便,教与学双方容易建立情感联系,可以随时对教学活动进行评估和调整,教学效果评价真实可靠。缺点是:受时间限制,教学效果受师资因素影响也比较大。

2. 非课堂教学活动　属于大众传播类型,通常作为学校课堂健康教育的补充,也是社会公众健康教育的主要形式。其优点是:传播面广,信息量大,不受时间、地点限制,学习安排方便灵活。缺点是:传播材料的制作需要专业技术支持较大,教与学双方的反馈沟通比较困难,教学活动完全由学习者自己把控,教学效果受学习者因素影响较大。本章主要讨论课堂教学活动。

二、健康教育教学活动的特点及其影响因素

(一)健康教育教学活动的特点

与普通的教学活动相似,健康教育教学活动是教育者的"教"与学习者的"学"相互作用的过

程。在教学活动中,教育者将健康相关知识、观念态度和技能传授给学习者,并引导其构建自己的知识体系和价值观。但是,与其他科学知识教学不同的是,健康教育的教学没有应试教育的杠杆进行调节,同时健康教育不仅要求学习者掌握相关知识,还要求他们形成健康信念和有益于健康的态度,并且要实现行为的改变并坚持健康的行为生活方式。因此,健康教育的教学活动必须能够深入人心,牢牢抓住学习者的关注点和兴奋点,使健康教育学习成为一种自觉行为,才能真正取得成效。

（二）健康教育教学效果的影响因素

健康教育教学活动的实施质量和效果,与教育者、学习者、教学内容、教学方法及教学环境等因素紧密相关。

1. 教育者　亦为健康信息的传播者,其专业素养、传播技能技巧、人格魅力等,均可对健康教育教学效果产生重要影响。

2. 学习者　学习者对信息符号的领悟接受能力、对教育者和教学活动的接纳程度、对健康教育的态度等,均可影响其学习成效。

3. 教学内容　指健康相关知识、信念和技能。教学内容应该符合学习者的需求,并且在适当的时候,以适合的方式教授适度的内容,方可取得良好效果。

4. 教学方法　不同的内容有不同的教学方法。大众传播和传统的讲座适合于纯粹的知识传播,人际传播和参与式教学法适合于健康知识的深度理解掌握、信念态度的影响和技能的学习。应根据教学目标、教学对象、教学内容等选择相宜的教学方法。

5. 教学环境　有物质环境和非物质环境两方面。物质环境包括教学场所的微小气候、教学媒体、教学方法、教室的设备条件等,舒适恬静的环境有利于提高学习效率、增强教学效果。非物质环境则指心理环境或情感环境,如集体的气氛、师生关系、学习者关系等,主要通过影响教育者和学习者的情绪、心理状态而影响教学效果。

（三）健康教育活动中教育者的职能

在健康教育活动中,教育者担负着管理和教学的双重职能。作为健康教育项目的组织者和管理者,教育者需要进行健康教育需求评估,根据目标人群的需求确定健康教育干预目标,制订教育干预计划和教育效果评估方案。作为师资,教育者要通过制订教学计划,选择教学内容,设计教学活动等环节来帮助、指导学习者掌握所需知识、技能,实现培训目标。因此,一个合格的健康教育师资,应具备以下四方面的特征。

1. 知识丰富　师资在所教授的健康相关知识领域应有较高造诣,掌握一定的教育心理学知识,教学能力较强。

2. 表达能力良好　师者,传道授业解惑者也。而传道授业解惑皆需要向学习者进行信息传递,唯有表达能力良好方可实现有效传播。表达能力良好的基本要求是所表达的内容思路清晰,逻辑性强,语言流畅。若能做到言语诙谐幽默或者优美动人,那将有利于学习者减轻学习疲劳,提高学习效率。

3. 既有权威性又有亲和力　为人师者必须要有获得学习者尊重敬仰的权威,这种权威由师者的学术造诣和人格魅力构成。健康教育不同于其他科学知识技能的教育,尤其是在学习者没有获取健康信息的主动需求时,他对于教学活动的兴趣很大程度上取决于他对教育者的认可程度。既有学术权威,又热情热心、有亲和力的教育者无疑更容易赢得学习者的信赖,容易形成良好的健康教育心理环境。另外,健康行为的建立和巩固,需要教育者对学习者的反复教学指导和鼓励,所以健康教育项目的教育者必须耐心坚持,教育者流露出来的任何不耐烦气息,都将会摧毁学习者的信心和信任。

4. 具有组织管理能力　作为健康教育活动的主导者,不仅需要掌握健康教育教学原理,还要具备健康教育教学活动设计、组织实施和评价的技能,并具良好的组织管理能力,方可保证健康教育活动有序开展,顺利进行。

三、健康教育教学活动设计、选择和实施的原则

健康教育教学活动的选择是否恰当,设计是否合理,实施过程是否忠实于活动方案,均对健康教育项目的效果有重要影响。虽然教学没有一成不变的方法,但有规律可循,那就是每一个步骤的落实过程都应遵循的基本原则。

（一）健康教育教学活动设计原则

1. 教学内容的科学性　传播科学知识是健康教育的主要内容,健康教育信息的科学性、准确性是健康教育最基本的要求。健康教育的教学内容应该是已经清楚明确了的研究结果、科学结论。对于有争议的事物,点到为止,引导学习者理性分析对待即可,无须将健康教育教学设计成科学研讨会。

2. 因材施教　一方面是指教学内容、教学方法、教学形式要与学习者的理解、接受能力相适宜,另一方面是指教学内容要与学习者的生理心理需求相适应,做到适时、适量和适度。

3. 因地制宜　主要是指教学形式和教学安排应根据实际情况作出调整,比如健康教育的教学时间、教学活动、教学形式,要依学习者的时间、教学场地、师资力量和教学资源等因素而变通,不应勉强模仿别人的成功经验,即使是模仿,也应该是有所创新的模仿。

4. 运用参与式教学方法　参与式教学是目前国际上普遍倡导的一种教学、培训、研讨的方法,它强调激发学习者尽可能多的参与教学活动,而不仅仅是被动的听取教育者讲授。尤其是以改变态度信念和技能为目标的教育培训,参与式教学具有讲授法所无法比拟的优越性。

5. 及时进行监督评估　监督评估既是督促检查,也是自我总结提高。在开展健康教育教学活动中,应随时观察判断每一个活动环节的实施情况与效果,及时改进修正。活动结束应及时进行总结评估,衡量绩效,为以后的工作提供可借鉴的经验。

（二）选择健康教育教学方法的原则

教学是一种创造性活动,教学手段和方法的选择与运用没有固定的模式,即所谓"有教无类"。没有一种能够完全实现所有教学目标的全能教学方法。因此,在教学中要不断总结经验,

学习前人的经验并有所创造发扬，方可取得良好效果。在选择健康教育教学方法时应遵循以下原则。

1. 教学方法与教学内容相适应　健康教育的教学内容可以分为知识类、观念态度类和行为技能类，健康教育的方法也很多，比如讲座授课、案例分析、游戏、角色扮演等，以传播知识为主的教学可采用讲座、模拟讲课、知识竞赛等方式，以转变观念态度为目标的教学应采用案例分析、角色扮演、辩论赛等方法。如果方法选用不当，则难以达到教学目标。

2. 教学方法有助于整体性学习　健康教育不仅仅要求传授知识，还希望能够使学习者改变观念态度，提高生活技能。而后两个目标，需要与他人进行交流互动方有可能实现。因此，教学活动应该尽可能建立在人际传播的基础上，以增进师生间、学员间的交流与合作，促进学习者全面发展。

3. 多种方法并用　根据接收讯息的方式不同，可以将学习者分为感觉者（feelers）和思考者（thinkers）。感觉者是透过感官来学习生活经验，对他们来说，学习是一种直觉的形式，他们可以在学习情境中运用情绪或与有经验的人互动，来达到最好的学习，他们比较容易受到他人观点的影响。思考者则是透过思考来感受现实，他们善于分析，会运用逻辑思维来分析数据资料，从资料中分析推断结论。教学中多种方法并用可以满足各类学习者接收信息的需要，提高教学效率，保证教学效果。

4. 循序渐进　健康教育教学活动根据程序繁或简、内容深或浅、设置问题难或易等的不同组合，构成了教学活动不同的难度指数。在教学过程中，教学活动应该是由简单到复杂，由直观到隐蔽，由表面现象到深入分析的逐步发展，使学习者循序渐进，更多的体验到成就感，增进学习兴趣。

5. 尽可能运用视听设备　现代科学进步为信息传播提供了强大的技术支持。运用互联网、移动终端等现代传播沟通技术，不仅可以提高传播速度，扩大传播范围，而且能够更好地吸引学习者的学习兴趣，挖掘他们的自我效能，使健康教育活动更加持久有效。

（三）健康教育教学活动实施的原则

好的计划设计只是成功的一半，另外的成功影响因素是计划，即教学活动的实施过程。为了切实保证教学活动达到预期效果，实现教学目标，在实施过程中，应遵循以下原则。

1. 忠实性　忠实性原则的前提条件是事先对教学活动进行了缜密设计，在实施时应按所设计方案执行。因为，一次教学活动中各个环节的时间、内容、目的等均为事先设计，临时改变会打乱计划，降低教学效果。

2. 灵活性　指在遇到的具体问题上应该灵活处理，灵活对待。教学资源的准备上也应该保障供应，留有余地。

3. 照顾全局　一个课堂里，总会有些人很活跃、有些人又比较低调被动，教育者要注意把控全局，要激发、调动低调被动的学习者的参与积极性，适当抑制过度活跃的学习者，避免教学活动被少数活跃分子把控。

4. 鼓励为主　学习是脑力劳动的过程,而学习效率受学习者在学习时的情绪影响很大,如果能够保持愉悦状态,则学习兴致更高,效果更好;如果负面情绪过多,则学习能力降低,学习效果下降。因此,在教学过程中,教育者要多看到事物积极的一面,对学习者做得好的方面要及时肯定、表扬,对做得不到之处要注意批评否定的方式方法,时刻注意保护学习者的积极性,营造轻松愉快的课堂气氛,提高学习效率,增强教学效果。

第二节　健康教育的教学方法

一、健康教育教学方法简介

健康教育教学方法(teaching methods of health education)是指一切促进健康信息有效传播的方法,包括教法和学法,但却不是两者的简单相加,而是两者的有机结合。教法和学法具有一定的对应关系。一般来说,教法决定、制约和影响学法。

教学方法是实现教学任务、达到教学目的的桥梁。美国著名教育心理学家奥苏伯尔将学习者的学习方式分为接受学习和发现学习。属于接受学习的教学方法有讲授法、读书指导法和自学法,这类教学方法的共性是将教学内容以定论的形式直接呈现给学习者,学习者是知识的接受者,故亦称直接法,其特点是以知识为中心。属于发现学习的教学方法有发现法、独立探究法和研究法,这类教学方法的共性是教学内容以问题形式间接呈现给学习者,学习者是知识的发现者,故又称间接法,其特点是以问题为中心。

在直接法的体系中,知识的载体是语言,讲授法是通过口头语言来呈现知识,读书指导法和自学法则是通过书面语言来呈现知识。在间接法体系中,知识的载体是问题。问题、方法和结论是间接法的三个基本要素。从培养能力的角度来说,直接法体系中,讲授法主要培养学生的理解能力和记忆能力,记忆和理解是一切学习活动的基础;读书指导法主要培养学生的阅读能力和思考能力,阅读和思考是同一过程的两个侧面,两者相辅相成;自学法主要培养学生的自学能力,即独立获取知识的能力。间接法体系中,发现法、独立探究法和研究法分别主要培养学生的发现力、探究力和创造力。

二、健康教育教学方法的分类

健康教育教学方法可有多种分类方法,准确理解各类教学方法的优缺点,能够帮助我们正确选择和设计健康教育教学活动,有助于提高教育效果。

(一)按信息传播类型分类

根据健康信息传播的分类,健康教育教学方法可以分为基于人际传播和基于大众传播的教学法。课堂内的教学活动属于前者;课堂外的健康信息传播活动属于后者,有板报、广播、校园网、手抄报、文艺演出等形式。成人期的健康教育可以两类方法并用,但更多的是采用基于大众传播的教学法,比如宣传栏,宣传手册、互联网技术,移动终端 APP 等。他们的优缺点与相应的信息传播类型相同。

（二）按教学组织方式分类

可分为课堂教学和自学。课堂教学需要预先设计好活动方案,在时间、对象、内容、方法上都明确规定和要求,并在教师组织指导下进行,教学效果比较明确。自学是指教育者向学习者提供学习材料,指导学习者自己学习。其特点是灵活自由,学习时间、地点由学习者自行掌握,但学习资料的制作质量和学习过程的监督管理对学习效果影响很大。

（三）按教与学双方的地位分类

可分为传统教学法和参与式教学法。传统教学法强调教师的中心地位,教师以讲授的形式传播知识,忽视了学习者的主观能动性,课堂气氛沉闷,学习者容易疲劳。参与式教学法认为教与学皆为教学活动的主体,强调学习小组的交流互动,学习者需要全身心参与,学习疲劳延迟发生,是当前国内外应用颇广的健康教育人际传播教学法。

三、常用的健康教育教学方法

（一）自学指导法

即自学(self-study),指在一定指导下,学习者自行学习的过程。自学的最大优点在于:符合成人学习的特点。成年人自控能力较强,并且了解自身情况,能够根据自己的需要和条件来确定学习目标和进度,既能扩大知识领域又能自由安排工作。因此,自学在成人健康教育培训中应用较多。传统的自学只适用于文化水平较高且有读书习惯的人群,而现代健康教育材料形式多样,可通过多种渠道传播,为开展全人群的自学式健康教育活动提供了强大的技术支持。运用自学指导法的基本要求是:

1. 制订明确的自学计划　包括目的、进度、要求和思考,带着问题和任务学习,能提高学习者的学习积极性和自觉性,自主掌控并不断调整自己的行为去实现学习目标。

2. 精心设计自学材料　为了吸引学习者,自学材料设计者必须认真分析学习者的需求、兴趣、学习条件等因素,使自学材料新颖有趣,易学易记易实践。

3. 监督指导落到实处　自学不是放任自流,而是需要以制度保证学习者在时间和精力方面有足够投入。传统的自学指导通常只以学习结果论好坏,现在则可应用现代互联网技术,对学习者的学习过程,例如学习材料的阅读次数、停留时间等进行监控,并根据情况调整学习材料的内容、形式、投放方式等,提高学习者的学习自觉性和效率。

（二）讲授法

讲授法(teaching)是一种传统的教学方式,指教育者通过口头语言直接向学习者传授知识的方法。从教育者的角度来说,讲授法是一种传授型的教学手段;从学习者的角度而言,讲授法是接受型的学习方式。其特点是易于实施,可同时面向较多的学习者;易于发挥教育者的主导作用,有利于理论知识的系统学习。因此,讲授法是基本的教学方法,即使运用其他教学方法,也都需要有一定的讲授法配合。

讲授法是以教育者的"讲"为主要手段,因此对教育者的语言表达能力、教材组织能力、演讲技巧都有较高的要求。如果教育者不善于运用启发式教学方法,缺乏学习者之间及师生间的互动,则容易造成"一言堂、满堂灌"的现象,从而影响教学效果。运用讲授法需要注意以下事项。

1. 内容科学全面　讲授内容要系统、全面,重点突出,有思想性,使学习者在获得知识的同时,改变态度和信念。

2. 因材施教　要了解学习者的情况,使讲授更有针对性。例如,课前先用不记名小测验或提问的方式,初步了解学习者对拟授课内容的掌握程度,从而明确需要重点讲解或纠正的知识点。

3. 讲究语言艺术　教育者的讲授要条理清晰、通俗易懂,注意调整语调、语速、节奏,并配合非语言手段,如手势、姿态等加强表达效果。

4. 适当运用辅助教具　采用 PPT、板书、投影片、视听材料、模型、图表等辅助教具,能直观表现教学内容,帮助学习者加强理解和记忆。

5. 及时反馈调整　讲授中注意观察学习者的反应及情绪,了解他们是否理解,注意力是否集中,以便调整讲授的速度和内容。

（三）谈话法

谈话法（conversation）又称问答法,是教育者根据学习者已有的知识和经验,提出问题,引导学习者思考、对问题作出自己的结论,从而获得或巩固知识的一种教学方法。其中"头脑风暴法"（brainstorming）是应用最多的一种,指教育者在没有给学习者任何提示的情况下提出问题,要求学习者立即做出回答。这种方法能够集中学习者的注意力,促使他们开动脑筋,积极参与,形成活跃的课堂气氛。

谈话法的优点在于:通过师生之间的双向信息交流,调动学习积极性,激励学习者通过独立思考来获取知识,还可以发展学习者的语言表达能力。适用于在已有知识的基础上讲授新的知识,也可应用于系统复习,巩固、深化已学的知识,通常是在讲授法中穿插使用。

运用谈话法的基本要求:

1. 要有充分准备　教育者应在课前准备好提问的问题和顺序。

2. 提问有技巧　提出的问题要明确、具体,具有启发性;难度较大的问题应分解开来,化难为易;提问后,要给学习者留出思考时间。

3. 问题要多样化　问题的类型应包括认识、理解、应用等多个层次,从简单到复杂。可以按学习目标的要求,分层次提出。表 13-1 为按布鲁姆的教学目标分类法划分的 6 类问题,前三类属于初级层次的认知问题,它一般有直接的、明确的、无歧义的答案;后三类属于高级认知问题,通常没有唯一的正确答案,从不同的角度可有不同的回答。课堂教学不应局限于初级认知问题,在适当的时机,提出高级认知问题更能够激发学习者的思维,从而培养学习者的思维能力、价值观念和自我评价体系。

表13-1　谈话法（头脑风暴法）所提的问题类型

类型	层次	性质	特点	举例
低级层次	第一层	认知性问题	考察对知识的回忆和确认	艾滋病的传播途径有哪些？
	第二层	理解性问题	考察对概念、规律的理解，让学生进行知识的总结、比较和证明某个观点	艾滋病的三个传播途径中，哪一个对社会影响最大？
	第三层	应用性问题	考察对所学习的概念、法则、原理的运用	共同进餐为什么不能传播艾滋病？
高级层次	第四层	分析性问题	要求学生透彻分析、准确理解，并能运用这些知识为自己的观点辩护	艾滋病为什么"男传女"比"女传男"更容易？
	第五层	综合性问题	要求学生运用所有有关联的知识点，系统分析和解决某些实际问题	艾滋病感染者是否应该结婚生育？
	第六层	评价性问题	要求学生理性地、深刻地对事物本质的价值作出有说服力的判断	各级学校是否应该拒绝艾滋病病毒感染的老师任教？

4. 鼓励积极参与　鼓励人人参与，鼓励学习者勇于发表自己的见解，说出尽可能多的答案。在发言过程中不要急于作出判断、评价或指导，以便形成民主、热烈的教学气氛。

5. 做好记录、归纳、小结　学习者作出回答后，要给以适当的评价和鼓励，教育者可在黑板上或纸上记录其中的关键词，使每个学习者都能分享他人的观点，也便于教育者有针对性地准备更深入的问题，开展进一步的教育活动。在对答案进行归纳、小结时，应注意指出学习者的不足，使其明确认识，提高分析判断能力。

（四）小组讨论法

小组讨论（group discussion）是最常用的参与式教学方法之一，是在教育者或组织者的引导下，通过集体讨论的形式，对所学课题或规定的题目提出各自的看法，从而加深对已学知识的理解和运用，也适用于以改变态度、提高决策能力和沟通技能为目的的教学内容。它可以活跃学习思维，调动学习的主动性和积极性。小组讨论法的局限性在于：耗时较多，若组织不力可能会造成课堂秩序混乱；由于时间或个人性格等原因，可能有些人在讨论中缺乏发言和交流机会；主持人不仅要有较全面的知识，还需具有较强的组织和引导能力。

1. 运用小组讨论法需要注意以下事项

（1）设计讨论题目：题目要具有吸引力、启发性和开放性，能引起学习者发表不同见解，展开争论。可围绕案例、故事情景设计题目，以提高学习者兴趣，达到更好效果。

（2）准备充分：讨论会和专题讨论要提前布置，课堂教学中穿插的讨论也要给予一定的思考、议论的时间，使讨论在每个学习者都认真思考的基础上进行。

（3）启发和引导：引导学习者积极参与，勇于发表自己的见解，将注意力集中到讨论主题和争议的焦点上。

（4）讨论小结：对讨论的情况进行必要的概括，对讨论结果作出明确的结论，并提出有待于进一步讨论和思考的问题。

2. 实施要点

（1）讨论的主题和目标应明确。

（2）小组的大小要适宜，人数太少会浪费时间，人数太多会导致发言机会不够，一般以 6 ~ 8 人为宜。

（3）主持人既要积极引导，又不能过多占用话语时间。在气氛热烈时，引导学习者理性思考；在气氛沉闷时，激发学习者的表达欲望；并注意关照不够积极踊跃的学习者。

（4）鼓励每个参与者都公开、坦诚地发表个人意见，或倾听他人的观点，共同分享信息与经验。

（5）尽可能多地更换分组方法，确保学习者经常与不同成员一起讨论，使学习者得到更多的学习锻炼机会。

（6）总结环节，可继续以讨论和归纳的方式，让学习者说出自己在活动中的经历和感受，以及学到的知识和技能，以帮助教育者了解和巩固学习者的收获，同时也让学习者有机会提出问题和所关注的事情。这个过程可能会需要重复学习者们已经提到的内容，但应特别注意强调重点、要点。是否需要对每项活动都进行同样程度的总结归纳，可视具体情形而定，应该特别注意容易引起争论的问题，并在总结环节进行澄清、明确。

（五）演示与练习法

演示与练习（practice）是进行操作技能训练的一种教学方法。操作技能（skills），是指运用知识和经验执行一定活动的方法和技巧，例如正确的读写姿势、刷牙方法、婴儿按摩，等等。技能的形成要经历由认知（通过观察、理解形成印象）到模仿再到熟练三个基本阶段，所以学习技能离不开反复观察、练习和具体操作，演示与练习法就为学习者提供观察和操作的机会，更好地突显了健康教育培训的实践性和实用性。演示，又称示范，是教育者配合授课内容，把实物、模型、标本等直观教具呈现给学习者，或给学习者做示范性实验。练习，则是在演示的基础上，指导学习者按照要求和操作步骤，实践这一正确操作的过程。多媒体教学设备和模拟仿真实验为演示与练习教学法提供了极大的便利。

演示与练习法的实施步骤：

1. 做好课前准备　事先撰写实习指导，包括教学目的、内容和要求，具体的操作步骤，考核评价的方法等。同时准备好所需教学器材和道具，确保能够使用。

2. 内容简介　演示前向学习者介绍演示的目的、内容、方法、步骤、观察要点和注意事项。

3. 演示　面向全体学习者进行示教，便于每个人观察。操作时结合语言指导，鼓励学习者随时提问。运用多媒体和互联网技术可以破解人多资源少的困境，为教育者赢得更多与学习者交流指导的时间。

4. 练习　在教育者指导下，学习者按照实习指导独立或分组完成具体练习。

5. 评价　由教育者或同伴对学习者的操作质量和结果作出评价。评价方法可采用观察、交流、简短问卷、提问、检查表等。必要时，可要求学习者写出书面报告。

（六）案例分析法

案例分析(cases study)亦称个案分析,亦为参与式培训的常用方法。案例(cases),指根据教学目的和要求,以真实事件或假设会发生的情景为实例而编写的分析性材料。案例分析就是将案例和一系列思考题提供给学习者,要求学习者根据自己的认知(所学过的知识、生活经验、价值观等)进行思考和分析讨论,提出自己的看法和办法。案例分析法可用于巩固和强化培训中学到的知识,也适用于学习者的技能训练,尤其适用于决策能力、分析和解决问题能力的培训。

案例分析法既是学习者运用所学知识发现问题、解决问题的过程,也是学习者交流生活体验、工作经验的过程,同时教育者也可以从学习者那里得到大量信息,获得新的知识和经验,实现教学相长。案例分析法具有生动具体,易激发学习兴趣,可集思广益,开阔思路等优点,但其局限性是对案例选编要求较高,否则学习者会认为虚假、无实用性,从而失去兴趣;另外,耗时较多也是案例分析法的缺陷。

案例分析法的基本步骤:

1. 编写案例　案例由背景材料和问题两部分组成。案例既要精练,又要提供充分的必要信息。案例内容应具有代表性,一般可结合培训的内容,选用学习者熟悉的事例,但最好采用化名和虚拟的时间地点。

2. 组织案例分析　组织实施是案例分析法的主要过程,直接影响教学效果。一个完整的案例分析过程由以下环节构成。

(1)案例介绍:教育者将案例和问题用恰当方式展示给学习者。

(2)案例讨论:学习者分组,选出小组主持人和记录者,主持人应使小组成员有充分机会发表意见和交流观念。案例讨论以 10 ~ 20 分钟为宜,如案例内容较多,可将不同的问题分给各个小组。在小组讨论的过程中,教育者在小组间巡回或参加到小组中去,及时发现问题,给以必要的帮助和指导。

(3)汇报结果:小组讨论后,各小组代表向大家汇报讨论结果,亦可由一个小组做专题汇报,其他小组提出补充意见。

(4)总结:汇报结束后,教育者应对案例分析的全过程给以归纳总结,就案例中提出的问题给以解释,肯定优点,指出不足,促使学习者将这些决策和措施运用到自己的健康教育实践活动中去。

案例 13-1　命运的逆转

杨光是一名师范专业的学生,外表俊朗帅气阳光,担任学生会干部,是不少女生倾慕的对象。毕业实习是在某市属重点中学,优异的工作能力和综合素质使他深受学生和老师欢迎。学校领导鼓励他参加本市新教师招录考试,并承诺只要他考上就录用他。不负众望,他考出了第二名的好成绩。但体检发现,他的艾滋病病毒抗体阳性。教育局以此为由拒绝录用他。为了维护自身的权益,他将教育局告上法庭,要求法院判决教育局撤销那个歧视性的决定。教育局辩称不录用他是为了保护学生的健康。官司败诉。最后,杨光进入一所私立学校,开始他的为人师表之旅。

讨论:

(1)艾滋病感染者是否有固定的标签?

(2)官司的双方,你支持哪一方? 为什么?

(3)对杨光成为一名私立学校的教师,你有何感想?

(4)预防艾滋病,个人应该怎样做?

(5)对于这个案例,你还有哪些感想?

（七）角色扮演法

角色扮演(role play)是一种模拟(或演示)的方法,通常由若干名志愿者为大家表演(再现)一个现实生活中的真实场面。角色扮演的目的是让学习者通过表演或观察表演的方法来"亲身"体验某一种境况、概念或观点等,使扮演者及观众从中获得感悟、启发和教育。角色扮演法生动有趣,参与性强,能够发挥学习者的创造性。以态度改变为目标的培训,单纯采用文字和语言方式通常难以达到目的,但通过角色扮演可以使学习者在实践中体验到不同态度对事物的影响,故角色扮演特别适用于改变态度、观念的培训(尤其是同时扮演正、反两方面的角色时)。也适用于人际传播技巧的训练,能够培养学习者之间的交流沟通及合作精神。角色扮演法的局限性主要是:①不适用于传授知识和理论;②在表演中,教育者难以真正控制角色扮演者的言行而使之符合教学要求;③如果表演者没有表现特定角色的能力,将会导致课堂上出现僵局,达不到预期的效果。

角色扮演法的基本步骤:

1. 设计情境 教育者需事先设计好事件的基本情境和角色的基本情况,并简明扼要地向表演者描述。角色扮演的情景应为学习者熟悉的内容,情景设计必须密切结合培训内容,有明确的教学目的。例如:对不良诱惑如何说不? 如何帮助有不良行为的人? 有的主题可设计正反两方面的脚本,使对照鲜明,更有说服力。

2. 选择与训练表演者 表演者应是有一定表演能力,参与积极性高。教育者可事先向表演者交代角色和任务,稍加排练指导。可准备简单道具,以提高表演效果。

3. 角色扮演的程序 角色扮演要有时间限制,约 1~3 分钟,最长不应超过 10 分钟。表演结束即展开讨论,讨论的问题可以是:"某某某在该情境下,为何有这样的反应""关于该情景,是否还可以有其他的解决方式?""在角色扮演过程中有何感受、想法和影响""我们应该从表演中学到什么?",等等。

4. 表演中止 如果教育者觉得角色扮演出现僵局(比如一直重复)、观众出现厌倦时,应立即停止,指出问题所在,改用其他教学方法,补充完善教学内容,以保证教学目标的实现。

5. 教师总结 将特定的情形和角色与现实联系起来,以帮助学习者形成正确的态度和信念。可参考以下问题。

(1)在角色扮演里需要辨别的问题是什么?

（2）解决的办法令人满意吗？

（3）还有其他可能的解决办法吗？

（4）这些解决办法可以用于现实的情况吗？

6. 演员的要求　角色扮演应采用自愿原则；参与者只需要"端正态度"，可以不问表演技巧；如果教育者参与表演，会更大地提高学习者的学习兴趣。

案例13-2　最后，会怎样？

大卫和珍妮是一对大学生恋人，已经交往了一年多。五一长假，大卫的父母外出度假，他自己留守在家。假期第一天，大卫把家里好好收拾了一番，一心想制造浪漫与珍妮好好安享两人世界。

第二天，他们外出游玩一天后，回到了大卫家里。客厅开着柔和的壁灯，茶几上两支玫瑰摇曳生辉，电视机旁几朵香水百合散发出淡雅的芳香。两人舒服地坐在沙发上看电视，电视播放的是都市偶像剧。随着剧情进展，时间推移，大卫和珍妮的距离越来越近……

请展现补充后面的剧情。

提示：结局可能是

（1）大卫和珍妮偷尝了禁果，但这不是珍妮想要的结局。她原本可以怎样做以避免这样的结局？

（2）珍妮坚决拒绝大卫的性要求。他们的关系有可能发生怎样的变化？

（3）他们两人一直相敬如宾地看完电视，各自洗睡。有可能是什么状况？

（八）戏剧法

戏剧法（dramatizations）与角色扮演法相似，不同的是展现一个完整的故事或者小品。由志愿者按剧本要求，表演反映真实生活情境的短剧。应事先编写好剧本，可以比较简单，有故事大纲即可，表演者可即兴发挥，辅以适当的化妆和道具可以提高趣味性。在教育者指导下由学习者自编自演，不仅体现了参与性原则，还能够提高学习者的兴趣。观摩后要求观众（学习者）表达其感受，并展开讨论。这是一种寓教于乐的教学方法，能够生动、直观地说明问题，深受学习者欢迎。这一方法的缺点跟角色扮演相似，此外，还会耗时更多。

（九）游戏教学法

游戏（games）教学法是将之前学过的知识、技能设计在游戏中，寓教于乐的参与式教学方法。例如：老鹰抓小鸡，被抓住者抽一个问题并回答，回答正确可以得到奖励，错误则要惩罚。需要注意的是，游戏的竞争性不宜过强，以免挫伤失败一方学习者的自信心。游戏应有较强的参与性，能引发学习者的兴趣，低年龄学习者还可以使他们体会到遵守规则的重要性，提高规则感。

游戏教学法的注意事项：

1. 明确游戏的目的　教学中的游戏需注意要根据教学目的和内容合理设置，不能为了游戏而游戏，亦不能过于强调趣味性而忽略了健康教育的主题。

2. 选择适宜的游戏　适宜是指既要适合教学内容与目标，又要适合学习者的年龄、知识、能力。过于简单，会被视为幼稚而减低学习者的兴趣；过于困难，也会因体验不到成就感而失去兴趣。

3. 要有小结　游戏结束,教育者应针对相应的健康知识或能力培养所起的作用进行检查、评价,强调重点,澄清谬误。

健康教育的教学需要从知识、观念态度、行为等方面对学习者进行干预提高。各类健康教育方法所能实现的目标有所不同,在实际工作中可以将多种方法结合运用,以实现不同的教学目的。各类常用健康教育教学方法的适用范围总结如表13-2。

表13-2　常用健康教育教学方法的适用范围

教学方法	适 用 范 围				
	知识	态度	决策技能	操作技能	沟通技能
自学指导法	√				
讲授法	√				
谈话法(头脑风暴)	√		√		√
小组讨论		√	√		
演示与练习	√			√	√
案例分析		√	√		
游戏		√	√		√
模拟仿真实验		√	√	√	
慕课	√				
微课	√			√	
翻转课堂	√	√	√	√	√
弹幕	√		√		

第三节　健康教育教学方法的综合运用

一、参与式教学法

参与式教学法是目前国际上普遍倡导的一种教学、培训、研讨的方法,它的最大特点是打破了传统教学法中以教育者为主体,学习者被动接受教学信息的格局,学习者在教学中能充分发挥主观能动性,并与教育者形成双向式交流。它以学习者为中心,教育者通过组织、设计一些相关活动的形式,调动学习者的积极性和创造性,从而接受教育、获取知识并发展能力。这种方式所采用的教学手段灵活多样,形象直观,一般有课堂讨论、头脑风暴、示范和指导练习、角色扮演、小组活动、游戏、模拟教学、案例分析、讲故事、辩论等。由于所采用的方法容易激发学习者的学习兴趣与热情,一般情况下学习者都会主动参与到教学活动中,与教育者很好地进行互动,形成生动活泼的良好课堂氛围。

（一）参与式教学的基本原则

1. 尊重信任　教育者和学习者要彼此信任,教育者要尊重学习者,平等地对待每一个学习者,面对学习者不能有任何轻视轻蔑的表现,允许他们平等地表述自己的观点,信赖每位学习者在学习过程中所呈现的一切。

2. 民主参与 鼓励学习者积极参与,激发学习者的创造力和主动探索的精神。让学习者在健康教育的学习过程中体验到成就感和进步的喜悦,树立对自己的健康负责的意识,提高健康保护能力。

3. 相互学习 鼓励学习者和教育者、学习者和学习者之间相互学习,共同分享健康信息、彼此的经历和经验,相互促进提高。

（二）参与式教学的教育者能力要求

相比于传统的授课教学法,参与式教学对教育者的课程设计能力和教学组织能力要求更高。教育者要对参与式教学的过程进行精心设计,对教学过程中可能遇到的问题要有充分的估计并准备好正确的对策,在实施过程做好现场指导和总结。因此,教育者需要不断总结经验,提高教学能力。可从以下方面来判断教育者的教学方法运用情况。

1. 培训目标的明确程度。

2. 学习者对各项教学活动的参与程度。

3. 教学计划是否按时完成(时间掌握情况)。

4. 对练习说明的清晰程度。

5. 运用参与式教学法的情况。

6. 能否传递准确的信息或澄清误解。

7. 是否与学习者保持目光接触。

8. 对学习者的注意(关注)程度。

9. 能否保证讨论不偏离主题。

10. 是否保持非评判的态度。

11. 澄清、归纳和总结的能力。

12. 提问的技巧。

13. 使用开放性问题的情况。

14. 能否与学习者进行有效沟通。

15. 教学活动的准备情况。

二、同伴教育

同伴教育发源于澳大利亚,当时是为了向青少年开展生殖健康教育。同伴之间的天然信赖感、相似的经历、共同的价值标准,使得隐私、敏感信息的分享更为自然和有效,此后被应用于大学生、中学生的预防艾滋病或性病健康教育,取得良好效果,被迅速向全球推广应用。

（一）同伴教育的定义

所谓同伴(peer),是指年龄相近(如同学、好友),或具有相同背景、共同经验、相似生活状况(如同事、同乡、邻居等),或由于某种原因使其有共同语言的人(如参与特定活动、到特定场所的人们），或者具有同样生理、行为特征的人（如孕妇、吸烟者、吸毒者、某种疾病的病人）。同伴教育（peer education）就是同伴在一起分享信息、观念和行为技能，以实现教育目标的一种教育形式。一般由经过培训的同伴教育者向同伴讲述自身的经历和体会，或充当积极的榜样角色，通过易于理解和接受的方式和学习者进行交流，以唤起共鸣，激发情感，共同采纳有益健康的行动。

（二）同伴教育的分类

根据同伴教育的组织形式分为正式同伴教育与非正式同伴教育两种类型。

1. 非正式的同伴教育 是凭借自然的社交关系在日常交往中与同伴分享健康信息的过程。可以是任何具有同伴特征的人们在一起分享信息、观念或行为技能，向同伴们讲述自己的经历或体会，唤起其他同伴共鸣，从而影响他们的态度、观念，乃至行为，但目的并不十分明确，也没有事先确知的教育目标。非正式的同伴教育可以发生在任何人们感到方便的地方，如办公室、宿舍、车间、社区，甚至街头巷尾，同伴们随时随地都可以以教育者或学习者的身份交流信息，并且可以互换角色。担任同伴教育者的人员需要在同伴中有一定的地位、口碑良好、表达能力强、善于沟通。

实施过程中可通过明确学习者的数量目标，加强监督考核等保证同伴教育工作的质量。

2. 正式的同伴教育 通常有明确的目标和比较严格的教学设计和组织，正在成为健康教育与健康促进项目中的一种以人际交流为基础的教育干预方法，与普通教学活动相似，不同的只是由同伴教育者充当师资角色。

（三）同伴教育的组织实施步骤

1. 招募同伴教育者 招募同伴教育者是开展同伴教育的关键步骤之一。同伴教育者应具备4方面的特征：①与目标人群具有某些共性，并熟悉该群体的文化和思想，这将有利于他们更好地鼓励同伴接受健康的生活方式；②自愿接受培训，且有高度的责任心；③具备良好的表达和表演能力以及人际交流技巧；④能以倡导者和联络员的身份在研究机构和干预对象之间架起联系的桥梁。

2. 培训同伴教育者 通过对健康教育与健康促进项目的目的、教育内容和人际交流技巧的培训，使同伴教育者：①了解项目的目标、干预策略和干预活动，了解其自身职责，并了解如何与其他干预活动进行配合；②掌握与教育内容有关的卫生保健知识和技能；③掌握人际交流基本技巧和同伴教育中使用的其他技术，如组织游戏、辩论、电脑使用、幻灯放映等。

3. 实施同伴教育 以一定的组织方式在社区、学校、工作场所等开展同伴教育活动。在活动开始前，应注意场地、桌椅、使用仪器设备等的准备和调试，保证同伴教育活动的质量。

4. 同伴教育评价 主要是关注同伴教育项目的实施过程和同伴教育者的工作能力，可以采用研究者评价、学习者评价和同伴教育者自我评价等形式进行。

（四）开展同伴教育的注意事项

1. 同伴教育不是小老师上课 同伴教育是以分享为形式的教育活动，将同伴教育者等同于小老师的做法与同伴教育的内涵不符，故所谓讲座或者授课都不是同伴教育的教学形式。

2. 严把培训质量关　由于教学活动完全由同伴教育者组织,其认知水平、观念态度和领导组织能力均直接影响教学质量,故培训同伴教育者应有明确的目标要求并严格考核。

3. 充分放手　在教育活动实施过程中,应充分放手由同伴教育者主持,教师甚至可以不到场,即使在场也应注意尽量不要对教学活动作现场干预,以维护同伴教育者的威信,保护其自信心。

4. 认真总结　每一次的同伴教育活动结束后,都应该进行回顾总结,肯定优点,指出不足,精准指导,使同伴教育者不断进步成熟。

（五）同伴教育法的适用范围

同伴教育具有形式多样、感染力强、经济实用等特点,广泛适用于劝阻吸烟、预防控制药物滥用、预防艾滋病或性病教育、营养改善计划、社会教育等诸多领域。青少年群体由于易受环境影响,同伴行为的影响往往比家庭的影响更大,所以青少年已成为开展同伴教育的重要对象。

虽然同伴教育在解决教学资源不足和代际交流障碍方面有巨大优势,但其应用亦需具备一定的条件,因此,在决定采用之前,需要认真分析应用这一方法的客观条件及其是否是实现教学目标的最佳途径。在实际工作中,可通过对以下问题的判断来决定是否采用同伴教育法。

1. 同伴教育通常应用于敏感、隐私问题相关的健康教育,例如性教育、预防艾滋病/性病的教育;或者对外界比较警惕敏感的社会边缘人群的健康教育,例如吸毒人员、同性恋群体;或因工作关系难以由专业人员集中开展教育活动的人群,例如长途汽车驾驶员、娱乐场所服务员,等等。需要分析拟开展的项目是否属于同伴教育的适宜范围。

2. 要考虑目标人群中有无足够的同伴教育者后备人才。

3. 能否为同伴教育的开展提供培训和其他技术支持,如教材、设备、场所等。

4. 同伴教育者能否得到持续的支持、资助、指导和再培训。

5. 如果同时运用其他干预策略,如何将同伴教育法结合进去。

如果上述问题是肯定的,即可采用同伴教育法,否则尚需创造条件,或寻找其他可行的教育策略和方法。

第四节　"互联网+"时代的健康教育方法

一、互联网对健康教育的影响

互联网作为人类文明的重要成果,已成为驱动创新、促进经济社会发展、惠及全人类的重要力量。作为现代信息技术的代表和核心,互联网不仅带来了健康教育信息传播的新方式,更是带来了健康教育教学模式的深刻变革。

"互联网+"(internet plus)是指以互联网为主的一整套信息技术(包括移动互联网、云计算、大数据技术等)在经济、社会、各部门的扩散、应用过程。"互联网+教育"(internet+education)就是一张网、一个移动终端、几百万学生,学校和老师都可以随意挑选的一种新型教育模式。

互联网为现代健康教育提供了有效的途径,"互联网+教育"模式的优势是学习者数量无上限、学习时间无要求、学习地点无限制,且免费、开放、具有互动性,有更多的指导教师供学习者选择。在课外学习时,学习者可与教育者通过网络课下互动,也可在互联网上选择相关课程的其他名校的名师关于该问题的解释来学习,或在互联网上直接提问请有能力回答的人给予解答。

二、"互联网+教育"的优势

1. 健康教育信息的获取更便捷　互联网技术可实现教学资源共享,降低了学习者知识信息获取的难度,满足不同学习者的需求,不受时间、空间的制约。

2. 互联网为传统健康教育提供了信息支持　互联网为教育者提供了丰富多彩的信息展示平台和传播方式,使教学更为生动有趣。另外教育者可以通过互联网技术收集大量数据,全面跟踪和掌握不同阶段学习者的特点、学习行为和学习过程,更准确地评价学习者,真正做到因材施教,进行有针对性的教学,提升学习的效率。

3. 互联网使学习更加个性化　互联网为学习者提供了更加个性化的学习环境,更加丰富的教学内容,更加多元的教学方法,为学习者的个性化学习提供了可能。

4. 互联网促进健康教育教学互动　传统的健康教育教学模式主张师道尊严,教育者不仅在人格上拥有至高无上的地位,在学术上也代表了真理和科学,拥有不容置疑的权威。教学中师生是主从关系,教育者负责传输学习者被动接收,难免存在教、学供需不符的情况,抑制了学习者的学习积极性,降低教学效果。互联网技术的应用,不仅改变了教学信息的展示和传播方式,同时也改变了教学模式。其中最为突出的就是教学中信息传播者与信息接收者之间实现了跨越身份界限的互动。教育者由学习的掌控者转变为学习的顾问、指导者,而学习者则成为学习的主导者。

三、"互联网+教育"的具体运用

(一)微信公众号

微信是一款建立在手机通讯录基础上的新型移动即时通讯软件。它以能够接入网络的移动终端为载体,信息传递形式包括文字、图片、语音或视频,同时支持多人群聊和 LBS 定位等功能。微信公众号是信息发布者在微信公众平台上申请的应用账号,通过公众号,传播主体可在微信平台上实现和特定群体的全方位沟通、互动。在健康教育项目应用微信公众号具有以下优势:

1. 信息发布、获取便捷、快速　微信公众号借助移动终端优势和天然的社交、位置优势,使信息发布者可以随时随地编辑发布信息,方便而快捷。信息的接收者也可以随时随地接收、查看。

2. 传播形式丰富多彩　微信公众平台编辑、传播信息的方式丰富多彩,文字、图像、声音、视频均可应用。为了便于学习者使用手机终端查看信息,微信公众平台信息的编辑要求高度精练并能吸引眼球,通常采用条目式的文章发布形式,更利于转发和传播。健康教育可以利用这些有趣的传播形式,将原本枯燥的文件、条款变成风趣的画面、优美的声音,使得信息易于被接学习者接受。

3. 信息发布者与接收者之间的互动性增强　微信公众平台打破了传统"说教"传播的模式,它实现了发布者与接收者之间的良性互动。信息的接收者可以通过回复对话框用文字、视频、语言等形式主动地与发布者交流互动,也可以通过留言评论的方式发表自己的见解;而发布者在接收回复的同时也可以立刻或延时解答,这样有利于信息及时、有效地互通。

（二）慕课

慕课是英文"MOOC"的音译词,而 MOOC 又是 massive（大规模）、open（开放）、online（在线）、course（课程）四个词汇的缩写。所以,慕课（MOOC）就是在线开放性课程,其特点是：①大规模。由于是在线课程,不受时间、空间影响,每个人都能以自己方便的时间、地点进行学习,所以慕课可以拥有无穷大的学习者数量;②开放性。面向全球,不问背景,不分国籍,仅以兴趣为导向,凡是想学习的,只需一个邮箱,就可注册参与学习;③便利性。MOOC 是在线学习,随时随地,皆可学习,就像广告所称"低头玩手机,不如学英语",说明网络学习方便到只要有网络、手机,学习就不再受时空的限制。

通俗地说,慕课就是大规模的网络开放课程,与时下盛行的网络公开课不同,慕课基于大数据技术,实现了包括视频授课、学习进度管理、实时在线交流答疑和作业批改等在内的覆盖教学全过程的新型在线教育。它是为了增强知识传播而由具有分享和协作精神的个人、组织发布的、散布于互联网上的开放课程。社会公众对健康教育有共同的需求,但却在学习能力、学习时间、学习方式等方面千差万别。慕课为健康教育信息传播和获取提供了宽广、便捷的平台,尤其是学校健康教育课程,可以利用慕课的形式在线开展健康教育的教学。健康教育者可以根据健康教育课程的大纲,将授课视频、相关的课程内容材料等多媒体资源通过慕课进行传播,学习者移动终端就可以不受时间、空间限制地进行学习。慕课除了教学内容讲授,通常还设有课程内容、授课教师、精华笔记、常见问题和热门话题等专栏。因此,慕课不仅是以多媒体形式呈现给学习者丰富的画面,还可以结合下面介绍的微课、翻转课堂、弹幕等多种形式,提供了更加便捷的师生互动或学习者之间互动的平台。

（三）微课

微课又名微课程,它是以微型教学视频为主要载体,针对某个学科知识点（如重点、难点、疑点和考点等）或教学环节（如学习活动、主题、实验和任务等）而设计开发的一种情境化、支持多种学习方式的新型网络视频课程。具有目标明确、针对性强和教学时间短的特点。

由于微课只讲授一两个知识点,没有复杂的课程体系,也没有众多的教学目标与教学对象,看似没有系统性和全面性,因此有人将其称为"碎片化"。微课教学视频时长一般为 5 ~ 8 分钟,最长不宜超过 10 分钟。教学内容较少,一个课程就是一个主题,可流畅地在线观摩课例,也可以灵活方便地将其下载保存到终端设备上进行移动学习。健康教育内容丰富,需要向学习者传播的知识很多,尤为适合开发微课,满足不同需求额学习者的需要。

（四）翻转课堂

翻转课堂源自于英文"flipped classroom"或"inverted classroom"，也可译为"颠倒课堂"，指重新调整课堂内外的时间，将学习的决定权从教育者转移给学习者。在这种教学模式下，通过网络环境，课堂前，教育者在管理平台发布以教学视频为主要形式的学习资源，要求学习者在上课前自主地完成对学习资源及其他相关内容的学习；在课堂中，教育者和学习者一起完成重难点解析、协作探究、互动交流和作业答疑等活动的一种新型教学模式。

翻转课堂具备的以下特点，使得其能更大的发挥学习者的主观能动性，提高学习效率。

1. 短小精悍   用于翻转课堂的学习者自学视频都是短小精悍的，大多数的视频都只有几分钟的时间。每一个视频都针对一个特定的问题，有较强的针对性，查找起来也比较方便；健康教育中很多知识点只是要求学习者了解即可，不需要掌握太深太专业的知识，特别适合以微课的形式进行教学、传播。

2. 教学信息清晰明确   一个好的翻转课堂教学视频，就是在视频中唯一能够看到的就是教育者的手，不断地书写一些相关的符号，并缓慢地填满整个屏幕。同时还有的就是配合书写进行讲解的画外音。这种方式，能够有效去除了一切与教学无关的元素，避免分散学习者注意力，能够最大限度地提高学习效率。

3. 重新建构学习流程   通常情况下，学习者的学习过程由"信息传递"和"吸收内化"两个阶段构成，传统教学程序是"信息传递"通过教学中的师生互动完成，"吸收内化则"在课后由学习者自己来完成。由于缺少教育者的支持和同伴的帮助，这一阶段常常会让学习者感到挫败，丧失学习的动机和成就感。"翻转课堂"对学习者的学习过程进行了重构。"信息传递"在课前进行的，"吸收内化"在课堂上通过互动来完成，能够最大限度地促进学习者对知识的吸收内化过程。

4. 自我学习检测方便快捷   翻转课堂的教学视频之后，通常附有自测试题，学习者可以自我检测学习效果。学习者的自我检测情况，能够即时通过云平台进行汇总统计，可帮助教育者了解学习者的学习状况，有利于教育者因材施教。

（五）弹幕

弹幕(bullet screen)源自于日本，是一种在视频画面上呈现观众评论的视频技术。从形式上看，弹幕是通过一定的网络技术，将评论性文字逐条发送到视频页面上；从内容上看，弹幕内容与视频本身的内容紧密相关，属于即时评论或"吐槽"。弹幕可以给观众一种"实时互动"的感觉，因为在相同时刻发送的弹幕通常具有相同的主题，观众在参与评论时就会有与其他观众同时评论的感觉。弹幕技术因其意见交流的便捷、隐私，以及师生互动的及时，可以提高学习者的学习兴趣，特别适用于促进态度观念转变的健康教育。

弹幕应用中的注意事项

1. 弹幕质量   弹幕是学习者进行在线学习时交流互动的工具，学习者使用弹幕的同时，其想法会在教学屏幕上同步显示，高质量的问题不仅让教育者得到教学启示，而且也会给其他同时学习的学习者以反思。但若评论中出现与教学无关的内容，甚至广告信息，将会对学习者的学习环境构成严重威胁甚至会让学习者对在线学习失去兴趣。因此，在开发在线健康教育产品时必须重视弹幕质量的控制问题。

2. 弹幕显示　弹幕的显示形式对学习者注意力有很大影响。弹幕显示时间过短,弹幕的字形、字体和颜色形式太过杂乱,或者弹幕显示占据太大的屏幕面积,都将干扰学习者对学习信息的注意力,同时学习信息被屏幕中过多的评论问题所遮蔽,也会严重影响学习效率。

3. 弹幕反馈　每个在线学习者都希望自己提出的问题或想法能够得到教育者的注意并反馈、指导。但这在现实中很难做到,因为在线教育的同步学习者可能是几百甚至几万人,故对于学习者提出的问题,教育者如何进行全面反馈是当前弹幕应用中比较棘手的问题,也是在线教育互动中至关重要的问题。

互联网技术为健康教育教学和信息传播带来了勃勃生机,不仅带来教学方法的巨大变革,同时也带来了教育观念和教学模式的深刻改变。一般而言,微信适合于大众健康教育,而慕课、微课、翻转课堂和弹幕主要应用在比较正规的学校健康教育。这里要指出的是,健康教育教学内容依然是决定健康教育效果的最重要因素。因此,健康教育工作者首先要做好健康信息的把关人,其次才是教育教学的方式方法问题。教学方法本身无法决定教学效果,关键在于教育者的教学设计和教学组织,所以,健康教育者在应用新型教育教学方法时要发挥自己的主观能动性,让教学方法、手段为健康教育教学内容服务。在互联网+教育时代,健康教育者要注意以下事项。

1. 提高文字驾驭能力　互联网开展健康教育活动,不仅要求教育者要有健康相关知识,同时还要熟练掌握网络平台的编辑、发布技术,可以将理论的语言转化为生动、活泼的网络语言。比如编写脍炙人口的小故事、微电影剧本,由学习者参与拍摄成微电影后发布于网络公众平台上,也可以将相关图书、图片、歌曲发送至网络平台供大家分享。

2. 建立平等的教学关系　互联网+教育方式的形式,要敢于创新,打破传统教学方式、方法的束缚,用心经营网络平台,把平台建设成学习者的精神家园,吸引学习者主动利用网络平台,享受网络平台平等互利的文化氛围,从而获得归属感,在学习的同时感受到学习的快乐。

3. 提高媒介素养　在线健康教育信息发布者应有较高的媒介素养,引导好网络舆论。一方面,所发布的健康信息应该科学、正确、实用,谨慎对待尚无定论的观点,不发布未经证实的信息。语言表达简明扼要、文明高雅,过于媚俗和娱乐性的语言会给人不够严谨科学之感,需要拿捏得当。另外,需做好舆论的把关人,防止网络公众平台成为部分人宣泄情绪的地方。假如发现有负面情绪或语言,应及时查找到信息的发布者,与其交流、沟通,将其作为健康教育重点对象,进行一对一的心理健康干预。

第五节　健康教育教学活动的评价

一、健康教育教学活动评价的概念

没有评价就没有进步。教学过程的每一个环节都应该进行评价分析,以了解教学效果,发现问题,为改进工作提供依据。

1. 健康教育教学评价的定义   健康教育教学评价是依据一定的标准,运用可操作的手段,通过系统地收集有关教学信息,对教育者教学工作和学习者的学习质量进行价值判断的过程。教学评价是教学过程中必不可少的环节,可以为教学提供反馈信息,以便及时调整和改进教学,保证教学目标的实现。

2. 健康教育教学评价的内容   除了常规的学习者学习结果之外,每一个教学环节和步骤也都可以、应该进行评价,教学评价可以涉及教学整个过程的每一个环节:教学目标、教学设计、教学过程、教学方法、教育者授课质量、学习者认知和情感技能发展,等等。教学目标常常被作为制定评价标准的依据。

健康教育教学评价主体可以是教育或卫生行政管理人员、教育者自己或同行、学习者、家长、社区相关人员等。

3. 健康教育教学评价及评价结果的作用

(1)评估学习活动的效果:从测量与评估可以看出学习活动后,学习者的知识是否增加、是否澄清了价值或决定态度,做决定的技能是否增进。若否,则该学习活动需作修改或更换别的教学方法。

(2)引发学习动机:测验可以让学习者了解到自己学到了多少。教学前的测量可帮助学习者了解健康教育主题全貌,教学后测量可以真正测出学习者的进步情形。

(3)帮助发展教学的范围与顺序:测量与评价结果可以帮助教育者了解教学的深度与顺序安排。教育者可根据学习者的认知水平和能力基础,设定合理的教学目标,设计适宜的教学活动。

二、健康教育教学评价的类型和步骤

(一)健康教育教学评价的类型

根据被评价内容的发生顺序和评价目标,可将健康教育教学评价分为三种类型。

1. 诊断评价(diagnostic evaluation)   指在教学设计之前对教育对象基本情况和教学条件的了解分析是否真实、恰当、有针对性。教学设计是否科学、合理、可行。

2. 形成评价(formative evaluation)   主要评估教学或学习过程中某一特定层面的效果,是对教学活动执行过程的评价,用以发现教学中可能存在的问题或缺陷。其形式是学习者对教学任务的完成情况,学习者对学习状况的自我评价,教育者对学习者的观察、调查、作品分析等,关注的是学习者在学习过程中的表现及教学目标的达到程度。形成性评价侧重于信息反馈,以便改进,为下一步的教学提供参考,同时还可起到强化已有的教学成果的作用。

可根据教学目标的需要在不同阶段进行多次形成性评价,通过动态比较了解学习者学习效果的变化情况。

3. 总结评价(summative evaluation)   对教学活动所取得的效果和效益进行评价,侧重于评估教学结束时的整体效果。首要目的是对学习者的学习效果进行科学评定,重点是了解学习者对教学信息的掌握程度,为教学方案是否有效提供证明依据。

（二）健康教育教学评价的步骤

1. 制定评价标准　课堂教学成效的评价标准可以是标准（standard）、基准（benchmark）和表现指标（performance indication），教学大纲和教学目标是制定评价标准的依据。

2. 测量　通过测量收集评价相关资料，并据此作判断。测量是评价的第一步，有了精确的测量，才能有正确的评价。测量通常是数字形式的定量资料，比如各种测验、量表、检查表及观察技术等；也可以是定性资料，比如学习者的参与度、课堂活跃程度、学习体会和感悟等。

3. 统计分析和总结归纳　定量资料需作适当的统计运算，定性资料亦须梳理归纳，方可与事先确定的价值标准进行对比。

4. 评价　是运用测量来判断学习者的学习效果。即根据收集到的资料，依据既定的评价标准进行评价判断，确定学习者学习进步的程度。

三、健康教育教学评价的常用方法

（一）健康知识测验

目的是了解学习者对健康相关知识、技能的认知水平和掌握情况，通常使用由测验题组成的考试卷进行测评。

（二）健康态度的测量

了解学习者对健康行为的态度。帮助学习者发展正向的健康态度是健康教学的目的之一，因此学习者的健康态度也是教学效果评估不可缺少的内容。由于态度与认知水平不同，它通常不能通过直接测量得到，就算是现在已经有了不少开发好的态度测验，但有些测验并非以科学方式构建，所以能提供给教育者有限的资讯；有的则缺乏效度，以致学习者可以揣摩教育者喜爱的答案，而非根据自己的真实想法来作答，因此，必须辅以其他测量如自我描述、问卷、检核表、观察、非正式的讨论会、小组讨论或记录轶事等方式，来探讨学习者的态度。

评价学习者态度的常用书面测量方式有：态度量表、观察、记录轶事。其中，观察是评估行为的极好方法，由于观察可以每日持续进行，因此可对个人态度和行为倾向提供重要线索。观察的缺点主要是耗时较多，另外需特别小心谨慎，以免侵犯到学习者与家长的隐私。

教育者可设计活动以便观察学习者对各种健康议题的态度，例如站队游戏。但对于有争议性的议题需要谨慎操作，同时注意有些学习者的从众行为。在评价学习者的态度时，教育者应努力保持中立，不以个人的健康态度和行为偏好来衡量学习者，同时应该明白，学习者的健康相关态度仍然在建立中，不应期待学习者在短期内就能完全下定决心建立健康习惯。

此外，态度的形成是一个循序渐进的过程，不可能发生行为习惯的立即改变，但教学的影响必然会存在。因此，可采用检核表（checklist）来评估态度。检核表可以让观察者很快且有效率地记录是否有某项特质出现，可以用来评价学习活动或某些人际互动。

然而，由于态度测量的复杂性，任何态度和习惯的测量或评价技术，都要谨慎使用，并尽量让学习者在自然状态下表现，只有这样，才能观察到学习者的真实感受与实际习惯。另一方面，评价也可指引未来教学计划的方向，并帮助学习者了解自己的发展程度，学习者对自己的了解越多，越有可能根据自己的认知,对未来行为作出有意识的决定。

（三）学习表现评价

指对学习者在学习过程中表现出来的行为差别进行测评,这种差别可能是由于不同文化和不同价值观所引起的。这种评价并不强调学习者对知识的记忆,而重视学习者如何呈现他们所学,例如学习档案、展览、小组方案、批判性思维短文。

1. 学习档案　是集结学习者在学习历程中所有努力、进步及成就的展现,为使学习档案成为有用的工具,在应用时应注意以下事项:①学习者应参与选择档案要呈现的内容;②应包含有学习者自我反思和自我批评的内容;③学习者的活动情形应该反映在计划、书写、绘画上,以达成学习目标;④学习档案要能反映学习者在内省、态度与行为上的成长与发展,且能反映学习者的感受与想法;⑤以每位学习者已建立的标准来评价,不要拿班上其他同学来比较。

2. 展览（exhibitions）　是在呈现给观众前,经过一段长时间准备的一种表现试验或学习示范。展览的内容可以是陈列品、剧本、布告栏设计,学习者可通过展览将向他人展示自己的作品,也可通过观摩他人作品汲取学习。展览可让学习者学习制订目标、做决定,为自己的学习负责。

3. 批判性思考短文（critical thinking essay）　是学习者分析、综合资料后做决定的一种认知性书写活动。培养学习者批判性思维的最好方法就是采用"交互质询"法,即让学习者两人或数人一组回答诸如"你怎么使用……作为……?""……最新的例子是什么?""……与……为什么相似?""……的优缺点是什么?"此类的问题。

就健康教育而言,学习表现评价是很重要的内容,因为态度与行为是影响学习效果的最重要因素。学习表现评价应该贯穿于整个教学过程中。评价的目标应放在帮助学习者把重点放在过程中,他们学到了什么、改变了什么、成就了什么。若能适当运用此种评价方法,学习者则能在不被贴标签、不伤自尊的情况下学习、成就及进步。

（四）同伴评价

同伴评价是指学习者彼此评价对方的作业或作品。当学习者检视别人的作业且与自己的作业作比较时,即为同伴评价。此法可用正式或非正式的方式随时进行。但前提条件是学习者要共同制定评分标准,学习者在制定标准的同时也反映了自己的学习目标。评分时可使用检核表或问卷。

（五）叙述式成绩评定

叙述式成绩评定是指学习者与教育者之间对于作业品质展开的一种"严肃的对话"。这种对话必须由学习者发生,并且具有创造性与批判性,对话事实和资料不能脱离学习者的经验,并努力协助学习者将资讯内化成为正向的健康行为。此种评价的优点在于学习者学会评估自己对某个健康议题的感受,当学习者将概念变成口头语时,他就比较可能理解了这一概念,并能评估自己对此特定议题的感受。其缺点在于一个老师要对众多学习者一一对话,耗时较多。

教学是一个创造性劳动的过程,即使是同样的方法,不同的教育者也会有不同的做法,同一个教育者也不会每次做法都完全相同。因此,在进行健康教育教学实践时,教育者要善于总结经验,不断完善教学方法。由于没有一种方法能够实现教育教学的所有目标,所以提倡多种教学方法并用,以满足不同学习类型学员的需求及实现不同的教学目的。

（李春灵）

【思考题】

1. 何谓健康教育教学活动? 影响教学效果的因素有哪些?

2. 健康教育教学设计的基本原则有哪些? 如何理解?

3. 与其他学科教学相比,健康教育的教学有何特点? 如何吸引学习者的兴趣?

4. 请为某中学教师设计一个性健康教育的案例分析法教学活动计划。

第十四章

健康场所建设

　　健康中国建设是当前中国健康和卫生领域的头等大事。健康中国只有落实到一个个健康场所的建设，才能最终实现，所以健康场所建设又称为健康中国的细胞工程。与第十三章内容不同，健康场所建设更侧重于整个场所，并且更强调健康促进策略的实施。在不同的场所开展健康教育与健康促进活动其对象、意义、任务和内容有所不同，目前最有代表性的场所有医院、学校、工作场所和社区。

第一节　健康场所及建设原则

一、健康场所的概念及其演变

（一）健康场所的概念

　　场所是指人们从事日常活动的处所。如果这些处所各种因素都是有益于健康的，则称为健康场所（health settings）。人总会生活或工作在一定的空间里。在人的一生中，从家庭、学校、工作场所、社区、医院到商场以及影剧院等，都会在不同的时段里和这些场所发生关系，并通过与这些场所周围的环境、组织及个人因素相互作用而影响到自身的健康和幸福。健康场所的类型很多，不仅包括健康城市、健康村镇、健康学校、健康工作场所、健康社区、健康医院等，还包括监狱、大学、家庭和养老机构等。WHO强调，21世纪健康场所涉及的范围应该更加广泛。WHO第九届全球健康促进大会把健康城市以及相关的场所作为将来一段时间里健康促进的重点，并强调是实现联合国可持续发展议程的重要平台。大型健康教育和健康促进项目的干预场所通常由于目标人群类型不同而有多个干预场所，有的项目则只有一个干预场所。一般将健康场所大致分为以下几类：学校、工作（职业）场所、社区、医院、商业场所及家庭等。

（二）健康场所概念的演变

　　健康场所的概念起源于20世纪80年代WHO倡导的"人人享有卫生保健"运动。此运动重点关注物质环境、社会、经济和政策等如何影响人群健康和福祉。在这种背景下，1986年《渥太华宪章》提出了以场所建设为中心的健康促进框架。《渥太华宪章》指出，"健康由人们在其日常生活、学习、居住、玩乐、相爱的场所内创造；人们可以控制并创造自己生活的环境，并确保环境中的每一个成员获得健康……"。自此以后，20世纪80年代后期欧洲乃至全球出现了不同形式的健康场所：健康城市、健康岛屿、健康学校、健康工作场所、健康社区、健康医院、健康大学、健康市场、健康监狱等。

健康场所的概念和意义随着人们对健康及影响因素认识的不断深入而逐渐被理解和统一。20世纪80年代以后,人们认识到"健康不仅仅取决于个人生活方式和卫生服务,更由广泛的社会、经济、物质环境、组织、文化差异等综合因素决定。"而健康场所则不仅仅是一个健康干预的渠道,更是人们通过社会规则、规范、价值观和相互之间的关系等直接或间接影响健康和福祉的地方。

20世纪90年代,受到组织学和管理学理论的影响,人们认识到健康场所是一个系统,在健康场所中需要关注人与环境之间的联系。应把健康场所理解为人们日常生活中进行面对面互动的一个具有时间、空间和文化特点的处所,这将更有利于改善健康的生活方式和生存环境。因此,在基于问题的健康促进向基于场所的健康促进转换中,需要从个体医学模式转换为组织或系统模式;在这个系统里需要考虑三方面的内容:创造一个健康的生活或工作环境;使健康促进活动与健康场所的日常活动融为一体;深入社区或者其他场所形成健康联盟。

用系统论取代还原论的方法来思考健康场所建设,在理念上是强调从改变个体行为转向改变整个系统,并应用系统的方法思考场所里影响行为的物质和社会环境因素,从整个系统(whole-of-system)出发,采取综合性的措施进行干预,这也是贯彻落实习近平总书记"大健康"理念的具体体现。

二、健康场所的概念框架

21世纪以来,健康场所的概念不断被赋予新的内容和新的理念。2005年杜里斯(Dooris)提出了健康场所的概念框架,强调在此框架下的健康场所应实现平等、参与、增权、合作和可持续等基本价值。杜里斯认为健康场所的概念框架应包括三个关键特征模式。

(一)社会生态学模式

基于健康场所的健康促进活动是建立在社会生态模式基础上的,即人们的健康由复杂的环境因素、组织因素和个人因素及其相互作用所决定。这种模式反映了在健康场所中进行的健康促进活动的关注点发生了转变:干预对象从关注个体转变到对群体的关注;影响因素的探索从疾病的病因学转变到影响健康的机理和因素,从单一和线性看待问题的视角转变为整体的非线性的有机地看待问题的视角。

(二)动态系统模式

根据健康场所的生态学模式特点,借鉴组织学理论,健康场所也可以看成是一个包含输入、输出和生产量三要素的动态系统。系统的观点和思维模式考虑到了整体中各个部分的相互联系、相互依赖和相互协作,是"看到事物整体"的基本方法,它强调看到事物之间的关系而不是事物本身,看到事物的变化模式而不是事物的静止状态。

(三)整体发展模式

在生态学模式和系统观为特征的健康场所中促进组织、社区或者场所的发展时,应该树立整体的和发展的观点和思维,即整体发展模式。整体发展模式的三个关键点是:

在健康场所开展的日常工作计划中,必须把健康优先安排在本场所整体发展的议程中,并通过重点项目的实施来保证和维持人们的健康,同时根据健康场所的特点、文化背景、政策等安排一些长期的健康促进项目以保证人们的持续健康状态。

为了健康场所能可持续发展,应广泛地动员各种的利益相关方(包括团队和人员)积极地参与到健康促进活动中来,包括需求评估、计划制订和实施以及效果评价等过程。同时,应得到政府和组织领导的政治承诺,学术界的支持以及各类团体的合作,从而保证场所各类资源能有效利用。

对公众关心的健康议题作出回应、解决公众相关的关键健康问题,确保健康场所始终处于健康促进的中心地位是场所健康促进最根本的要求。

三、健康场所建设原则

促进群众参与、建立多部门合作的伙伴关系以及可持续发展是健康场所建设的三个基本原则。

1. 参与(participation)原则　是指使人们能够诚挚主动地参与到有益于健康活动的过程。在这一过程中,人们的自主选择和掌控权得以进一步增强(即增权),能够提议他们所关心的事情,针对影响他们生活的因素,倡导并实践健康相关的公共政策,设计和利用相关的社会服务,并通过大家的共同行动以消除健康危害因素。通过组织公众共同参与有益于健康的活动,以及激发他们的积极行动,可以使公众有机会影响相关健康政策和措施的制定与实施,并使这些政策和措施更加满足公众的切实需要、解决他们所面临的健康问题。

2. 多部门合作(intersectoral collaboration)原则　包括政府或组织内部各部门以及政府和非政府组织之间为了解决健康问题而一起工作。现实已经证明,仅仅依靠医疗卫生系统已经无法解决一系列的居民健康问题和公共卫生问题,比如,不良的生活居住环境所引起或加剧的疾病,现代生活方式相关的慢性病,各种新型传染病,社会心理因素导致的暴力和心理健康问题,人口老龄化,意外伤害,以及快速城市化带来的流动人口、就业压力、健康不公平等,环境污染、温室气体排放和气候变化问题,等等。所有上述健康问题的背后都有着深层次的社会原因,需要运用多部门合作、整合多方力量的方式(integrated approach)加以解决。多部门合作可以创造一个让社会不同部门和组织机构分享观点和价值取向的机会。由于不同的职能部门在处理问题方式和态度上有各自不同的惯用方式,通过与其他部门以伙伴的方式进行平等、互利的交流与对话,可以达成共识、形成一个全方位的解决方案;这也有助于各个职能部门发挥自己的优势,并且利用所掌握的独特资源为社区解决健康问题服务。一项成功的社会行动,往往需要联合尽可能多的社会相关部门、采取跨部门的协调行动。

3. 可持续(sustainable)原则　如前所述,由于健康场所建设涉及众多的机构、部门和人员,因此在其起始之时,在参与和合作方面很容易出现考虑不周、协调不力、效果不佳的情况,从而导致虎头蛇尾甚至有始无终,因此可持续原则在健康场所建设中显得尤为重要和艰难。对此,一方面需要采用历史积累的方法,将其累积效应发挥出来;另一方面需要在项目设计和效果评价中采用利益相关者分析,将其综合效应展现出来。

第二节　健康促进学校

学校不仅是一个传授知识的场所也是让学生获得身心健康发展的重要地方。学校是进行健康教育与健康促进效果最好、时机最佳的理想场所,它为全社会教育提供一个创造健康未来的机会,是教育使命中最为基础的部分。学校可视为促进国家健康水平,提高人口素质的重要资源。

20世纪80年代国际上出现健康促进学校的概念。WHO于20世纪90年代初根据健康促进发展的新趋势,倡导学校健康促进工作的新模式——健康促进学校(health promoting school),并在欧洲若干国家试点。1992年建立了欧洲健康促进学校网络,发展迅速。WHO西太区于1994年开始推动此项工作,1995年在我国正式启动。WHO在全球推行健康促进学校的举措,是实现健康促进核心策略的体现和实施形式。本节所述有关学校健康促进的涵义、特征、实施内容等与WHO提出的"健康促进学校"是完全一致的。

当前,面对全面素质教育的开展,依据学生的身体、心理和社会行为等健康标准的要求,学校健康促进应该与时俱进,不断地跟上社会发展的脚步,在思想观念、教学内容、实施方式上及时地更新,以适应广大青少年的社会需求。《国家中长期教育改革和发展规划纲要(2010—2020年)》指出:"把促进学生健康成长作为学校一切工作的出发点和落脚点"。2013年教师节,习近平总书记在致全国教师的慰问信中提出:"希望广大教师做学生健康成长的指导者和引路人"。引导和促进学生健康成长,已成为学校办学的最重大的责任和最终极的目标。

一、学校健康促进的概念、意义和特征

(一)学校健康促进的概念

学校健康促进是在学校健康教育的基础上发展起来的。学校健康促进强调通过学校、家长和学校所属社区内所有成员的共同努力,给学生提供完整的、有益的经验和知识结构,创造安全健康的学习环境,提供合适的健康服务,动员家庭和更广泛的社区参与,共同促进师生健康。

学校健康促进把所有有利于发展和促进青少年健康的各种因素联系起来,并与相关组织形成广泛地合作。这种合作不是权宜之计而是以连续性的方式进行的。

学校健康促进的目标人群可分为一级和几个次级。一级目标人群指学生群体;次级目标人群指所有与学生生活、学习和周围环境密切相关的人们,包括学校领导、教师员工、学生家长、社区组织领导。此外,大众传播媒体对儿童青少年行为的影响不容忽视。因此,大众传媒可以说是学校健康促进目标的一个特殊领域。

(二)学校健康促进的意义

1. 学校健康促进是保证学生全面发展的重要条件 儿童青少年是接受教育、身心全面发展的良好时期,我们的教育方针是使受教育者在德、智、体、美、劳等各方面全面发展。学校健康教育和健康促进与"五育"关系密切,它们互相渗透,互相促进。

2. 学校健康促进是实现全民基础保健的有效途径 儿童青少年的可塑性大,是形成"动力定型"的关键时期,他们较易形成良好的行为、卫生习惯和生活方式,并对他们一生的行为与身心健康产生深远的影响。因此,做好学校健康教育与健康促进是实现和促进全民基础保健、提高群体素质的有效途径。

3. 学校健康促进是影响家庭、社会和整个人群的最重要途径 儿童青少年与家庭、社会有着

天然而广泛的联系。幼儿园儿童和中小学学生一旦获得卫生知识、价值观和行为技能,不仅儿童、青少年本身可以茁壮成长,而且必然对其父母、邻里、亲友和社会产生良好的影响,并有可能发挥移风易俗的作用。从培养造就一代新人的角度看,在中国要真正形成"人人讲卫生、户户爱清洁"的良好风尚和健康生活方式,从根本上改变卫生面貌,推进社会进步和精神文明建设,在较大程度上取决于学校健康促进的质量。

4. 学校健康促进是学校初级卫生保健工作的最根本措施　大量研究证实,成年期慢性病,如心脑血管疾病和癌症,都与童年期的不良生活方式有密切关系。所以从小培养健康生活方式对人的一生健康具有深刻而久远的意义。如不吸烟,不酗酒,三餐规律,不多食,不挑食,爱运动,勤俭节约,乐观、积极向上,行为有控制,不过早发生性行为,避免不安全性行为,不久坐等,减少患病危险因素,预防控制疾病的发生、发展,避免过早死亡。很多疾病和过早死都是可以预防的,其中培养良好的生活习惯至关重要。

5. 学校健康促进可获得较大的经济效益　国外学者通过分析认为:在学校进行高质量多元化的健康教育可获得较大经济效益。健康教育每投入 1 美元,社会将省下 13～14 美元的保健医疗费用。有些节约来自直接的花费,如节约可预防疾病的医疗费用,减少成年人吸毒、交通事故以及与药物相关的犯罪。另有一些是可间接降低的成本,如节省未成年人死亡和青少年意外妊娠相关的开支及因此而引起的生产力下降。

（三）学校健康促进的特征

1. 所应用的健康模式是完整的、系统的,包含了健康的身体、心理、社会和环境等多方面的因素及其相互关系。

2. 涉及物质环境,如建筑、卫生设施、清洁水和运动场地等。通过改善物质环境促进儿童青少年的健康状况。

3. 学校的社会文化背景对于维持积极地学习及支持心理健康,建立良好的人际关系和良好情绪非常重要。

4. 把区域和地方的卫生服务与学校联系起来,满足学校儿童、青少年的特殊健康问题的需求,如视力和听力问题,心理社会压力等。

5. 强调学生主动参加正规健康课程,以发展一系列与健康有关的终生知识和技巧。

6. 通过学生家长和社区的共同参与,促进学校与家庭、社区进行合作,使学校教育和社区教育结合,理论与实践结合,为儿童、青少年创造更有利他们健康发展的支持环境。

二、学校健康促进的任务、原则和内容

（一）学校健康促进的任务

健康教育和健康促进是以促进健康为核心的教育。学校健康教育和健康促进把培养青少年的健康意识,提高学生健康素质作为根本出发点,注重实用性和时效性。

1. 提高儿童、青少年卫生科学知识水平　儿童、青少年中某些不良的生活方式和卫生习惯的养成,往往是缺乏必要的卫生科学知识所致。通过课堂内外结合的教育方式向儿童、青少年传授卫

生科学知识是学校健康教育的主要任务(参见第十三章),其目的是帮助儿童、青少年提高卫生科学知识水平,将儿童、青少年的行为引向正确的方向。

2. 提高儿童、青少年生长发育水平　　儿童、青少年的生长发育水平与生活环境有密切关系。学校的膳食服务、体育教育(包括体育课、设备和课外活动)以及学校的卫生环境和家庭环境等均可影响儿童、青少年的生长发育。通过健康教育,能帮助儿童、青少年平衡膳食,合理营养,正确地进行体育锻炼,创造对生长发育有利的环境和因素,消除不利因素,提高生长发育水平。

3. 降低儿童、青少年常见病的发病率　　儿童、青少年正处在生长发育时期,对外界环境的适应能力及对某些致病微生物的免疫能力较差,往往由于不良的学习生活条件及某些不利的因素影响,易患某些疾病。常见的疾病有:近视、沙眼、龋齿、脊柱异常、鼻炎、蛔虫感染、运动外伤、贫血等。只要对儿童、青少年及时普及各类常见病的有关知识,大力开展健康教育,使学生掌握有关的预防知识和必要的技能,结合学校定期体检和矫正,可使患病率下降。

4. 预防各种心理障碍,促进儿童、青少年心理健康发展　　根据儿童、青少年的身心发育特点,开展心理健康教育,帮助儿童、青少年认识自己、充分发掘潜力;学会控制和调节情绪,能够克服心理困扰;树立崇高的人生理想;培养乐观进取、自信自律、负责守信、友善合群、开拓创新、追求卓越、不畏艰难的健全人格及社会适应能力,有效地提高儿童、青少年心理素质,为他们德智体的全面发展打下良好的基础。

5. 改善儿童、青少年对待个人和公共卫生的态度　　儿童、青少年对待卫生的态度如何,是促使其将卫生科学知识转化为行为和习惯的动力,是健康教育、健康促进取得良好的社会效益的前提。儿童、青少年对待卫生问题的态度,是通过卫生知识的学习及周围环境的影响而逐步形成的,且一旦形成,要想改变就比较困难。为此,我们必须抓紧生命早期这一有利时期,让儿童、青少年运用卫生科学知识,逐步形成良好的卫生行为和习惯。

6. 培养儿童、青少年的自我保健能力　　当前,医学模式正在从"疾病管理"向"健康管理"转变,健康保健的观念正在从依靠医疗机构的"依赖型"向多依靠自己的"自助型"转变,而自助型和健康管理的核心则是个人良好的生活习惯的培养和发展自我保健意识及能力。导致成人期死亡的许多疾病如心血管疾病、肿瘤等均与其不良的卫生习惯及生活方式有关,而其起因往往是在儿童、青少年期。因此,必须从儿童、青少年期开始培养自我保健的意识和能力,为其终身的健康打下良好的基础。

（二）学校健康促进的原则

1. 坚持健康知识传授与健康教育技能传授并重原则。

2. 健康知识和技能传授呈螺旋式递进原则。

3. 健康知识传授、健康意识与健康行为形成相统一的原则。

4. 总体要求与地方实际相结合原则。

5. 健康教育理论知识和学生生活实际相结合原则。

在进行学校健康教育时,做到重点突出、循序渐进,不断强化和促进健康知识的掌握、健康技能的提高、健康意识的形成、健康行为和生活方式的建立。

（三）学校健康促进的内容

根据健康促进的涵义,学校健康促进的实施内容应该是综合、全方位的,全面影响学校生活的各个方面,渗透于儿童、青少年的学习和生活之中。

1. 学校健康政策的制定

(1)学校把健康教育规划纳入整个教育工作计划之中,并有明确的责任制度。

(2)学校保证实施健康教育有关政策。

(3)健康检查制度。

(4)根据《全国学生常见病防治方案》的要求,制定本校学生常见病防治制度。

(5)制定防治传染病(包括艾滋病)制度。

(6)制定保证男女平等和避免欺弱行为发生的政策。

(7)制定保证学生必要膳食营养摄入的政策。

(8)制定校内禁止吸烟和非法使用药物的措施,并禁止学生饮酒。

(9)学校内有安全防范和急救措施。

2. 学校健康的物质环境

(1)学校的建筑和设施应符合国家有关学校卫生标准及学校建筑规范。

(2)学校的卫生设施应符合国家有关的卫生标准和要求。

(3)学校食堂卫生符合国家有关食品卫生法规、标准的要求。

(4)学校不得出售不利于学生健康和安全的食品和用品。

(5)组织学生参与维护校园清洁、绿化、美化的活动。

(6)对上述学习环境、必要设备进行定期监测,并保证符合国家卫生标准。

(7)接受有关部门的卫生监督检测。

3. 学校健康社会环境(healthful school social living) 是指激发和促进师生参与健康活动,主动培养健康意识和健康行为的外部环境,包括学校的政策和人文环境,这些环境的营造与建设不仅发挥环境育人的直接作用,还会间接影响和改变师生的健康观念和健康行为的形成。

(1)学校要创造一个互相关心、信任和友好的环境,树立良好的校风。

(2)教师对学生不施加苛刻的纪律,并鼓励学生主动学习,尊重学生个性发展。

(3)学校对有特殊困难的学生提供适当的支持和帮助。

(4)不同民族、性别的学生都应受到尊重。

4. 建立良好的社区关系

(1)学校应主动向社区及家长通报学校健康教育计划,以争取其合作与支持。

(2)社区应支持并参与学校的健康教育活动,帮助学校创造良好的周围环境。

(3)学生家长应主动保持与学校的联系,并参与学校健康教育活动。

(4)学校应积极争取大众传媒合作,向社会通报学校健康教育活动以争取社会舆论的支持。

5. 培养个人健康技能

(1)学校将健康教育课纳入教学计划,做到有课时、有教材、有教师、有规范的教学管理过程,有评价资料(如试卷等)。

(2)培养学生良好的个人卫生习惯,掌握个人健康技能。

(3)组织和鼓励学生积极参加健康教育课外活动,并将健康知识向家庭和社区传播。

6. 开展健康服务

(1)定期对师生进行预防性体检,建立健康档案。

(2)开展学生常见病综合防治。

(3)为学生提供心理健康咨询服务。

(4)开展免疫接种,防治传染病。

依据新时期学校健康教育的需求,为贯彻落实《中共中央国务院关于加强青少年体育增强青少年体质的意见》(中发〔2007〕号)对健康教育提出的工作要求,进一步加强学校健康教育工作,教育部于 2008 年 12 月印发《中小学生健康教育指导纲要》(教体艺〔2008〕号)提出中小学健康教育内容包括 5 个领域,即健康行为与生活方式、疾病预防、心理健康、生长发育与青春期保健、安全应急与避险。并根据儿童青少年生长发育的不同阶段,依照小学低年级、小学中年级、小学高年级、初中年级、高中年级 5 级水平,把 5 个领域的内容合理分配到 5 级水平中。5 个不同水平互相衔接,完成中小学校健康教育的总体目标(具体内容可参见《中小学生健康教育指导纲要》)。

三、学校健康教育的实施途径和保障机制

(一)转变观念、统一认识

学校健康促进体现了先进的公共卫生观念,促使学生全面提高综合素质,与学校教育方针完全一致。目前一些争创健康促进学校的校方领导已转变了观念,然而,有些学校仍存在"应试"教育的弊端,忽视了对学生全面素质的培养。必须切实转变决策层的观念,提高对学校健康促进目的、意义的认识,树立信念,调动各方面的积极性和创造力,把"健康促进学校"纳入学校的日常规划和管理中。

(二)建立学校健康促进领导和工作机构

实施学校健康促进的单位须成立由校长及其他主要负责人参加的健康促进领导小组,由校德育处、教务处、总务处、少先队、共青团、学生会、校医室等部门组成,还应吸收街道办事处领导及家长代表参加。定期召开会议,检查督促学校健康促进各项计划的实施情况,并对计划实施中出现的各种问题进行研究,以保证健康促进目标的实现。各部门都应有明确的职责与分工,实行目标管理。

(三)制订学校健康促进规划

1. 根据 WHO 西太区办事处《健康促进学校发展纲领》及国家教委、卫生部门对学校健康促进内容评估的规定,以及省、市(县)的具体要求,制订出各学校切实可行的规划。

2. 制定实施学校健康促进各项目标的保证措施,以及为调动全体师生、员工和家长的积极性而制定激励政策。

3. 制定学校健康促进政策,即结合本校实际情况制定有可行性的学校健康促进的工作目标和政策保证。

4. 广泛动员学校全体学生和教职员工,争取社区代表和家长代表参加。通过学校共青团,少先队,学生会,社团组织等众多渠道开展丰富多彩的健康促进活动。

5. 经常性地,有计划、有步骤地开展各项活动,并进行监测与评价。

四、学校健康促进的效果评价

学校健康促进的评价是学校健康促进总体规划的重要组成部分,它贯穿于整个规划的全过程,是衡量学校健康促进规划的科学性、可行性的尺度,并为管理者、教师、学生及家长提供最客观的反馈信息。

（一）评价的原则

波勒克(Pollock)提出学校健康教育评价的 7 条原则可供借鉴。

1. 评价应是连续的,与整个计划同步。

2. 评价应围绕着学校卫生计划中所有重要的方面。

3. 评价应关心结果、步骤和内容。

4. 评价应是合作性的,即有关人员都应参与,包括学生、领导、教师、医务人员、专家和社区代表。

5. 评价重点应放在计划的目标和目的上。

6. 评价应有一个长期计划。

7. 评价应收集资料和保存记录。

（二）评价的时间与内容

学校健康促进的评价应在健康促进计划设计的同时就制订一个完整的评价设计,评价与计划的开展同步进行,而基线资料的收集则是早于计划的开展。一般采用流行病学和社会学的方法进行评价。评价所涉及的对象,不仅是计划所覆盖的儿童、青少年,另外还包括对其行为改变及巩固起较大作用的教师和家长等。

评价的内容除了知识、信念、行为三个方面外,更要把生长发育水平及健康状况等指标作为重要的评价内容。

（三）评价的方法与指标

1. 健康知识的评价　最常用的方法是问卷法,即围绕着干预的内容及有关的知识进行书面测验。为了激发儿童的兴趣与热情,也可采用卫生知识竞赛的方式,包括个人、小组以及以班级等为单位进行,对优胜者予以奖励。

关于健康知识的评价指标,对群体可以得分的及格率作比较;对个体可用自身的前后对照得分情况来衡量。但这种对照不能排除来自该计划外的干扰因素,故要使结果有说服力,应该设立另一群其他条件相同,但未进行干预的儿童作为对照。除了及格率以外,不同群体卫生知识测验平均得分的比较,也可作为参考的指标。

2. 健康信念的评价　学生的卫生保健信念是指他们对卫生知识、卫生保健设施及卫生行为所持的认识、观点和态度的概括。卫生保健信念有各种表现形式,评价的指标也较多,例如:对某些正确及不正确卫生行为的肯定或否定率等。

3. 健康行为的变化　反映健康行为的指标较为客观、可靠,应作为对学校健康教育和健康促进效果评价的主要依据。

(1)正确卫生习惯的形成率:使儿童、青少年养成良好的卫生习惯及健康的生活方式是学校健康教育的主要目的之一,通过干预前后卫生习惯形成率的比较可反映儿童、青少年在卫生行为方面的转变情况。

(2)各类群众性卫生保健活动的参加率:在卫生知识水平提高、卫生保健信念增强的基础上,儿童、青少年会自觉地参加一些群众性的爱国卫生运动及宣传教育活动、卫生知识竞赛、定期的健康检查等。根据类似性质的活动在计划前后自愿参加率比较或干预人群与非干预人群之间的比较来进行效果的评估。

4. 生长发育水平的变化　通过定期的体格检查及身体素质的测试,与当地的生长标准进行比较,用等级评价方法等可看出在开展健康教育儿童、青少年中,不同发育水平儿童、青少年所占比例的多少。也可用百分位数法来衡量,观察常用的生长指标在该儿童、青少年所属的年龄与性别的百分位数的上升或下降情况。例如,原来体重过重的肥胖儿童、青少年经干预后,体重所处的百分位数位置有所下降。

5. 健康状况的增进　健康状况的改善与否是衡量学校健康教育效果的客观指标,常用以下几种。

(1)患病率:如近视的患病率、龋齿患病率等。

(2)发病率:如急性传染病、外伤等。

(3)月病假率:某月病假总人日数/同月授课总人日数×100%

(4)从较远期的效果来衡量,可用死亡率作为评价指标。

6. 公共卫生面貌的改善　实际上是对学生信念及行为改进的一种间接评价,包括学生的精神面貌和道德风尚的改变。例如每天清洁值日工作及大扫除的积极性增高,自觉地成为保护环境卫生的义务宣传员,主动与不卫生行为作斗争的情况等。

第三节　健康工作场所

WHO 资料显示,全球约50%的人口为20~60岁在业人口,作为经济和社会发展的主要贡献者,其文化技术素养、身心健康不仅关系到劳动者个人及家庭的幸福,也关系到企业的生存和国家的稳定发展。第六十届世界卫生大会审议通过的《劳动者健康全球行动计划(2008—2017)》中指出,职业人群健康是生产力和经济发展的基本前提。随着我国社会转型、生活节奏加快及竞争加剧,职业人群的职业压力增大、工作负担加重,其健康状况令人担忧。工作场所(又称职场)是职业人群从事生产活动的一切环境的集合,健康工作场所环境建设是在"健康中国"战略思想和"大健康"的背景下提出的,能有效维护职业人群的身心健康,具有良好的社会、经济效益,保障企业和社会的可持续发展。

一、健康工作场所概述

（一）基本概念

健康工作场所（healthy workplace）是在"健康中国"理论框架下提出的，既涵盖工作场所环境介质及环境因素对职业人群身心健康和疾病发生发展影响，又涵盖相关社会环境对职业人群健康影响的集合，具有综合性和复杂性。WHO将其定义为：从业人员和管理人员合作，在充分考虑心理、生理和社会关系等资源后，采取的持续保护和促进职业人群健康、安全和福祉以及工作场所可持续性的过程。

工作场所健康促进是指以教育、组织、法律（政策）和经济学手段，干预对健康有害的行为、生活方式和环境，以促进职业人群健康。通过采取综合性干预措施，包括加强企业管理的政策、法规和组织，职工积极参与健康教育活动以及加强卫生服务等措施，以改善工作场所作业条件、控制健康危险因素、增进职工健康生活方式、降低病伤及缺勤率，从而达到促进职工健康、提高其职业生命质量（quality of working life）和推动经济持续发展的目的。

（二）健康工作场所的目的及意义

建设健康环境是健康中国的主要目标之一，是实现"人人享有健康"的生产生活环境的必要手段。工作场所作为职业人群进行生产活动的环境，对从业者身心健康影响甚大。健康工作场所就是通过对工作场所内的人群、环境、社会关系的综合干预，以达到维护和促进职业人群身心健康，延长职业人群的职业生涯，提高企业的竞争力，助力国家经济发展和健康中国建设的目的。

1. 职业人群在社会发展中的地位突出　职业人群是人类社会最富有生命力、创造力和生产力的宝贵社会资源，他们的文化技术素养、身心健康水平、社会适应能力将直接影响人类社会进步和国民经济的发展，同时也影响企业的生产效率和企业的生存与发展。

职业人群作为社会群体，同时承担着生产劳动、家庭生活、社会活动等多方面的压力和负担，除面临与一般人群相同的公共卫生问题外，作为从事某一特定职业的群体，还面临诸如化学性、物理性、生物性以及职业心理与紧张等职业危害因素的威胁。创建健康工作场所，为职业人群提供安全舒适的劳动环境，良好的作业条件，和谐的人际关系，适应良好或能充分发挥才智和实现人生价值的工作，均有利于职业人群的身心健康，对提高国民整体健康水平也具有重要的现实意义。

2. 职业人群的职业健康问题严峻　近年来随着我们经济的持续发展，工农业生产活动活跃，工作场所安全事故时有发生，如广为关注的尘、毒、高温、噪声、振动等生产性有害因素对职工健康的影响。据初步统计，我国乡及乡以上工业企业中，约有4500万职工接触各种有害因素，其中45%从事粉尘作业，20%从事化学毒物作业，另有30%主要从事物理性有害因素的作业。农村职业健康问题的重点是农药中毒。目前我国每年使用农药近百万吨，直接和间接接触农药的人口在2.0亿人以上。每年有数以万计的人群因农药的运输、保管和使用引起中毒，接触农药而产生的健康影响更无法估量。创建健康工作场所不仅要面向国有大中型企业，更要面向众多的乡镇企业和广大的农民群众。

3. 创建健康工作场所是对职业人群和工作环境的综合性干预，投入少产出高　人类社会的一切物质财富和精神财富都是由职业人群创造的。职业人群的文化技术素养,包括健康素养,通过对生产力水平的影响,直接影响企业、国家在国际竞争中的地位,"低素质—低生产力"的恶性循环往往带来的是难以改变的落后状态。近年来,职业人群过高的医疗费用开支和因病伤缺勤对企业和国家所造成的经济损失,已经引起了广泛的社会关注。要想打破这种恶性循环,一是依靠发展教育和科学技术,二是依靠发展卫生事业,特别是开展工作场所健康教育和健康促进活动。WHO 的一项研究结果显示,工作场所健康促进项目可以通过提高职业人群健康素养,有效控制医疗费用支出和缺勤所致的经济损失。该项目实施近 4 年来,病假缺勤率降低 27%,工伤补偿和残疾赔款平均减少32%,健康保健费用平均减少 26%。三是要同时开展健康工作场所干预,消除或控制健康危险因素,维护和促进职业人群身心健康,通过综合干预措施增强企业和国家的国际竞争力,进而提高经济效益。

二、健康工作场所的内容

健康工作场所不仅是控制健康危险因素,更是完善职业健康支持性环境,从而维护和促进职业人群健康的全过程。随着经济发展和工作场所竞争加剧,我国职业人群失能从过去的以职业病和职业伤害为主要原因,变为职业病、职业伤害和职业心理问题并重。

（一）依托工作场所健康促进,预防职业病和职业伤害

1. 职业病　职业人群的生产过程常受到生产环境危险因素影响,按照危险因素的性质分为:化学性因素、物理性因素和生物性因素。国家卫生与计划生育委员会数据显示,2014 年全国共报告职业病 29 972 例,其中职业性尘肺病 26 873 例;急性职业中毒 486 例,慢性职业中毒 795 例;职业性肿瘤 119 例;物理因素所致噪声耳聋 825 例。

工作场所中与从业者密切相关的物理性因素包括气象条件,如气温、气湿、气流、气压;噪声和振动;电磁辐射,如 X 射线、γ 射线、紫外线、可见光、红外线、激光、微波和射频辐射等,其中噪声性耳聋最为常见。木工、机械制造工人、空军飞行员等因长期处于链锯、内燃机、重型机械、枪炮声或飞机声等 85dB 以上强噪声环境,常发生进行性听力减退及耳鸣,若不及时纠正,就会发展为噪声性耳聋。

在生产过程中,原料、中间产品和生产过程中的废物均可对从业者的健康产生危害。主要包括职业接触毒物、致癌物质,粉尘,农药等。其中最常见的是职业接触粉尘所致尘肺(按照粉尘性质共分 5 类 12 种)。煤炭、有色、机械、建材、轻工等企业从业者由于长期吸入生产性粉尘易引起尘肺病。

生产原料和生产环境中存在的致病微生物、寄生虫及动植物、昆虫等及其所产生的生物活性物质统称为生物性有害因素,如炭疽杆菌、森林脑炎病毒,以及生物病原物等。布鲁氏菌病是一种人畜共患的急性传染病,牧民、挤奶工人、屠宰工、兽医和畜牧化验员等通过接触感染的动物、食用被感染的食物以及实验室接触等方式受到传染。

2. 职业伤害　职业伤害(occupational injuries)又称工作伤害,简称工伤,是指在生产过程中,由于外部因素直接作用使劳动者突发意外损伤。物体打击、机械伤害、农药中毒、高空坠落、电击伤害、车辆伤害及操作事故被认为最常见的事故类型。据国家安全生产监督管理总局统计数据显示,2010年全国发生各类工伤事故 363 383 起,死亡 79 552 人,工伤造成重大的人员伤亡和沉重的经济负担。

3. 建设健康工作场所，预防职业病和职业伤害

(1) 改善工作环境,治理职业有害因素,预防职业病的发生:工农业生产及科学研究过程中都会产生不同种类的尘、毒等有害因素。因此,预防和治理工作场所中的粉尘、化学毒物、物理性等有害因素,改善工作环境,预防职业病及职业伤害的发生,是目前职业卫生工作的重点,也是职业健康教育及健康促进工作的重点。

(2) 加强职业卫生知识教育,提高从业人员自我保护意识:通过各种形式的传播媒介、健康服务和干预措施,使职工了解个体及所处的环境,包括人的基本生物学特征、个人的嗜好、行为和生活方式、生活环境等个体影响因素以及作业环境、接触到的有害因素等环境因素对健康的可能影响,参与环境和生产方式的改变,以控制影响健康的危险因素。

(3) 加强法律法规教育,明确权利责任:职业卫生法规教育是职业健康教育的重要内容之一。职业卫生法规教育与职业健康教育互相促进。由于职业卫生问题是劳动者在从事某种工作过程中"被动"接受的,《职业病防治法》明确规定,企业领导或组织者应向职工说明职业危害因素,职工也有知情权,以保护自身的合法权益。

(4) 改变不良作业方式,预防与工作相关的疾病发生:不良作业方式由客观的生产劳动所决定,同时也与个人主观的习惯有关。长期站立作业的职工如售货员、理发员、外科医生等,由于重力作用易引起下肢静脉曲张、痔疮、内脏下垂等健康问题;长期从事视屏作业、手动机械作业、强迫体位作业、搬运作业等也可引发相关疾病。因此,通过健康教育,改变职工不良作业方式,预防与工作相关的疾病十分必要。

(5) 通过初级卫生保健加强对缺乏医务照料的职业人群的保护:缺乏医务照料的职业人群(underserved working population)指某些未包括在国家卫生服务范围内的职业人群,如农民、乡镇企业工人、未成年工人以及雇工等。我国是农业大国,农村人口众多,但由于地理、交通、经济、文化风俗等原因,农民所能得到的医务照料远不及城市工人。同时由于农民文化程度相对较低,性别、年龄构成广,生产方式落后且场所分散,难以实施成套的、规范的健康教育。近年我国乡镇企业得到迅猛发展,据估计,全国乡镇企业数达 200 万个以上,乡镇企业职工人数达 9000 万,由于生产技术落后,资金缺乏,企业管理水平相对较低,劳动防护设施简陋或缺乏等问题,粉尘、毒物等职业危害因素也日趋严重。

对缺乏医务照料的职业人群的健康教育通常是通过初级卫生保健(primary health care)来加强落实。例如:①扩大基层卫生保健网的覆盖率,改善服务质量;②举办短期培训班,对基层卫生医务人员进行职业健康教育,以便对缺乏医务照料的职业人群开展基本的职业卫生服务,并与初级卫生保健紧密结合;③通过农村新闻媒介及通俗读物对其进行健康教育。

(6) 坚决落实国家法律,保护职业妇女权益:妇女由于身体结构的解剖生理特点,长期从事重体力劳动和有害作业会对机体产生不良影响,主要表现为子宫下垂、子宫脱落、骨盆发育异常、流产、早产、月经失调、慢性肌肉关节劳损及骨关节病。妇女生殖功能的每一个环节都可能受到职业性有害因素的影响,不仅可引起月经、妊娠功能障碍,还可能累及至下一代。为了防止职业有害因素对职业妇女健康造成损害,党和政府高度重视,与妇女职业卫生有关的法制建设取得了突破性进展,1998

年国务院颁布了中国历史上第一个有关妇女劳动保护的法规——《女职工劳动保护规定》,又相继颁布了《女职工禁忌劳动范围的规定》和《女职工保健工作规定》等行政法规。企业有责任使妇女了解相关的劳动保护法规,保护妇女的合法权益,以达到保护促进职业妇女健康的目的。

(二)开展职业心理健康教育,预防职业紧张

工作场所中除存在生物性、化学性和物理性因素可致职业性危害外,还可能存在引起职业紧张(occupational stress)的不良因素,这类因素通常被称为职业紧张因素。职业紧张可以是心身疾病的病因,也可能是诱因或促成因素;紧张使自主神经功能或内脏功能发生变化,当这种变化是可逆性的生理反应时,称"心理生理反应",当这种变化为持续性或器官组织已发生病理变化时,则称为"心身疾病"。

1. 工作场所中职业紧张因素分类

(1)工作特征因素:①工作环境条件,如噪声、照明、气味和其他感官刺激物等;②轮班作业;③工作时间过长;④技术更新;⑤工作负荷;⑥时间压力;⑦情感需求;⑧付出-回报失衡。

(2)个体在组织中的角色:①角色模糊;②角色冲突;③个人目标与组织目标的冲突;④责任。

(3)工作中的人际关系:①与上级的关系;②与同事的关系;③与下属的关系。

(4)职业生涯发展:工作缺乏安全性、担心失业、退休、过度的赞誉及过快的提升等均可导致职业紧张。

(5)组织的结构和气氛:组织中的职工没有归属感、缺乏足够的参与机会及与同事和领导之间缺乏工作上的交流和协商等。

2. 工作场所中易引起职业紧张的工作或职业　①长期从事简单重复的作业,如各种流水线作业人员、司机、速录员等;②长期与社会、家庭隔离的工作,如远洋航运、捕捞,天文观测与极地考察等;③上班时间经常变动的工作,如医务人员、火车司机等;④精神高度集中的工作,如高空作业、宇航与导航、监听与监视作业等;⑤企业管理者;⑥职业变化或失业、下岗等。

3. 职业紧张的干预框架

(1)第一级预防:为减少或消除职业紧张因素或改善资源(如社会支持),第一级预防主要针对的是组织因素和物理性工作环境等因素。预防措施包括:改善组织文化、改变个人的工作负荷、工作再设计、清晰描述工作以避免角色冲突、增加个人在决策中的参与、保护职工免受暴力侵害、相关政策的制定和修订,等等。

(2)第二级预防:第二级预防主要改变职工对工作中紧张因素的反应方式,措施包括:①为职工提供应对紧张性工作条件的知识、技术和资源;②对已经发生短期紧张反应(症状)的职工或其他紧张的早期体征的职工,防止紧张状况进一步发展。干预措施包括:培训(在健康促进或心理学等领域,如应对策略)、体育锻炼、放松和冥想等。

(3)第三级预防:第三级预防旨在治疗和帮助已经暴露工作紧张并产生持久的紧张相关性健康结局(如抑郁、焦虑等)的职工,措施包括:给予职业康复服务、咨询以及员工援助项目(employee assistance programs,EAP)等。

EAP又称员工心理援助项目,是企业为员工设置的一套系统的、长期的福利与支持项目。通过

专业人员对组织的诊断、建议和对员工及其直系亲属提供专业指导、培训和咨询,旨在帮助解决员工及其家庭成员的各种心理和行为问题,改善员工身心健康水平。在行为科学的基础上,员工心理援助专家可以为员工和企业提供战略性的心理咨询、解决问题,以创造一个有效、健康的工作环境。EAP 有着一整套机制:除了提供心理咨询之外,它还可以通过心理健康调查、培训、讲座、电话咨询、网络咨询或其他认可的标准,在系统、统一的基础上,给予员工帮助、建议和其他信息。

减轻或消除职业紧张应从多方面着手,企业的管理者首先采用先进的管理模式,合理地组织劳动与生产,正确地处理管理者与职工之间的关系,同时要不断地对职工进行生产技能与思想认识的培训与教育,还要进行心理健康教育,即根据职工的心理生理特点,教育职工正确认识自己的社会分工和角色,充分认识自己的能力、作用和价值,正确地处理人际关系。对于精神或心理有异常表现者,应尽快提供心理咨询、诊断和治疗;对于已有其他病症者也应尽快给予诊治。由 17 部委联合印发的 2008—2015 年全国精神卫生工作体系发展指导纲要、工作规划和指导意见等政策性文件中提出:"要针对不同地区、不同类别职工的具体情况制订适宜计划,定期开展职工心理健康教育、心理问题预防和疏导,缓解职工因工作、竞争、失业、家庭生活等带来的压力,切实维护职工的合法权益"。

三、建设健康工作场所策略

1. WHO 健康工作场所模型　2010 年世界卫生组织提出了健康工作场所模型(图 14-1),包含了四个影响途径、八个过程和两个核心原则,并归纳出营造健康工作场所的五大要素。

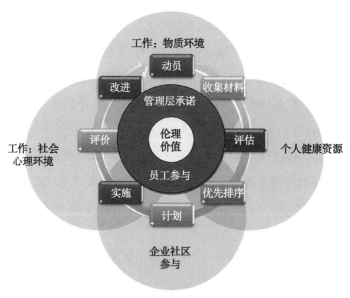

图 14-1

WHO 健康工作场所模型:影响途径、过程和核心原则

(1)影响途径、过程和核心原则:世界卫生组织健康工作场所模型包括四个相互交叉重叠的途径:①物质工作环境:指工作场所的建筑结构、空气、机器、家具、产品、半成品、化工产品、原辅材料、废弃物和生产过程,这些因素会影响职工的身心健康、安全和福祉;②社会心理环境:不仅包括企业文化,还包括影响职工身心健康的态度、价值观、信仰以及日常行为;③个人健康资源:指企业为职工

提供的健康服务、信息咨询、资源、机会和灵活性以及相关的有利环境,支持和鼓励职工保持健康的个人生活方式,监护个人身心健康状况;④企业社区参与:指企业参加所在社区的活动或为社区提供自己的专业指导和资源,为社区健康发展提供支持。企业与所在社区之间相互影响,企业所在社区的自然环境和社会环境很大程度影响职工的健康,尤其应关注影响职工及其家人身心健康、安全和福祉的因素。

根据以上影响途径制定了八个工作场所健康促进的主要过程:①组织动员:动员雇主及职工投入时间和精力进行变革,首先必须要收集有关他们的需求、价值观和需要优先解决的问题等资料。不同的人会持有不同的价值观,在不同的道德框架下行事,促使他们行动的因素也不尽相同,若能从高级管理人员、工会领导人或领导者中得到允许、获得个人卫生资源或支持,工作场所健康促进工作的开展将是非常顺利的;②资源整合:一旦核心部门领导被调动起来,他们便会履行承诺,组建"健康工作场所团队",并配备所需资源,以便实施特定的工作场所改善计划;③需求评估:健康工作场所团队需要评估企业和职工的现状、企业和职工对未来条件和产出的需求,主要收集包括职工的人口统计信息、疾病损伤、工作场所有关的伤害和疾病、短期和长期残疾、企业及职工的愿景、识别工作场所的危害源和对危害源评估得出的关键基础数据等;④优先排序:虽然对健康产生直接的影响因素可作为优先项目,如限制职业危害因素暴露,但设定优先排序标准时,应考虑多方面的因素的共同作用;⑤制订计划:制订计划是一个重要步骤。在初始阶段,根据企业规模及自身特点,中小型企业制订的计划可能会相对简单,计划可聚焦于一些已识别的对健康至关重要的和最易实现并附有具体时间表的项目。在大型企业中,计划中要含有将来3~5年的整体规划,在较长的时间框架下安排总体活动,解决优先问题。规划应设立一些长期目标并设定分目标以便衡量成效;⑥活动实施:是将行动计划付诸实践,计划中的每一个活动都应明确实施团队中的具体责任人,并确保落实到位;⑦项目评价:对实践过程和实践结果进行综合评估,包括短期和长期评估。评价对于了解整个项目中有效和无效的措施及原因是非常必要的;⑧改进完善:最后这一步骤也是下一个行动周期的开始,包含以评价结果为基础改善已实施的项目,便于完善下一轮循环的各步骤。

在这个模型中,核心的关键原则是基于良好商业伦理和价值观的管理层的承诺和职工参与。

(2)营造健康工作场所的五大要素

1)管理层的承诺和参与:动员和获得主要利益相关者(如高级领导、工会领导)的承诺,将健康工作场所纳入企业的经营目标和价值观中,通过制订和采取一套完整的政策为承诺提供重要的证据,政策必须由企业最高权力层签署,明确表明倡导健康工作场所是组织经营战略的一部分。

2)劳动者及其代表的参与:劳动者必须有一个集体表达意见的途径,能够积极地参与到计划、风险评估及管理过程中的每一环节,并确保其意见和建议能够被认真地考虑。

3)商业伦理与合法性:国家和企业应该通过强化职业卫生法律法规的执行和监督,对劳动者及其家庭和大众负责,保障职业人群的生命安全和身心健康。

4)使用系统综合的流程以确保有效和持续的改进:企业对健康工作场所应该有战略性承诺,通过系统综合的流程以确保有效和持续的改进。

5)可持续发展和一体化整合:将健康工作场所这一目标整合到企业的总体战略经营计划中,将

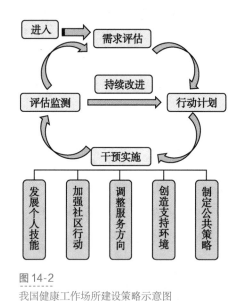

图 14-2

我国健康工作场所建设策略示意图

职工和社区的健康、安全和幸福放在首位,用全面综合的视角审视与工作场所健康和安全相关的所有方面,同时考虑外部的影响因素(如社区中的基层医疗保健资源情况等),通过制订行为准则和产出目标的绩效管理系统,规范所需要的行动。

2. 我国健康工作场所建设策略　2007 年开始,在我国 9 个省(市)8 个行业的 23 家企业中开展了健康促进企业"试点工作",目前已经有 12 家企业通过了阶段性评估,总结出了机械制造业、电力行业、制药行业、化工制造业、电子制造业和饮料制造业工作场所健康促进的实践经验。我国的工作场所健康促进试点工作模式与 WHO 健康工作场所模型从内容、工作程序和方法上基本上是一致的,且取得的实践经验更有可推广的现实性(图 14-2)。

(1)强调顶层设计和部门协作:健康工作场所建设涉及卫生、安检、环保、人力资源和社会保障等诸多部门,实施需要政府主导、多部门协同,通过国家顶层设计,从全局的角度统筹规划,以集中有效资源,才是健康工作场所建设顺利推行的捷径。

(2)致力行业发展和形象建设:健康工作场所建设是通过促进本行业技术革新来减少职业病和职业伤害的发生,通过扩大行业的社会影响力,力争形成社会广泛尊重的职业形象,这对从业者的心理健康十分有益。

(3)企业管理者教育和从业人员教育并重:从单个企业而言,健康工作场所建设强调企业管理者和从业者并重的健康教育模式。管理者只有对员工健康和企业盈利、竞争力的关系有深刻认识,才能自觉地将健康工作场所建设作为企业管理的重点之一,自上而下的推行;从业人员只有深刻认识健康工作场所建设与其休戚相关,才能自觉遵守。

第四节　健康社区

社区是居民从事生产和日常生活的基本环境,有着相对独立的社会管理体系和服务设施。健康社区是在"健康中国"战略思想和"建设健康环境"具体要求的背景下提出的,是"以人民健康为中心""全方位保障人民健康"的具体体现,是我国卫生保健事业的重要组成部分和实现基本公共卫生服务均等化的重要举措。

一、健康社区概述

(一)基本概念

1. 健康社区(healthy community)　是指通过社区健康促进,使个人、家庭具备良好的生活方式和行为方式,在社区创建良好的自然环境、物理环境、社会心理环境,达到创建具有健康人群、健康环境的健康社区。其内涵囊括了健康政策、健康环境、健康人群和健康管理体系等要素。

美国卫生和人类服务部(DHHS)将健康环境定义为:最广泛意义上的环境对人类健康、疾病和损伤等方面的决定或影响。不仅包括各种化学、物理和生物因素的直接作用,而且包括更广泛物质和社会环境对健康的影响,包括住房、城市发展、土地利用和运输、工业和农业等。将这个定义具体到社区中,健康社区就是既涵盖社区(城市、农村)环境介质及环境因素对社区居民身体心理健康和疾病发生发展影响,又涵盖社区相关社会环境对人群健康影响的集合。

2. 社区健康教育(community health education)　是指以社区为单位,以社区人群为对象,以促进社区健康为目标,有组织、有计划、有评价的健康教育活动和过程。其目的是发动和引导社区居民树立健康意识,关心个人、家庭和社区的健康问题,积极参与健康教育与健康促进规划的制订与实施,养成良好的健康行为和生活方式,提高自我保健能力和群体的健康水平。

3. 社区健康促进(community health promotion)　是指通过健康教育和社会支持改变个体和群体行为、生活方式和环境影响,降低社区的发病率和死亡率,提高社区人群生活质量和文明、健康素质的所有社会活动。社区健康促进由两大要素构成:健康教育及其他能促使个体行为和社区环境向有益于健康的方向改变的一切支持系统。即强调人群行为改变所需要的社会管理机构的各种支持,强调社会参与和多部门合作。它的关键策略是激励全社会居民关心自己的健康问题,积极参与本社区健康促进规划的制订与实施。因此,以社区为基础开展健康促进立体框架综合干预,是有效提高社区健康水平的最佳途径。

(二)健康社区的目的及意义

健康社区就是要通过社区健康促进降低社区的发病率和死亡率,提高社区各年龄段人群生活质量和文明、健康素质的所有社会活动过程。

1. 社区是城市的基本单位,没有健康社区就没有健康中国　2016 年 8 月中共中央政治局会议审议通过的《"健康中国 2030"规划纲要》中,将健康城市和健康村镇建设作为推进健康中国建设的重要抓手,强调通过广泛开展健康社区、健康村镇、健康家庭建设,提高社会参与度,以全方位、全周期保障人民健康。从国家战略高度明确了健康社区(包括农村社区)建设在健康中国建设中的重要地位。

2. 社区具有相对独立体系,便于开展健康促进　目前我国的社区类型有城市、农村和乡镇社区。社区规模的划分,一般城市社区单位按地(市)、县(区)、街道、居委会;农村社区单位按县、乡、村划分。乡镇社区是农村城市化进程中的产物,具有城市社区和农村社区双重属性。在城市以街道、居民委员会为基本干预单位,农村以乡、行政村为基本干预单位,有利于组织实施健康促进。

3. 社区人群面临着众多健康问题　社区是人们生活活动的主要场所,社区人群是涵盖了所有性别和年龄段的人群,他们不但面临着各自性别年龄常见的慢性非传染性疾病危险因素的挑战,还面临着共同地域带来的地方病、较为频繁的社会交往带来的传染性疾病及不良生活习惯、风俗的影响。除此之外,社区的自然环境、社会环境、社区文化等也影响着社区人群的身心健康。尤其是儿童和老人,因其主要在社区活动,受影响最大,这两类人群是健康社区建设的重中之重。

二、健康社区的内容

随着健康中国战略的提出,我国不断加强了对基本公共卫生服务均等化的投入,颁布了多版《国家基本公共卫生服务规范》,从操作角度指导城市社区卫生服务中心和农村乡镇卫生院为城乡居民提供一般人群及特殊人群(儿童、孕产妇、老人)健康管理、健康教育、慢性病和精神疾病管理及社区照护、预防接种、传染病报告等基本公共卫生服务,取得了相当好的效果。

（一）控制传染性疾病在社区的传播

以社区中最常见的流行性感冒为例简述以社区为单位进行传染性疾病防控的要点。

1. 对个人和家庭进行健康教育　流感高发季节建议社区居民减少社交接触、加强个人卫生、保证环境通风。在社区倡导"咳嗽礼仪"即咳嗽和打喷嚏时遮掩口鼻,与他人保持一臂距离,以防飞沫传播。这也是世界卫生组织大力推荐的公共卫生措施。

2. 对特殊人群提供强化保护　社区中生活的老人和小孩属于疾病的易感人群,在疾病高发时需要加强个人防护。在流感高发时应提示老人、小孩主动佩戴口罩、勤洗手、加强营养并避免与病人密切接触,必要时可接种疫苗,以保护易感人群免受流感威胁。当易感人群出现感冒症状时,要积极治疗优先用药以降低疾病持续时间并减轻病症的严重程度。

3. 对社区医护人员和物业管理人员的要求　在流感高发季节,社区医护人员应在做好自我防护的前提下,为社区居民提供医疗服务,同时每天自我测量两次体温。如出现发热应进行报告并应待在家中将自己隔离。如果医护人员出现症状,应与为其他病人提供支持性护理一样,由照护者在家中对其进行抗病毒药物治疗。社区物业管理人员与社区居民接触较多,应参照社区医护人员进行要求。

（二）进行预防和控制慢性非传染性疾病的健康教育

《"健康中国2030"规划纲要》的发布为我国健康社区建设指明了重点,即依托社区卫生服务中心和乡镇卫生院,通过健康促进的方式,引导合理膳食、控制行为危险因素、普及慢性非传染性疾病防治知识、增强从医行为、提高自我保健能力以及提高对基本公共卫生服务的利用率等方式,预防和控制慢性非传染性疾病。以原发性高血压的社区防治为例,在依托基本公共卫生服务,为高血压病人提供可及性筛查和血压监测的基础上,社区医生作为社区居民身边的健康监护人还要加强社区健康教育,按照高血压家族史、糖尿病史、体重指数、生活习惯(是否存在高盐饮食、饮酒、吸烟等情况)区分社区内的一般人群、高危人群和各类高血压病人,为其提供有针对性的干预措施。

（三）打造无烟社区

世界卫生组织《烟草控制框架公约》中提出,通过监测(monitor)烟草使用与预防政策;保护(protect)人们免受烟草、烟雾危害;提供(offer)戒烟帮助;警示(warn)烟草危害,确保禁止(enforce)烟草广告、促销和赞助,提高烟税(raise)的"MPOWER"措施从国家层面减少对烟草的需求。"健康中国2030"规划纲要也明确指出,要全面履行《烟草控制框架公约》,加大控烟力度,深入开展控烟宣传教育,积极推进无烟环境建设。而健康社区,首先必须是无烟社区。

1. 国家从政策层面助力无烟健康社区建设　2015年5月国家财政部对烟草制品税率进行调整,卷烟批发环节从价税税率由5%提高至11%,使用价格杠杆降低烟草消费。同年9月颁布实施的新《广告法》中也明确规定,全面禁止任何形式的烟草广告,最大程度避免了烟草广告对人群,尤其是对青少年的影响。与此同时,北京、上海等大城市纷纷颁布控烟令,对公共场所实行严格及全面控烟行动。这些政策为当地无烟健康社区建设提供利好的同时,也为全国推广无烟社区提供了借鉴的范本。

2. 以社区为基础的烟草危害的健康教育和戒烟帮助　仅依靠政策强制达到的社区公共无烟环境并不能从根本上减轻烟草对社区人群健康的危害,更大可能只是将烟草危害转嫁到吸烟者家庭而使更多未成年人在被动吸烟的同时,受到父母代际传递影响,最终成长为新的吸烟人群。在社区内加强尼古丁成瘾和烟草危害的健康教育并提供戒烟服务,是对政策的有力补充。一方面应该以社区为基础,通过社区宣传栏、乡村广播、新媒体等方式,对社区人群进行长期的烟草危害和尼古丁成瘾的健康警示教育;另一方面完善由简短戒烟干预、戒烟门诊和戒烟热线(公众号)等构成的戒烟服务网络,将简短戒烟干预纳入基层卫生服务,促进戒烟热线(公众号)建立和运行,为吸烟者提供戒烟帮助,帮助吸烟者戒除烟瘾享受健康生活。

（四）远离毒品,享受生活

据WHO估计,全球约有2700万名药物滥用者,截至2012年底,我国累计登记在册的吸毒人员有209.8万名,其中滥用阿片类毒品人员占60.6%。滥用精神活性药物不但直接损害使用者的身心健康,还可导致疾病传播、暴力犯罪,危害家庭及社区。因此健康社区必须是"无毒社区"。世界卫生组织总干事陈冯富珍博士在2016年4月19日联合国世界毒品问题特别会议上倡导从公共卫生角度出发,预防吸毒、治疗药物滥用者、减缓促成犯罪的药物依赖问题,并协助药物依赖者重返社会。

1. 加强有关毒品危害的社区健康教育　以社区为基地,通过普及有关毒品危害、吸毒者表现和鉴别方式、应对措施和治疗途径等,一方面警示普通人群远离毒品,另一方面指导吸毒者家人早期识别吸毒者,鼓励吸毒者戒毒。向社区人群公布当地戒毒药物维持治疗门诊和戒毒所地址、联系方式、服务时间等信息,方便其早日脱离毒品。针对毒品治疗途径及效果的社区健康教育,对提高吸毒人员、公安执法人员对戒毒药物维持治疗的信心和认可程度有不可估量的作用。

2. 对药物滥用者进行心理辅导　在社区建立心理咨询门诊、设立心理咨询热线,对药物滥用者、心瘾难愈者提供心理辅导,对其家属提供护理指导,帮助吸毒者完成心理康复。

（五）提高全民健康素养

所谓健康素养是指个人获取和理解基本健康信息和服务,并运用这些信息和服务作出正确决策,以维护和促进自身健康的能力。我国健康素养从基本健康知识和理念、健康生活方式与行为、基本技能等方面提出居民应掌握的基本知识和技能。

1. 普及公民健康素养 66 条　即合理营养与平衡膳食教育;日常保健常识,如饭前便后洗手、早晚刷牙、按时作息、生活规律等;心理健康教育,主要包括心理与健康、疾病的关系,心理的自我调节与人际关系的处理能力;生殖健康教育,包括优生优育、计划生育、孕产妇保健及性生活知识等。

2. 疾病防治知识教育　包括各种常见病的预防、疾病的早期发现、早期诊断、早期治疗知识;家庭急救与护理等知识教育。

3. 环境健康与保护知识教育　包括生活垃圾的分类与处理;噪声、空气污染的危害及预防方法;以及四害传播疾病的方式、途径及预治方法等。

4.《"健康中国 2030"规划纲要》对提高全民健康素养提出了具体要求和目标,推进全民健康生活方式行动,强化家庭和高危个体健康生活方式指导及干预,开展健康体重、健康口腔、健康骨骼等专项行动,到 2030 年基本实现以县(市、区)为单位全覆盖。开发推广促进健康生活的适宜技术和用品。建立健康知识和技能核心信息发布制度,健全覆盖全国的健康素养和生活方式监测体系。建立健全健康促进与教育体系,提高健康教育服务能力,从小抓起,普及健康科学知识。加强精神文明建设,发展健康文化,移风易俗,培育良好的生活习惯。各级各类媒体加大健康科学知识宣传力度,积极建设和规范各类广播电视等健康栏目,利用新媒体拓展健康教育。

（六）照顾特殊人群健康需要

1. 妇女健康教育　随着社会的发展,妇女在家庭和社会的地位不断提高。作为社会成员,她们是物质财富和精神财富的创造者,作为家庭主妇,她们肩负着家庭教育、生活管理及下一代健康的重要责任。因此,加强妇女健康教育,对促进全民健康具有重要而特殊的意义。

妇女健康教育的基本内容:

(1)对不同时期的妇女采取有针对性的健康教育:妇女整个生命过程有许多特殊时期,需要特别关注。对青春期少女进行月经初潮知识、月经的生理知识、经前期紧张症、月经期的心理情绪变化、经期卫生保健的重要性与常识,心理卫生等健康教育。对妊娠期妇女进行妊娠生理卫生知识,妊娠期母体的变化,妊娠期劳动、休息、营养等保健知识;孕期用药及性生活注意事项;孕期的自我监护和胎教等;定期产前检查及胎教的意义等健康教育。对围产期和哺乳期妇女进行围产期的生理和心理卫生知识;分娩的先兆;临产、分娩的过程;无痛分娩的配合;产褥期的卫生保健常识;产后常见病的预防、早期发现及简易处理知识及技能;有关分娩、哺乳和产褥的健康知识及新生儿护理、喂养、保健及教育等方面知识的普及。对更年期妇女进行有关更年期生理、心理及社会适应的健康教育,帮助女性正确对待更年期,学习心理调节的方法,维护身心健康。

(2)合理膳食教育:妇女多数在家庭中担任主妇的角色,是家庭健康的主导者,是掌握家庭成员健康的关键人物,妇女学习营养及食品卫生知识至关重要。根据家人不同营养需求与健康状况,科学、合理地安排饮食,注意营养与平衡膳食、饮食规律、饥饱适度、食品卫生与安全,把好病从口入第一关。

(3)健康的生活方式教育:家庭主妇作为家庭的主要管理者,应积极倡导科学文明、健康向上的生活方式,培养家庭成员良好的生活方式和行为习惯,积极营造乐观向上、和谐温馨的家庭氛围。

(4)科学育儿:母亲在家庭育儿中的作用是家庭中任何人都无法替代的。妇女应该具备优生优育知识,学习并掌握妊娠前的准备、孕期保健,积极母乳喂养及婴幼儿的营养、体格锻炼、卫生习惯培养,甚至儿童入学以后的坐姿、用眼卫生、体育锻炼习惯的培养等知识。

(5)家庭防病教育:包括常见病防治和意外伤害预防、初步急救、伤口防感染等知识。如根据气候变化及时提醒每个家庭成员添减衣物,预防感冒;夏季气候炎热应预防中暑;在冬春季节呼吸道传染病流行之际,做好"开、晒、洒、扫"的"四基本"卫生工作;在夏秋季节肠道传染病流行之时,注意饮食卫生等。同时,家庭主妇还应懂一些意外伤害的预防和急救知识,如儿童呛食、家中冠心病病人急性发作时的初步急救等。还要根据每个家庭成员的实际情况,储备常用药品。

(6)妇女常见疾病的防治知识:一些常见的妇科疾病严重影响着女性的健康和生活。如月经不调、闭经、痛经、功能性子宫出血等;外阴炎、阴道炎、子宫颈炎、输卵管炎等生殖系统炎症;乳腺增生、乳腺肿瘤、子宫颈癌、卵巢肿瘤、子宫肌瘤等生殖系统肿瘤以及淋病、梅毒、尖锐湿疣、软下疳、艾滋病等性传播疾病。将这些妇科疾病的防治知识传授给妇女,有利于妇女进行自我防护。如让妇女掌握乳腺癌的自我检查方法,有利于早期发现和早期治疗;让妇女认识定期普查对防治妇科疾病及妇科肿瘤的重要意义;性传播疾病、艾滋病的传播感染途径及防治知识等。

(7)心理健康教育:心理健康是整体健康的重要组成部分,情绪健康在心理健康中又起着核心的作用,且在一定意义上存在传染性。家庭氛围的营造需要各成员的维护,妇女在其中发挥着至关重要的作用。为使妇女具备自我心理调节和保护能力的同时,具备调和家庭不良情绪的能力,首先要学习心理卫生知识、树立正确的人生观和价值观、培养积极乐观的性格,适应多元化社会的能力,培养健康情趣和生活方式、科学求助和寻求支持、理智消费等。关注妇女心理健康的同时,还要特别关注留守妇女的心理健康。留守妇女大多为育龄妇女,因生理和心理长期处于压抑状态,比一般妇女更易发生身心疾病。当地妇女组织、医疗卫生部门、社会服务机构、志愿者及社会力量,对她们采取适宜、可及、针对性强的情感、教育支持,指导与培训她们学习有关心理健康知识、性健康知识、科学育儿知识,掌握行之有效的情绪转移、疏导及心理调节的方法等。

(8)美容保健知识教育:指导女性正确选择使用化妆品,让女性掌握常用的美容知识及美容技巧,正确选择美容院及美容医院,美容手术应注意的事项,以及健康的美容观念等,也应成为妇女健康教育的内容。

2. 老年人健康教育　老年人的健康和社会地位是衡量一个国家社会文明程度和社会保障程度的重要标志。随着我国老龄化进程的加快,老人健康问题日益加重,老人健康教育和保健已成为降低医疗费用、提高家庭生活质量,实现国家"老有所养、老有所医、老有所学、老有所为和老有所乐"目标的有效途径。

(1)老年人的生理、心理、社会特点

1)生理特点:衰老是自然生理规律,但存在明显的个体差异。生物学认为衰老是身体各生理系统逐渐失去自我更新能力的生命时期,许多器官和组织功能逐年下降,主要表现为外观衰老、各器官、系统及大脑功能减退。如心输出量减少、肺活量降低、消化能力下降,尿急、尿频、尿失禁、性功能下降,骨质疏松或增生、脑组织萎缩、视听力下降、动作缓慢、免疫力下降、易患各种感染和肿瘤等。随年龄增长,大多数老年人听力、视力都有所下降,短时记忆差、反应慢,所以在健康教育时根据这些特点,采取适宜的方式,适度提高声音、重复重要信息,达到预期的目标。

2)心理特点:心理学认为衰老是人解决问题的能力,理解、学习及在常态和应激情况下情绪反应能力下降,对社会压力和环境的适应能力减退的年龄阶段。随年龄增长,大脑和中枢神经系统功能逐渐衰退而造成记忆力衰退、注意力不集中、脑组织重量和脑细胞数量减少、萎缩,思维迟缓、反应迟钝、记忆力减退、情绪不稳定、脾气暴躁,甚至性格改变等。

3)社会特点:由于离开工作岗位,与社会接触面受限,缺乏与人交往沟通与理解,如果加上缺乏独立的经济来源或可靠的经济保障,老年人会不自觉地重新评价自己,而产生自卑、无用、敏感多疑,甚至自杀的心理和行为。

(2)老年人健康教育内容:老年人健康教育的核心是通过卫生知识的传播和行为干预,改变老年人的不健康行为。健康教育应着重从老年人行为指导、心理卫生、饮食卫生、疾病防治以及体能活动等方面开展。

1)行为指导:指导老年人选择科学、合理的方式,规律的生活起居,养成良好的生活习惯,纠正不良的行为和生活方式。指导老年人戒烟限酒,科学合理地平衡膳食,以富含蛋白质、低脂、低胆固醇、少盐、少糖、富含维生素和微量元素的食物为主,少吃多餐、定时定量;帮助他们学会选择与使用保健品;起居规律,娱乐、运动和劳动适度,避免过劳,加强个人防护,避免意外伤害。

2)心理卫生干预:鼓励老人扩大交往面、参加社会活动,保持与社会接触,从社会生活中寻找人生的价值;构建和睦家庭,老人与子女相互适应、相互支持。既给老人以物质保障,又要以精神帮助和支持,鼓励老人参与力所能及的活动,维护身心平衡,预防疾病;帮助老年人合理安排自己的生活和作息时间,加强健脑锻炼,预防老年痴呆。保持乐观的情绪,增强他们适应社会的能力,避免孤独,减少焦虑情绪,唤起老年人的"青春活力"。

3)常见病防治知识教育:老年人常见病有心脏病、脑血管疾病、糖尿病、白内障、气管炎、青光眼、腰腿疼、关节炎等。根据老年人的特点,定期开展与常见病相关的健康知识讲座,掌握常见疾病的防治知识及一定的自我护理能力。

4)体育活动:根据老年人自身健康特点和兴趣爱好,选择适宜体育活动项目,进行适度的运动是健康之必须,如广播操、健身舞、太极拳、武术等项目锻炼,也可进行步行或慢跑活动,提高老年人群的健康水平和生活质量。

3. 留守儿童健康教育　第六次人口普查结果显示,我国流动人口达2.6亿,他们的未成年子女多为农村里的留守儿童或城市里的流动儿童。由于我国现行的城乡二元结构、户籍制度和有关的城市福利制度等相对滞后,农村进城务工群体不能举家迁入务工地点,造成大量儿童留守农村。农村留守儿童问题已经引起了党中央、国务院高度重视,2016年下达的《国家卫生计生委关于做好农村留守儿童健康关爱工作的通知》中明确指出要强化农村留守儿童健康教育工作。根据农村留守儿童的特点和需求,通过有针对性地开展科学喂养、营养膳食指导、卫生习惯与健康行为、青春期性与生殖健康、心理健康、意外伤害预防与自我防护等方面的健康教育活动,提升农村留守儿童及其家长的健康意识和水平。

(1)留守儿童健康问题:留守儿童多处于成长发育的关键时期,成长中短期或长期缺少父母陪伴和引导,极易产生认识、价值上的偏离和个性、心理发展的异常。有研究指出,约有20%~30%的留守儿童存在心理问题和学习障碍。①身体疾病:因生活缺乏父母照顾,部分留守儿童营养不良,患有躯体疾病;②学习问题:由于缺乏家庭学习教育管理和作业辅导,留守儿童学习成绩下降,甚至发生厌学、逃学、辍学;③心理问题:儿童由于缺乏父母的情感关怀、缺少倾诉和寻求帮助的对象,一些留守儿童表现出情感脆弱、孤独、胆怯,自闭焦虑、自卑缺乏自信、不善于交往、社交恐怖、或胆大放肆、自我中心、行为孤僻等个性特征,表现出不同程度性格缺陷和心理障碍;④道德问题:由于家庭教育的缺失,缺乏道德约束,一些留守儿童没有养成良好的生活习惯和道德品行,不听管教、说谎、欺骗、打架、网络成瘾等,甚至最终走上违法犯罪道路。

(2)留守儿童健康教育:村委会和学校要承担起教育责任。①当地政府积极筹措资金和协调社会资源,成立具有家庭生活功能的"留守儿童中心(之家、乐园)"等组织,承担起陪伴、管理与指导留守儿童日常生活、情感温暖和家庭健康教育等责任;②充分发挥学校的教育功能,利用同学、小组的帮助或互助学习;③注重情感社会大环境的营造,唤起全社会各界的关注。

(3)健康教育的策略与方法:留守儿童心理健康教育对策受到极大的关注。①国家采取立法,创造各种条件,让农民工家长有时间、有精力、有能力指导孩子成长;当地政府应出台鼓励为留守儿童和农民工子弟提供服务的补贴机制。②利用社会教育资源,鼓励农民工在闲暇时间接受家庭教育知识学习与培训,提升自身教育子女的能力,采用现代化网络设备完成父母对孩子的教育职责,如通过视频、QQ等软件与子女保持感情和教育联系。③成立长期的社会爱心组织,发挥积极的作用。

三、健康社区建设的策略

(一)依托国家基本公共卫生服务

国家基本公共卫生服务均等化是指每个中华人民共和国公民,无论其性别、年龄、种族、居住地、职业、收入水平,都能平等地获得基本公共卫生服务。社区卫生服务是以健康为中心,以社区为范围,以家庭为单位,以需求为导向,以老人、妇女、儿童、慢性病病人和残疾人为重点,融预防、医疗、保健、康复、健康教育和计划生育于一体的、为居民提供从生到死全程医疗卫生服务。从概念可以看出,两者一脉相承。从 2009 年起,国家制定基本公共卫生服务项目和增加部分重大公共卫生服务项目,依托城市社区卫生服务中心和乡镇卫生院,为城乡居民建立居民健康档案,并实施规范管理。定期为 65 岁以上老年人做健康检查、为 3 岁以下婴幼儿做生长发育检查、为孕产妇做产前检查和产后访视,为高血压、糖尿病、精神疾病、艾滋病、结核病等人群提供防治指导等服务。健康社区建设依托国家基本公共卫生服务能起到事半功倍的效果。

（二）结合创建国家健康城市、健康教育示范基地开展健康社区建设

以政府行为和行政干预推动全民健康教育,提高居民健康素质是世界健康教育发展的大趋势,也是我国社会现状的要求。创建健康城市活动是创造良好社会环境的基础和前提,城市居民健康教育的普及率、良好卫生习惯和生活方式的养成、自我保健和公共卫生道德水平的提高,是国家健康城市的重要考核标准,创建健康城市、健康教育示范基地等活动为健康社区建设提供了便捷条件。

（三）制定干预策略时要区分城乡差异

我国的城乡发展存在一定差距,城市社区居民的居住和活动范围相对集中,经济条件及社区居民文化水平较高,而农村地域广阔,教育程度较低、一些落后的风俗习惯依然存在,拥有的卫生资源也相对薄弱。因此在开展健康社区建设的过程中要充分考虑城乡差异。如对城市实施健康社区的建设时,应该以城市社区中多发慢性非传染性疾病的健康教育为主;对农村应以加强爱国卫生运动,强化健康环境建设的同时,采用健康教育的方式,在农村地区消除"没病就是健康"的错误健康观念,改变农村居民的不良生活习惯,摒弃封建迷信活动,移风易俗,倡导文明、科学、健康的生活方式。

（四）内容要通俗易懂,形式要喜闻乐见

与其他场所相比,健康社区建设中的重点是对老年人、妇女、家庭的健康教育,在实施过程中要充分考虑目标人群的需要及接受程度,内容要通俗易懂,形式要喜闻乐见,时间、地点、方式要方便目标人群。以高血压防治健康教育为例,对老年人的健康教育重点应在倡导低盐饮食的基础上,强化血压监测,以早期发现早期治疗;对已经患病的病人还需在此基础上进行服药依从性的健康教育。对家庭的健康教育重点应放在通过健康生活行为习惯的培养,防止疾病发生。对老年人的健康教育形式可以采取组建社区老年活动中心,或"代际学习中心"与老人一起在娱乐互动中进行健康教育。对妇女及家庭的健康教育则可以通过在周末发放低钠盐、限盐勺、量油壶等进行宣传。而随着移动互联网的兴起,新媒体也将成为健康教育的新基地。

第五节　健康促进医院

医院是诊治疾病的专业机构,也是健康教育与健康促进的重要阵地。随着医学模式的转变和医院服务功能的扩大,医院将逐步由单纯医疗型向预防、保健、医疗、康复为一体的综合健康服务型发展。充分发挥医院健康知识与技能资源的优势,把向病人、病人家属乃至社区广大群众提供健康教育纳入医院的服务,已经成为提高医疗质量和控制疾病的重要策略。

一、概述

（一）健康促进医院的概念

健康促进医院（health promotion hospital）是应用健康教育与健康促进的策略，以医院（包括社区卫生服务中心等其他医疗机构）为场所，促进医院结构及功能实现由疾病为中心向以病人为中心和以健康为中心转变，实施以健康教育和能促进病人或群体的行为和生活方式改变的政策、法规、经济及组织等综合性社会支持环境建立的过程。在 1986 年，《渥太华宪章》提出健康促进的五大领域之一是"调整卫生服务方向"，为健康促进医院的发展起到了导向作用。1991 年，WHO 在《布达佩斯宣言》中明确提出健康促进医院的概念。该宣言指出，医院是人类环境和组成人类生活的一部分，因此，在当代社会，医院的作用应该改变。1991 年，澳大利亚政府启动了国家健康促进医院项目。由联邦政府提供项目基金，国家健康推进部直接负责此项目，实施绿色医院奖励方案。该方案包括"绿色医院"美化的问题、改善废物的处理、资源的重复利用与再循环、职工的积极参与和培训、制定工作场所健康和安全政策等多方面内容，在提高医院内病人和工作人员的健康水平与生活质量上起到重要作用。

我国医院健康教育与健康促进自 20 世纪 70 年代末期起步并迅速发展，进入 90 年代，我国医院健康教育与健康促进不断走向深入，得到了卫生行政部门、医院和社会的理解和重视。1992 年，医院健康教育被纳入国家卫生城市考核标准，以政府行为和行政干预来推动医院健康教育与健康促进的发展。1997 年中国健康教育协会医院健康教育学术委员会在海口市宣告成立，标志着我国医院健康教育与健康促进的全国协作网络的形成。20 世纪 90 年代中期以来，各地医院积极开展创建爱婴医院活动，积极探索整体护理模式中的病人教育模式，大力发展社区卫生服务中的健康教育，这是医院健康教育在临床医学不同领域中的实践与发展。北京、上海、浙江、广东、湖南、湖北等各地探索医院健康教育与健康促进的有效模式，在组织管理、政策倡导、干预方法、评价研究方面都取得了丰硕的成果。

（二）开展健康促进医院的意义

医院健康教育与健康促进是全民健康教育与健康促进的重要组成部分，是社会发展和医学进步的产物，贯穿于预防、治疗、护理、康复、管理等许多具体环节，具有特殊的意义和作用。

1. 医院健康教育与健康促进是医院工作的重要组成部分　　随着卫生观念的转变和保健医学的兴起，医院已从单纯的医疗型向医疗、预防保健相结合型转变，强调治疗和预防相结合，以预防为主的服务模式。作为医疗服务的组成部分，医院健康教育与健康促进贯穿于三级预防的全程，是提高病人和社区群众健康意识和自我保健能力，改善从医行为和提高医疗质量的重要手段。《全国医院工作条例》中明确规定：加强对病人的宣传教育，为病人创建一个整洁、严肃、舒适、安全的医疗环境。医院不仅负有抢救治疗病人的职责，也担负着向广大群众传播健康知识和技能，开展社会预防工作，帮助群众建立自觉自愿的健康生活方式，建设和维护一个有益于身心健康的社会、生物环境和医疗环境，已成为医院工作不可缺少的重要内容。

医院进行健康教育与健康促进有着得天独厚的优势,医院是病人的集中地,自然也就成了针对性最强的开展健康教育的特殊场所和最佳场地。同时,医院聚集了大量的医学专家和医学专业人员,他们可依据病人疾病的发生、发展规律,开展有针对性的健康教育活动。由此可见,健康教育作为医院的重要职能在医疗服务模式转变中发挥着越来越重要的作用。

2. 医院健康教育是一种治疗手段

(1)提高病人的依从性:通过卫生知识的传播,可以增进病人对疾病的正确认识,提高健康素养和医疗依从性,促进早日恢复健康。美国的一些调查显示,大约有15%~95%的医嘱被病人忽视,因为病人不了解这些医嘱的重要性,特别是出院医嘱。因此,在治疗过程中,对各种治疗、检查方法都应进行必要的指导和解释,以取得病人的配合支持,提高病人的健康素养,才能有效地医治病人。这些只能通过对病人及其家属的健康教育来实现。

(2)实现对病人的心理保健:人们已经发现,心理、社会因素已成为许多疾病的主要致病因素,如原发性高血压、冠心病、消化性溃疡、自主神经功能失调等。心理治疗实际上是个性重新塑造以适应环境的变化,是个体在情绪和认识上的调整过程。假若病人或家属对所患疾病一无所知,容易出现恐惧、精神紧张、焦虑、悲观失望等负面的情绪反应,甚至导致生理的异常。健康教育是解除病人及家属不良心理反应的良方,通过提高病人对疾病的认识,鼓舞其建立战胜疾病的信心,学会自我心理保健的方法,满怀信心与疾病作斗争的动力。

(3)健康教育本身就是一种治疗方法:健康教育是通过指导病人及其家属学习和掌握有关疾病知识和防治技能,促使人们自愿地采用有利于健康的行为,消除或降低危险因素、降低发病率、伤残率和死亡率,提高自我保健能力的有效易行的非药物治疗手段。它的最终目标将从"普及卫生知识"延伸到"建立健康行为"上来,减少和消除亚健康,使其达到最佳健康状态。现代医学证明,许多疾病与人们的不良生活方式和卫生行为习惯密切相关。例如,以高血压、冠心病、糖尿病及脑卒中为代表的慢性非传染性疾病正严重威胁着人类的健康和生命,已成为导致人类死亡的主要杀手。而慢性非传染性疾病又是以生活方式、环境危险因素等为主引起的,要治疗这些疾病,最根本的办法不是靠药物,而是通过健康教育来改变病人的不健康行为。所以,健康教育更是一种行之有效的治疗手段。

3. 健康教育与健康促进是密切医患关系,促进医院精神文明建设的纽带　作为一个社会组织,医院的宗旨是为公众提供必要的医疗服务,满足公众对健康的要求。病人到医院治疗时,会因为疾病的折磨及环境的改变而产生许多不良情绪,这些不良情绪极易因内心需求得不到满足而恣意宣泄,从而与医护人员发生摩擦。让病人了解相关的医学知识,是降低医疗纠纷的重要措施之一。如果医护人员能够在医疗过程中,根据病人的具体情况,适时开展健康教育,既可以满足病人的需求,解除心理负担,同时又因为与病人接触机会增多,促进相互之间的了解,拉近医患之间的情感距离,提高病人对医护人员的信任度和满意度,营造一个有利于患者身心康复的治疗环境,从而降低医疗纠纷的发生率。因此,加强医院与病人之间的沟通和交流,构建和谐医患关系就成为医院工作的重要内容之一。

此外,医院作为医疗机构,有着丰富的医师资源,医院通过广泛开展社会健康教育活动,不仅可以传播最新的医学科普知识,还将医院工作扩展至社会、服务于社会广大健康人群,结合实际病例指导社区居民在日常生活中预防疾病,增加了医院与社会的相互了解与支持,有利于树立医院的良好社会形象,建立良好的社会公共关系。

4. 健康教育与健康促进是改善医院管理,提高社会经济效益的有效途径 医院健康教育与健康促进的社会经济效益目标是减少医疗费用,保护生产力。这一目标主要通过以下四个途径来实现。

(1)通过健康教育与健康促进提高病人和社会人群的卫生知识水平和自我保健能力,改变不良行为和生活方式,降低疾病危险因素,减少疾病的发生率和复发率。

(2)教育病人密切配合治疗和护理,缩短病程,加速床位周转率。

(3)通过健康教育宣传新技术,推广新项目,提高医院与医生的知名度和信誉度。

(4)教育医患双方采纳适宜技术,即纠正人们盲目追求高层次、高技术医疗服务的观点,采用既经济又有效的检查和治疗方法,以控制医疗费用。

二、开展健康促进医院的形式和内容

(一)医院健康支持性环境的建设

1. 物质环境

(1)诊疗与就医环境(如建筑、设备、设施、卫生、照明、通风、采暖、绿化等)符合国家有关规定、标准和要求(包含环境、健康与安全的要求)。

(2)医院导医标识清晰,方便病人找到地方。

(3)厕所干净卫生。

(4)提供满足医护人员休息、健身、娱乐需要的设施和设备。

(5)有营养配餐室或食品销售处,为医护人员和病人提供安全的食品和饮水。

(6)院内生活垃圾和医疗废物分类收集,医疗废物标识清晰,收集、放置和转运合理,符合院内感染之规定。

(7)环境设施应该满足残疾人群、老年人群和其他特殊人群的需求:如无障碍设施、老年人优先窗口等。

2. 人文环境

(1)医务人员对待病人和蔼可亲,使用文明礼貌用语。

(2)大厅设有咨询台,服务态度良好。

(3)咨询台、候诊处有健康传播资料发放架、宣传专栏、大型电子显示屏或电子视频播放等,内容定期更新。

(4)医院每年对全体员工进行定期体检及健康评估,建立健康档案,针对职工中存在的主要健康问题及高危因素开展有针对性的干预活动(告知高危因素、提供指导建议)。

（二）医院健康教育的形式

随着医院结构和服务功能的不断扩大,医院健康教育的内涵正在不断丰富。医院作为开展全民健康教育的重要阵地,有义务对病人及其家属和广大社区群众开展健康教育,从而提高人们的健康意识和自我保健及防治疾病的能力。根据教育对象和实施途径不同,医院健康教育与健康促进的形式可分为医护人员教育、病人教育、社区健康教育三方面。

1. 医护人员教育　医院健康教育本身就是医院工作的重要组成部分,医护人员对其负有不可推卸的职责,然而,受传统医学教育模式的影响,我国的医护人员和医院管理者大都缺乏健康教育学科的系统培训,这是开展医院健康教育的不利因素。为了能够应对病人健康教育的需求,医院应努力提高医护人员的综合素质及专业技能,从而保障健康教育宣传的顺利进行。同时,作为一个特殊的社会群体,医护人员也需要接受健康教育,以促进自身健康。

医护人员的健康教育可分为三种形式。

（1）对专兼职健康教育人员的业务培训:以脱产、短训班、进修或在职自修等方式系统学习健康教育基本理论和方法,掌握健康促进基本理论和必要的传播方法和沟通技巧,学习健康教育相关学科理论。

（2）对全体医护人员的继续教育:将健康教育纳入医务人员继续教育内容,以业务学习、专题讲座等形式普及有关疾病健康教育的知识和技能,帮助医务工作者开展社区干预研究,培养开展健康教育计划设计、实施和评价的能力。

（3）开展医护人员健康教育活动:医务人员的健康教育是医院顺利进行健康教育的前提和保障,健康教育和技能培训是医务人员健康教育的主要措施。医务人员的健康教育主要集中在慢性疾病预防、戒烟、工作压力的管理、健康的饮食等生活方式的相关问题上,主要开展的健康项目有创建无烟环境、压力管理和减肥项目;同时还注重员工的健康促进技能和文化的培训,提高员工健康促进的能力。

2. 病人教育　病人教育又称院内教育,是医院健康教育的重点。病人面临的疾病或健康问题不同,每个人所处的心理状态和社会环境亦不同,为满足不同的信息需求,必须强调由医护人员结合医疗护理过程,为病人及其家属提供连续、系统、个人化的健康教育服务。依实施场所不同,病人教育可大致分为门诊教育和住院教育两部分。

（1）门诊教育:门诊病人流动性大,门诊健康教育是医院重要工作内容之一。每个病人所患疾病各不相同,每个病人的职业、性别、年龄、生理、心理状况、文化程度、风俗习惯、对医疗的希望、需求等又各不相同。而且,门诊病人在医院停留的时间短,而停留的地方又相对不固定。因此,必须因人、因时、因地制宜,正确选择最具说服力、最有教育作用的方法,开展健康教育活动。主要形式有候诊教育、随诊教育、健康咨询、健康教育处方等。①候诊教育:指在病人候诊期间,针对候诊知识及该科的常见疾病防治所进行的教育,通过口头讲解、宣传栏、教育材料、广播,有条件的医院可设闭路电视网等进行的教育。门诊是病人进入医院的第一站,病人怀着忐忑不安的心情来到医院,从挂号、分诊处就要仔细了解病情,并认真回答病人提出的各种问题。导诊护士要主动热情迎接病人,介绍医院环境,指明就医方向,消除病人对医院的陌生感;在病人候诊期间,分诊护士要为病人提供工作人员服务质量信息,主动介绍坐诊医师、教授情况,使病人相信医生会全心全意治疗他的病。通过及时通告各诊室诊病进展情况,使病人心中有数,并通过电视、录像、宣传栏等,介绍就医须知、各科方位、宣传疾病保健及防治知识等,使他们在候诊期间一方面可接受卫生保健知识,另一方面可减少候诊过程中的焦虑、紧张、烦躁心理,保持心情愉快,主动配合医生诊治。②随诊教育:指医生在治疗过程中根据病人所患疾病的有关问题进行的口头教育。这种教育方法具较强的针对性和灵活性,但不宜太详细,以免影响诊疗速度,造成候诊病人的不满。这是门诊健康教育最主要的、最经常的教育方法,它不受时间、地点、设备等条件的限制,利用候诊、就诊、取药,进行各种治疗等机会,针对不同人群、不同对象、不同疾病的病人宣传不同的内容。原则上要掌握教育的针对性和通俗性,如对年轻孕妇要重点宣传科学育儿、妇女保健及营养卫生等知识;对老年人要宣传长寿之道、如何预防心脑血管疾病的发生、引起高血压的因素、高血压病人的饮食起居注意事项等;对青年人要宣传合理膳食、陶冶情操、肥胖的标准及危害性、体育锻炼对各种疾病的益处;对不同疾病的病人,有针对性地开展如吸烟、酗酒、不合理膳食等健康危险因素的干预教育,以及有针对性地进行艾滋病病人、心脑血管疾病病人、糖尿病病人、肿瘤病人或呼吸系统病人等的健康教育,等等。③咨询教育:包括院内单科专门咨询及面向社会人群的综合性咨询。内容跨度比较大,主要是由医护人员解答病人的提问。针对病人知识层次、掌握疾病知识及信息程度不同,对病人进行一对一指导,耐心、准确地回答并解释病人提出的问题,特别是对文盲、年老体弱、理解力差的病人,要给予有效、正确的指导。进行个别指导是所有教育方法中最有针对性、最受病人欢迎的方法。④健康教育处方:指在诊疗过程中,把疾病的主要病因、常见症状、治疗原则和自我保健方法等知识以书面的形式告知病人,以使病人在接受治疗的同时能更好地做好预防保健。这种方法特别适用于有一定文化程度的慢性病病人,他们久病后积累了不少医学知识,对健康教育的期望值也较高。

(2)住院教育:住院教育是针对病人在院时间较长,便于医、护、患之间相互了解等特点开展的健康教育活动,可分为入院教育、住院教育和出院教育三方面。

1)入院教育:指在病人入院时对病人或家属进行的教育。主要内容包括病房环境、作息时间、探视制度、卫生制度、有关检查和治疗注意事项等。通常由护士和主管医生口头教育,也可通过宣传栏以及印发宣传手册等来进行。

2)住院教育:指在病人住院期间进行的教育,是住院教育的重点。住院教育的常用方法有:口头交谈、举行患同种疾病病人咨询会、定期或不定期医患座谈会、卫生科普读物入病房、健康教育专题讲座、设置健康教育宣传栏等。也可采用闭路电视、电子屏幕、播放录像片等现代化电教手段。

3)出院教育:指病人病情稳定或康复出院时所进行的教育。应针对病人的恢复情况,重点介绍医治效果、病情现状、巩固疗效、防止复发等注意事项,帮助病人建立健康的生活习惯。

出院后教育计划属于社区教育的范畴,其主要对象是有复发倾向、需长期接受指导的慢性疾病病人。出院后教育是一个连续的追踪过程,主管医生通过书信往来、定期或不定期家访、电话咨询等方式,针对病情发展,修订治疗方案,给病人以长期、动态的健康咨询和指导。

病人诊治结束准备离院前,护士应向病人及家属交代回家后的注意事项,介绍活动与休息的关系,有关锻炼方法,继续用药的用法、用量及预后保健,复诊时间及方法以及与医院联络的办法等。针对病人具体情况,对择医行为非常强烈的病人,他们一方面希望得到最好的专家、教授诊治,另一方面又希望能够保证其病情诊治的连续性,为此,应提前为病人预约好下次复诊的医师,解除病人的后顾之忧,使病人满意离去。

（三）医院健康教育与健康促进的内容

病人健康教育由于受不同教育的个体特征、不同病种、疾病的不同阶段等因素的影响,教育内容十分复杂。概括地讲,病人健康教育的内容包括疾病防治及一般卫生知识的宣传教育、心理健康教育和健康相关行为干预三方面内容。

1. 疾病防治及一般卫生知识的健康教育 传播卫生保健知识是健康教育与健康促进工作者的一项主要任务,也是健康教育预期达到的第一层次的教育目标。由于疾病和健康问题的种类繁多,致病因素复杂,病人的个体差异,每一病种及其相关的健康问题均可组成一套完整的教育内容,如病因、危险因素控制、预防、治疗、康复、家庭护理、自我保健常识等。围绕医疗业务活动的教育内容主要有:就诊知识,各科常见疾病防治知识,各种流行病的防治知识,各种器械性治疗知识,各种检验、物理检查知识,合理用药知识,计划生育及优生优育知识,个人及家庭卫生常识等。

开展卫生知识健康教育的基本要点是要充分利用开展医疗保健服务的场所和时机,针对教育对象需求,选择教育内容,用最易理解的语言和最易接受的方式传递给患者,既满足病人的健康信息需求,又赢得病人及其家属的信任和理解。

2. 心理健康教育 心理因素对疾病的发生、发展及转归有着重要的影响作用。良好的心理状态有利于调动病人的主观能动性,有助于稳定病情,延缓恶化,促进身心健康,提高病人的生存质量。在某些病情如肿瘤、神经精神疾患的治疗过程中,心理健康教育有其特殊的功效。因此,医护人员要研究病人心理,了解不同类型病人如急性、慢性、危重、濒死病人的心理问题和心理需要,制定具体的心理治疗、心理护理措施,给以必要的心理健康指导,使病人在治疗和康复的过程中始终处于最佳的心理状态。进行心理健康教育应掌握如下重点。

（1）教育病人正确对待疾病,帮助病人树立战胜疾病、早日康复的信念。

（2）针对不同类型病人心理特点和心理需求,介绍有关疾病防治知识和心理保健方法,消除异常心理和心理负担,提高自我心理保健能力。

（3）向病人家属及陪护人员进行保护性医疗原则教育,指导他们在精神上给病人以支持和鼓励,避免恶性刺激。

（4）对晚期病人及其家属开展临终关怀和死亡教育,使其正视病痛,正视死亡,提高生命质量和生活质量。

3. 健康相关行为干预 健康相关行为干预的目的就是在传播卫生保健知识的基础上,通过行为的干预与矫正,有计划、有目的、有针对性地协助病人或有特定健康行为问题的人学习和掌握必要的技能,改变不良行为习惯,采纳健康行为。行为干预主要采用行为指导和行为矫正的方法,其内容主要包括以下四个方面。

(1)矫正个人的不良心理反应引发的行为:如对冠心病病人进行解除压力的放松训练,以控制A型行为;对因悲观、绝望心理导致拒绝治疗,产生自杀动机的癌症病人进行心理咨询和指导。

(2)矫正个人不良的行为习惯和生活方式:指导病人及其家属学习和建立新的健康行为模式,以降低疾病或意外伤害的危险因素。如针对糖尿病病人的膳食指导、戒烟及减肥训练。

(3)指导病人及其家属学习和掌握新的技能,建立健康行为模式:如教新生儿母亲学会如何进行母乳喂养。

(4)实施从医行为指导,增强病人对医嘱的依从性:如与高血压病防治相关的从医行为包括有定期测量血压;发现病情变化及时就医;遵医嘱坚持药物和非药物治疗。

三、医院健康教育与健康促进的实施

医院健康教育与健康促进是一项涉及面广、专业性强,需要多部门合作的工作。因此,事先要有周密的计划、措施并确定评价效果和方法。

1. 开展医护人员健康技能培训教育　做好健康教育与健康促进的关键是医护人员的健康教育技能及方式。实施健康教育不能千篇一律,医护人员在临床工作中要巧用健康教育的技能(参见第十三章),根据不同情况的病人,采用不同的谈话技巧和教育方式,同时还必须掌握健康教育的程序,按程序有组织、有计划地开展健康教育,保证目标实现。掌握医患沟通技巧、知识灌输技巧,采用适当的教育方式都是做好健康教育的必要条件。通过开展健康教育技能培训,使医护人员树立"大卫生"的观念和医疗服务社会化的观念,自觉适应医学模式的转变,能积极、主动地担当起健康教育任务。

为提高医护人员的健康教育意识和技巧,应将健康教育纳入继续教育内容,有计划地对医护、医技人员进行培训。培训的内容应包括:①医院开展健康教育的意义、作用;②医院健康教育的内容;③医院健康教育的形式与方法;④人际传播和大众传播技巧及在医院健康教育中的应用;⑤医院健康教育的计划与实施;⑥医院健康教育的评价。

2. 组织管理

(1)建立医院健康教育与健康促进的管理机制:医院健康教育与健康促进涉及医院的各个职能部门和各个业务科室,是一项社会性很强的工作,行政管理和组织协调极为重要。常见的院级管理机构是医院健康教育与健康促进领导小组或医院健康教育与健康促进委员会,下设办公室或职能科室。院级健康教育与健康促进领导机构的主要任务是领导全院健康教育与健康促进工作,制订和审定年度计划,对全院健康教育与健康促进工作进行经常性的督促检查,主持健康教育与健康促进工作的联席会议与协调会议,组织全院医护人员健康教育技能培训,协调院内和社会各部门关系,督促有关部门做好后勤保障工作。

(2)建立医院健康教育与健康促进工作网络:医院健康工作与健康促进网络不但由内部网络和

外部网络两部分组成,而且需要卫生行政部门和全社会的共同参与。①内部网络:由院内各业务科室和相关职能科室组成。医院的各业务科室是实施健康教育与健康促进的基础单位,应由指定人员负责本科室的日常健康教育与健康促进工作,形成院有人抓、科有人管的医院健康教育与健康促进网络。各业务科室应在健康教育与健康促进职能科室的指导下,完成以下工作任务:按全院计划和要求,安排实施本科室的健康教育与健康促进工作;及时记录并总结健康教育与健康促进工作情况,开展健康教育与健康促进调查研究及效果评价工作。②外部网络:由在健康教育与健康促进工作中与医院密切相关的部门、社团、单位、社区组成,在职能和功能上互相补充、互相协作、互相促成。在外部网络中,医院与相关部门、单位、社团的关系是一种工作上的契约关系。③医疗卫生系统:与卫生系统的联系与协作,有利于发挥卫生系统各部门的优势,形成一定声势,取得健康教育与健康促进的最佳效果。④社会:社会各部门的配合与支持是搞好社区健康教育和社会卫生宣传的必要条件。医院要与所辖社区学校、机关、街道建立密切的联系,并与大众媒体积极配合,形成以医院为中心的广泛的社会健康教育网络。

3. 建立医院健康教育与健康促进工作制度　为保证医院健康教育与健康促进工作程序化、规范化,医院应制订一套可行的工作制度或工作规范。这些制度应与全院的各项规章制度相结合,以达到整体科学管理的目的。

(1)将健康教育与健康促进纳入院长目标管理及各科室、各级各类医护人员岗位责任制中。

(2)建立健全病人健康教育档案管理制度,如住院病人护理记录中的病人健康教育记录。

(3)建立健康教育与健康促进活动登记、统计制度,完整记录健康教育与健康促进各项活动的全过程。

(4)建立考核、评比和奖励制度。

4. 明确医院健康教育与健康促进的职能职责

(1)根据上级主管部门下达的工作任务和医院实际,提出本院的健康教育工作计划,报院领导小组通过后,组织贯彻实施。

(2)负责全院健康教育与健康促进工作的业务指导,组织经验交流,进行检查评比、汇总和总结。

(3)负责收集、制作、发放各类健康教育宣传品。

(4)建立、培养重点科室,选择重点病种、项目,开展健康教育与健康促进工作研究、课题设计、实施和效果评价。

(5)负责对全院医护人员的健康教育技能培训。

(6)负责对社区和地段预防保健人员的健康教育技能培训,负责指导本院所属社区健康教育工作。

(刘早玲　吴辉　宿庄　梁渊)

【思考题】

1. 为什么要应用系统性思维方法来建设健康场所?

2. 如何在高校对大学生进行学习健康促进活动?

3. 试述医护人员职业紧张的影响因素及职业紧张的干预框架?

4. 试述女性职工健康教育计划实施的主要原则及具体实施方法?

5. 请根据 WHO 健康工作场所模型, 阐述我国健康工作场所建设策略包括哪些方面?

6. 试分析留守儿童的健康问题及健康教育的策略与方法有哪些特殊之处?

7. 试述城市社区与农村社区健康教育的策略与方法有哪些异同点?

8. 简述开展社区妇女健康教育的内容包括哪些方面?

9. 作为一名医务工作者主要是治疗疾病, 为何开展健康促进医院的工作?

第四篇

健康教育实习案例

　　健康教育学是一门实践性很强的学科,其健康教育与健康促进实践活动需要理论的指导,只有在理论指导下的实践才有望提升健康教育与健康促进的活动效果;同时在实践活动中,健康教育学的理论才能彰显其应用价值,并得到进一步的验证、修订、完善与发展。如在本书第二篇所提及的,在实际工作中发现没有任何单一理论可以适合于所有的健康教育与健康促进活动;实践活动的有效运行也大多是由多种理论交互作用的结果。

　　在学生经过了理论和实践方法学学习的基础上,为加深学生的实践感悟和体验,本教材的第四篇,提供了8个实习案例,涉及如评估个人和群体的健康信息和健康需求,针对个体和群体进行科学的健康维护计划的制订和健康管理;健康促进项目计划的制订、干预的实施、项目管理及效果评价;新媒体与健康教育;健康传播材料的制作;健康教育在危机事件中的作用等方面的内容。目的是培养学生在个体、人际和社会不同层面对不同受众开展健康教育与健康促进的思维模式和实践能力,明确健康教育与健康促进的行为干预实践在健康教育学相关理论的指导下才能科学地、卓有成效地开展,使有限的卫生资源发挥较大的促进和维护健康的功效。在学习的过程中,希望能把前面介绍的健康教育和健康促进理论和实践方法,结合到这些具体的案例实际中,以加强对理论的进一步理解,并能学以致用,融会贯通。

实习案例1

个体层面行为理论的应用

——健康行为评估方法与个体健康维护计划制订

一、实习目标和要求

在众多的人类健康的危险因素中,健康相关行为对健康的影响,越来越引起各方的重视,因为行为可以通过"自我制造""自我管理"等能动性的人类活动而改变,进而影响到健康状况。如果我们能够及早识别出这些危险因素,并加以干预,可以在很大程度上终止或减缓危险因素的长期作用,阻止疾病的发生,这种健康维护活动可贯穿在人一生的各个阶段。临床医生、健康教育者、教师甚至自我可以在临床场所、健康管理场所、学校、家庭等场合适时的开展健康风险评估和健康维护计划的制订。通过本实习的学习和讨论,使学生熟悉如何在实际场景中应用个体层面行为理论(如理性行为理论、健康信念模式和阶段变化理论等)思考健康行为的影响因素,学会收集个体健康危险因素的方法,掌握健康行为的评估思路和评估方法,借以了解个体健康维护计划的制订和管理路径。

【理论基础】 本实习主要以个体层面行为理论为理论基础。实习案例在思考和分析健康行为影响因素时,会涉及理性行动理论和健康信念模式;制订个体健康维护计划时会涉及阶段变化理论;本实习案例还包括人际沟通技巧的应用等内容。(相关理论请参见理论篇)

【学时】 2学时

二、健康行为评估与个体健康维护计划的内容

健康行为评估是健康风险评估的重要组成部分,属于健康教育诊断的内容。研究表明,个体的行为和生活方式会对健康状况产生不可低估的影响,健康危险因素中的环境因素、生物遗传因素、医疗卫生服务因素,也无不和行为因素有着直接或间接的关系。而这些因素在很大程度上是可控及可干预的。因此,针对导致各种疾病的危险因素及不良的行为和生活方式,实施持续性、动态性的个性化的干预,始终是健康管理的核心内容之一。在评估个人和社区的健康教育需求中,除了要区分出哪些行为有助于提高生活质量,哪些阻碍生活质量的提高,还应调查影响健康相关行为的身体、社会、情绪和智力等影响因素,在此基础上制订出健康维护计划。利用有效的健康管理以保持或改变个体、人群的健康状态,使人群维持低水平的健康消费,并可以控制医疗费用,提高服务质量和效率,以应对在卫生领域存在的"人们健康需求的无限性和卫生资源的有限性之间的矛盾"。根据第二篇所学习的个体行为理论,通过健康风险评估,可以让受评估的个体感知和明确自己所存在威胁健康的因素以及这些因素对自己未来的健康可能造成哪些影响和影响程度,从而形成改变这些健康危险

因素的动机以及随后的行为改变。在众多的健康教育者中,全科医生、专科医生由于其与病人广泛接触的机会,可不失时机地开展健康维护的工作。

本实习通过临床医生的视角,讨论如何在临床诊所开展预防服务。

（一）有关概念

健康风险评估（health risk appraisal,HRA）是研究致病危险因素和慢性病发病率及死亡率之间数量依存关系及其规律性的一种技术。是一种用于描述和评估个体的健康危险因素所导致的某一特定疾病或因为某种特定疾病而死亡可能性的方法和工具。

临床医生在临床诊所开展的预防服务,即临床预防服务（clinical preventive services）是指在临床场所对健康者和无症状的"病人"病伤危险因素进行评价,然后实施个体的预防干预措施来预防疾病和促进健康。是在临床环境下第一级和第二级预防的结合。在具体的预防措施上,它强调纠正人们不良的生活习惯、推行临床与预防一体化的卫生服务。

临床预防服务包括对求医者的健康咨询服务、筛检、免疫接种、化学预防和预防性的治疗,详见傅华主编的原卫生部"十二五"规划教材《预防医学》第二篇。

健康维护计划（health maintenance schedule）是指在特定的时期内,在明确个人健康危险分布的基础上,有针对性地制订将来一段时间内的个体化的维护健康的方案,并依此来实施个性化的健康指导。

健康维护计划的实施是变被动的疾病治疗为主动的健康管理的质的飞跃。

（二）在临床场所对就诊者进行健康风险评估和健康维护计划的制订路径

1. 结合就诊病人的具体情况,了解可能在将来会导致他（她）健康严重问题的危险因素。

2. 对收集到的健康危险因素进行评估。

3. 与就诊者进行风险沟通。

4. 根据就诊者的意愿,选择可以干预的 1～3 个健康危险因素进行干预。

5. 制订健康维护计划。

6. 安排随访和反馈。

三、案例分析

陈先生,男,62 岁,已退休,有烟酒嗜好,吸烟史长达 40 年。自己担心身体出了问题,一个人到医院就诊。

主诉:听力降低、耳鸣 1 个月余。

现病史:最近几年自感精力不足,经常疲劳。吸烟量不断增加,现在每天吸一包。近两周失眠,情绪低落,不愿与人说话交流,体重持续下降,出现消瘦。

既往史:以往单位定期体检显示身高 1.72m,体重 58kg,BMI = 19.6。最近一次是 2 年前的体格检查,血压为 155/95mmHg,血总胆固醇为 6.7mmol/L。

问诊结束,医生感觉与陈先生的交流中,他欲言又止,疑惑似乎并未解决。

1. 健康问题的提出 在本案例中医生可以感受到陈先生的疑虑和未解之忧,从表面上看,他是由于听力下降就诊,实则是他还有其他健康问题。你觉得是哪些呢?

(1)失眠?

(2)莫名消瘦?

(3)吸烟量增加至每天1包?

(4)以前体检血压为155/95mmHg,现在是高血压?

(5)情绪低落?

(6)退休(生活事件)影响情绪?

(7)为什么一个人来就诊?

你觉得以上列出的是陈先生的健康问题吗? 还有其他相关问题需要了解吗?

本案例中听力下降很可能并不是困扰他的主要原因。类似的情况时有发生,成千上万的人去医院看病,其中有很多人如果能在早期认识和评估潜在的健康危险因素并采取一定的预防措施就能够阻止某些疾病的发生、减缓疾病的进程、防患过早死的发生。在预防医学中,在病人还未发生危及生命的特定疾病时,进行健康风险评估,及早干预,防患于未然,意义重大,这项工作不能仅靠预防医学专业人员来做,工作在第一线的广大临床医师,凭借其与病人的接触机会,可以适时的进行健康管理。

2. 健康危险因素相关信息的收集

问题1:如何对一位来看病的病人开始讨论和收集可能危及他(她)将来健康的危险因素?

思路:在了解病人的主诉后,询问他(她)来看病还有什么要求。在任何诊疗接触时,医生都应遵循医学访谈的基本原则,保持良好的医患互动。有关医患沟通的技巧,请参考第十二章"健康传播的方法与技术"中的相关内容。

在1988年世界医学教育大会通过的《爱丁堡宣言》中指出:"病人理当指望把医生培养成为一个专心倾听者,仔细的观察者,敏锐的交谈者和有效的临床医生,而不再满足于仅仅治疗某些疾病"。在沟通交流中,获得病人的理解是十分必要的,否则病人会感到困惑,不明就里,甚至感到被冒犯,以致不愿意配合回答问题。这时,采取合适的沟通技巧便显得十分重要。

医生可以对病人说:您今天来还有什么其他的事情需要我帮助吗? 请放心,我看您的听力下降问题并无大碍,但我看到您还有些困惑,似乎想说些什么。您知道,有时我们常过于注意一个健康问题,例如您的听力,而忽视了其他一些更为重要的健康问题。有关您的健康疑虑,您是否愿意说来听听等。从而开始和病人讨论而由此收集到一些健康危险因素。

本案例中,陈先生在医生进一步的询问中,谈了最近2周让他烦恼的事情,他的老伴几年前去世,孩子们各立门户,现在他独自生活,倍感孤独,近来,对一名女士颇有好感,萌生再婚的念头,但与儿女的交谈中发现,儿女们的态度非常坚决,不愿意父亲再婚;更让他感到焦虑的是,那位女士的态度也不明朗,若即若离。现在,他觉得生活无望、失眠、消瘦、烟、酒的量也不断增加。一周前,又传来他的好友因心肌梗死去世的消息,让他担忧是否自己会患上心肌梗死,他想知道为什么身体越来越消瘦,是不是有什么严重的疾病?

根据临床预防服务的要求,医生可利用这次就诊的机会,帮他进行健康风险评估和制订一份健康维护计划。

问题2：健康风险评估的类型有哪些？

健康风险评估是通过收集个体有关健康危险因素的信息，反馈并提供个性化的干预措施来促进健康、维持功能和预防疾病的系统方法。主要包括一般健康风险评估和疾病风险评估（disease specific health assessment，DSHA）两种。

一般健康风险评估主要是对危险因素（如吸烟状况、体力活动、膳食状况等）及可能发生疾病的评估，通过评估发现主要的健康问题以及可能发生的疾病，进而对风险因素进行管理的过程。疾病风险评估则是指对特定慢性非传染性疾病的发病风险进行评估或预测。目前，健康风险评估的主流是以慢性病为基础的危险性评价。

根据所收集的个体健康信息，对个人的健康状况及未来患病或死亡的危险性用数字模型进行量化评估，目的是评估特定时间发生某种疾病的可能性，而不是作出明确的诊断。

问题3：开展健康风险评估应该注意哪些问题？

（1）开展健康风险评估要有针对性：健康风险评估首先要收集个体有关健康危险因素的信息，综合分析这些危险因素对健康的影响，从而采取有针对性的干预措施来促进健康和预防疾病，可避免在诊所中因提供"同质化"的健康处方而不被病人所重视的现象。健康风险评估是在临床场所开展预防服务的第一步。

（2）健康风险评估是一种个性化的评估：临床医生如果能首先识别病人的危险因素，根据其个体的危险因素进行有选择性的定期的筛检项目，不仅针对性强，且可以避免很多的负效应，如大规模体检中，不分性别、年龄的套餐式的检查，既花费巨大，其中产生的假阳性结果，又徒增评估对象的负担，从而导致不必要的诊断措施和治疗干预的"筛检链"。

（3）要把评估的信息及时反馈给受评估者：让本人了解存在的健康风险，从而提高对自身健康风险的意识，激发他（她）进一步改变这些健康危险因素的内在动力，能主动地和医生一起来制订和执行健康的维护计划以促进健康和预防疾病。

问题4：健康风险评估需要收集哪些危险因素？

（1）人口学资料：如性别、年龄、婚姻状况、种族、职业、教育程度等。

（2）病人对自己身体状况的主观感觉。

（3）现病史、既往史、家族史、传染病史以及临床预防资料（免疫接种、周期性健康检查、是否服用阿司匹林药物等）。

（4）健康行为相关资料：病人态度、行为、心理测量的结果。

（5）体检资料（既往或近期的）。

（6）实验室检查结果等。

思路：重点在于分析那些可以增加个体未来患病风险的危险因素。由于实际操作和理论发展上的局限性，尤其是时间的限制，在健康风险评估过程中临床医生不可能把所有的危险因素都收集齐，一次典型的门诊看病只能讨论两三个危险因素。另外，某些因素目前尚无足够证据表明其具有显著的危险性，或者采取措施改变这些因素可以有效地促进健康，如果在这些方面浪费时间，可能使临床医生和病人忽视了本来更应该得到重视的危险因素。根据收集健康危险因素的原则和我国国民疾病谱的情况,在临床场所进行健康风险评估可收集包括与预防心血管疾病、肿瘤、伤害、传染病、代谢性疾病、心理健康有关的一些危险因素,以及疾病的既往史和家族史等。

就这位就诊者来说,可了解他一些和健康相关的行为因素、既往病史、家族史、以前所做过的健康检查等。

问题 5：如何收集健康危险因素？

思路：收集就诊者的健康危险因素,可以直接通过问诊的方式来收集,也可以应用健康风险评估软件中列出的健康危险因素来收集。

方法一：可以在病人就诊过程中通过询问的方式了解病人的健康危险因素。在病人进入诊室后,医师根据病史记录,了解哪些危险因素在以前的应诊中讨论过,确定本次应诊时需注意的危险因素。

本案例中,在与陈先生谈及退休前的工作时,了解到他曾从事销售工作,经常在外面吃饭。由于有很多应酬的事务,免不了烟酒往来,劝吃劝喝,所以工作期间吃饭没有规律,很难自己管控。因为觉得麻烦,他对单位组织的定期体检偶尔参加。在家族史方面,他父亲有糖尿病、高血压。由于体重的减轻,他害怕自己也会患糖尿病或者更为严重的疾病。

方法二：可以应用健康风险评估软件来收集健康危险因素。典型的健康风险评估软件要求受评估者回答有关个人的健康行为、家族史及其他危险因素方面的问题,有些还包括当时的临床资料如血压、血胆固醇水平,或者让病人回忆最近一次的检查结果。分析后该软件可以输出包括应引起病人注意的一个危险因素清单以及疾病综合危险度的定量分析结果。

3. 健康风险评估

问题 6：如何根据这些收集到的健康危险因素,作出一份健康的风险评估呢？

思路：根据上述健康危险因素收集的方式不同,可有不同的健康风险评估方法：

(1)把通过了解和检查发现的健康危险因素,按照影响我国人群主要的健康问题与相关危险因素的关系以及所要采取的预防服务指南,提供相应的指导。

从实习案例表 1-1 中可以看出,该就诊者是糖尿病、心血管疾病、肿瘤、心理问题的高危人群。

实习案例表 1-1　部分健康问题、健康危险因素及预防服务一览表

健康问题	健康危险因素	预防服务
心血管病	血压升高、糖尿病和高血压家族史、烟酒嗜好	血脂、血糖的监测、戒除烟酒等不良嗜好,改善饮食,规律性锻炼
代谢性疾病(如糖尿病)	体重减轻、血压升高、糖尿病家族史	血脂、血糖的监测、改善饮食和锻炼
肿瘤	与年龄和性别相关的;与不良生活方式相关的	肺癌、前列腺癌等的筛查
心理健康	负性生活事件、孤独感、焦虑等	接受专业人士的心理咨询与心理治疗

(2)可借助一些学术机构或国际卫生组织设计的健康风险评估表和计算机软件来进行健康风险的评估。

以针对心血管疾病风险的评估为例:世界卫生组织出台的心血管疾病风险评估和管理袖珍指南,通过危险因素分层,可以迅速、直观地分析、预测心血管疾病的发病风险。所收集的信息包括:有无糖尿病;性别;是否吸烟;年龄;收缩压(SBP);血总胆固醇。如可获得上述信息,则继续按照指南的步骤估测 10 年心血管事件的风险。根据不同的评估结果,采取不同程度的干预策略(实习案例表1-2)。详见推荐阅读的文件——WHO. Prevention of cardiovascular disease:pocket guidelines for assessment and management of CVD risk. Read Q&A about the Pocket guidelines.

实习案例表1-2 根据所处不同评估风险预防心血管系统疾病的干预建议

心血管事件风险	干 预 建 议
<10%	风险低。但低风险并不意味着没有风险 建议采取稳妥的管理方式,重点是生活方式干预
10% ~	处于发生致死性或非致死性心血管事件中度风险状态 建议每6~12个月监测一次风险状况
20% ~	处于发生致死性或非致死性心血管事件高风险状态 建议每3~6个月监测一次风险状况
≥30%	处于发生致死性或非致死性心血管事件很高风险状态 建议每3~6个月监测一次风险状况

译自: WHO. Prevention of cardiovascular disease: pocket guidelines for assessment and management of cardiovascular risk. 2007.

据世界卫生组织的心血管疾病风险评估和管理袖珍指南,建议陈先生做进一步实验室检查,发现血糖正常,尚未罹患糖尿病,本次检查收缩压155mmHg,血总胆固醇6.7mmol/L,在不考虑国家、地区、人种差异的前提下,陈先生在未来10年患心血管疾病的风险为10%~20%(黄色区),处于发生致死性或非致死性心血管事件中度风险状态。建议:每6~12个月监测一次风险状况。

(3)健康问题风险评估与分析:面对个人的健康问题,医生除了考虑相关危险因素外,还需要考虑如何促进个体采纳健康行为。这就需要应用个体层面行为理论进行思考和分析。陈先生通过心血管疾病风险的评估,确定具有中度风险。那么围绕这个健康问题,我们如何进一步分析呢?

首先,和陈先生一起讨论目前与心血管疾病风险相关的问题及相关的健康行为是什么,如实习案例表1-3所示。

实习案例表1-3 健康问题与相关行为的干预建议

问题	健康行为	益 处
血压 155/95mmHg	定期体检	定期监测血压和血糖,及时发现高血压和糖尿病
吸烟量每天1包	戒烟	降低患高血压和糖尿病的风险
情绪低落、失眠	访问朋友或心理医生	面对生活事件(退休;鳏夫孤独;子女沟通不良)压力,调整情绪
消瘦	改善饮食,规律性锻炼	营养均衡,强壮体魄

随后,与陈先生一起逐一讨论分析这些问题,选择一个或两个问题制订健康维护计划,采纳健康行为。以定期体检为例,我们可以运用理性行动理论或者健康信念模式进行以下的讨论和分析(实习案例表1-4):

实习案例表1-4　运用理性行动理论或健康信念模式进行分析

（以参加定期体检的行为为例）

理性行动理论	陈先生的个人分析	健康信念模式
行为信念	患高血压/糖尿病的可能性？ ①目前血压 ②糖尿病家族史 患病后对健康和生活的影响是什么？ ①血压引起心肌梗死和中风 ②糖尿病引起体重减轻	对疾病或危险因素威胁的认知
行为结果评价	定期体检所付出的成本是什么？ ①时间需要1天 ②金钱：单位不负担退休职工的体检 ③需要一个人去医院，因为子女忙不能陪同 定期体检的益处是什么？ ①测血压和血糖 ②及时发现异常，早期采取措施	对采纳某种健康行为益处和障碍的认知
主观规范 — 规范信念 — 遵从动机	家人和朋友的影响： 好友因心肌梗死去世	行动诱因
行为意向	在家中每天测量血压 每周前往社区服务中心测量血糖 每年到社区服务中心或附近医院进行全身体检	健康信念和自我效能

4. 个性化健康维护计划的制订

问题7：如何根据健康风险评估的结果，为病人制订一份个性化的健康维护计划？

思路：健康维护计划属于控制疾病的第一、第二级预防，在特定的时期内，依据病人的年龄、性别及危险因素而进行的一系列干预，这种干预应根据病人个体状况的改变而相应变更和修订。临床医生据此给出进一步诊断、治疗、预防保健、健康指导等健康维护计划。

该病人血压为155/95mmHg，因为之前未被确诊为高血压，需要进一步动态监测血压，如果确诊为高血压时，就必须按照高血压防治指南来管理。

BMI=19.6，属于正常范围，但根据病人的主诉，体重较之以前有明显下降的表现，应做进一步的筛查，以排除肿瘤、代谢性疾病、消化系统疾患、精神疾患等原因所导致的体重下降。

从心血管疾病风险评估可知，他未来10年心血管疾病的风险为10%～20%，处于发生致死性或非致死性心血管事件的中度风险，建议每6～12个月监测一次风险状况，采取积极的管理方式，重点是生活方式干预。

因为病人的父亲是糖尿病病人，所以病人非常关心患糖尿病的风险。因此，有必要和他一起讨论有关糖尿病的危险因素并制订有关的预防计划（如改善饮食和加强锻炼）。

在制订行为改变的方案中，应目标明确、行动计划具体，并根据病人的信念和健康观进一步修改完善。这个过程需要医生和病人共同参与，一起讨论制订，会有助于建立良好的信任关系，提高病人的依从性，有利于随访，施行动态管理。在应用中，可结合阶段变化理论，针对个体所处的不同阶段，采取诸如提高认识、情感唤起、自我再评价、环境再评价、自我解放、求助关系、反思习惯、强化管理等措施。

可参考傅华主编的原卫生部"十二五"规划教材《预防医学》(第6版)第九章"临床预防服务"有关健康维护流程表来为这位病人制订一份健康维护计划表。戒烟限酒、合理膳食、规律运动和心理调适是健康指导的主要内容。

5. 健康维护计划的实施和随访

问题8:针对健康维护计划,如何指导病人实施行为干预?

思路:当为这位就诊者做好健康风险评估和健康维护计划后,就需要和就诊者一起讨论如何来实施这个计划。病人和医生之间的信任契约对作出正确的判断和提供合适的干预是非常重要的,沟通良好,将会提高病人自我保健的意识和行为。

一般来讲,考虑到就诊的时间限制,一次就诊选择1~3项预防服务和随后1~3次随访比较适宜。

在前面介绍的案例中,发现他的血压问题,除了在不同时段进一步监测血压明确诊断其是否为高血压外,还要就病人的生活方式进行讨论,制订一个改善血压的时间表。该病人同意用3个月来改善血压水平。在这3个月中,鼓励和调动病人的积极性,纠正他的一些不良的生活方式,规律测定血压并做好记录,病人在这期间如有相关问题和需要,可联系医生。3个月后,再次就诊,以便随访病人行为改变和血压控制情况。

鉴于病人的生活事件和精神状况,建议到正规专科医院接受心理医生的心理咨询,必要时接受药物治疗。

四、课堂讨论

实习案例1-1 韩某,女,54岁,已婚,汉族,某中学教师。居住地临近高速公路,交通噪声较大。主诉:"头晕伴视物模糊1年余"。

现病史:病人于1年前无明显诱因出现头晕伴视物模糊,无头痛及视物旋转感,无恶心及呕吐,无腹痛、腹泻及便秘等。近1年睡眠欠佳,自诉需要依赖安眠药才能入睡。自觉乏力、情绪低落,偶有悲伤等消极情绪。曾到医院就诊,诊断为"抑郁症"并给予药物治疗,症状未见明显缓解,后自行停药。病人自述饮食状态尚佳,近期无体重增加或减少。

既往史:既往高血压病史5年,口服波依定等降压药物,血压控制欠佳,血压在160/100mmHg左右;子宫肌瘤行子宫切除手术史4年,便隐血(±)史1年,无吸烟及饮酒史,无药物及食物过敏史,无外伤史,否认肝炎、结核病史,自述有喝咖啡的习惯,3杯/日,喜食咸。

家族史:父已故(死因:急性脑血管病),母已故(死因:急性心肌梗死),无家族传染病、遗传性疾病史。

查体:血压160/105mmHg,脉搏78次/分,体重81kg,身高160cm,神清语明,一般状态尚可,直接及间接对光反射存在,眼球运动自如。心脏听诊无杂音,肺部听诊无干湿性啰音,肠鸣音正常。腹部稍膨隆,呈腹型肥胖。双下肢无水肿,无感觉及运动异常,腱反射正常,生理反射存在,病理反射未引出。

辅助检查：眼底动脉彩超示——双侧眼底动脉硬化。

临床诊断：高血压病2级，高危组；中度肥胖。

请根据此案例，分析该病人的主要健康问题及健康危险因素，并制订健康维护计划。

（张竞超 肖霞）

【思考题】
1. 健康行为评估和个体健康维护的关系。
2. 临床医生以危险因素为导向的诊疗模式的内涵。
3. 个体健康维护计划的制订路径。

实习案例2

人际层面行为理论的应用

——社区慢性病自我管理的健康教育

一、实习目标和要求

通过本实习,掌握如何应用社会认知理论开展社区的健康教育,同时明确疾病尤其是慢性病自我管理的重要性。

【理论基础】 针对人际水平的社会认知理论、社会动员、社会网络与社会支持、参与式研究等。

【学时】 2 学时

二、慢性病自我管理的内容

通过对疾病谱、死因谱的变化分析,发现与不良行为生活方式密切相关的慢性非传染性疾病越来越成为人类健康的主要威胁。慢性病具有发病隐匿、潜伏期长、发病后很难治愈等特点和流行特征。其中,与环境、生活方式和饮食习惯密切相关的恶性肿瘤、心脏病、脑血管病等疾病成为危害人们健康的主要疾病,人们长期带病生存,需终身依赖医疗服务,导致医疗费用的高居不下,因而慢性病是目前影响人类健康的主要公共卫生问题。

在 2010 年世界银行发表的《创建和谐健康生活:遏制中国慢性病流行》的报告中指出:中国每年 1030 万死亡人数中由慢性病所致的占 80% 以上,占疾病总负担的 68.6%,如果不采取有效的防控措施,20 年以后 40 岁以上的人群中常见的慢性病(心血管疾病、脑卒中、糖尿病、癌症和慢性呼吸系统疾病)患病人数将增加 2 至 3 倍。

我国国家卫生计生委编写的《中国居民营养与慢性病状况报告(2015 年)》中指出,2012 年全国 18 岁及以上成人高血压患病率为 25.2%,糖尿病患病率为 9.7%,40 岁及以上人群慢性阻塞性肺病患病率为 9.9%。根据 2013 年全国肿瘤登记结果分析,我国癌症发病率为 235/10 万,肺癌和乳腺癌分居男性、女性发病首位,十年来我国癌症发病率呈上升趋势。2012 年全国居民慢性病死亡率为 533/10 万,占总死亡人数的 86.6%。心脑血管病、癌症和慢性呼吸系统疾病为主要死因,占总死亡的 79.4%。据我国 2013 年第五次全国卫生服务总调查的结果显示,15 岁及以上人口的慢性病患病率为 33.1%,与 2008 年比较,上升了 9 个百分点。由此推算,全国有慢性病病例数达 3.7 亿。导致的疾病负担已占疾病总负担的 70%。

居高不下的慢性病发病率不仅给个人、家庭和国家带来沉重的医疗负担和经济损失,甚至可能会因健康劳动力的缺失而影响国家经济的持续发展和繁荣。因此,及时采取有效的干预措施遏制慢性病的"井喷式"流行至关重要。

然而,慢性病又是一种可以有效预防和控制的疾病。2011 年 WHO 发布的《全球慢性病现状报告》,指出大量慢性病可以通过干预包括生活行为方式和代谢生理因素在内的致病危险因素而得到有效预防和控制。根据国内外有关研究报道,在冠心病、糖尿病等疾病的死亡率大幅度下降的原因中,约一半以上的原因归功于健康危险因素的下降,特别是生活方式的干预在其中起了重要的作用。虽然慢性病的致病因素不尽相同,但吸烟、过量饮酒、饮食结构不合理、睡眠问题、身体活动不足是常见慢性病的共同危险因素。经济社会快速发展和社会转型给人们带来的工作、生活压力,对健康造成的影响也不容忽视。

针对庞大的慢性病患群体,健康教育如何才能发挥效能,帮助病人能与疾病"和平相处",通过卫生专业手段和自我能动性的调控,以达到减缓疾病的进程、减少合并症的发生、提高生活质量的目的,一直以来受到专业理论学者和实践人士的关注。

（一）有关概念及理论

1. 慢性病管理 对慢性病病人来说,树立战胜疾病的自信心、改善不良情绪、摒弃不利于健康的行为危险因素,以及能够有效地与医生沟通和利用社区的资源,是达到慢性病控制的重要手段。同时,家庭和社区的支持是促使达到慢性病管理目标的重要条件。

目前世界上慢性病管理模式主要有慢病照护模式、病人自我管理模式、同伴支持管理模式、专业人员指导的团体交流管理模式及社区工作管理模式。我国的慢性病管理模式主要有:综合干预、群组管理模式、自我管理模式、知己健康管理模式、契约式管理模式五类。本实习重点介绍慢性病的自我管理模式。

2. 慢性病自我管理 慢性病自我管理的目的旨在提高慢性病病人及其家庭成员的自我管理能力,逐步挖掘和提升病人自身的健康责任和潜能,最终达到改善自我管理行为、提高自信心、改善健康功能状况、提高生活质量、降低卫生服务利用等目标。

慢性病自我管理的方法（chronic disease self-management approach）即以病人为主体,在卫生专业人员协助下,由个人承担起一些预防性和治疗性保健任务。一般来说,"自我管理方法"是通过学习自我管理课程,掌握慢性病防治必要的技能来提高生活质量。

以健康教育和健康促进为主要手段来帮助病人进行慢性病自我管理的方法在许多国家已得到广泛应用。其中以美国斯坦福大学病人教育研究中心创建的慢性病自我管理方法——"慢性病自我管理项目"（chronic disease self-management program,CDSMP）最具代表性。其主要特点是可适合所有慢性病病人的自我管理。大量研究证实它能够提高参加该项目的各种慢性病病人的自我管理能力,能有效改善慢性病病人的健康功能状况、提升生活质量和降低医疗费用。

3. 慢性病自我管理健康教育的理论基础 "自我管理"方法根源于心理行为治疗领域,病人本身在改变行为、促进健康方面所具有的巨大潜能这种现象被心理学家们所认识,并在实践中逐渐将原来属于卫生专业人员的一些权力下放给病人。心理学家构建了一系列行为相关的自我管理的概念、理论和实践,统称为"行为自我管理"。行为自我管理方法对于应对与行为和生活方式密切相关的慢性病这一当代社会主要的公共卫生问题,其意义与作用日益受到重视。

健康教育理论中的社会认知理论、社会网络和社会支持等理论为慢性病的自我管理提供了理论依据。根据社会认知理论的五个重要概念:知识、自我效能、结果期望、目标形成与自我调控、社会结构性因素,慢性病自我管理健康教育的设计应重点考虑以下要素。

(1)知识:课程设计时给慢性病病人介绍科学的慢性病相关知识(内容型知识),以及如何正确管理慢性病的技能(程序型知识)。

(2)自我效能:通过调整身心状态(如静坐冥想、压力放松技术、心理咨询)、说服(组员的相互讨论以及医务人员的咨询)、替代性经验(组员成功的经验)和获得行为规则(小组长指导下的管理行为的操练)四个方面来提高自我效能。

(3)结果期望:让每位组员在制订自己的行动计划后要对实现该计划进行评估及打分,即个体对执行某项行为之后可能产生的结果所形成的一种感知。

(4)目标形成与自我调控:慢性病自我管理中一项重要的小组活动是每位组员都要为自己在将来一周采取的行动制订计划,并在下一次集体活动时讲述自己执行计划的情况,如能成功地执行计划将获得奖励。

(5)社会结构性因素:通过动员,强调街道办事处、居委会、社区卫生服务中心以及家庭成员在物质资源和智能因素中给予支持。

(二)慢性病自我管理的应用

慢性病管理的重心不是以治愈为目的,而是将慢性病病人的健康状况和健康功能维持在一个相对满意的水平,即"现有条件下的最优"状态。

1. 慢性病自我管理健康教育项目分类　按健康教育课程的指导者不同,分为卫生专业人员教授的自我管理项目和非专业人员指导的自我管理项目;按照涉及病种的多少,分为覆盖多个疾病的普适性慢性病自我管理项目和单一疾病的慢性病自我管理项目。

2. 慢性病自我管理的任务　对于许多慢性病病人来说,"自我管理是终生的任务",从自我管理的本质上说,所有慢性病病人的共同的自我管理任务有三类。

(1)所患疾病的医疗和行为管理:如定期服药或医学检查、加强锻炼、改变不良饮食习惯和其他高危行为、使用一些辅助设备、行为矫正等。

(2)社会角色管理:指建立和保持在社会、工作、家庭和朋友中的新角色,继续履行自己的责任和义务,正常参加工作,保有社会交往的能力、与家人的相处等。

(3)情绪的管理:指处理和应对疾病所带来的各种情绪反应,如妥善处理抑郁、焦虑、恐惧、愤怒、对未来的担心、挫折感等情绪的变化。

3. 慢性病自我管理所需技能

(1)解决问题的技能:明确解决问题的步骤——发现问题、提出建议、选择某建议、评估试用的结果、更换并采纳其他建议、向别人寻求帮助、接受这个问题目前还无法解决的事实。

(2)做决策的技能:以锻炼为例,如运动量的确定、找到一个合理且感觉舒适的锻炼水平、如维持该锻炼水平 1~2 周;再逐渐增加锻炼量,每周或每两周增加 10%~20%。

（3）利用资源的技能：如充分利用社区信息和咨询服务、参加老年活动中心、利用社区医院的卫生服务、参加志愿者小组并互助、热线咨询电话的利用、上网查询等。

（4）形成病人与卫生服务提供者伙伴关系的技能：掌握一定的沟通技巧，维持良好的医患关系。

（5）目标设定及采取行动的技能：目标是在以后的一段时间，想要完成的事情。如目标为 3~6 个月中减重 5kg，目标分解：每天散步 30 分钟、每周素食 3 天、控制睡眠时间等。

因此，慢性病病人通过参与互帮互助的自我管理小组，提高自我效能、健康素养和社会支持水平，以实现行为管理、疾病管理和情绪管理，从而促进健康状况和生活质量的提高。

三、案例分析

慢性病自我管理的应用实例——"上海慢性病自我管理项目"

1999—2001 年，傅华课题组在上海开展了慢性病自我管理项目研究。"上海慢性病自我管理项目"是一个以创建和评估我国本土化的慢性病自我管理方法为目的的研究项目，通过与国际、国内历时多年的广泛合作，逐步形成了适合我国社区特点、共同参与型的一系列社区慢性病自我管理模式，既有普适性（多种慢性病病人都适用），也有单病种慢性病自我管理项目，最后成功完成，取得了很好的健康收益和社会经济效益。其研究成果发表在世界卫生组织公报（Bulletin of the World Health Organization）上。由于其对慢性病管理具有非常实用的参考价值，WHO 将研究成果收录在 2002 年 WHO 全球报告（Innovative care for chronic conditions：building blocks for action）及 2005 年 WHO 技术报告（Preparing a health care workforce for the 21'th century：the challenge of chronic condition）中。该计划最初是在上海的 3 个区，5 个社区进行，后续研究至今仍在进行中。在我国其他省市也相继开展了慢性病自我管理项目。

1. 上海 CDSMP 理论基础　依据社会认知理论的核心思想"交互决定论"，即"个人因素""行为表现""环境因素"三者之间存在的交互影响，如实习案例图 2-1 所示，慢性病病人的行为生活方式管理、社会角色管理和情绪管理三类自我管理行为与其自身的知识、信念、价值观和自我效能有关，同时也与其周围的物质和社会环境有关。慢性病自我管理项目利用参与式研究的研究方法，以社会认知理论为基础，解决病人自我管理的关键要素，从而促进积极的自我管理行为的建立，改善慢性病控制效果提高生活质量。

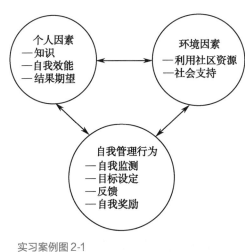

实习案例图 2-1

慢性病自我管理的理论框架

（1）知识是改变行为的基础，因此每次慢性病自我管理活动都以小讲课的形式介绍慢性病的相关知识，如慢性病的危险因素、烟草的危害、如何锻炼等。

（2）慢性病自我管理活动以小组形式开展，因此病人可以相互观察学习提高自我效能；一系列的情绪管理技巧不但可以改善病人的情绪管理行为而且可以提高自我效能；应用"自我交谈"的技巧进行说服;通过循序渐进的目标设定,让病人体验成功,上述活动从内容和形式设计上可全面提高病人的自我效能。

(3)以小组形式组织活动可以使病人之间相互帮助、相互支持;同时小组活动也教会病人如何利用社区已有的资源。

(4)在自我管理行为方面,慢性病自我管理主要通过"周行动计划"来完成目标设定、自我监测,并在小组活动时反馈计划的执行情况。

(5)在小组活动过程中病人的结果预期和自我效能提高后,就会积极而自信地进行"周行动计划",并且在执行过程中获得社会支持,而社会支持的增加又会促进自我效能的提高和行动的执行力,进而实现彼此间相互促进。

2. 上海 CDSMP 实施过程

(1)组织网络及制度建设

1)街道将 CDSMP 的实施纳入到街道市政卫生科的日常工作之中,专人负责。

2)社区卫生服务中心将该项目纳入其社区卫生服务的日常工作,由社区医生参与、组织和支持慢性病病人的自我管理活动。

3)组建社区 CDSMP 顾问委员会,让社区干部、医院的领导、社区医生、志愿小组长代表、课程参加者代表、社区各组织、研究者等共同参与。

4)定期的信息通报和交流会。让大家有机会表达自己的意见、建议,促进社区及病人参与项目实施模式及实施过程。

(2)社区动员:通过社区会议、个别面谈、张贴海报、口头宣传、动员、发放 CDSMP 宣传单等方式,争取社区领导、组织、团体及全体居民的积极响应和参与。

(3)小组长培训班:小组长构成主要为退休的教师、医生、干部、其他职业的普通居民和里委卫生干部,培训合格者获得证书。

小组长讲课的优点:本身是慢性病病人,与病友有共同的话题,信息分享,语言平实,使自我管理教育更具凝聚力,提高了主动参与的氛围、挖掘病友成功经验,为教育提供了活教材。病友间的相互督导,有助于树立信心,成功改变行为,达到教育目的。

(4)干预的实施:上海 CDSMP 以社区内高血压病、心脏病、关节炎、慢性阻塞性肺病(COPD)、糖尿病及其他慢性病患者为研究对象,通过社区动员招募。由经培训的志愿小组长给社区病人授课。每周上课一次,每次 2 小时,连续 7 周。上课场所:社区老年活动室、病人家里。所需材料:小黑板、粉笔、小组长自己制作的挂图、按照统一的《指导者手册》在社区内以小组的形式组织 10～15 名慢性病病人学习。参加者可得到《慢性病患者如何过上健康幸福的生活》书籍。

小组活动在医生的指导下按计划进行,组员相互交流计划执行情况,由定期访视的医生提供指导和建议。

课程安排:

1)课前动员及授课协商会议(鼓励小组长、帮助其备课;协调组织上课地点、时间及后勤工作等)。

2)小组长授课(小组长两两配合给小组授课,强调共同参与、讨论、小组长示范、相互支持等成人教育方法的授课方法及过程。从小组长授课开始,社区卫生服务点指定医务人员接受自我管理者的咨询)。

3)课后总结和表彰大会:小组长授课后,社区召开总结表彰会,大家互相交流授课经验和体会,提出改进意见。

课程内容:主要内容(以高血压管理为例)包括认识高血压、目标设定与制订计划、如何增强自信心、如何处理紧张和生气、疲劳的管理及放松的技巧、与人交流的技巧、锻炼、合理膳食、戒烟、控制体重、药物的合理使用、血压自我监测、与医生配合等。

3. 项目效果评价　慢性病管理应伴随慢性病病人的终身,病人在接受了慢性病自我管理课程的培训,掌握了一定的自我管理的技能,还需要医务人员的有效组织和指导以及社区的支持,以保持长效机制和持续性发展。

问题:在本案例的项目实施过程中,通过什么方式以提高自我效能?

根据能提高自我效能的四个途径,设置了促进病人自我管理能力及自我效能提高的干预内容及形式。

(1)成功地完成过某行为(performance accomplishments):如一个人能做出某一行为是表明自己有能力执行该行为的最有力的证据。一次成功能帮助人们增加其对熟练掌握某一行为的期望值。

行为、任务的完成采取的方式:设定目标、制订周行动计划、自我控制(与自己签订合约、对计划执行的情况进行自我监控、学会在完成周行动计划之后进行自我奖励)。

(2)间接经验的示范(vicarious experience):观察其他人执行某行为。看到别人执行某一活动后并没有出现不良的后果,会使人们产生自己通过努力和坚持也能够完成这一活动的想法,从而增强了自信心。

采取的方式:组员之间的互相交流与支持、小组长的示范及各项活动成功者的现身说法。

要注意由于间接经验的影响是基于相互比较的一种反应,在提高自信心的可靠性方面,它比直接成功地完成一次某行为的做法要差。

(3)口头劝说(verbal persuasion)及支持:这一方法是一般健康教育项目的常见措施。人们能够通过别人介绍其执行某行为的成功经验,而对自己执行该行为的能力建立起自信。

采取的方式:通过及时反馈问题与解决问题;与其他组员结对子,在执行周行动计划时互相提醒、互相鼓励;小组长对组员的电话或口头支持(如"你能完成这项活动");提供互相讨论的机会、培养活泼、互助的小组学习环境。

通过口头劝说提高自我效能的效果不如上述两种途径,因此前两项是设计健康教育项目的首选。

(4)消除不良情绪(情绪激发)(emotional arousal):充满压力和紧张的环境可通过不良情绪的产生来影响一个人的自信心,焦虑和情绪低落等不良情感因素是一个人是否有能力执行某特定行为的标志,过度紧张可能会影响人们对自己执行某行为活动能力的判断。

采取的方式:通过锻炼、营养;改善呼吸的指导改善症状;疼痛时的干预管理;改善睡眠;针对负性情绪、抑郁症的管理;认知性症状的管理方法(如肌肉放松、引导性想象、自我谈话)等。人们通过一些办法来消除不良情绪,激发出积极的情感,从而提高人们对自己能力的自信心。

四、课堂练习及讨论

（一）高血压病人自我管理模拟小组课堂训练

1. 课程学习的目的　说出引起血压强烈波动的负性情绪的原因,学习和交流缓解压力的方法。学生可分组进行,每组 10~15 人。

2. 课程安排

（1）选出志愿者为组长和记录员,组长负责组织小组讨论,保证每位小组成员发表意见,掌握讨论的时间。

（2）在组长的组织下,组员自我介绍,描述导致血压问题的负性情绪的原因,组员们互相介绍经验体会,尤其是成功的经验分享,并提出问题,整个过程在教师的指导下进行。记录员记录,归纳汇总。

（3）汇报结果:小组讨论结束后,每一小组派代表向全体成员汇报各组的讨论情况,将讨论结果写在黑板上,便于所有参与者能清楚看到。

（4）教师或者课前准备中接受过培训的小组长用示范法演示放松的技巧:

深呼吸:用鼻子缓慢地深吸气并数到十,不要提起肩膀和胸腔,尽量舒展腹部。再缓慢地用鼻子呼气,同时全神贯注于你的呼吸,重复几次,一旦形成习惯,可以在感受压力的情况下,帮助放松。

改良肌肉放松法:选择安静的地点,平躺在舒适的位置,不要交叉手臂和双腿,维持一个缓慢的呼吸模式,同时尽可能的拉紧每块肌肉或肌肉群,并持续 10 秒钟,然后放松。以单手握拳开始,握紧、放松,继续另一只手,手臂、肩膀、颈部等,环绕整个身体,注意拉紧状态和放松状态的不同感受。

冥想:安静地坐着,不要被周围环境所打扰,引导身体放松和缓解压力,冥想的效果来自于自制和实践。

想象:即幻想指导,是人对视觉形象和场景的心灵产物,想象一个轻松的场景以带来放松的感觉。

瑜伽:接受专业的指导。

（5）课程结束:教师做归纳和总结。

（二）社区高血压人群自我管理项目设计

背景:经调查,某社区人群高血压患病率较高,由于地理环境的特点,该社区位于富含铅矿的矿区附近,很多家庭都有成员在矿上及矿石加工厂工作。请围绕以下各环节,自行设计一项针对该社区高血压人群自我管理的项目方案。

1. 在项目设计前的准备工作

2. 研究对象

3. 组织建设

4. 干预计划的制订与实施

5. 项目的评估

（张竞超）

【思考题】	1. 社会认知理论在健康促进项目中的实践指导意义和应用特点。
	2. 如何理解"参与式研究"？

实习案例3

新媒体在健康教育中的应用

一、实习目标和要求

通过本章的学习和讨论,学生可以了解新媒体的概念和形式、在健康传播中的应用概况,以手机糖尿病自我管理研究为实例,熟悉运用新媒体进行健康干预的实施方案及效果评价的思路和方法。

【理论基础】 健康传播理论、社会认知理论、自我效能等相关理论,以及健康教育项目计划、实施和效果评价。

【学时】 2学时

二、新媒体在健康教育中的应用

新媒体是基于信息技术,运用互联网、无线通信网等传播路径,通过电脑、手机、数字电视等终端,向受众传播信息的传播形态,已成为当今社会信息传播的重要方式。相对于报纸、广播、电视、杂志四大传统媒体,新媒体被形象地称为"第五媒体"。自21世纪以来,互联网技术、数字技术和移动技术等得到了前所未有的发展,仅2005—2012年期间,全球网民总数量就从10亿迅速上升至19亿之多。随着人们对自身健康状况的关注日益增强,对健康知识的需求逐渐增大,新媒体以海量信息,兼具文字、图像、音频、视频、动画等多元化的表现形式为特点,极大地满足了人们对健康知识的需求。运用健康教育学、传播学、预防医学、行为学等相关学科理论,对以新媒体作为新型的健康教育干预方式进行设计和评价,是健康教育和健康促进领域的发展趋势。

(一)相关概念

1. 健康传播是一种将医学领域的研究成果转化为大众能够广泛接受的通俗健康知识,并通过改变大众对于健康的态度和行为,以降低疾病在群体中的患病率和死亡率、最终达到有效提高社区或国民生活质量和健康水准的目的的行为(E. M,Rogers);健康传播是传播学的一个分支和部分,它是指以人人健康为出发点,运用各种传播媒介渠道和方法,为维护和促进人类健康的目的而制作、传递、分散、交流、分享健康信息的过程。

2. 新媒体是指相对于报纸、杂志、广播、电视等传统媒体而言,采用新技术改进和创建的新兴传播媒体,它借助卫星通信、数字化、多媒体和计算机网络等技术的发展而应运而生。新媒体是一个相对的、动态的概念,每个时代都有其所谓的新媒体,每一种新媒体也都有被替代、淘汰的可能性。

3. 手机媒体是借助手机进行信息传播的工具,随着通信技术(例如4G)、计算机技术的发展与普及,手机就如同具有通信功能的迷你型电脑,手机媒体是网络媒体的延伸。

（二）新媒体与健康传播

1. 新媒体传播的特点　新媒体是建立在数字技术和网络技术基础之上,以多媒体作为信息的呈现形式。具有形式灵活多样(如手机、网络电视、数字电视、移动电视、博客、播客等)、信息量大、内容丰富,信息可储存性、传播的再延续性,成本低、传播快、更新快、检索便捷、受众广泛等特点。

2. 新媒体健康传播的内容　当今社会,人类健康和社会发展正面临着前所未有的挑战,气候恶化、生态失衡、环境污染、药物滥用、传染病暴发、慢性病年轻化、食品药品安全问题、各种自然灾害、突发卫生事件,直接影响人民的身心健康和社会的和谐安定。目前,互联网的健康教育内容主要涉及一般疾病预防知识、四季养生、常见病防治、心理健康、传染病防控(如 SARS、流感、艾滋病、登革热、埃博拉等)。在中国知网上以"健康传播"为关键词,在 2006—2015 年的 10 年间,相关文献数量呈上升趋势(实习案例图 3-1):

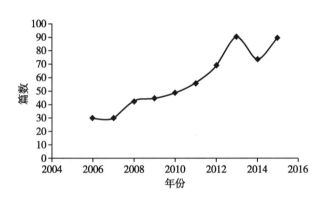

实习案例图 3-1
2006—2015 年健康传播相关文献发表情况

3. 新媒体健康传播的发展趋势

（1）互联网环境下的健康传播

1)健康类网站:健康类网站总体上可以分为两类:一为综合性门户网站的健康频道,例如人民网的健康频道、搜狐健康频道等;二是专业健康网站:如 39 健康网,好大夫在线等。综合性门户网站的健康频道要靠网络编辑进行内容构建,大范围的采编大众保健类相关知识,通过图文并茂、叙述性的方式提供给受众;同时,也与专业健康门户网站进行合作,借助专业资源。频道的从业人员大多有一定的保健知识,但没有专业的医药背景。健康频道更偏向受众主导型,多为健康类保健知识文章。专业健康网站一般依托于相关企业或专业研究团队,并且有广泛的医疗行业资源,更具有专业性和实用性,是受众日常获得健康信息的重要渠道之一。

2)SNS(social networking service):线上 SNS 即社交网络服务彻底改变了大众传统的社交习惯,大众更倾向于通过社交网络来传递和获取信息。社交网络可以将大众传播和人际传播结合起来,从而达到健康传播的理想效果。社交网络将人们的线下社交关系链搬移到网络上,又与其他人的关系链形成新的关系网,用户间强大的交互性使得每个用户创造的浏览量远远高于传统的门户网站。社交网络的健康传播模式大致可分为两类:一类是许多社交平台或论坛通过已经固有的专业健康类小组吸引受众聚集到一起,相互进行健康讨论交流,其中有些小组慢慢形成一定的规模,进而通过口碑相传成为更有影响力的健康传播站点;另一类是时下以微博为代表的社交工具,也被有效利用起来为健康传播服务。

(2)手机媒体的健康传播:手机的出现是人类通信技术史上一次影响深远的革命。随着手机普及和功能拓展,手机通话的传统功能已被手机媒体所取代。自1987年第一部手机"大哥大"的出现至今,中国手机用户的数量飞速增长,2016年手机用户达13亿以上,手机上网用户达9亿多人,月户均移动互联网接入流量突破366.5兆。从第一代模拟手机到第二代数字手机,再到如今的4G通信时代,手机传播从单一的音频传播发展到能够处理图像、音乐、视频流等多种媒体形式,以手机短信、手机报、手机电视、手机互联网等为载体的健康传播形式应运而生。

4. 新媒体传播健康信息的优势

(1)互动性:互动性是新媒体最显著的特征之一。传统媒体主要是单向性传播,受众的反馈渠道不畅通。随着新媒体的出现,受众获得了获取信息的新途径,不仅可以接受信息,还可以及时地进行反馈,并与传播者对话。一问一答,互相交流的过程,明显改善了传播效果。

(2)时效性:信息爆炸的时代对信息的时效性提出了更高的要求,新媒体便于获取最新讯息,并以最快的速度将最新、最即时的内容传播给受众,并结合大众传播、组织传播和人际传播等多种形式,更广泛的将信息传播开来。特别是涉及公共卫生预防和公共卫生危机事件等,新媒体对信息的处理和传播方式更具有无可比拟的优越性。

(3)分群性:受众对健康信息的需求是不同的,关注的内容因群体而异,不加选择的大众化信息越来越不能满足人们的不同需求。随着新媒体在健康传播中的应用,受众将可以利用分群化"一对一"式的信息传递,获得个性化的信息提供,达到良好的健康信息传播效果。

(4)非同步性:传统的大众传媒,特别是广播和电视,由于有着特定的播出时间,受众必须遵循传播者的安排,定时守候才能接收到健康信息。互联网的非同步性使得受众可以随意选择自己合适的时间接收信息,而且传播者也可以同时发布多条健康信息,不必逐条发布。

(5)经济性和高效性:新媒体前所未有的广覆盖性使传播者可以凭借更少的投入获得更多的成效,在节省开支的同时可以把更多的精力放在健康信息内容方面,提升健康传播效果。

5. 新媒体传播健康信息面临的挑战

(1)信息的规范化管理薄弱,虚假信息泛滥:新媒体环境给受众带来海量信息的同时,也给虚假信息提供了滋生的空间。受经济利益的驱动,一些盈利机构利用新媒体平台进行健康营销,从而脱离了健康传播的公共服务属性;加之当前市场环境缺少规范,各种伪健康信息也在借助新媒体的力量渐渐开始滋生繁衍。

(2)信息同质化、飞沫化:信息的同质化和飞沫化是新媒体时代信息传播不可避免的弊端。同质化是指新媒体中大量信息雷同,反复出现;而飞沫化是指正确有效的健康信息在发出之后,容易湮没在上述大量毫无意义的同质化信息中,从而导致信息传播效果的弱化。网络中存在着海量无价值的信息,信息的过度丰富可能会导致用户注意力的分散和选择的困难,容易使新媒体的健康传播达不到预期效果。

(3)信息资源分配不均:虽然新媒体传播具有强大的信息聚合优势,用户可以通过搜索获得自己需要的健康信息和网络服务,但是公众由于受教育程度和媒介技术掌握水平的差异,并不都能很好地理解和参与健康信息的在线搜索,难以有效地通过新媒体获取相关健康信息,所以随着时间的推移,最终会造成两者之间信息资源差距的不断扩大。

(4)传播者专业素质参差不齐:我国从事健康传播媒体的工作者专业背景较为单一,专业知识的缺乏使得某些专业知识传达得不够准确,对待虚假健康信息分辨能力不足,甚至有误导受众的可能性。

(5)隐私泄露:主要表现为网络互动中对病人隐私的泄露。网上医疗咨询的开展,需要病人公开个人的基本情况、既往经历等内容,其中一部分涉及隐私。由于网络的开放性,病人在网上谈论这些信息时,很容易被恶意盗取或传播,造成隐私的泄露。

6. 提升新媒体健康传播实效的思考

(1)优化环境秩序:健康传播离不开有序的新媒体环境,只有在可信、专业的环境基础之上,才可能向大众提供权威、可靠的健康信息和知识。因此,必须要维护新媒体的环境秩序,提高公信力。要从根源上维护新媒体环境秩序,必须要具备相关的法律约束,法定职责必须为,法无授权不可为。

(2)发挥专业优势:新媒体的双向性,时效性等优势使得新媒体成为健康传播的有力工具。在这样的环境下,专业的健康信息传播者如卫生行政管理部门,医学专家等以及传统的健康媒体应积极地投身到新媒体中来,引导正确的健康观念。此外,从业人员应进行适当的专业培训,提高专业知识素养,在工作中有能力对健康传播涉及的知识信息进行过滤筛选。

(3)与传统媒体互补:传统媒体的权威性和公信力,决定了其传播地位和作用。新媒体通常对传统媒体播报内容要进行整合与转录,因此维护新媒体环境秩序要从传统媒体做起。传统媒体要做好"把关人"的职责,确保信息源头的科学性、专业性。传统媒体也可以将一部分业务转移到新媒体上来,降低传播成本,提高传播效率。

(4)提高群体健康素养:加强媒体内部的自我教育和自我约束,明确自身的职责,强调健康传播的公益性。加强传播媒体和健康信息权威部门之间的合作,提高新媒体健康传播从业人员的专业化素质。加强对受众的启发指导:加强公众的健康知识素养,强化受众对虚假健康信息的分析和辨别意识。

三、案例分析

2型糖尿病(T2DM)已成为威胁人类健康的重要慢性病之一。2013年全球糖尿病患病人数已达3.82亿,预计2035年全球糖尿病患病人数达5.92亿。2010年,我国18岁以上成年人糖尿病的患病率为9.7%,已成为全球糖尿病患病人数最多的国家。由于糖尿病的不可治愈性以及管理的复杂性,因此需要病人本人在日常生活中积极自觉地采取必要的健康管理行为,即良好的自我管理行为(self-care activities),才能有效控制病情、提高生活质量。已有研究证据显示:健康饮食、规律锻炼、自我监测血糖、遵医服药、良好的解决问题的技能、应对技能和减少危险行为七项自我管理行为与糖尿病病人的健康结局有关。近年来,随着移动互联网的出现,应用智能手机进行糖尿病自我管理干预受到越来越多的重视。目前,以智能手机为载体的糖尿病干预措施主要包括:血糖自我监测功能;饮食、服药依从性或身体活动的监测;医患互动及反馈;健康教育。干预措施依据的健康教育行为改变理论主要是社会认知理论和自我效能理论等。

（一）DialBetics 的简要介绍

1. DialBetics 的理论框架　　DialBetics 糖尿病自我管理项目是日本东京大学开展的一项以智能手机为载体的糖尿病自我管理干预项目。DialBetics 是基于健康信念模型、自我效能理论和社会支持理论而设计的新媒体干预项目，理论框架请见实习案例图3-2。

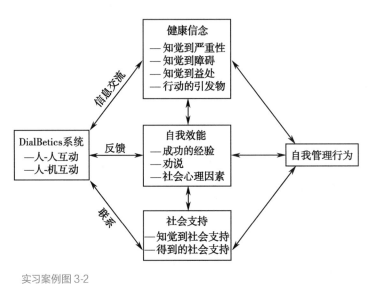

实习案例图 3-2
DialBetics 的理论框架

首先，病人与 DialBetics 通过信息交流，获得有关自身健康状况的严重性、行为改变的障碍以及行为改善的益处的信息，同时 DialBetics 发送给病人的反馈信息可作为病人行为改变的引发物。

随后，DialBetics 不断给病人反馈自我管理行为的相关信息，特别是反馈锻炼和饮食的监测信息，使病人感受到自己执行自我管理行为的成功与否，同时医生和营养师可以和病人进行交流，劝说其改变不恰当的锻炼和饮食行为。

最后，在人-人互动和人-机互动的过程中病人可以获得社会支持。

健康信念的改善、自我效能的提高和获得的社会支持可以促进病人的自我管理行为，同时良好的自我管理行为又可以促进健康信念和自我效能的改善。

2. DialBetics 自我管理干预系统的模块构成　　DialBetics 自我管理干预系统主要由 4 个模块组成，如实习案例图 3-3 所示。

（1）数据传输模块：病人在家里将血压、体重、血糖和运动步数个人数据分别在早晨和晚上两次通过手机传输到 DialBetics 服务器。

（2）数据评估模块：根据日本糖尿病协会的指南标准：血糖早饭前低于 110mg/dl、睡前低于 140mg/dl；血压低于 130/80mmHg；运动步数至少 1 万步，DialBetics 服务器对病人传输的数据自动评估并将结果自动反馈到病人的手机。如果病人的血糖高于 400mg/dl 或者低于 40mg/dl 而且收缩压高于 220mmHg，评估结果将会同时发给医生，由医生进一步检查数据并联系病人。

（3）交流模块：文本转换系统将病人通过语音或文字传输的饮食及锻炼的相关信息进行处理；建议处理系统根据服务器的数据库及病人的相关信息进行对比处理；然后将个性化的行为生活方式

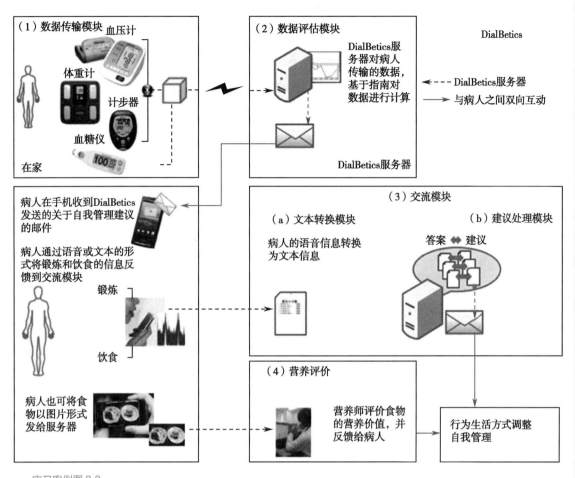

实习案例图 3-3
DialBetics 的组成模块

及自我管理的建议反馈给病人。例如：当病人摄入热量过多时，系统将会给病人发送"您摄入的热量超标，为了控制热量的摄入您应该减少食物的摄入，如果您觉得饿可以多吃一些蔬菜，蔬菜富含膳食纤维、热量低"。

（4）营养评价模块：病人可以将每日膳食通过照片的形式发送到服务器，营养师评价食物的营养价值后反馈给患者。

病人可以在自己的手机上看到上述反馈的信息及自己的数据指标的变化情况。

（二）DialBetics 的应用与评价

研究团队开展了为期 3 个月的随机对照试验，以评价 DialBetics 的应用效果。

1. 研究对象　　在东京大学附属医院招募患病年限不超过 5 年而且可以参加身体活动的 2 型糖尿病病人。开始招募到的 66 名病人首先试用 DialBetics 两周，确保病人能熟练使用 DialBetics。12 人因不会使用 DialBetics 被排除，54 人随机分为干预组和对照组。

2. 干预的实施　　研究团队有内分泌科医生、数据库专家、护士和营养师各 1 名组成。研究对象分别在干预开始前和 12 周后与研究团队见面。干预开始前干预组收到全套 DialBetics 设备（智能手机、血糖仪、血压计和计步器），并对研究对象进行进一步培训以保证能熟练掌握使用方法。对照组继续其原有的自我管理行为,不使用 DialBetics 设备,也不记录饮食和身体活动情况。此后,除非设备发生故障,研究对象不与研究团队联系,病人可通过电话或 Email 与护士联系。

3. 评价指标   糖化血红蛋白、快速血糖、血压、BMI、低密度脂蛋白、高密度脂蛋白、总胆固醇和自我管理行为。分别在干预开始前和 12 周后对上述指标进行测量。

4. 效果评价   随访 12 周后,评价发现:

(1)干预组的糖化血红蛋白水平下降比对照组明显。

(2)干预组快速血糖水平下降比对照组明显。

(3)DialBetics 监测的血糖、血压和体重均呈下降趋势。

(4)DialBetics 监测的饮食和身体活动数据显示均呈改善。

(5)可行性分析:所有病人都认为 DialBetics 值得使用,每次使用花费的时间为 22.5 分钟。

详见实习案例表 3-1。

实习案例表 3-1   DialBetics 效果评价

评价指标	干预组		对照组		P
	基线	随访	基线	随访	
糖化血红蛋白	7.1(1.0)	6.7(0.7)	7.0(0.9)	7.1(1.1)	0.015
快速血糖	140.2(33.5)	134.7(24.6)	127.4(26.9)	144.3(46.5)	0.019
低密度脂蛋白	115.4(25.6)	114.0(24.4)	106.9(26.8)	104.5(24.4)	0.430
高密度脂蛋白	61.6(14.8)	63.0(16.4)	54.9(14.1)	55.5(12.6)	0.360
总胆固醇	140.2(33.5)	128.4(85.7)	129.3(59.0)	146.0(94.8)	0.240
BMI	26.2(6.1)	25.9(5.9)	27.1(7.6)	27.1(7.5)	0.062
收缩压	132.3(18.7)	130.1(17.3)	123.5(15.0)	122.1(16.8)	0.400
舒张压	76.4(14.7)	76.1(9.7)	72.5(8.8)	71.1(9.0)	0.350
服药情况					
增加药物		3		3	
减少药物		1		2	
无变化		23		22	
自我管理行为					
饮食得分	15.7(7.2)	16.6(7.1)	13.4(6.5)	14.5(7.7)	0.480
锻炼得分	6.0(4.0)	5.9(4.3)	5.0(4.0)	4.9(3.7)	0.340

四、课堂讨论

1. 结合 DialBetics 阐述基于新媒体健康干预的优势有哪些?

2. DialBetics 系统的 4 个模块与其理论框架有何关联?

(卫平民   高俊岭)

【思考题】

1. 如何提高新媒体健康传播的科学性和实用性?

2. 设计一份调查表,用于收集、分析特定人群在日常生活、工作和学习中使用新媒体的状况。

实习案例4

社区诊断与干预计划设计

一、实习目标和要求

社区诊断是开展社区卫生服务的一项重要基础工作,通过社区诊断可以找出影响本社区人群的主要健康问题,从而为社区综合防治方案的制订提供科学依据。通过本案例的学习使学生掌握社区诊断的概念、步骤及干预计划的设计原则和步骤,熟悉社区诊断的目的,了解社区诊断的内容。

【理论基础】 格林模式、社区诊断的内容、社区诊断的步骤以及社区干预计划的设计方法等。

【学时】 2学时

二、案例分析

某社区距市区20公里,其中有10余家省、市、区属企、事业单位,200余户私人企业及个体商业网点。主要经营产业有化工、造纸、发电、冶炼、建材、食品等。近年来,随着社会经济的发展,人民生活条件的改善,以及人口老龄化进程的加快,社区居民中心脑血管疾病患病率明显呈上升趋势,60岁以上中风死亡率和瘫痪的比例均高出该市的平均水平。

问题1:如何确定目前该社区的主要卫生问题?

思路:要确定该社区目前的主要卫生问题,首要的基础工作就是要开展全面正确的社区诊断,就如同医生给病人看病,只有通过系统的临床诊断,才能确定病人所患疾病,进而对症下药。

(一)社区诊断的概念

社区诊断(community diagnosis)是指社区卫生服务工作者运用社会学、流行病学及人类学等研究方法对社区资源进行综合考察,发现问题,通过定性、定量的调查研究方法和手段收集资料,通过科学、客观地分析,确定该社区的主要公共卫生问题并找出该社区急需解决的主要健康问题及影响因素,为社区卫生服务计划的制订提供科学依据。

社区诊断不同于临床诊断。临床诊断是以个体为对象,以疾病的诊疗为目的;而社区诊断则是兼顾群体与个体,以促进和维护社区居民健康为目的。做好社区诊断是制订社区卫生服务计划的依据和关键环节。

（二）社区诊断的设计与准备

问题2：社区诊断开始时需要从哪些方面进行准备？

思路：在社区诊断时，应本着政府主导、科学完整、适宜可行、求实特异、周期渐进等原则进行。首先，应进行社区动员，以取得各部门的配合并动员家庭和个人积极参与；其次，要确定诊断的方法、样本抽样方法、资料收集方法、统计分析方法、质控标准及经费预算等。

1. 抽样方法　采用随机整群抽样方法在各居委会随机抽取200户，共800户居民，2373人作为调查对象。

2. 调查内容　主要包括社区卫生服务情况及相关资源调查、居民调查及体格检查。

3. 调查方法　社区卫生服务及相关资源可通过现有资料获得，居民调查采用集中调查或者入户面访的方法。体格检查项目主要包括测血压、身高、体重、血糖等。

4. 统计分析方法　建立数据库录入数据，所有资料均进行双人录入，对数据进行统计描述分析，所用统计指标为率、构成比等。

5. 质量控制　为保证调查的顺利实施和获得资料的可靠性，本次调查实行三级质量控制，即社区卫生诊断调查小组自查质量控制、社区卫生服务机构组织质控小组进行内部质量控制、区疾病预防控制中心和专家指导组进行外部质量控制。

本次调查得到相关部门的大力支持，所抽中的家庭均通过预约可行，有较好的配合度。

（三）资料的收集

问题3：进行社区诊断时需要收集哪些资料？如何获取？

思路：资料的收集是开展社区诊断的重要内容和关键环节，要力求收集到的资料详尽可靠，为社区诊断提供有利用价值的客观数据。主要包括现有资料的收集和社区卫生专项调查两方面。

1. 现有资料的收集及来源

（1）派出所：主要收集社区人口学资料，包括户籍人口情况和暂住人口情况。

（2）街道办事处、居委会：主要收集社区环境资料，包括自然地理环境、文化设施、社区经济、社区机构、流动人口及社区服务等。

（3）民政与残联部门：主要收集贫困与残疾人资料。

（4）卫生行政部门：主要收集社区卫生资源相关资料，包括卫生机构资源和卫生人力资源。

（5）疾病预防控制机构：主要收集本社区传染病的发病和死亡统计等资料。

（6）相关统计年鉴：主要收集社区人群健康的系统资料。

（7）文献资料：主要收集近期相关动态资料。

2. 专项调查　包括居民卫生调查、服务对象满意度调查、社区卫生服务机构调查等。

本案例中的社区基本资料是由社区居民委员会、街道办事处提供；社会、经济、环境与人口资料来源于镇政府；社区居委会患病资料来源于社区卫生服务中心的统计资料及对居民的现场调查；居民出生及死亡资料主要来源于街道派出所统计资料；居民主要行为危险因素和生活不良习惯来源于健康档案资料和对社区居民的专项调查。

（四）资料的整理分析

对收集到的社区诊断资料核查核对后录入数据库,选择合适的指标进行统计描述和统计分析。本案例按照格林模式进行了资料的整理分析。

1. 社会人口学诊断

（1）社区特点:该社区地处市区东部,占地面积约 5 平方公里,为居民混合型社区,以商贸、工业、农业、旅游为主。

（2）社区人口学特征:社区内有 4 个居委会;总户数为 9815 户;常住人口 21 577 人,流动人口 2152 人;男性有 11 103 人,女性为 10 474 人;育龄妇女 3548 人;低保特困户数 95 户;残疾人数为 427 人,其中精神残疾为 105 人。本社区全年死亡人数 125 人,死亡率为 5.78‰;社区出生人口数为 106 人,出生率为 4.91‰;人口自然增长数为-19 人,自然增长率为-0.87‰,人口自然增长呈下降趋势;社区居民多为汉族,约占 99.9%。本次调查共 2373 人,其中男性 1183 人,女性 1190 人;60 岁以上老年人比例达 25.46%;职业中以工人居多,占 30.21%,其次为家政人员,占 20.34%;其他人群分布特征见实习案例表 4-1,实习案例表 4-2。

实习案例表 4-1　××社区居民年龄构成

年龄（岁）	人口数	构成比（%）
0 ~	229	9.65
10 ~	243	10.24
20 ~	273	11.50
30 ~	454	19.13
40 ~	327	13.78
50 ~	243	10.24
60 ~	489	20.61
70 ~	115	4.85
合计	2373	100.00

实习案例表 4-2　××社区居民文化程度构成

文化程度	人数	构成比（%）
小学及以下	243	10.24
初中	281	11.84
高中	1004	42.31
大学及以上	845	35.61
合计	2373	100.00

（3）医疗费用支付:居民医疗费用支付方式主要以职工基本医疗保险为主,占 45.74%;其次为城镇居民医疗保险和自费,分别占 23.02% 和 16.66%;农村合作医疗占 8.47%;商业保险占 6.11%。

（4）社区环境资源:社区有工业企业 10 余家,小学 4 所,初级中学 1 所,高级中学 1 所,幼儿园 4 所。交通较发达,车辆的尾气、基建的扬尘对空气污染比较严重。

2. 流行病学诊断

（1）死亡统计分析：该社区近一年居民死亡人数为125人，死因顺位前五位见实习案例表4-3。

实习案例表4-3　××社区居民全年死亡原因及死因顺位

疾病	死亡人数	死因构成比（%）	死亡率（1/10万）	死因顺位
心脑血管疾病	46			
肿瘤	36			
呼吸系统疾病	25			
消化系统疾病	8			
泌尿系统疾病	5			
其他疾病	5			
合计	125	100.00		

死亡率＝疾病致死人数/本街道户籍人口数×10万（1/10万）

（2）传染病发病情况分析：本社区传染病的发生主要以肺结核为主，2011年肺结核发病率与2009年相比，呈上升趋势，由0.34‰上升为1.02‰。

（3）慢性病患病情况分析：该社区慢性病患病情况见实习案例表4-4。

实习案例表4-4　××社区慢性病患病情况

病名	患病人数	构成比（%）	患病率（%）
高血压	345		
冠心病	106		
糖尿病	34		
肿瘤	15		
慢性胃炎	56		
其他	25		
合计	581	100.00	

患病率＝特定时期某人群中某病新旧病例数/同期观察人口数

（4）孕产妇保健情况：妊娠妇女数218人，早孕建卡数208人，孕期管理数204人，高危妊娠人数86人，孕妇常见病检出人数82人，其中妊娠高血压1人，妊娠糖尿病1人，妊娠贫血5人，其他疾病75人。产妇人数为211人，产后访视205人，产后访视人次为228人，孕产妇死亡人数为0人，围产儿死亡1人。

（5）预防接种情况：儿童建卡数为435人，建卡率为100%，"五苗"接种户籍人口为2458人次，非户籍人口为1068人次，接种率均大于95%。

3. 行为与环境诊断

（1）行为和生活方式危险因素分析：通过调查发现，影响该社区居民慢性病的主要危险因素有：不经常参加体育锻炼、超重、肥胖、常吃腌制食品及吸烟、饮酒等（实习案例表4-5）。

（2）居民基本卫生知识知晓情况分析：20岁及以上社区调查人群中参加过社区卫生服务机构卫生知识讲座的有547人，占28.77%；71.23%的社区居民没听过任何讲座；高血压防病知识的总知晓率为67.69%,高血压的诊断标准知晓率仅为48.23%,高血压的危险因素知晓率56.52%。认为通过减少盐摄入量可以预防高血压为36.34%,在口味偏咸者中愿意减少盐摄入量仅为16.75%,吸烟者愿意戒烟仅为18.2%。

实习案例表4-5　××社区居民慢性病主要危险因素流行情况

危险因素	人数	流行率（%）
不经常参加体育锻炼	858	36.16
超重、肥胖	721	30.38
常吃腌制品	679	28.61
水果蔬菜摄入少于半斤/天	576	24.27
吸烟	550	23.18
口味偏咸	241	10.16
饮酒	385	16.22

（3）促成因素:调查人群中家庭平时使用盐勺控制盐摄入量的仅为12.03%,吸烟者中愿意戒烟者知道戒烟过程控制戒断症状方法的仅为15.65%。社区中没有提供测血压的场所,居民如果要测量血压只能去社区卫生服务中心挂号看病时测量血压。调查人群家中有电子测血压仪的比例为13.37%。

（4）强化因素:当被问及是否支持家中高血压病人（如果有的话）使用低盐饮食,比例为21.78%,鼓励家中高血压病人（如果有的话）按医生医嘱服药的比例为66.32%,大多数回答不清楚,支持家庭成员（如果有吸烟者）戒烟比例较高,达到75.34%。

4. 管理与政策诊断

（1）社区卫生服务中心资源状况:本社区卫生服务中心固定资产总值为205.92万元,其中5000元以上专业设备有28台,总值80.44万元。社区卫生服务中心人员共73人,其中男性21人,女性52人;在册卫生技术人员65人,包括执业医师25人、执业助理医师4人、注册护士16人、药剂人员13人、检验人员2人、其他5人;在册其他技术人员4人,另外,外聘卫生技术人员7人。按专业技术职称分:未定级5人,初级36人,中级20人,副高4人。临床医生取得全科医师岗位培训合格证的人数为17人。

（2）健康教育情况:共设4个宣传栏,每两个月定期更换一次,印发健康教育处方16种,共31 200份,定期在社区内开展健康教育,共讲座4次,义诊6次,重点场所健康教育指导25次,各种卫生宣传日社会宣传4次。

（3）基本医疗服务供给情况:一年门、急诊量合计81 023人次,全科33 476人次,医保12 982人次,家庭病床143人次,家庭诊疗48人次。门诊主要就诊病种前几位分别为:感冒、气管炎、关节炎、高血压病等;家庭病床病种前几位分别为:脑中风后遗症、高血压病、腰椎骨折等。

（五）确定优先解决的健康问题

问题4:本社区的主要卫生问题有哪些？ 优先解决的健康问题是什么？

思路:在确定社区主要卫生问题时,应结合本社区疾病发生的普遍性和严重性进行综合分析,列出主要卫生问题清单。主要卫生问题的确定应遵循以下原则:①引起大量死亡的疾病或死亡顺位中的前几位;②潜在寿命损失的主要原因和疾病;③本社区发病、死亡情况严重于全国平均水平的疾病;④与这些疾病和死亡相关的主要危险因素,包括行为和非行为危险因素等(详见第十一章相关内容)。

在本案例中,通过对以上资料的分析,结合确定主要卫生问题的原则,该社区的主要卫生问题是:

1. 该社区居民死亡原因前五位分别为心脑血管疾病、肿瘤、呼吸系统疾病、消化系统疾病和泌尿系统疾病。

2. 慢性病患病率中高血压患病率最高,其次为冠心病、慢性胃炎。

3. 社区中 60 岁以上的人口占 25.46%,该社区已步入老龄化。

4. 慢性病的危险因素以不良生活行为方式为主。本社区影响慢性病的主要危险因素是缺乏体育锻炼、超重、肥胖、常吃腌制食品、吸烟、饮酒等因素。

心脑血管疾病是该社区疾病谱位居第一的疾病,也是造成社区居民潜在寿命损失的主要疾病。而高血压既是本社区主要的慢性病,又是心脑血管疾病的独立危险因素,加之社区的人口老龄化,根据优先干预问题的确定原则,建议该社区优先解决的卫生问题应重点考虑高血压的防治。

问题 5:高血压有哪些危险因素? 哪些是可以干预的? 哪些是不可干预的?

思路:高血压(hypertension)是指以体循环动脉血压增高为主要特征,可伴有多种器官的功能损害或发生病变的临床综合征。是由遗传因素、环境因素以及其他危险因素相互作用所致的一种全身性疾病。

1. 生物遗传因素　如性别、年龄、家族聚集性等。

2. 生活行为因素　主要包括吸烟、饮酒、饮食不当、超重及运动不足等。

3. 社会心理因素　如职业、性格和神经类型、人口老龄化、生活压力等。

4. 气候因素　高血压的发生与气候相关,一般情况下,冬春季的发病率明显高于其他季节。

5. 多因素的联合作用　当多因素同时存在时,可产生联合作用,使致病因素的作用增强,高血压发生率相应增加。

在高血压的诸多影响因素中有些因素是可以通过干预发生改变的,如吸烟、饮酒、缺乏运动、肥胖、高盐饮食等生活行为因素,而有些因素则是先天存在且不可改变的,如性别、年龄、遗传因素等。

因此,根据确定优先干预因素的重要性和可变性的原则,对于高血压防治的干预应主要以改变不良行为生活方式为主。本社区影响高血压的主要危险因素是缺乏体育锻炼、超重、肥胖、常吃腌制食品、吸烟、饮酒等因素。

(六)社区干预计划的设计

问题 6:根据以上内容,讨论如何结合实际,为该社区制订高血压的干预计划?

××社区居民高血压防治干预计划

1. 目标

(1)总体目标:积极开展社区健康教育,提高社区医务人员高血压的防治理论和技能,降低高血压的危险因素,增强高血压病人自我管理的意识和效果,提高居民生活质量。

(2)具体目标:①加强社区高血压病人和高危人群的随访管理,提高高血压疾病的规范管理率和控制率,使社区居民高血压病患病率下降3%;②干预后社区居民高血压相关知识知晓率达到75%以上;③使100%的高血压病人相信早期干预能显著延缓病情发展,提高生活质量;80%的高危人群相信早期干预减少或延缓发病;70%的病人家属能掌握测量血压的技巧;④干预后社区居民吸烟率下降5%,社区人群参加体育锻炼活动率达到50%,35岁以上的成人超重、肥胖率不超过15%,人均食盐摄入量有所下降。

2. 目标人群

(1)一级目标人群:包括高血压病人及高危人群。

1)高血压病人:指在未服用抗高血压药物的情况下,收缩压≥140mmHg,舒张压≥90mmHg者。

2)高危人群:符合下列任一项者即为高血压高危人群:①有高血压家族史者;②超重、肥胖者;③长期摄入高盐膳食或高动物脂肪者;④长期吸烟(每天吸烟20支以上,吸烟时间达1年以上)者;⑤长期饮酒(≥白酒100g/天)者;⑥长期精神紧张或生活压力大者。

(2)二级目标人群:包括社区医务人员、高血压病人的同事及朋友、教师。

(3)三级目标人群:包括街道、社区干部、社区志愿者及可以接受健康教育的全体公众。

3. 干预策略

(1)社区建立、健全健康促进委员会,健全工作网络。

(2)建立居民健康档案,对高血压病人进行规范化管理。

(3)社区卫生服务机构、医院门诊实施"15岁以上病人首诊测血压"制度,建立社区免费血压测量点。

(4)建立无烟社区,督促全区人群进行监督。

(5)提供信息让社区居民知道运动的重要性,提供适当的运动器材和场地,在居民集中的地方多建一些健身场地。

(6)发放盐勺。

4. 干预内容与方法

(1)为纳入社区干预的高血压病人设计建立统一的《高血压病基线登记表》及高血压病管理档案,对高血压病人及病情进行基线调查。

(2)针对不同人群进行健康教育

1)高血压病人及高危人群

内容:①正确认识高血压,改变对高血压的错误认识;②高血压防治的基本知识及各种并发症的预防措施;③血压测量方法及定期测血压的重要性;④遵医行为和全程规律用药的意义和重要性;⑤高血压的主要危险因素及如何改变不良生活方式对疾病的影响,如饮食指导、运动指导、心理知识宣教等。

方式:①医院门诊健康教育,在门诊大厅或是门诊外可以通过口头宣讲、宣传手册、图片或发放传单等方式进行高血压相关知识的宣传;②医生健康教育,在病人就诊时医生可以通过交谈、发放宣传资料等形式进行宣教;③住院健康教育,在病人住院期间可以通过讲解、发放传单等方式进行宣传教育;④开设心理门诊,对病人及时进行心理疏导,使其保持良好的心态,控制血压上升。

2)病人家属及朋友

内容:①正确认识高血压,改变对高血压的错误认识;②了解高血压防治的基本知识及血压测量方法;③督促病人遵医嘱服药,按时测量血压;④督促有症状者到医院就诊。

方式:口头宣传或发放宣传材料。

3)医务人员

内容:高血压防控策略与技术。

方式:集中培训、学术讲座等。

4)社区领导干部

内容:①高血压流行情况及产生后果的严重性和危害性;②高血压的防控需要政府主导并进行管理;③要提供经费保障。

方式:①邀请领导出席相关会议;②邀请领导参加相关调研活动;③给领导干部呈报相关资料。

5)公众

内容:①高血压防控的基本知识和重要性;②高血压的临床表现、并发症及其预防措施;③血压测量方法及定时测血压的重要性;④高血压的主要危险因素;⑤指导人群改变不良生活方式,倡导有益于健康的生活行为方式,如进行饮食指导、运动指导等。

方式:①定期举办健康讲座或座谈会,由健康教育培训专家指导或讲授高血压的临床特点,饮食控制方法,运动方法的选择和运动量,血压监测方法,高血压各种并发症及其预防措施,药物使用方法及注意事项等,对高血压的相关问题开展讨论;②通过电视、广播、网络、传单、标语等形式发放高血压自我保健知识宣传材料。

5. 人员培训 对参与计划实施的相关人员进行统一培训,使其了解计划的目的和意义,掌握高血压防治干预计划的具体内容、方法和要求。

6. 预实验 在计划正式开始实施之前严格按照计划的设计在小范围人群内实施,观察计划是否可行,能否达到目标,过程中存在什么问题以便及时进行修改。

7. 具体日程安排

×年×月—×年×月 制订项目计划、制订监测和评价计划。

×年×月—×年×月 制作健康教育材料、人员培训、预实验、物资准备等。

×年×月—×年×月 干预阶段。

×年×月—×年×月 总结阶段,整理分析所收集的材料和数据,撰写项目总结评价报告。

8. 质量控制与评价体系

(1)质量控制:主要包括以下几个方面:①为保证计划能顺利进行,成立由各部门联合组成的顾问委员会进行现场观察指导;②制订严格的计划进度表并严格按计划进行;③定期开展交流,发现实施过程中存在的问题并及时解决;④对健康培训人员进行统一培训,并进行宣传讲解预演;⑤对发放的调查问卷进行统一管理,并在数据录入前进行核查核对;⑥每个随访家庭中选择1名助理资料收集员,培训告知其高血压相关危险因素监测方法,记录被调查家庭成员每日吸烟量、饮酒量、平均食盐的摄入量等。

（2）评价指标

1）过程评价:①高血压健康教育活动开展率:计划开展健康教育活动数中实际开展健康教育活动数所占的比例;②高血压健康教育材料发放率:实际发放健康教育材料数与预期发放健康教育材料数的比值;③高血压管理率:在高血压病人中参与管理的高血压病人所占的比例;④健康教育项目的参与率:目标人群中实际参与健康教育项目的人数所占的比例。

2）效果评价:

高血压患者治疗率和控制率:①控制率是指高血压患者接受各种方法治疗,且血压降至正常的比例。②治疗率是指高血压患者接受药物治疗的比例。

高血压相关知识知晓率:指目标人群中了解高血压相关知识人数的比率。

信念、态度:相信通过干预可以延缓或控制高血压的发生。

人群健康行为形成率:①合理运动率:坚持每周运动 3~5 次,每次持续 20~60 分钟;②超重、肥胖的控制率;③低盐饮食率:目标人群中每日食盐摄入量控制在6g 以下的比例。

高血压患病率:指目标人群中高血压病人所占的比例。

3）满意度分析:包括对干预活动内容的满意度;干预活动形式的满意度;干预活动组织安排的满意度;人际关系的满意度。

9. 经费预算样表

序号	内容				
	支出分类	单位	数量	单价（元）	金额（元）
1.	设备	-	-	-	-
1.1					
……					
	小计				
2.	讲座、座谈会等	-	-	-	-
2.1					
……					
	小计				
3.	培训、印刷宣传材料	-	-	-	-
3.1					
……					
	小计				
4.	现场调查	-	-	-	-
4.1					
……					
	小计				

续表

序号	内　容				
	支出分类	单位	数量	单价（元）	金额（元）
5.	其他费用	–	–	–	–
5.1					
……					
	小计				
6.	不可预见费用(5%)	–	–	–	–

三、课堂讨论

背景资料:某市某社区居民总人口数为146 223,其中男性占45%,女性占55%,60 岁以上老年人口达15%。经社区诊断发现该社区糖尿病患病率较高,请根据此情况,制订社区健康教育干预计划。

（段培芬）

【思考题】　1. 在进行社区干预计划的设计时应考虑哪些问题?

　　　　　　2. 如何撰写社区干预计划?

· 笔 记 ◄

实习案例5

突发公共卫生事件的健康教育方法

一、实习目标和要求

通过本案例的学习使学生学会如何应用健康传播的策略来针对突发公共卫生事件时开展健康教育的方法,熟悉突发公共卫生事件的概念和特点,了解我国突发公共卫生事件健康教育的现状。

【理论基础】 健康传播中大众传播的原则与方法,健康教育材料制作的原则与方法,以及突发公共卫生事件的概念、特点、类型。

【学时】 2 学时

二、案例分析

2006 年 6 月的某一天,湖北省某地突降特大暴雨,4 小时降雨量达 173mm;两天之后,该地再降特大暴雨,12 小时最大降雨量达 323mm,部分乡镇出现严重洪涝灾害,冲走淹死各类家禽(畜)22 万余只(头),冲走、淹没当地居民储粮 410 万 kg,致使 2936 间房屋发生倒塌,受灾人数达 35.7 万,造成直接经济损失约 1.5 亿元,给社会及广大灾民带来沉重的负担。

问题 1:该事件是否为突发公共卫生事件? 有何依据?

该事件属于突发公共卫生事件,它具有诸多突发公共卫生事件的特点。

进入二十一世纪,全球各类突发公共卫生事件频发,且日趋严重,已成为国内外普遍关注的热点问题。

(一)突发公共卫生事件的定义

对于突发公共卫生事件的界定,美国疾病预防控制中心定义为:突发公共卫生事件是指发生的或即将发生的,威胁健康或引起疾病的事件。我国国务院于 2003 年 5 月 7 日颁布的《突发公共卫生事件应急条例》中明确指出,突发公共卫生事件是指突然发生的、造成或者可能造成社会公众健康严重损害的重大传染病疫情、群体性不明原因疾病、重大食物和职业中毒以及其他严重影响公众健康的事件。

(二)突发公共卫生事件的特点

1. **突发性** 事件往往是突然发生的,事先难以预料,由于事发突然,需要各部门迅速反应作出判断。

2. 普遍性 一般事件的发生不是几个个体,而是某地区的整个人群,甚至全国乃至全球都有可能发生。

3. 严重性 事件后果严重,如不能及时采取措施,控制形势,会给国家造成巨大经济损失,严重影响社会形象。

4. 复杂性 事件产生的原因往往很复杂,给应对增加了难度。

5. 国际性 随着经济的快速发展和全球化进程的加快,突发公共卫生事件的发生常呈现国际性特点。

6. 应急综合性 突发公共卫生事件的应对不是某个部门或某几个部门的责任,需要全社会共同参与,通力协作,只有这样,才能更好地应对突发公共卫生事件的发生。

（三）突发公共卫生事件的分类

突发公共卫生事件按事件的起因和性质具体可以分为以下几类。

1. 重大传染病疫情 是指局部地区或集体单位短时间内突然出现大量相同的传染病病例或死亡病例,其发病率远超过该病历年发病率水平。如流感、鼠疫、霍乱的暴发等。

2. 重大食物中毒和职业中毒事件 是指由于食品污染波及的人数超过30人或出现1例以上死亡的食品中毒;职业危害在短期内出现3人以上职业中毒或1例以上死亡的职业中毒。

3. 新发传染病 是指全球首次发现的传染病,如SARS。

4. 重大环境污染事件 是指由于各种原因导致周围环境污染,严重危害公众健康的事件。如重庆某企业氯气储气罐泄露事件等。

5. 自然灾害 是指由于自然原因引起的、人力无法阻止的、导致国家经济受损、对人群健康影响极大的事件。如2008年四川"5·12"大地震等。

6. 核放射事故 是指由于放射性物质流失导致的严重影响公众健康的事件。如乌克兰切尔诺贝利核电站核泄漏事故。

7. 生物恐怖事件 是指恐怖组织或恐怖分子为达到其目的通过生物制剂等导致人员伤亡或引起公众恐慌,破坏国家安定团结的事件。如炭疽事件等。

8. 群体性不明原因疾病 是指在一定时期内某个相对集中的地区出现3例以上症状相同又无法确诊的疾病。

突发公共卫生事件由于其突然发生的这一特点,短时间内可能会造成人群的伤亡,由于公众往往缺乏必要的心理准备,常伴有惶恐、惊慌、疑虑等情绪。合理有效的健康教育能及时预防突发公共卫生事件的传播和蔓延,平稳公众心态,提高公众处理突发公共卫生事件的应急能力,减轻经济损失,维护社会稳定,是预防与控制事件发展的重要策略和方法。

（四）突发公共卫生事件的健康教育内容与方法

问题2:突发公共卫生事件中的健康教育应遵循哪些原则?

突发公共卫生事件中的健康教育是指针对突发公共卫生事件,通过及时、准确的信息传播和行为指导,帮助个体及群体树立和掌握健康防护观念和知识,自觉采纳有利于健康的行为和生活方式的教育活动与过程。其目的是快速减轻或消除健康危险因素,预防与控制疾病,促进健康和提高生活质量。

1. 在突发公共卫生事件应对中健康教育应遵循的原则

(1)及时性原则:当突发公共卫生事件发生时,公众迫切需要得到信息。政府和大众媒体机构应加强传播的时效性,对事件进行迅速反应,才能在传播中占得先机,取得舆论制高点,有效防范各种谣言的传播。

(2)科学性原则:在突发公共卫生事件中,公众的恐慌心理会扰乱正常的社会秩序,严重时会导致次生伤害事件,所以健康教育机构应积极配合政府和大众媒体,以客观、理性的科学态度看待突发事件,探讨应对措施,使公众信服。

(3)实用性原则:在突发公共卫生事件发生后,针对不同干预对象,因地制宜,制订切实可行的健康教育信息,选择合理、实用的传播媒体,让公众及时了解健康教育核心知识。

问题3:在洪涝灾害发生过程中针对灾民的健康教育应该如何开展?

在突发公共卫生事件发生的不同阶段,针对受灾地区居民的健康教育工作的内容是不同的。事件刚发生时,健康教育的目的是使公众了解相关信息,加强防范意识,起到预警作用;事件发展过程中,其目的是使公众对事件的发展有正确的认识,及时了解和掌握预防相关疾病和自我保护的具体知识;事件接近尾声时,健康教育可以帮助公众从事件的冲击中恢复过来,回到正常的生活中;事件结束后,可以帮助社会进行反思,使公众认识到哪些行为和生活方式可以远离健康风险,避免疾病和伤害,树立正确的健康观,自觉采纳有利于健康的行为生活方式。

洪涝灾害中的健康教育应与受灾这一非常时期中的非常环境及非常对象相适应。健康教育的内容不仅要考虑教育对象的心理、文化素质,而且应根据灾情、疾病、卫生服务等因素的变化和灾民对健康教育需求层次的变化进行精心组织安排,以达到救灾防病的目的。

2. 在洪涝灾害的不同阶段开展健康教育的具体内容

(1)洪涝灾害发生前:健康教育实施的具体内容是对高危地区的居民进行灾害的预警以及落实防汛措施的健康传播,如:①及时关注气象部门有关极端天气如雨、水的预报信息;②熟悉本地区防汛预案的灾害点和紧急转移路线图及联络方式;③地处低洼地带的家庭要自备简易救生器材;④保持通讯畅通,以便接收相关信息;⑤做好避险准备,撤离时注意关掉煤气阀、电源总开关等;⑥撤离时要听从指挥,不要擅自行动。

(2)洪涝灾害发生时:健康教育实施的具体内容是对当地灾民如何实施自救、互救措施的健康传播,如:①当洪水来到时,来不及转移的人员,应就近向高处转移;②若洪水继续上涨,尽快利用已备好的救生器材逃生;③若已被洪水包围,要想方设法积极寻求救援;④不可攀爬带电的电线杆、铁塔;⑤溺水的自救与救护,如已被卷入洪水中,要尽可能抓住固定的或能漂浮的东西,寻找逃生机会。

(3)洪涝灾害发生后:健康教育实施的具体内容是针对灾区出现的主要卫生问题如何解决的健

康传播和健康干预。

问题4：洪涝事件发生后，应重点针对哪些组织和人群开展健康教育？

洪涝灾害发生后，当地政府应迅速启动我国政府应对突发事件的"一案三制"应急体系（即应急预案，应急管理体制、机制和法制的建设），在做好抗灾救援的同时，要针对不同组织和人群尽快开展健康教育工作，以确保"大灾之后无大疫"。

3. 针对不同组织和人群开展健康教育工作

（1）当地政府：当地政府部门应建立公共信息披露制度，实施由政府主导、行政干预的健康教育，及时发布权威信息。当地健康教育专业人员应及时给政府提供解决洪涝灾害危机的知识，树立危机理念。只有政府信息公开化，展示政府处理危机的信心和能力，满足公众的知情权，才能起到稳定民心、稳定社会的作用。当地政府应采取行政措施，对健康教育工作提供从组织、政策、制度、经济等多方面的支持。

（2）当地居民：洪涝灾害使灾区环境严重恶化，卫生设施遭到严重破坏，为传染病的暴发创造了有利条件。因此，灾害期间利用电视、报纸、网络和社区将常见病、多发病、"三管一灭"等卫生防病知识以及突发事件应急自救、互救措施等传递给公众，帮助公众学习自我保健技能，自觉采取有效防护措施，促使他们改变不良生活习惯，提高自我保健意识和能力，避免传染病的暴发。

（3）骨干力量：当地村医、村干部都是进行健康知识广泛宣传的骨干力量。灾害发生后，除了配备专业健康教育队伍进行防护知识的宣传外，应集中对这些骨干力量进行培训以发挥他们在灾后健康教育中的作用。

（4）抗洪官兵：抗洪抢险时，参与抗洪救灾的广大官兵不可避免地要接触疫水，必须加强官兵自我防护知识的健康传播。着重从野营卫生、饮食卫生、个人卫生、传染病防控等方面进行健康教育，加强官兵防病意识，提高个人防护能力，确保官兵身心健康。

（5）中小学生：中小学生正处于接受学校教育阶段，有较好的纪律性和依从性，同时他们也是家庭健康知识的传播者。因此，有针对性地对中小学生进行洪灾防病的健康教育，是促使学生形成良好卫生习惯的有效途径。

（6）媒体人员：洪涝灾害危机事件发生时，媒体是政府与公众沟通的一条重要渠道。媒体人员的素质、态度及其对事件的把握度直接关系到事态发展情况。目前，我国绝大多数健康教育工作者只有医学知识背景和健康教育从业经历，普遍缺乏新闻传播意识、素养和技能，应针对媒体人员进行有重点、实用性和系统性的培训，增强其健康传播意识，提高其新闻素养和新闻传播能力。洪涝灾害发生后，媒体应该把最新的情况按照政府的意志告知公众。

问题5：洪涝灾区的主要卫生问题是什么？ 针对性的健康教育的主要任务是什么？ 洪涝灾害发生后，针对当地灾民进行健康教育的核心信息是什么？

4. 洪涝灾区的主要卫生问题和健康教育的任务　　洪涝灾害发生后，当地各种卫生资源、环境设施都遭到严重破坏，生活环境恶化，传染病的暴发风险增加，主要的卫生问题是饮水卫生、食品卫生、环境卫生、基本消毒知识、杀虫灭鼠知识、传染病防控知识及心理卫生知识。此时，健康教育的主要任务应是针对灾区的主要卫生问题,广泛进行社会动员,向公众和抗洪官兵进行救灾防病知识的健康传播,大力倡导爱国卫生运动,指导人们采取正确的卫生行为,提高自我保健意识,确保大灾之后无大疫。

5. 针对当地灾民进行灾后健康教育的主要内容

(1)饮用水卫生知识:不喝生水,只喝开水或经过处理的、符合标准的饮用水,如经过澄清、过滤、混凝、消毒、检验等处理过的水;不接触疫水。

(2)食品卫生知识:不吃被水浸泡过的、严重发霉的或已腐败变质的粮食;不吃已死亡的畜禽、水产品;不吃被水淹过的已腐烂的蔬菜、水果;不吃来源不明的、非专用食品容器包装的、无明确食品标志的食品;不吃加工后常温下放置时间超过 4 小时的熟食;要生熟分开,烧熟煮透,现做现吃;剩菜剩饭食用前要彻底再加热。

(3)环境卫生知识:不随地大小便和乱倒垃圾污水,不要在临时搭建的棚内饲养畜禽;对环境清理过程中清出的家畜、家禽和其他动物尸体应用漂白粉或生石灰处理后进行深埋。

(4)消毒知识:介绍加热消毒和化学消毒的具体方法,要特别重视饮水、食物、居住环境和手的消毒。

(5)杀虫灭鼠知识:介绍杀灭蚊蝇、防鼠灭鼠的具体方法。

(6)预防常见传染病:①肠道传染病:如霍乱、甲肝、伤寒、痢疾、感染性腹泻、肠炎等;②蚊媒传染病:疟疾、流行性乙型脑炎等;③红眼病、皮肤病;④自然疫源性疾病:血吸虫病、流行性出血热等。

问题 6:如何看待灾后人群的心理问题?

洪涝灾害不仅对受灾群众的人身安全和物质财产造成影响,而且对其心理健康也会产生不同程度的影响,如焦虑、抑郁、躯体化反应、反应性精神病症状等心理疾病。2004 年 9 月,在国务院办公厅转发的由卫生部、教育部等多部委联合签署的《关于进一步加强精神卫生工作的指导意见》中指出,危机干预和救援的重点人群是灾后人群,应积极开展受灾人群的心理干预和心理应激救援工作。进行灾后心理危机干预主要有三个目的:①缓解焦虑,防止负面情绪的扩散;②治疗急性应激症状;③重新使灾民建立健康的、积极的生活态度,尽早恢复到正常生活中来。

6. 灾民历经的心理过程　一般可分为三个阶段:①震惊与逃避阶段:灾民的焦虑水平明显上升,具体表现为麻木、迟钝、震惊、否定现实等。在这一阶段,应着重体现关怀、并尽可能地在物质、精神等方面给予帮助,使他们尽快适应环境,达到心理平衡,同时要教育灾民正视现实,进行救灾防病信心教育;②面对与瓦解阶段:灾民从最初的冲击中反应过来,开始正视现实,但又不能完全接受,主要表现为痛苦、愤怒、焦虑、内疚、思念、抑郁等。在这一阶段,应帮助灾民树立战胜困难的信心和勇气,启发他们救灾防病、实施自我保健的意愿,促使他们消除焦虑等不良情绪,建立和灾害相适应的心理平衡;③接纳与重整阶段:终于意识到这一切都无法改变后,人们开始转变,重新认识自己,接纳自己,开始新生活。这一阶段,应进行灾后恢复正常生活的心理准备教育,引导灾民克服消极心理,建立积极的生活态度和生活方式。

7. 灾难发生后，需要心理危机干预的目标人群

（1）一级受害者：现场经历灾难事件者。

（2）二级受害者：有亲属在灾难中伤亡者。

（3）三级受害者：参与营救与救护的人员，包括医护人员、抗洪官兵等。

（4）四级受害者：受灾区域公务人员、报道记者等。

应针对不同人群进行心理危机的干预。

8. 心理危机干预的具体实施方法　①通过大众媒体进行心理干预，如电视专题、平面媒体专刊等；②集体晤谈，根据不同人群有针对性的进行集体晤谈；③治疗性的心理干预，根据实际情况进行有针对性的个体或群体心理治疗。

问题7：洪涝灾区开展健康教育的主要途径有哪些？

洪涝灾区的健康教育应根据灾情发生发展的不同阶段因地制宜地开展。

9. 洪涝灾区开展健康教育的主要途径

（1）充分利用大众传播：①洪涝灾害发生前，设计制作相关的宣传单、折页、小册子、宣传画及电视宣教片等，健全洪涝灾害健康教育资源库，如《洪涝灾后卫生防病知识》《灾区污染饮用水消毒方案》《灾区外环境消毒剂配制方法》《夏季汛期常见病预防与救治》《心理与疾病》等，为有效开展洪涝灾害健康教育工作提供有力的技术支持；②传统媒体与新媒体相结合，如充分利用报刊、电台、网络、手机微信和微博等进行相关健康信息的传播；③在灾区悬挂标语、建立广播站、办宣传栏、发放宣传单，营造健康教育氛围，增强防病意识；④组织灾民观看科普知识的录像、电影、电视等，组织健康教育宣传车进行巡回播放；⑤在运输救援官兵的交通工具上张贴相关健康信息标语，并发放健康传播材料；⑥开设卫生公益电话热线和心理救助热线，帮助灾民解惑并进行心理疏导。

（2）因陋就简开展"面对面""手把手"人际传播：由于灾区许多设施或已遭到破坏，规范化的大众传播可能受限，只能因陋就简地大力开展人际传播。可以通过健康教育工作者、医疗队、防疫队和骨干人群向当地居民讲解相关知识，或是在灾区主要位置设立卫生标牌或在小黑板上书写一些卫生标语，定期更换，进行反复强化。

（3）简单培训，集中传播：在人员比较集中或稳定的灾民安置点，如以村或临时搭建的棚区对骨干人员进行洪涝灾害防护知识的集中培训，也可以进行集中心理咨询。

（4）行为指导：健康教育工作者、乡村医生和村干部等骨干人员应深入灾民家中进行示范宣传，并对灾民的一些行为习惯进行监督指导，如发现问题，立即予以纠正。也可以编写一些简单易行的行为指导语张贴在灾民家中。

问题8：如何看待媒体在洪涝灾害事件中的作用？

媒体是公众获取信息的主渠道，也是政府与公众进行沟通和共同解决危机的桥梁。随着信息化时代的到来，新闻媒体在处理和控制突发公共卫生事件中的作用越来越重要。从事件发生前的预警到事件的结束，媒体始终发挥着其不可替代的作用。政府在应对突发公共卫生事件中，媒体是一把

"双刃剑",利用的好,可以促使媒体发挥积极的推动作用,帮助政府化解危机;反之,若媒介工作人员对相关知识不甚了解,只关注事件的新闻性,而忽略其他方面,就会产生消极阻碍作用,为政府化解危机增加难度。因此,要及时的与媒体人员进行沟通,积极、主动的提供科学、准确的信息和技术支持,帮助媒体人员理解知识、选择信息。

10. 媒体风险沟通　是指向媒体开展的或借助于媒体向公众开展的风险沟通工作。在突发公共卫生事件的媒体沟通中,应做到以下几点:①建立健全突发公共卫生事件的信息传播预案,且要定期、不定期的进行演练;②在突发公共卫生事件的处置中,新闻部门应作为核心成员参与,在突发公共卫生事件的信息发布中,要本着"公开、透明、及时、准确、全面"的原则,保持统一口径;③要积极主动工作,加强正面宣传引导;④要与新闻媒体建立良好的合作关系,充分调动媒体的积极性,主动引导舆论导向。

11. 媒体沟通的类型

(1)日常媒体沟通:应注重日常与媒体和公众的沟通。对于基层政府,应建立组织机构内部的新闻管理制度,设立发言人,让发言人代表组织机构发言,不是人人都可以随意向媒体发表意见;建立面向媒体的信息发布制度,包括常规信息发布和突发公共卫生事件信息发布;建立舆情监测制度和媒体联系制度,及时了解媒体和公众的反应,积极主动引导舆论,掌握舆论走向。

(2)媒体危机沟通:在突发公共卫生事件发生时,政府应积极加强与媒体交流,使媒体透彻了解事件的来龙去脉、专业术语及未来走向,通过媒体向公众科学传达风险信息,对于传播过程中出现的谣言、误解等信息及时给予澄清与纠正。

媒体沟通的方式有多种,如接受采访、发布新闻通稿、举行新闻发布会、利用新媒体等。在洪涝灾害期间,具体的做法有:①建立媒体沟通专家库,根据媒体的不同需求,随时接受采访,及时向大众传授防护知识,提高媒体沟通的效率;②及时主动编写和更新不同时期健康教育的核心信息;③利用新媒体,积极主动的开展风险沟通,开辟专栏,进行及时更新,保证媒体和公众能第一时间看到最新的信息;④针对集中的问题及时开展媒体集中采访;⑤主动与媒体合作开展健康教育,如与媒体合作摄制科普片等。

三、课堂讨论

2009 年 4 月 WHO 首次公布甲型 H1N1 流感在墨西哥和美国暴发,随后迅速向北美以外的其他国家蔓延。我国于 5 月 11 日报告了首例输入性甲型 H1N1 流感确诊病例,29 日报告了第一起甲型 H1N1 流感聚集性疫情,此后疫情不断增加。6 月 3 日非洲的埃及出现了首例确诊病例。至此,甲型 H1N1 流感波及全球五大洲。6 月 11 日,世界卫生组织再次提高警戒级别到六级,宣布甲型 H1N1 流感世界大流行。截止到 2009 年 7 月 6 日,全球共报告甲型 H1N1 流感病例 94 512 例,死亡病例累计达 429 人。截止到 2009 年 11 月 6 日,中国内地报告甲型 H1N1 流感确诊病例 54 927 例,其中重症病例 176 例,死亡 16 例。本次疫情持续不断,直至 2010 年 8 月 10 日,WHO 宣布本次流感大流行结束。

问题 1：此事件是否属于突发公共卫生事件？

问题 2：如何开展健康教育，主要内容是什么？

问题 3：可以通过哪些途径发布健康信息？

（段培芬）

【思考题】

1. 突发公共卫生事件发生时应从哪几个方面开展健康教育工作？

2. 突发公共卫生事件中健康教育的方法有哪些？

3. 我国在突发公共卫生事件应对中的健康教育工作存在哪些问题？ 该如何解决？ 提出你的意见和看法。

实习案例6

以受众为中心的健康传播材料设计与评价

一、实习目标和要求

健康传播是指通过各种渠道,运用各种传播媒体和方法,为维护和促进人类健康而收集、制作、传递、分享健康信息的过程。健康传播活动离不开健康传播材料,好的健康传播材料可以起到事半功倍的效果。通过本实习的学习和讨论,帮助学生了解以受众为中心的健康传播材料的制作程序、制作原则及预实验的方法,使学生在今后的工作中能根据客观需求做出高质量的健康教育传播材料。

【理论基础】 健康传播材料制作原则、程序和评价的理论。详见本书第十二章。

【学时】 2学时

二、健康传播材料的设计制作原则与制作程序

1. 健康传播材料设计制作原则

(1)材料的形式和内容等应紧扣传播的主题和预期目标。

(2)掌握目标人群的基本情况,从而保证制作出的传播材料具有较强的针对性。

(3)要考虑制作机构的制作能力、技术水平、资源条件、拟制作材料的难易程度等以保证制作计划具有可行性。

(4)制作材料时应考虑要适合于所选择的媒介。

(5)应符合目标人群的社会心理、伦理和文化特点。

(6)各种传播材料应从总体上保持统一与和谐,重点突出,以增强传播效果,加深受传者对信息的理解。

2. 健康传播材料的制作程序
确定健康传播的受众及教育目标、需求调查、制订计划、形成初稿、预实验、生产发放、效果评估七个步骤。此过程将通过案例分析讨论说明。

三、案例分析

健康传播材料的研制与应用——"渔船民参与式血吸虫病健康教育传播材料的研制与应用"(江西省寄生虫病研究所提供)。

项目的基本背景:鄱阳湖区是我国血吸虫病重流行区之一,渔船民的防治管理一直是该区血防

工作的难点。为了提高渔船民自我防范意识并养成健康的行为生活习惯,降低血吸虫的感染风险,当地血防研究所在鄱阳湖血吸虫病流行区渔船民中开展了一项以"行为改变"为导向的参与式血吸虫病健康教育研究。拟研发一套预防血吸虫病的健康传播材料。

问题1:怎样制订以受众为中心的健康传播材料?

依据健康传播材料的制作程序开展工作:

1. 根据项目目的确定健康传播的受众及教育目标 一个好的传播材料必须能帮助健康传播项目达成健康传播的目标,因此制作之前一定要先了解健康传播项目的内容及其目标。本案例健康传播的目的是减少渔船民血吸虫的感染率,因此确定健康传播的对象是血吸虫流行区鄱阳湖区的渔船民,教育目标是希望通过健康传播的活动提高渔船民对血吸虫病防治的知识、信念、态度和行为改变。

为了有针对性地制作健康传播材料,本案例选择了鄱阳湖区血吸虫病流行区余干县瑞洪镇后山村渔船民村的渔船民为受众。确定了教育目标:通过健康传播项目提高渔船民对该地区血吸虫流行状况及感染途径的认知,提高渔船民的防护技能,改变渔船民的一些不良生活习惯,从而达到减少及防止血吸虫感染的目的。

2. 需求调查 根据健康传播材料制作原则,材料制作需要有针对性,如何做到针对性? 这需要在制订健康传播材料之前分析受众的特征及需求,确定传播的关键信息。根据本项目要达成的目标,在制作传播材料前应先去了解渔船民在血吸虫防治方面的"知、信、行"的现状,以便指导制订健康传播的信息;通过调查也可以了解受众的风俗、文化程度及当地可利用的传播资源以便确定传播材料的形式及传播的途径。

本案例在材料制作之前按照知、信、行三方面设计了调查问卷,以期了解渔船民血防的知识、态度、行为,及其获取血防信息的主要渠道和乐于接受的传播材料类型(突出以受众为中心的特点)。通过走访观察了解受灾地区的外部环境、生活习俗、文化背景、宗教信仰等,从而保证制作出的传播材料具有较强的针对性。

具体的调查结果如下:

(1)渔船民的人口学特征:采用抽样调查方法在后山村共调查了292名成年渔船民。其中,男性184人,女性108人,年龄为22～67岁,平均年龄为42.6岁。渔船民大多接受过学校教育,但受教育程度普遍较低,小学和初中文化程度分别占42.12%(123/292)和34.93%(102/292);文盲和高中文化程度者各占9.50%和6.80%。

调查结果分析:从该结果可以分析出该地渔船民的文化程度普遍不高,甚至有一定比例的文盲,因此传播材料不能全是文字材料,应形式多样,通俗易懂。

(2)渔船民的血防知识、态度、行为

1)知识:16.10%(47/292)的渔船民不知道血吸虫病对人体所造成的主要危害,35.27%(103/292)的渔船民不知道粪便直接排入水中具有传播血吸虫病的风险。

2)态度:表示愿意主动接受血吸虫病查治者占96.23%(281/292)。

3)行为:渔船民因捕鱼捞虾接触疫水时间长,每天接触时间达6小时以上者,占85.27%(249/

292);在捕鱼捞虾、洗衣洗菜时,76.03%(222/292)的渔船民不穿橡胶衣裤或戴胶皮手套。

调查结果分析:从该结果可以看出该地渔船民血吸虫知识匮乏,不良行为发生率高。制作传播材料时可以针对性的设计健康传播材料的内容。

(3)当地可利用的传播资源:应用观察法和询问法,了解流行区现有的可利用的传播资源和试点村所能提供的人力支持,以确定传播材料的制作形式。

后山村共458户,有渔船民2100人,相关组织和团体包括村委会、卫生院、小学、渔业协会等。村里用于传播宣传的资源包括固定黑板栏3块、村图书室(兼活动室)1间,以及一支由12人组成的渔船民业余文娱团队。每年正月十五、6月禁渔期结束的开湖节、农历八月初、重阳节等有民俗活动及渔船民自发的文娱活动。试点村村干部、村卫生院医生、渔业协会会长(宗族中威望人士)、村小学校长、妇女主任及业余文娱队成员等共16名,此类人群文化程度相对较高,且在试点村有一定影响力和威望,愿意作为志愿者参加该传播材料的开发工作。

调查结果分析:从该调查结果可以看出,村里有黑板栏、村图书室等一定的传播资源,特别是有一支渔船民业余文娱团队,因此在信息制作时除了宣传海报等传播材料外还可以编排节目,利用娱乐小分队表演等形式进行健康教育。

3. 制订计划　根据前期的调查分析结果,传播材料在制作设计时根据自身的制作能力、技术水平、经济实力,确定传播材料的内容和种类,确定时间安排。在传播材料制作过程中为了使传播材料更加通俗化和更接近于群众,需要动员群众的积极广泛地参与。

本案例在传播材料的设计过程中,确定以目标人群为核心,着力将流行区本乡本土的社会文化、风俗习惯、群体价值观等融入其中,由目标人群渔船民和专业人员一起开发、设计并确定健康传播材料的形式和内容。通过调查了解到以当地群众为宣传画中的人物,更能吸引受众的关注,从而确定宣传画的主人翁为当地渔船民。在整个设计过程中目标人群全程参与项目,实现"参与—增权—自我发展"的过程。

4. 形成初稿　根据健康传播的目标和调查所获得的受众信息设计形成初稿,一般是先形成文字稿,在文字稿的基础上,加工提炼,必要时,可配上照片和插图。

本案例根据目标受众文化程度较低,血防知识缺乏,不良行为发生率较高的现状和传播资源调查结果,并融合本土知识、本土人才,课题组因地制宜地研发设计了两张以当地普通渔船民为主角的张贴画,两块实景参与式趣味拼图板、两个本土化语言的血防小品、一首血防歌曲等参与式健康传播材料,传播内容主要包括血吸虫病危害、主要感染途径、预防方法和血防健康行为、新时期国家血防政策等信息。

5. 预试验　传播材料制成后需要进行传播材料的预试验,做好预实验可以加强对目标人群的了解和沟通,可以完善信息设计、加强材料对目标人群的针对性和指导性,提高传播的效果,有助于传播目标的实现。健康传播材料预实验的方法有专家咨询法、专题小组访谈、个人访谈、中心场所拦截式调查、函调法(邮寄调查)、把关人咨询、电教资料观摩等,广泛征求对传播材料的修改意见。

问题2：如何进行传播材料的预试验？

思路：传播材料初稿制成后，先在受众中抽取小部分人进行阅读与观看，了解他们对传播材料内容及形式的意见、看法及传播材料的可理解性及针对性等，以便进一步修改完善传播材料使其具备更好地传播效果。通常预试验可以按如下步骤操作。

（1）确定预试验的方法：本案例在项目完成初稿后，采用了专家咨询法、小组讨论法，进行了传播材料的预实验。

（2）专家咨询法：在当地选取了在血防界工作多年的15位血防专家和血防健教专业人员对上述系列传播材料的科学性、可理解性、趣味性和适用性进行了评判和筛选，专家普遍认为信息无错误，针对性强，趣味性强，通俗易懂。

（3）小组讨论法：首先确定预试验的对象和抽样方法。本案例实验对象是渔船民，项目组所在后山村随机抽样抽取了194位渔船民进行了预试验。

调查结果显示98.97%（192/194）的目标对象认为张贴画上渔船民同伴的防护方法是保护健康的行为，84.38%（162/192）认为内容通俗易懂，78.35%（152/194）的目标人群认为动手选择磁性贴图进行拼图的过程非常新颖、有趣，令人印象深刻；村民建议将张贴画的主人翁改为当地渔船民，村民普遍认为"有村里熟人出现在张贴画上，会更关注张贴画"，并表示会以其为榜样，做好个人防护。目标人群提议将张贴画加上年历表，使张贴画兼具实用性，可延长宣传时效。

（4）修改：根据预实验的结果，课题组把实景张贴画的人物由原来的招募演员变成当地渔船民。并将张贴画制作成年历画形式，于2014年春节前发放到渔船民家中，使血防宣传内容登门入户，宣传时效亦延长。修改后的传播材料针对性、实用性、可行性都提高了。

6. 设计制作　确定设计方案，制作传播材料。传播材料制作过程应注意健康信息的特点，如符号的通用性、科学性、针对性、实用性、指导性和通俗性。特别是投入大的健康传播材料，如电视片摄制，应不断地征求意见修改完善。

本次健康传播材料的设计考虑受众的文化程度、当地的风俗、资源等进行了多种传播材料的设计，并在预实验的基础上进行了修改，使传播材料具备了健康信息的特点，最终形成了定稿。

本案例所制作的宣传材料是由江西省寄生虫病研究所提供。

（1）以当地渔船民为主角的实景张贴画：以试点村渔船民集散地普通渔船民日常生产生活为素材，画面是渔船民熟悉的作业场景和熟识的同伴，旨在向目标人群传递捕鱼作业时不做好防护极易感染血吸虫的信息。张贴画利用"同伴示范扩散"理论，对渔船民进行血防健康行为示范教育，规格为60cm×50cm（实习案例图6-1、实习案例图6-2）。

（2）以行为改变为目标的参与式趣味拼图板：针对目标人群的血防知识盲点及日常生产和生活中存在的健康行为问题，分别设计了两块参与式趣味拼图，命名为《血防健康船》和《生活在血吸虫病流行区，你想做哪种人？（健康人或血吸虫病人）》，其规格均为45cm×45cm，为磁性白板。

《血防健康船》题面背景是白描船体，含有与渔船民生产生活紧密相关的8个血防知识点，活动的磁性贴片是该8个血防知识点的正确答案。如8项问题均回答正确，则可拼接出一艘完整的渔船

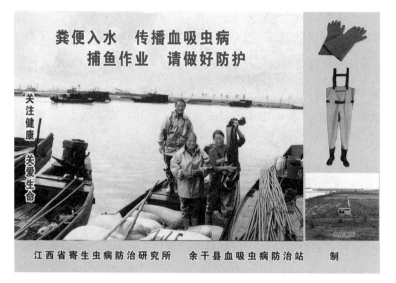

实习案例图 6-1
血吸虫健康教育宣传张贴画 1
图片来源：国家自然科学基金（81460507）项目组提供

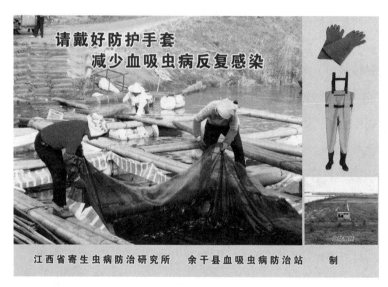

实习案例图 6-2
血吸虫健康教育宣传张贴画 2
图片来源：国家自然科学基金（81460507）项目组提供

（实习案例图 6-3、实习案例图 6-4）。

（3）《生活在血吸虫病流行区，你想做哪种人？（健康人或血吸虫病人）》：题面背景左侧为渔船民熟悉的草洲、耕牛、钉螺以及放大的血吸虫尾蚴等；右侧分别是健康人和血吸虫病人（流行区群众熟悉的典型腹水型病人）的卡通人像；中间部分是两块空白拼图区；活动的磁性贴片是 6 种血防健康行为实景图和 6 种血防不健康行为实景图，由目标人群自行选择拼接（实习案例图 6-5，实习案例图 6-6），旨在传播血吸虫病致病行为的可控制性和可预防性等信息。

（4）血防小品及血防歌曲：项目组充分利用试点村群众文娱团体的优势与积极性，鼓励村民开发设计血防小品。在项目实施过程中，渔船民主创人员与血防专业人员反复交流，加强了血防知识

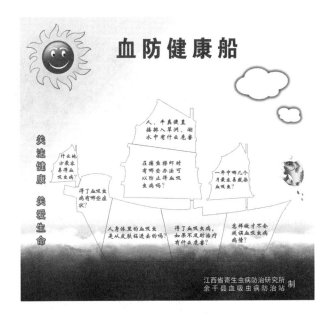

实习案例图6-3

《血防健康船》题面

图片来源：国家自然科学基金

（81460507）项目组提供

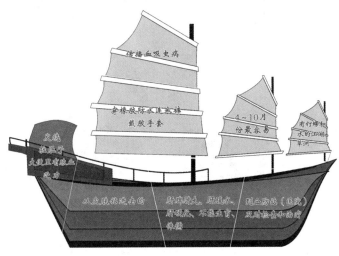

实习案例图6-4

《血防健康船》答案

图片来源：国家自然科学基金

（81460507）项目组提供

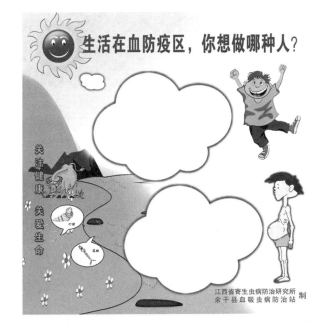

实习案例图6-5

生活在疫区 你想做哪种

人？题面

图片来源：国家自然科学基金

（81460507）项目组提供

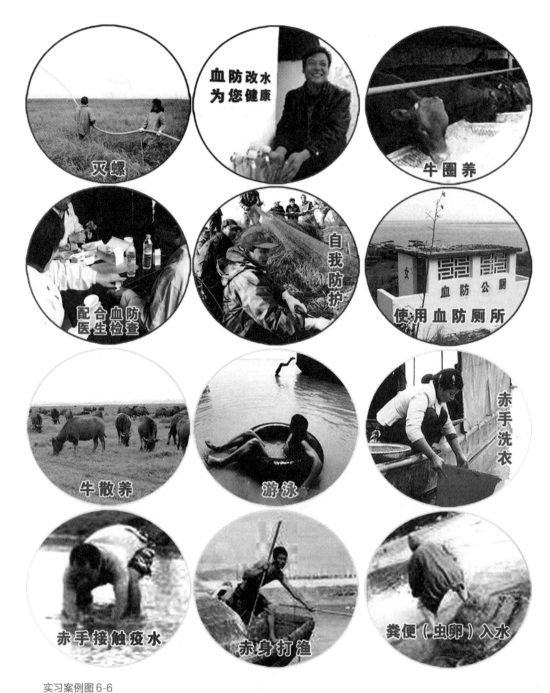

实习案例图6-6
生活在疫区 你想做哪种人？ 答案
图片来源：国家自然科学基金（81460507）项目组提供

与当地乡土知识的融合。村民根据其熟悉的渔船民生活，用本土化语言自创了《渔夫与血吸虫》《公婆话血防》两个血防小品和血防歌曲《血防情，渔家乐》，重点宣传了血吸虫生活史、血吸虫病发病症状、新时期国家及省级层面血吸虫病防控政策和措施等。

问题3：健康信息应具备什么特点？

为保证传播效果，健康信息应具备符号通用、科学性、针对性、适用性、指导性、通俗性等特点。本案例对健康信息的加工具有以下特点。

科学性:信息制作前反复查阅相关书籍,制作后多位专家核查,确保信息的准确性。

可行性:信息制作前反复征求受众的意见和意愿,了解他们所接受和喜欢的健康教育材料的形式,本次设计的以渔船民为主体的张贴画,受众的关注度高,加之年历的功用,发放后受众在自家粘贴和使用率高。

可理解性:渔船民自创自演的《渔夫与血吸虫》《公婆话血防》《血防情,渔家乐》紧贴渔船民日常生产生活,人物形象生动、故事情节通俗易懂。84.38%(162/192)的目标人群表示通过传播活动了解了更多的血防知识和防护技能,以及当前国家血防政策等重要信息,其健康传播效果显著。

趣味性:在预试验过程中,78.35%(152/194)的目标人群认为动手选择磁性贴图进行拼图的过程非常新颖、有趣,令人印象深刻。

适用性:80.93%(157/194)的目标人群表示材料所示方法简单易行,愿意按照健康教育传播材料中所倡导的"在湖边洗衣物时,请戴防护手套""打渔作业穿橡胶衣裤""配合血防医生及时查治""不在湖中大小便""使用血防厕所(户厕)"观点等改变行为。

7. 生产发放　本课题将研究成果及时发放,如将张贴画粘贴在村里重要路口及黑板上,并将制作成的年历张贴画和趣味拼图发放到每家每户,组织当地业余文娱队学习歌曲和排练小品,利用闲暇时间给村民演出 12 场,约 80% 的村民观看了演出。

8. 效果评价　任何传播活动都具有一定的目的性,都期望会产生传播的效果,传播材料制作的好坏直接影响传播的效果,传播材料制作是否成功,效果如何,主要从受传者身上反映出来,根据传播目的传播的效果可以分为四个层次:知晓健康信息;健康信念认同;态度转变;采纳健康的行为(这部分效果需要较长时间才能显现出来)。评价的指标体系有近期效果指标——血防知识的改变;中期指标——行为的改变;远期指标——血吸虫感染率和发病率的降低。本案例后续可以作进一步效果评价,比较项目开展后船渔民在血吸虫防治知识、信心和行为等方面的改变,也可以在实施过程中发现问题、不断完善传播材料。

四、课堂讨论

实习案例 6-1　某高校正在开展无烟校园建设,为了降低学校师生的吸烟率,保护学校师生免受二手烟危害,需要制作一组针对高校师生的烟草方面健康教育的传播材料。

1. 根据研究目的论述应怎样去制作这样一组传播材料?
2. 分小组自行设计制作一个关于烟草方面的传播材料。

(谢红卫)

【思考题】
1. 简述传播材料制作的原则。
2. 简述传播材料制作的程序。
3. 简述传播材料预实验的意义和方法。

实习案例 7

社会动员方法与技术

一、实习目标和要求

社会动员是健康促进的核心策略。它强调充分发挥社会各方的作用,并强调各种活动的整合与持续,在健康促进领域受到广泛的重视和应用。通过本实习的学习和讨论,要求学生了解社会动员与社会参与的概念,掌握社会动员的方法与技术。

【理论基础】 社区与组织机构改变理论、社会营销理论、健康传播方法与技术。

【学时】 2 学时

二、社会动员的内容

健康教育与健康促进是系统的社会活动,其成败的关键之一是能否取得决策部门的重视和支持、能否争取各有关部门的协作配合和广大社区成员的积极参与。社会动员是社区健康教育活动的重要战略措施。通过社会动员可提高群众参与社区健康教育工作的积极性,把健康教育的观念融入社区实际工作中。通过社区人群的积极参与才能影响整个社区的行为:强化政策支持、动员社区资源、改变社会环境危险因素、规划社区健康教育行动、改善社区居民的行为和生活方式,依靠社区自己的力量去实现全民健康目标。

（一）有关概念

1. 社会动员（social mobilization, SOMOB） 是通过采取一系列综合的、高效的动员社会的策略和方法,促使社会各阶层广泛地主动地参与,把健康教育与健康促进目标转化为满足广大社区居民健康需求的社会目标,并转变为社区成员共同的社会行动,进而实现这一社会健康目标的过程。

2. 社区参与（community participation） 是指社区行政领导和居民共同参与社区健康教育,参与健康教育决策、参与健康教育行动、参与健康教育评估和管理。

（二）社会动员的方法与技术

社会动员的基本要素包括动员目标、动员对象、动员方法。动员目标是实施社会动员所要实现的社会发展目标。明确动员目标后,就需要进一步明确实现动员目标涉及的人群,即动员对象。对于大多数社会问题,包括健康问题,社会动员涉及的人群大体可以分为五类:决策者、行政和技术部门的工作者、社会组织、社区组织、家庭和个人。常用的动员方法包括信息传播、社区参与、社会行动、社会营销等。社会动员的过程,就是选择适宜的动员方法,促使所有相关的社会力量建立对话机制,形成伙伴关系,并在不断的交流中支持伙伴的行动,最终共同实现社会发展目标。

1. 动员对象　社会动员的对象通常是指从决策者到家庭、个人的所有相关人员。各类人员在社会动员中都有其特殊的意义。

(1)政治环节——政策制定者:决策者即制定政策的人。决策者要作出有利于特定目标实现的决策,作出与此决策相关的资源配置和有利于基层运作的承诺。要使领导者达成共识,为决策创造一个由精干的领导者组成的有利环境,包括调配足够的资源。

(2)行政和技术环节——行政工作人员和技术专家:决策者所依靠的技术干部、行政干部,以及服务部门的专业技术人员构成决策者的支持系统。这一环节中包括了众多的群体,各自都有其自己的议程、利益和关心的问题。这一系统除提供决策信息外,还要在制订和实施计划中扮演重要的角色。

(3)社会团体和机构环节——非政府组织:包括宗教、商业、企业、专业和民政团体等。非政府组织的人员在政府服务部门和社区的合作中扮演着调和的角色。对于这类团体来说,主要是确保合作机制的正常运作,提高效率。这些团体和机构的参与,形成了社会动员的组织工作基础。因此,他们的支持,对于产生社会共同行动至关重要。同政府机构类似,非政府组织是社会中一个非常复杂的环节,在当今社会中尤其如此,并可能有许多分支机构和基础组织。非政府组织的名称和数量千差万别。

(4)社区组织环节——地方团体:包括学校、教会和其他基层组织。计划的实施和群众的参与,都是通过社区实现的。社区通常是政府的派出机构,具有相对的独立性。在将各项目标转化成社会行动方面,社区领导具有关键性作用。社区内的学校、教会和基层组织发挥着极其重要的作用;因为活动的开展和大众的参与正是在这一层次上进行的。

(5)家庭与个人环节:一旦社区得到增权,资源得到了保证,并具备了必要的技术条件后,民众就有可能积极行动起来,根据他们所获得的信息,作出自己的抉择——自主抉择。社会动员侧重于群体对个人行为的影响。

2. 动员方法

(1)信息传播:社会动员是通过信息的传递和交流实现的。传递和交流信息的方法有多种,如人际传播、大众传播、群体传播、组织传播等经典方法或者综合性传播。信息传播方式的选择需要对动员对象的特征和需求综合分析后决定,确保信息交流的针对性和有效性。在开发领导层时,经常使用的传播交流方法是倡导与游说。倡导是向政府领导人、制定政策的人、大众传媒负责人等陈述项目实施意义,争取他们支持,包括政策、资源配置、信息传播等帮助。游说是针对如人大代表等人员的工作方法,旨在促成人大提案支持,出台相应法律、法规。倡导与游说需要执行者熟悉政治、行政、立法的运行机制和具有良好的人际交流技巧及传递信息的通道,促成决策层自主决定支持项目。

政治承诺、政策配套、媒体支持是社会发展顺利实施的重要保证。

（2）社区参与：建立社区协作机制，是增强社区参与的重要手段。常见的形式有社区组织、网络与联盟建设等。社区组织是为了共同目标使群众联合起来成为一个组织（团体），并积极参与项目活动的过程。例如成立年轻父母学校、学习小组、妇女互助小组等。目前基层主要方式是加强既有组织（如卫生委员会、妇联、共青团、学校等）的能力，使其胜任项目工作。社区组织工作做好了，社区参与才有基础，群众参与才有路可循。网络与联盟建设是指在共同目标下，项目相关的组织相互间建立联系，共同计划、共同行动、共同为"基层"提供技术支持及服务。创建联盟时需要分析、界定各自需求与组织目标，这一过程要运用谈判艺术。联盟共事是共同付出后大家分享应有的成果，必须注意促成各部门自身目标的实现。

（3）社会行动：社会行动需要精心策划、认真实施、及时监测与评估，保证其向良性社会运行机制发展。不同主题的社会发展项目有不同的社会行动表现，但其本质是改善参与成员相关知识、态度、技能，并在此基础上产生有益的行为或实践。常见的社会行动有动员大会、媒体报道、技术培训、参观考察、传播与教育活动、示范建设、检查评比、总结推广等。

（4）社会营销：社会营销使用市场营销学的理论和方法，例如：交换理论、市场细分、营销环境分析、"4P"营销组合等，将新的思想和理念介绍、传播给目标对象，促进目标对象自愿地改变观念和行为，从而实现个体和社会的整体利益。社会动员为实现某一特定的健康目标，需要将社会发动转化成公众的积极参与，可采用社会营销的受众分析、合理定价、市场推广等策略和方法，促使社会成员接受、采纳健康理念，健康保健知识和技能。社会动员中应用社会营销理论和方法更有利于促进其目标的达成。

三、案例分析

爱国卫生运动

1. 我国爱国卫生运动产生的背景　新中国成立前，社会经济贫困、文化落后、环境恶劣、医药卫生状况极差、瘟疫流行、人民贫病交加；新中国成立初期，迅速解决旧中国留下的卫生问题成为党和人民政府的重要而紧迫的任务。但是，当时经济困难，缺医少药，全国仅有 50 万卫生人员。在这种情况下，党中央提出"面向工农兵，预防为主，团结中西医"的卫生工作方针，决定在加强专业卫生机构建设的同时，开展群众卫生运动，依靠人民群众的力量，改善环境卫生，减少和防止疾病的发生。1952 年春，美国在朝鲜战争中，对朝鲜和我国发动了细菌战争。党中央号召："动员起来，讲究卫生，减少疾病，提高健康水平，粉碎敌人的细菌战争"。政务院于 1952 年 3 月 14 日召开第 128 次政务会议，成立了以周恩来、郭沫若、聂荣臻为正、副主任委员的中央防疫委员会，领导和组织反对细菌战的工作。3 月 19 日，中央防疫委员会向各大行政区和各省、市、自治区人民政府发布了反细菌战的指示，要求各级政府成立防疫委员会。党中央指示：防疫委员会负责群众性卫生运动，并把"卫生工作与群众性卫生运动相结合"定为卫生工作的一项原则。后来防疫委员会统一改编为"爱国卫生运动委员会"，同时设立爱卫会办公室作为其办事机构。这就是著名的"爱国卫生运动"。在开展爱国卫生运动中,向群众广泛宣传卫生知识,让群众普遍意识到爱国卫生运动与每个人的健康息息相关。

2. 我国在新中国成立初期爱国卫生运动开展以来所取得的成就　据时任卫生部副部长贺诚于 1951 年 9 月写给中共中央的《二十一个月来全国防疫工作的综合报告》中记载:在新中国成立不到两年的时间里,卫生部门已对 17 000 多人接种了牛痘。为了控制鼠疫的蔓延,卫生部门在 8 个鼠疫中心地区设立了防疫所,发动群众捕鼠减蚤,并进行预防接种。为了制止霍乱及其他传染病的流行,我国加强了交通检疫,以防霍乱从国外传入;加强检验以期及早发现病人;厉行饮水消毒和改善环境卫生以杜绝传染途径;早期预防接种以增强免疫力。由于采取了以上措施,新中国成立后没有发现一个真性霍乱病人。为了机动使用防疫力量,原卫生部在全国组织了 125 个防疫队,6000 名卫生工作者深入灾区、疫区、治淮工程区,开展群众性的卫生防疫工作,使斑疹伤寒、回归热、伤寒、痢疾未发生大的流行。针对流行于黄河两岸、陇海铁路沿线的黑热病,原卫生部建立了 8 个专业防治所,两年来治愈 11 万多病人。为了防治血吸虫病,在长江流域成立了 18 个防治站(所),开始实验捕杀传染该病的钉螺,并为杀灭粪便中的虫卵提倡"三缸贮粪法"。为了预防结核病,有 82 个城市的 85 万儿童接种了卡介苗预防针。在北京、绥远、西安三个已废除娼妓的城市,为已解放了的妓女进行性病防治。国家在疟疾流行省区建立专门防治所(站)49 个、专门防治组 72 个,每年生产治疗疟疾药品数十吨,再加上其他抗疟疾中药,每年有大量病人得到治疗。

3. 东北地区新中国成立初期爱国卫生运动的具体实施　1952 年 3 月 1 日,东北人民政府成立了东北防疫委员会,林枫、贺晋年、李卓然等政府领导任主要领导干部。辽宁省各市,为了配合爱国卫生运动的开展,专门建立了机动防疫队,每队大致 100～300 人,执行紧急情况下的防疫工作。在防疫委员会的动员和组织下,爱国卫生运动成效显著。全省区参加捕虫人数达到 125 万人,运用多种方法歼灭毒虫,"据沈阳、安东等 7 个城市统计消毒面积达 1422 万平方米,基本消灭蚊蝇等有害昆虫",有效地抑制了疫情蔓延。

在爱国卫生运动期间,为号召广大人民群众积极参与,向群众进行了大规模的卫生知识宣传教育。"从 20 世纪 50 年代起配合爱国卫生运动,大力宣传卫生知识,举办卫生知识及计划生育展览会。指导机关、学校、影剧院、医疗院所、居民委及居民组的卫生知识宣传。60 年代举办卫生知识讲座,定期编发小报。在卫生宣传的同时,开展爱国卫生运动月,讲究卫生,消灭四害,消灭疾病,建设和谐的社会环境。1957 年 12 月 23 日,沈阳市爱国卫生运动委员会召开冬季"除四害、讲卫生"群众运动动员大会。出席大会的有:"各区爱国卫生运动委员会,市及区各有关部门负责人,各街道办事处主任,部分街组干部,各国营、地方国营及公私合营工厂与企业,各大专和中小学校,各派出所以及部队等单位代表 1300 多人"。这次大会召开以后,广大人民群众开始清运垃圾、清扫街道,并进行整修厕所和挖蝇蛹活动。

1956 年 4 月沈阳市各工厂、机关、学校和街道居民开展了春季爱国卫生运动。"南市区人民委员会于 1956 年 1 月 14 日召开大会,参加群体包括工厂、企事业单位、机关、团体(如共青团、妇联等)、学校等。动员全区开展捕捉老鼠、麻雀的工作。会上详细说明了老鼠和麻雀对国家财产和人民健康的危害,麻雀糟蹋粮食的情况是非常严重的,鼓励大家全民参加运动。"据中国科学院动物研究室的实验,每只麻雀1年约吃谷子3升,那么如果捕8.5万只麻雀,就可节省40.08万斤(1斤=0.5kg)粮食。老鼠不但糟蹋粮食,而且破坏衣物、传播疾病。家家户户动手,消灭蚊蝇。铁西区委员会组成200多人检查组,进行督促检查工作。到处可以看到手持苍蝇拍的人们,在捕打苍蝇,家家户户和各机关、团体、企业也都普遍地清扫环境卫生。为了更好消灭蚊蝇,广大群众发挥才智,总结捕蝇方法,有工具捕蝇方法、药物灭蝇法等。捕鼠的方法主要有:鱼钩钓鼠、翻板捕鼠、"木猫"捕鼠、糊缸捕鼠、跳板捕鼠、用瓶捕鼠、用鼠灭鼠等。

新中国成立初期,沈阳城已是千疮百孔。"城市卫生状况又脏又乱,一些大街小巷,垃圾堆积如山。市内不仅医疗机构少,而且条件也非常恶劣。"为改善城市环境,沈阳市政府成立专门的环境保护机构,颁发环境保护规定等。"1949年3月,成立沈阳市清洁大队,清洁工人发展到970人。同时发动全市人民开展大清扫运动。到1950年末,新中国成立前遗存的垃圾、粪便被全部清运出城"。到60年代,垃圾管理更为严格,为保证清运质量,垃圾的清运主要用手推车和汽车相配合的形式,环境卫生部门规定垃圾清运要以日产日清为标准。经过这一段时间以来的建设,"1962年全市垃圾清运汽车达到211台,垃圾清运汽车队也由原来的1个增加到4个。1965年,全市垃圾年清运117.5万吨,较1960年增加65.5%,产清率也由63.3%上升到99.8%"。政府号召人人动手全面彻底清扫室内、庭院,清除一切垃圾、污物和砖石瓦块。各单位要把清除的垃圾、污物,积极运往农村,支援农业生产。

新中国成立前夕,沈阳市公厕缺口大,原有公共厕所也无人管理,严重影响环境卫生和人民身体健康。"1951年,全市公共厕所交由所在各区管理,并对原有公共厕所进行恢复性维修改造。1954年又实行公共厕所市、区分工修建,由市清洁管理处负责全市公共厕所修建的计划、设计和施工"。

沈阳市政府在开展爱国卫生运动的过程中,修建大量旱厕和水厕,解决公厕不足问题。到1965年,城区公共厕所已经达到275座,家用厕所达到2.1万座,建设63座垃圾转运台。结合爱国卫生运动,积极开展公厕修建工作。全国各地广大农村结合春耕生产高潮,大力整修厕所、畜圈,清除垃圾,积肥送粪。重视厕所卫生,开展旱厕消毒灭蛆工作。在爱国卫生运动开展过程中,公厕卫生状况得到改善,并适当地解决了公厕缺乏问题。

新中国成立后,沈阳市为改变城市环境,加强对粪便管理,尽快清除市区内积存粪便,专门组建清洁大队,对城市粪便进行清运处理。沈阳市各大区积极进行掏粪运动,南市区粪车对号掏粪工作,同时粪工也及时清除厕所粪便,达到旱厕无满溢。在粪便的处理上采取暴晒或者冷冻法,形成粪干和粪块,夏季和秋初把粪便运送到郊区,发酵作为肥料使用。

问题1:新中国建立之初,爱国卫生运动作为具有中国特色的社会动员形式,其目标是什么? 为什么?

思路:社会动员的目标只有符合居民健康需求,才能得到人们的支持和拥护,人们才会积极参加。新中国成立初期,爱国卫生运动的目标是"改善环境卫生,预防控制传染性疾病,提高人民健康水平。"因为:旧中国遗留下的是"环境恶劣,医药卫生状况极差,瘟疫流行,人民贫病交加"的医疗卫生状况,加之1952年美国对朝鲜和中国发动了细菌战争,人民改善生活环境和健康水平的需求与国家粉碎美国细菌战的政治需要不谋而合,从而使改善环境卫生,预防控制传染性疾病,提高人民健康水平成为国家和人民的共同愿望。

问题2:新中国成立之初,爱国卫生运动动员了哪些人群?

爱国卫生运动中动员的人群有:

(1)政策制定者:从中央到各大行政区、省、市、自治区、县、区成立爱国卫生运动委员会,国家及各级政府主要领导挂帅。

(2)行政工作人员和技术专家:为控制传染病流行,新中国成立初期卫生部门组织成立了大量针对各种传染病和寄生虫病的防治站(所)等,并动员医务人员深入群众预防、治疗各种传染病和寄生虫病,在不到两年的时间内使烈性传染病和危害严重的寄生虫病得到有效控制。

(3)非政府团体:各国营、地方国营、公私合营工厂、企业、各大专、中小学校等组织机构负责人及工作人员。

(4)地方团体:各有关部门、各街道办事处、街组、各派出所以及部队等组织机构负责人及工作人员。

(5)家庭和个人:街道办事处、居委会、居委组开展了针对辖区内居民的宣传教育工作,形成了人人参与,各个讲卫生的社会环境。

问题3:新中国成立初期,爱国卫生运动采取了哪些方法和技术?

(1)健康传播:举办卫生知识及计划生育展览会,指导机关、学校、影剧院、医疗院所、居民委及组的卫生知识宣传,举办卫生知识讲座,定期编发小报。

(2)社区参与:可以成立年轻父母学校、学习小组、妇女互助小组等组织,也可以通过培训加强现有组织(如卫生委员会、妇联、共青团、学校等)的能力,使其胜任项目工作。本案例通过召开动员大会,对共青团、妇联等社会团体以及学校负责人及工作人员进行现场培训,提高其能力。

(3)社会行动:常见的社会行动有动员大会、媒体报道、技术培训、参观考察、传播与教育活动、示范建设、检查评比、总结推广等。本案例通过召开不同级别、不同人群的各种动员大会,详细说明苍蝇、蚊子、臭虫、老鼠对国家财产和人民健康的危害,鼓励大家参加运动。还开展了爱国卫生运动月等动员活动。

(4)社会营销:爱国卫生运动产生于社会营销早期的初步探索阶段,因此其对社会营销理论的应用并不具体,但仍可从其历程中找到社会营销的环境分析及营销组合策略的影子。爱国卫生运动产生背景是经济困难、瘟疫流行、缺医少药、卫生人员短缺,基于以上恶劣环境的分析,明确了活动成功带来的效益,即改善卫生环境,提高人民健康水平;爱国卫生运动的产品是号召人民动员起来,讲究卫生,减少疾病,提高健康水平。并让群众认识到爱国卫生运动与每个人的健康息息相关,即采取目标行为,将带来健康效益,提高了产品的吸引力。该运动还指导机关、学校、影剧院、医疗院所、居民委员会的卫生知识宣传,体现了社会营销的地点策略,以上地点均是覆盖人群较多的公共场所,提高了产品的营销效率。举办卫生知识讲座、编发小报、开展爱国卫生月等活动充分体现了社会营销的促销策略,采取多种传播渠道营销产品和理念。

四、课堂讨论

实习案例 7-1　预防农村居民腹泻的健康教育

20 世纪 90 年代,腹泻是农村居民的常见病和多发病,甚至是导致我国农村 5 岁以下婴幼儿死亡的第二位原因。1998 年在西部某地的一个乡镇开展了预防农村居民腹泻的健康教育项目,并采取了社会动员的策略。建立了干预社区合作联盟,建立健全了干预社区健康促进网络,包括社区政府、卫生、教育、宣传、农业、民政等众多部门以及初级卫生保健委员会、妇联、共青团、老年人协会等社区组织和众多志愿者、村民代表。成立了协调领导小组、课题科研小组、基层项目实施小组、专家指导小组等项目主要执行机构,职责明确,并指定有专人负责。各机构之间既明确分工,又相互配合,课题科研小组有责任对有关领导、医务人员和社区工作者进行健康教育技能培训,也负责向项目协调领导小组、主要合作者汇报项目的进展情况和提出必要的条件要求;而主要合作者、社区工作人员又有责任及时而准确地给课题组反馈现场的各种信息,因此他们之间的交流是双向的,他们之间形成了互相补充和相互支持的关系。有效地激发了干预社区各级决策者、领导层和广大目标人群支持该健康促进规划的意愿和决心。县级有关部门、社区政府、村民委员会、医院、学校、宣传部门及其他社会团体等投入了必要的人力、物力和财力资源,居民也为自身的健康进行了相应的投入。在项目实施期间,县委、县政府、干预政府就如何在本地区做好卫生工作、初级卫生保健、健康促进工作等制订了长期的规划,并专门下发了文件。规划和文件将婴幼儿和妇女的健康确定为优先关注的目标;明确了社会各部门的责任,承诺政府对控制传染病和寄生虫病的流行、对提高本地居民的健康水平负有重要的责任,并表示政府每年将拨出一定的经费用于对农村居民肠道感染性疾病的控制。县卫生局、爱卫办、教育局、干预乡初保委、乡卫生院、乡村中小学校、村委会等都把该健康促进规划的目标列入了年度工作计划中,并适时进行监督和考核。本课题设法与正在该地开展的"九亿农民健康教育行动""生命知识传播"等项目以及当地社区卫生服务工作和防病治病工作紧密结合起来。通过广播、墙报、标语、提示画、文字材料等各种形式的大力宣传,各级领导各种场合的讲话、阐述,各种实物展示和咨询活动,各种竞赛、卫生班级、卫生家庭的评比活动的开展,以及各乡村中小学健康教育课的开设,入户家访等等努力使相关健康信息进入干预社区的千家万户,使项目目标深入人心。

根据此案例,分析该健康教育项目中采取了哪些社会动员的方法和技术?

（薛海峰）

【思考题】 1. 如何确定社会动员的盟友?

2. 如何应用社会动员的方法和技术?

实习案例8

健康教育与健康促进效果评价

一、实习目标和要求

健康教育与健康促进项目的评价是对项目的目标、内容、方法、措施、过程和效果等进行评估的过程,可帮助确定项目的先进性与合理性,帮助督导项目的实施,确保项目质量并达到预期目标。通过本实习的学习和讨论,要求学生掌握健康教育与健康促进干预活动效果评价的内容、指标和方法。

【理论基础】 健康教育与健康促进项目的设计、实施与评价(第十一章)。

【学时】 2 学时

二、健康教育与健康促进效果评价简介

健康教育与健康促进项目评价包括形成评价、过程评价、效应评价和结局评价。健康教育与健康促进的结局评价是针对健康教育与健康促进的最终目标(改善健康状况和提高生活质量)的评价,健康状况改善和生活质量提高是一系列健康教育与健康促进活动综合作用的结果,而且需要较长时间,所以结局评价又称远期效果评价。由于远期效果评价涉及的因素比较复杂,本次实习内容主要涉及健康教育与健康促进项目的形成评价、过程评价和效应评价。健康教育与健康促进项目的形成评价(formative evaluation)是针对健康教育与健康促进项目计划的评价,是为了使计划更科学、更完善、更可行而在实施之前对其进行再次审核;过程评价(process evaluation)贯穿于健康教育与健康促进项目活动实施的全过程,是干预活动成功的保障;效应评价(impact evaluation)是针对目标人群健康相关行为影响因素变化的评估,健康相关行为的影响因素包括三类,即倾向因素、促成因素和强化因素。

(一)形成评价

1. 评价内容　干预活动是否符合干预策略? 干预活动是否具有可行性? 干预活动涉及的人力、组织、资源分配是否足够和合理?

2. 评价指标　干预活动方案的科学性、政策的支持性、技术上的可行性、目标人群对干预活动的接受程度等。

3. 评价方法　主要有预实验、专家评估、计算机模拟等。

(二)过程评价

1. 评价内容　①针对个体的评价内容:哪些个体参与了该健康教育活动? 该健康教育活动是

否按计划进行？目标人群对该干预活动的反应如何？是否满意并接受该活动？你是用什么方法了解目标人群的反应的？目标人群对该干预活动的参与情况如何？干预活动消耗的资源与预算是否一致？不一致的原因是什么？②针对组织的评价内容：该健康教育活动涉及哪些组织？各组织间是如何沟通的？他们参与活动的程度和决策力量如何？是否需要对参与的组织进行调整，该如何调整？活动执行档案、资料的完整性、准确性如何？③针对政策和环境的评价内容：活动涉及哪一层的政府？具体与政府的哪些部门有关？在活动执行过程中有无政策环境方面的变化？这些变化对活动有什么样的影响？在活动进展方面是否与决策者保持良好沟通？

2. 评价指标 包括干预活动覆盖率、干预活动暴露率、有效指数、目标人群满意度、资源使用进度指标等。

3. 评价方法 可以通过查阅档案资料、目标人群调查和现场观察等进行。

（三）效应评价

1. 评价内容 包括影响健康相关行为的倾向因素、促成因素和强化因素。

2. 常用评价指标 卫生知识均分、卫生知识合格率、卫生知识知晓率（正确率）、卫生知识总知晓率（正确率）、信念持有率以及环境、服务、条件、公众舆论等方面的改变。

3. 评价设计方案 包括不设置对照组的活动前后比较、设置匹配对照组的比较和随机设置对照组的比较。

下面以艾滋病预防健康教育干预活动为例，介绍健康教育与健康促进项目效果评价的内容和方法。

三、案例分析

2005年7月，江苏省疾病预防控制中心在无锡市对流动人口艾滋病知识、态度和行为的现状开展了调查，并采用两种方法对流动人口开展预防艾滋病健康教育，即发放艾滋病知识小册子与开展艾滋病专题讲座、答疑和咨询。

问题1：根据该案例，可以从哪些方面进行健康教育与健康促进项目效果的形成评价？

本案例所做的形成评价包括以下内容。

（1）干预活动与干预策略的符合性：该预防艾滋病健康教育项目的干预策略是通过艾滋病有关知识的传播，增加流动人口艾滋病相关知识，以促进其态度和行为改变。干预活动有艾滋病知识小册子发放和艾滋病专题讲座及现场答疑、咨询。干预活动与干预策略相符。

（2）干预活动的可行性：艾滋病知识小册子成本低、便于携带、使用方便，艾滋病专题讲座、答疑和咨询互动性好、有利于健康教育对象深入理解艾滋病知识，两种方法均能有效传播艾滋病知识。

（3）人力、组织和资源的保障：省疾病预防控制中心有专门科室和人员从事健康教育工作，有专项经费用于艾滋病健康教育。

（4）其他：可以通过预实验了解流动人口对艾滋病知识小册子的理解程度、参加艾滋病专题讲座的意愿等，以评价这些健康教育干预活动的技术可行性。

如果有更详细的资料还可以针对预防艾滋病健康教育干预活动方案的科学性、艾滋病相关政策的支持性、流动人口对预防艾滋病健康教育干预活动的接受程度等进行评价。

在形成评价后,江苏省疾病预防控制中心采用逐级整群抽样,按照无锡市的辖区分布,在 3 个行政区中随机抽取 15 岁以上的流动人口共 760 名,分为试验组和空白对照组。3 个行政区分别为新区(空白对照组)、南长区(一般干预组)和崇安区(积极干预组)。空白对照组不采取任何干预措施;一般干预组采用发放艾滋病知识小册子,以自学为主;积极干预组以艾滋病专题讲座、答疑和咨询等互动形式为主。参与预防艾滋病健康教育干预活动前后的人数见实习案例表 8-1。

实习案例表 8-1　参与预防艾滋病健康教育干预活动的人数

	一般干预组	积极干预组	合计
干预前	259	259	518
干预后	220	240	460

问题 2:根据该案例,可以从哪些方面进行健康教育干预活动效果的过程评价?

本案例可以做以下过程评价:

(1)干预活动覆盖率=(参与某种干预活动的人数/目标人群总人数)×100%

艾滋病知识小册子发放活动覆盖率=(220/518)×100%=42.5%

艾滋病专题讲座、答疑和咨询活动覆盖率=(240/518)×100%=46.3%

(2)干预活动暴露率=(实际参与干预活动人数/应参与该干预活动的人数)×100%

艾滋病知识小册子发放活动暴露率=(220/259)×100%=84.9%

艾滋病专题讲座、答疑和咨询活动暴露率=(240/259)×100%=92.7%

此外,通过查阅档案资料、目标人群调查和现场观察等方法,还可以评价流动人口对预防艾滋病健康教育干预活动的满意度等。

江苏省疾病预防控制中心在无锡市对流动人口实施预防艾滋病健康教育干预活动的结果如下:以知晓率作为效果评价指标,知晓率(%)=[正确回答的总题数/(每人调查题数×被调查总人数)]×100%;相关知识包括 15 个知识点,满分为 15 分。每答对 1 题得 1 分,答错或不回答计 0 分。具体干预结果见实习案例表 8-2 和 8-3。

实习案例表 8-2　各组人群干预前后艾滋病知识知晓人数和态度支持人数

问题	干预前			干预后		
	空白对照组 n=234	一般干预组 n=259	积极干预组 n=259	空白对照组 n=211	一般干预组 n=220	积极干预组 n=240
一般知识						
外表看出来是否患艾滋病	130	152	132	121	178	177
血液检查可知道是否感染 HIV	158	196	189	154	196	209
艾滋病可预防不可治好	122	164	148	108	167	164

续表

问题	干预前			干预后		
	空白对照组 n=234	一般干预组 n=259	积极干预组 n=259	空白对照组 n=211	一般干预组 n=220	积极干预组 n=240
艾滋病症状						
久治不愈的肺部感染	38	42	49	39	100	81
消瘦、持续发热	98	122	111	79	149	161
腹痛、腹泻	17	24	20	16	91	54
艾滋病传播途径						
性接触	186	234	234	174	207	224
母婴	172	193	194	162	208	221
共用注射器	183	209	210	164	202	221
非法卖血	175	205	203	166	207	220
非艾滋病传播途径						
共用厕所	119	141	138	120	177	197
共用毛巾	107	123	118	108	170	193
共同进餐	126	150	138	134	183	202
拥抱	142	182	168	150	192	206
握手	150	195	174	153	189	209
态度						
希望获得更多艾滋病相关知识	182	217	217	150	194	198
艾滋病病人不该隔离	71	75	92	81	145	133
艾滋病感染者能参加社会活动	109	112	134	99	163	177
艾滋病感染者能结婚	82	110	73	77	170	135
明知自己是艾滋病感染者而故意感染他人者，应追究法律责任	160	211	203	148	184	214
如果安全套可以预防艾滋病,愿意使用	161	189	206	144	188	223

实习案例表8-3　干预前后各组知识得分变化情况（$\bar{x} \pm s$）

组别	干预前	干预后
空白对照组	8.11±3.61	8.64±3.63
一般干预组	9.00±3.18	11.89±2.86
积极干预组	8.62±3.34	11.34±2.85

注：干预前，空白对照组 n =234，一般干预组 n =259，积极干预组 n =259；干预后，空白对照组 n =211，一般干预组 n =220，积极干预组 n =240

问题3：该预防艾滋病健康教育干预活动采用了哪种效果评价设计方案？可以从哪些方面进行健康教育干预活动效果的效应评价？

本案例采取了随机设置对照比较的评价设计方案，采用了逐级整群随机抽样，随机抽取了3个行政区，每个区随机抽一个人群样本。干预活动效果评价包括：

（1）艾滋病知识知晓率

干预前，关于"艾滋病性接触传播"的知晓率为：

一般干预组 = （234/259）×100% = 90.3%

积极干预组 = （234/259）×100% = 90.3%

干预前，艾滋病知识总知晓率为：

一般干预组 = ［（152+196+164+……+182+195）/（15×259）］×100% = 2487/3885 = 64.0%

积极干预组 = ［（132+189+148+……+168+174）/（15×259）］×100% = 2375/3885 = 61.1%

（2）艾滋病知识平均分

干预后，艾滋病知识平均分为：

一般干预组 = 11.89分

积极干预组 = 11.34分

（3）干预后组间艾滋病知识知晓率比较，请见实习案例表8-4：

实习案例表8-4　干预后组间"艾滋病母婴传播"知晓率比较

	知晓人数	不知晓人数	合计	x^2	P
空白对照组	162	49	211	30.090	<0.001
一般干预组	208	12	220		
积极干预组	221	19	240		
合计	591	80	671		

由于干预后各组间"艾滋病母婴传播"知晓率比较差异有统计学意义，还可进一步做组间两两比较。

（4）干预后组间艾滋病知识平均分比较：根据实习案例表8-3数据，可以进行组间艾滋病知识平均分比较。应先进行方差分析，如果组间差异有统计学意义，可进一步做组间两两比较。

（5）干预后组间艾滋病态度持有率比较，见实习案例表8-5。

实习案例表8-5　干预后组间"艾滋病感染者能参加社会活动"态度持有率比较

	知晓人数	不知晓人数	合计	x^2	P
空白对照组	99	112	211	46.600	<0.001
一般干预组	163	57	220		
积极干预组	177	63	240		
合计	439	232	671		

由于干预后各组间"艾滋病感染者能参加社会活动"态度持有率比较差异有统计学意义，可进一步做组间两两比较。

应用研究数据还可以进行组内干预前后艾滋病知识知晓率比较、组内干预前后艾滋病知识平均分比较以及组内干预前后艾滋病态度持有率比较等效应评价。

四、课堂讨论

某课题组在某医院选择住院、血糖稳定、出院后继续使用胰岛素泵治疗的糖尿病病人 60 例，并建立病人健康管理档案，内容包括病人的姓名、性别、年龄、住院号、地址、联系电话、微信号、民族、婚姻状况、文化程度、职业、月收入、医疗费用支付方式等。根据年龄、性别、分型、病程、使用胰岛素泵时间进行匹配分组，将研究对象分为观察组和对照组。出院时对两组病人均进行常规出院指导，填写"糖尿病病人胰岛素泵使用知识、技能评价表"，检测空腹血糖和糖化血红蛋白，发放糖尿病日记单，内容包括血糖监测、运动、饮食、足部护理、口服药与胰岛素注射和胰岛素泵不良事件等情况。出院后对照组行常规门诊随访，观察组在此基础上进行"电话+微信"健康教育。出院 6 个月时，通知病人携带糖尿病日记单来院复诊，再次检测空腹血糖、糖化血红蛋白值，填写"糖尿病病人胰岛素泵使用知识、技能评价表"。出院 6 个月时健康教育结果见实习案例表 8-6 ～实习案例表 8-9。

实习案例表 8-6　两组病人空腹血糖值比较（$\bar{x} \pm s$, mmol/L）

组别	出院时	出院 6 个月时
观察组（$n=30$）	6.18±1.32	6.23±0.71
对照组（$n=30$）	6.10±1.66	6.89±1.22

实习案例表 8-7　两组病人糖化血红蛋白值比较（$\bar{x} \pm s$, %）

组别	出院时	出院 6 个月时
观察组（$n=30$）	9.24±2.27	6.51±0.49
对照组（$n=30$）	9.36±2.85	6.90±0.60

实习案例表 8-8　出院与出院 6 个月时病人胰岛素泵知识、技能掌握情况[n（%）]

项目	出院时		出院 6 个月时	
	观察组	对照组	观察组	对照组
胰岛素泵治疗所使用的胰岛素种类及使用方法	29（96.67）	30（100.00）	29（96.67）	20（66.67）
熟练操作泵（设置基础率、报警值、输注大剂量）	29（96.67）	29（96.67）	28（93.33）	25（83.33）
每天自己检查胰岛素泵	28（93.33）	29（96.67）	29（96.67）	27（90.00）
更换管路时的卫生准备	27（90.00）	29（96.67）	26（86.67）	23（76.67）
注射部位的轮替方法并及时更换输注管路	26（86.67）	28（93.33）	27（90.00）	18（60.00）
识别和处理胰岛素泵常见报警	24（80.00）	25（83.33）	27（90.00）	20（66.67）
识别和处理低血糖反应	28（93.33）	29（96.67）	28（93.33）	23（76.67）
定期自我监测血糖	27（90.00）	28（93.33）	26（86.67）	15（50.00）
正确保护胰岛素泵	28（93.33）	29（96.67）	29（96.67）	22（73.33）

实习案例表8-9　出院后两组病人胰岛素泵不良事件发生情况[n（%）]

组别	意外低血糖	意外高血糖	输注障碍	注射部位皮肤感染、硬结等
观察组（n=30）	1（3.33）	2（6.67）	2（6.67）	0（0.00）
对照组（n=30）	9（30.00）	10（33.33）	6（20.00）	7（23.33）

　　试述本案例采取了哪种健康教育干预活动效果评价设计方案？可从哪些方面进行健康教育活动干预效果评价？

（薛海峰）

【思考题】
1. 健康教育活动效果评价与健康教育项目评价的关系。
2. 不设置对照组、设置匹配的对照组和随机设置对照组，这三种健康教育活动效果评价设计方案的优缺点。

推荐阅读

[1] 中共中央、国务院.《“健康中国2030”规划纲要》. http://news. xinhuanet. com/health/2016-10/25/c_1119786029. htm. [2016-10-25].

[2] 中华人民共和国国家卫生和计划生育委员会.关于加强健康促进与教育的指导意见.（国卫宣传发〔2016〕62号）. http://www. nhfpc. gov. cn/xcs/s7846/201611/05cd17fa96614ea5a9f02bd3f7b44a25. shtml. [2016-10-18].

[3] 马骁. 健康教育学. 2版. 北京:人民卫生出版社,2012.

[4] 郑频频,史慧静. 健康促进理论与实践. 2版. 上海:复旦大学出版社,2011.

[5] 李蘭. 健康行为与健康教育. 台北:巨流图书公司印行.

[6] Anspaugh D J,Ezell G. 现代健康教育. 9版. 台北:华腾文化出版社,2011.

[7] 田向阳,程玉兰. 健康教育与健康促进基本理论与实践. 北京:人民卫生出版社,2016.

[8] 傅华. 预防医学. 6版. 北京:人民卫生出版社,2012.

[9] Nicholas A. Christakis,James H. Fowler. 大连接:社会网络是如何形成的以及对人类现实行为的影响. 简学译. 北京:中国人民大学出版社,2012.

[10] 张晶,李召军,邱凌,等. 渔船民参与式血吸虫病健康教育传播材料的研制与应用. 中国血吸虫病防治杂志,2016,28(1):58-61.

[11] 9th WHO Global Conference on Health Promotion. shanghai declaration on promoting health in the 2030 agenda for sustainable development. http://www. who. int/health-promotion/conferences/9gchp/shanghai-declaration/en/. [2016-11-21].

[12] Diclemente R J,Salazar L F,Crosby R A. Health Behavior Theory for Public Health. Burlington:Jones and Bartlett Learning,2011.

[13] Green J,Hones K,Cross R,et al. Health Promotion:Planning and Strategies,3rd ed. Los Angeles:SAGE,2015.

[14] Laverack G. Public Health:Power,empowerment and professional practice. 2nd ed. London:Palgrave,2016.

[15] Green L,Kreuter MW. Health Program Planning:An educational and ecological approach. 4th ed. New York:The McGraw Hill,2005.

[16] Edberg M. Essentials of Health Behavior:Social and behavioral theory in public health. 2nd ed. Burlington:Jones & Bartlett Learning,2015.

[17] Scriven A,Hodgins M. Health Promotion Settings:Principles and Practice. London:Sage Publications Ltd,2012.

［18］ Cragg L,Davies M,Macdowall W. Health Promotion Theory. 2nd ed. Berkshire：Open University Press,2013.

［19］ Rogers EM. Diffusion of Innovations. 5th edition. New York：Free PresS,2003.

［20］ Waki K,Fujita H,Uchimura Y,et al. DialBetics：A Novel Smartphone-based Self-management Support System for Type 2 Diabetes Patients. Journal of Diabetes Science & Technology,2014,8（2）:209-215.

中英文名词对照索引

52检

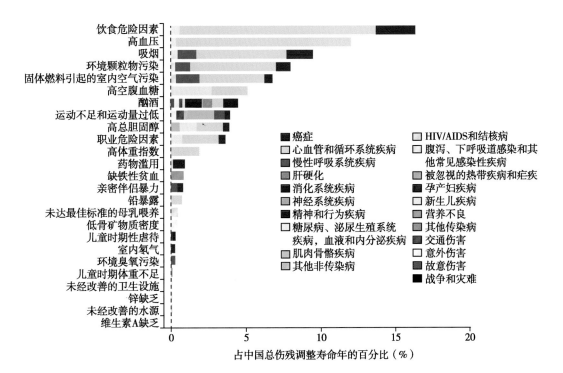

彩图 1-1

2010 中国居民归因于主要危险因素 DALY 百分比

摘自：Yang GH, et al；1990—2010 年中国人群健康模式快速转变：全球疾病负担研究 2010 之启示.（The Lancet Chinese Edition, in；Lancet, 381；1987—2015, 2013。杨功焕,王霞 译.）世界临床医学,7（6）；460-491,2013.

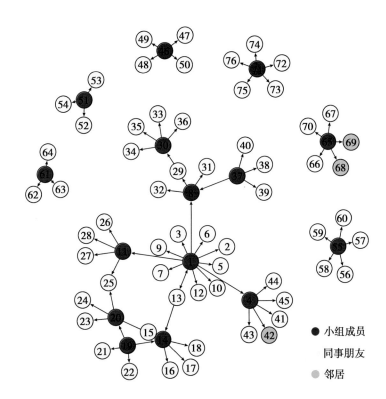

彩图 7-4

某健康自我管理小组社会网络